全国高等医学院校临床专业本科教材评审委员会

中国高等教育学会医学教育专业委员会规划教材
全国高等医学院校教材

供基础、临床、预防、口腔医学类专业用

医学史

A History of Medicine

（第2版）

主　编　张大庆

副主编　李志平　罗长坤　甄橙　殷平善

编　委（按姓氏汉语拼音排序）

陈　光（佳木斯大学基础医学院）
陈　琦（北京大学医学部）
董桥声（英国剑桥大学）
杜　华（南方医科大学）
冯显威（武汉大学公共管理学院）
高　晞（复旦大学上海医学院）
李光明（天津医科大学）
李志平（哈尔滨医科大学）
罗长坤（第三军医大学）
史如松（第三军医大学）
万　旭（东南大学人文学院）
王　勇（协和医科大学）
夏媛媛（南京医科大学）
殷平善（南方医科大学）
张大庆（北京大学医学部）
甄　橙（北京大学医学部）

学术秘书　陈　琦

北京大学医学出版社

YIXUE SHI

图书在版编目（CIP）数据

医学史 / 张大庆主编．—2 版．—北京：北京大学医学出版社，2013.12（2019. 1 重印）

ISBN 978-7-5659-0731-9

Ⅰ．医…　Ⅱ．①张…　Ⅲ．①医学史 - 世界　Ⅳ．R-091

中国版本图书馆 CIP 数据核字（2013）第 308823 号

医学史（第 2 版）

主　　编： 张大庆

出版发行： 北京大学医学出版社

地　　址：（100191）北京市海淀区学院路 38 号　北京大学医学部院内

电　　话： 发行部 010-82802230；图书邮购 010-82802495

网　　址： http：//www.pumpress.com.cn

E-mail： booksale@bjmu.edu.cn

印　　刷： 北京瑞达方舟印务有限公司

经　　销： 新华书店

责任编辑： 刘　燕　　**责任校对：** 金彤文　　**责任印制：** 罗德刚

开　　本： 850mm × 1168mm　1/16　　**印张：** 16.5　　**字数：** 478 千字

版　　次： 2013 年 12 月第 2 版　2019 年 1 月第 5 次印刷

书　　号： ISBN　978-7-5659-0731-9

定　　价： 30.00 元

序

北京大学医学出版社组织编写的全国高等医学院校临床医学专业本科教材（第2套）于2008年出版，共32种，获得了广大医学院校师生的欢迎，并被评为教育部“十二五”普通高等教育本科国家级规划教材。这是在教育部教育改革、提倡教材多元化的精神指导下，我国高等医学教材建设的一个重要成果。为配合《国家中长期教育改革和发展纲要（2010—2020年）》，培养符合时代要求的医学专业人才，并配合教育部“十二五”普通高等教育本科国家级规划教材建设，北京大学医学出版社于2013年正式启动全国高等医学院校临床医学专业（本科）第3套教材的修订及编写工作。本套教材近六十种，其中新启动教材二十余种。

本套教材的编写以“符合人才培养需求，体现教育改革成果，确保教材质量，形式新颖创新”为指导思想，配合教育部、国家卫生和计划生育委员会在医药卫生体制改革意见中指出的，要逐步建立“5 + 3”（五年医学院校本科教育加三年住院医师规范化培训）为主体的临床医学人才培养体系。我们广泛收集了对上版教材的反馈意见。同时，在教材编写过程中，我们将与更多的院校合作，尤其是新启动的二十余种教材，吸收了更多富有一线教学经验的老师参加编写，为本套教材注入了新鲜的活力。

新版教材在继承和发扬原教材结构优点的基础上，修改不足之处，从而更加层次分明、逻辑性强、结构严谨、文字简洁流畅。除了内容新颖、严谨以外，在版式、印刷和装帧方面，我们做了一些新的尝试，力求做到既有启发性又引起学生的兴趣，使本套教材的内容和形式再次跃上一个新的台阶。为此，我们还建立了数字化平台，在这个平台上，为适应我国数字化教学、为教材立体化建设作出尝试。

在编写第3套教材时，一些曾担任第2套教材的主编由于年事已高，此次不再担任主编，但他们对改版工作提出了很多宝贵的意见。前两套教材的作者为本套教材的日臻完善打下了坚实的基础。对他们所作出的贡献，我们表示衷心的感谢。

尽管本套教材的编者都是多年工作在教学第一线的教师，但基于现有的水平，书中难免存在不当之处，欢迎广大师生和读者批评指正。

王德炳　柯杨

2013年11月

第2版前言

第1版《医学史》教材已使用10年了。本教材采用通史的体例，全景式地审视人类医学的发展历程，强调了医学模式的演化规律，在关注医学理论和医学技术发展的同时，也关注社会经济、文化传统、哲学思想、宗教信仰等对医学的影响，使学生更全面、深刻地了解医学发展的轨迹，理解医学的本质和价值。

本教材的出版获得了同行的好评，为多所医学院校采用，并于2006年被评为"北京市高等教育精品教材"。在教学实践中，北京大学的医学史课程在2007年被评为北京市的精品课程。

虽然当代医学的发展日新月异，但对于历史书写而言，10年进行一次修订并非一个很长的周期。与自然科学和医学各学科相比，历史需要沉淀，需要经历一段时间之后再观察，需要有一个更为宏观的视域。不过，10年来医学领域发生的许多重大事件，已经而且必将继续对医疗卫生事业产生重要的影响，例如，严重急性呼吸综合征（severe acute respiratory syndrome,SARS）对中国乃至全球公共卫生的影响，世界多国正在进行的医疗保健体制改革，以及基因组、纳米技术、云计算等高新科技在医疗卫生领域的广泛应用等。与此同时，医学教育的改革也日益深入。为了顺应医学模式的转变，适应人们对医疗保健需求的不断提高，国际医学界就如何培养新一代医师已达成共识。2010年《柳叶刀》（*the Lancet*）杂志发表了21世纪全球医学卫生教育专家委员会（Global Commission on Health Professional Education for 21st Century）的《在相互依存的世界为加强卫生系统而改革医学教育》报告。报告对未来医学教育的愿景是，医学教育应当培养具有运用知识、批判性思维和伦理行为，胜任以患者和人群为中心的医疗卫生服务，既承担地方卫生职责又具有全球卫生视野的医疗卫生人才。医学史课程作为一门融合医学科学和人文社会学科的交叉学科，在培养医学生的批判性思维和拓宽视野方面具有重要的价值。

本教材出版10年以来，尤其是在医学史的教学过程中，我们也收到了老师和同学们的一些批评与建议，指出了教材中出现的一些问题，对此我们表示衷心的感谢，并在本次再版中加以更正。此外，第1版教材的部分编者因年龄原因离开了教学研究的第一线，不再参加第2版教材的编写，在此，我们对他们为教材的贡献表达诚挚的谢意。

第2版教材在上一版的基础上进行了适当的修改，删略了部分繁复的内容，增补了当代医学的重要进展，新加了一些图表和专栏，便于阅读时更加清晰、简洁。

编　者

2013年9月28日

目 录

绪　论

医学史的魅力，在于从时空维度展示医学丰富而生动的演化模式，在于镌刻着永久不衰的传统以及昙花一现的时尚，在于凸现出医学不仅是探索生命原本之真、拯救患者痛楚之善、追求健康之美的人类活动，同时也充满了哲学、社会、伦理和法律的争论；医学史的魅力，在于能促使人们以睿智去洞察医学的本质与价值，以真情去感悟医学的尊严与崇高，以理想去追寻医学的梦想与辉煌。

一、什么是医学史

医学史是一门研究医学演化过程的学科。医学史将医学置于社会的政治、经济、宗教和文化的语境中来考察，强调了医学的发展不能脱离它所处的时代。医学思想和实践来自于与之相适应的知识环境，同时又为拓展和丰富人类的知识贡献力量，因此，医学史是人类文化史的一个重要组成部分。

医学史的领域十分广阔，不仅囊括了医学的各门学科，而且还涉及丰富多彩的人类卫生保健活动。医学史是思想的历史，人类历史上生命观、死亡观、健康观和疾病观的更替，东西方医学理论的变迁，勾勒出人类思想演化的轨迹；医学史是发明与发现的历史，从古老的钻颅术到现代的腔镜外科，从器官病变的定位到病原微生物的发现，从显微镜、血压计到CT和基因诊断，医学技术的发展为防治疾病、促进健康提供了有效的保证；医学史也是医生、疾病与患者的历史，伟大的先驱者们以自己的智慧、经验甚至生命奉献给人类的健康和完美，他们的事迹将永远激励年轻一代在探索生命和疾病奥秘的山路上攀登。年轻一代可以从先辈的知识源泉中汲取精华，从遥远年代智者的教诲中唤起思想的共鸣。当然，医学史并非仅在于列举发现和成就的清单，也不只是为古今中外的医学英雄列传，医学史应当超越简单地讲述医学故事的局限，应当分析医学与科学发展的前景、展示疾病谱的演变，探讨人类对医学的期望、医疗保健与社会文化之间的关系等一系列问题，使医学生对医学有更加全面、深入的理解。

医学史有多种分类方法。一般可将医学史分为综合史和专门史两大类。综合史是对医学的演化历程及其与社会、政治、经济、文化之间的相互关系的综合研究，包括医学通史、国别医学史、地区医学史、民族医学史、断代医学史等。专门史则是对医学的某一分支、某一部分的历史研究。专门史研究的范围十分广泛，如医学的各分支学科史、疾病史、医疗技术史、医学交流史等。此外，还有介于两者之间的交叉性研究，如疾病社会史、医学思想史、医学文化史等。

医学史作为一门横跨自然科学与人文社会科学领域的交叉学科，与其他学科有着广泛而深入的联系。人类对健康与疾病的认知来源于古老的信仰体系，因此，在全球范围内对于什么是健康以及何为疾病存在一定的差异。人们如何看待疾病取决于当地文化是如何解释疾病的。医学科学（medical science）告知疾病如何发生、免疫系统对外来病原体以及其他伤害如何反应、药物的治病机制等；生物学（biology）有助于人们理解微生物与寄生虫的生活史、致病微生物的传播机制等；生态学（ecology）让人们了解生物体与环境的相互作用；考古学（archaeology）通过发掘和调查古代遗迹，重构过去人类的生活模式，帮助人们了解史前人类的健康与疾病；人类学（anthropology）既探究人类解剖结构、生理功能演化之源流，也为人们提供了如何认识不同文化、民族对健康与疾病的不同理解。当然，认识与理解医学的历史与发展，还应了解当时的政治、经济、社会、宗教等诸多方面的影响，因此，医学史是理解人类演化进程的一个重要内容。

二、学习医学史的意义

成功与失败交替，经验与教训并存，这就是历史的原本。历史不只是涉及过去，而且也总是与现实相关。医学史教育并非仅让学生记住一些历史事件和人物，更重要的是促使他们去思考围绕这些事件和人物的医学思想，了解它们对医学发展的意义，评价其对人类社会的影响，培养对当代医学生活的独立思考和批判的精神。

学习医学史不是为了直接地去解决具体的医学研究和临床问题，而是为了使学生能更好地理解医学中的问题。医学是不断发展的，医学知识在不断地深化和更新。伟大的科学成果随着医学的发展，其理论已融入新的知识体系中，而成就本身被渐渐地遗忘，但科学家们追求真理的精神代代相传。学习医学史有助于培养这种不断进取、探索真理的科学精神。学习医学史是通过更好地理解过去（understanding the past），来应对现实的挑战（challenging the present）以及塑造未来（shaping the future）的医学。

医学活动的最根本目的是增进人类的健康，要树立以人为本的理念。医学是科学精神与人文关怀的最佳结合领域。医学科学研究是探寻生命和疾病的本质的真，医疗保健活动是追求根除人类病痛的善和塑造健康体魄的美。学习医学史有助于培养医学生的人文情怀，以诚挚、善良去关爱患者的身心健康。

三、医学史学科的创立与发展

医学史在我国具有悠久的历史。汉代司马迁所著《史记》中有“扁鹊仓公列传”，这是我国最早的医学史记载。在历代王朝编纂的正史中，有医事制度、疾病流行、医药交流、官府收藏的医书目录以及医学家传记等丰富的医学史资料。唐代甘伯宗的《名医传》是我国最早的医学史的专著，其后，有宋代周守忠的《历代名医蒙求》，明代李濂的《医史》，清代王宏翰的《古今医史》及徐灵胎的《医学源流论》，近代有陈邦贤的《中国医学史》，王吉民、伍连德的《中国医史》，以及李涛的《医学史纲》等医学史著作。20 世纪 80 年代以后，我国医学史工作者编纂出版了多种中国医学史著作，从收集的资料和论题的广度上看，都有了新的进展。医学史作为一门学科，在我国已经获得了较大的发展，特别是近几年来，我国的专业医学史工作者和业余爱好者的队伍逐步扩大，加上同相关学科的交叉融合，中国医学史的学术水平已有了明显的提高。

西方医学史研究的历史也是源远流长。古希腊《希波克拉底文集》中的“论古代医学”是西方医学史中较早的文献。19 世纪末，西方医学史研究的建制化，使医学史成为一门独立的学科。在西方医学史研究方面贡献较大的学者，首推德国的医史学家苏德霍夫（Sudhoff，1853—1938 年），继之有奥地利的纽伯格（Neuburger，1868—1955 年）、美国的嘉里逊（Garrison，1870—1935 年）、意大利的卡斯蒂格略尼（Castiglioni，1874—1953 年）、瑞士的西格里斯（Sigerist，1892—1957 年）、英国的辛格（Singer，1876—1959 年）、日本的富士川游（1865—1940 年）以及前苏联的彼德罗夫（Б. Петов）等。他们在医学史领域内进行了各方面的工作，为医学史成为独立的学科奠定了基础。

（一）医学史教育

最早的医学史教学开始于 18 世纪末巴黎医学院设立的医学史教席。19 世纪中期，德国许多大学都建立了医学史学科。1898 年，奥地利医学史家纽伯格在维也纳大学执教医学史。19

世纪后半叶，英国和美国一些著名医学院都开设了医学史课程。目前，世界上著名大学的医学院大多设有医学史教学研究机构，其中哈佛大学、耶鲁大学、约翰·霍普金斯大学、剑桥大学、慕尼黑大学、东京大学等学校的医学史系设立有博士培养计划。

在我国，医学史教育一直是中医教育中的重要内容之一。20世纪初，中医教育实行改革，医学史被列为必修课程。西医院校的医学史教育以1934年李涛（1901—1959年）在北平协和医学院（今中国协和医科大学）开设的医学史课程为先导。1939年，陈邦贤（1889—1976年）在江苏省立医政学院（今南京医科大学）讲授中国医学史与疾病史。医学史在高等医学院校正式设立教研室，则以1946年在北京大学医学院（今北京大学医学部）建立的“医史学科”为最早。目前，全国的23所高等中医学院均已设有医史（文献）教研室（组）。近年来，西医院校也开始重视医学史教学，截止到2000年，有40多所院校开设了医学史课程，一些高校还建立了医学史的博士和硕士学位点。

（二）医学史研究机构

医学史研究机构的建立最早为1905年苏德霍夫在德国莱比锡大学创办的医学史研究所。波兰于1924年在克拉科夫成立医学史研究所。1929年，在洛克菲勒基金会的资助下，美国约翰·霍普金斯大学创办了医学史研究所，该所开展了广泛的研究工作，并编辑杂志和出版专著，培养了一批医学史人才，成为国际著名的医学史研究所之一。1935年，德国慕尼黑大学成立医学史研究所，是目前欧洲研究中国医学史的主要学术机构。1962年，英国的维尔康医学史研究所建立，该所是目前在国际上最著名的医学史研究机构之一。

1951年，中央卫生研究院中国医药研究所建立的医史研究室是我国最早的医史研究专门机构。1955年中医研究院成立后，医史研究室划归该院领导，由医史学家李涛、陈邦贤等共同主持。1956年，中医研究院医史研究室及北京医学院医史教研组受卫生部委托，开办了全国第一届医史师资训练班，为中国医学史的教学、科研培养了一批骨干人才。1982年中医研究院医史研究室更名为“中国研究院医史文献研究所”。1989年，北京医科大学（今北京大学医学部）建立了医史学研究中心，是国内高等学校建立最早的医学史研究机构，2000年更名为“北京大学医史学研究中心”。

（三）医学史博物馆

1901年法国在鲁汶建立了法国医学史博物馆，1907年丹麦也建立了医学史博物馆。目前，许多国家都建立了国家医学史博物馆，其中最著名的是英国的维尔康医学史博物馆。该馆于1913年由维尔康（Wellcome）创办，以收藏医史文物资料著称，现已成为世界医学史研究中心之一。我国最早的医学史博物馆于1938年由中华医学会医史学会创办，设在上海中华医学会图书馆内，1959年改属上海中医学院，更名为上海中医学院医史博物馆。1978年陕西中医学院医学史博物馆建立，收藏了许多新发掘出土的医学史文物。此外，还有中医研究院中国医史文献研究所的中国医史博物馆、广州中医药大学的中医药中博物馆、河南南阳的张仲景医史文献馆、陕西耀县的孙思邈纪念馆以及湖北蕲春的李时珍纪念馆等。

（四）医学史学会

1890年由奥斯勒（W. Osler，1849—1919年）和韦尔奇（W. Welch）等人在美国发起成立约翰·霍普金斯医史学会。1902年在巴黎成立法国医史学会，1907年意大利成立医史学会，继之，瑞士（1921年）、波兰（1924年）、日本（1926年）、丹麦（1927年）等国也相继成立医史学会。1920年，比利时医史学家罗杰（T. Roger）发起成立国际医史协会，会址设在法国巴黎。国际医史学会每2年举行一次大会，进行学术交流。医学史研究已成为国际上学术交流的一项重要内容。我国的医学史学术团体的设立始于1936年的中华医学会医史委员会，1937年更名为中华医史学会，1940年12月被国际医史学会接受为会员。中华人民共和国成立后，于1950年定名为中华医学会医史学分会，1987年改名为中华医史学会，1998年又更名为中华医学会医史学分会。医史学会在推进我国的医学史研究、教学和医学史知识的普及方面发挥了重要的作用。

（五）医学史期刊

最早的医学史期刊是德国医史学家黑克尔（J. Hecker，1795—1850年）于1825年在柏林创办的《医学文献编年史》（*Literarische Annalen der gesammten Heilkunde*）。迄今，许多国家都有医学史期刊，其中较著名的有美国约翰·霍普金斯医学史研究所主办的《医史通报》（*Bulletin of the History of Medicine*），耶鲁大学医学史和科学史系主编的《医学和相关科学史杂志》（*Journal of History of Medicine and Allied Sciences*），英国维尔康医史研究所出版的医学史文献《当前医学史论著》（*Current Work in the History of Medicine*），日本医史学会创办的《日本医史杂志》等。我国医史学术刊物的创办首先是《中华医学杂志》的《医史专号》，该专号从1936年开始，共刊出9期。1947年《医史杂志》正式创刊，1953年更名为《中华医史杂志》，后来曾一度中断，1980年《中华医史杂志》复刊，是目前我国最重要的医学史学术刊物。

总之，20世纪以来，医学史作为一门学科建制在世界上许多著名大学已确立，医学史的研究和教学逐渐赢得人们的重视，已成为医学事业一个不可缺少的组成部分。医学史是人类智慧宝库中的精神财富。

（张大庆）

第一章　古代的医药卫生

第一节　人类的诞生与医药卫生的起源

医药活动伴随着人类的出现而产生，因此，要探讨医药的起源，必须从人类的起源说起。

一、人类的起源

在20亿年前，地球上萌生了最简单的生物，在7000万年前演化出高等的哺乳动物，在3000万年前出现了古猿，在300万年前诞生了人类的祖先——猿人。

从近几十年发掘出来的化石资料分析，人类的演化不是直线上升的，而是呈现枝杈繁多的灌木丛样结构，原始人与进步的人类出现同时存在的现象。古人类学家认为生活在距今500万年的南方古猿才是人类的直系祖先。古猿从树居生活下到地面，随后出现四肢分工到直立行走。在很长一段时间内，古猿是使用天然物质进行觅食和防卫的，这期间经历了千万年时间，才逐渐进步到人工制造工具的时代。长期以来，人们认为劳动是促进古猿变成人的决定因素。当代学者认为，古猿变成人，有自然环境因素，也有自然选择、遗传变异等生物学因素，还有社会群体劳动等社会因素，是众多内外因素综合作用的结果。人类演化过程中经历了南方古猿、能人、直立人、早期智人（古人）和晚期智人（新人）几个阶段。

南方古猿是处于从猿到人的过渡阶段的猿人，是一群社会化动物，他们能用手从事各种活动，使用自然物进行劳动，脑容量在450毫升以下，已具有初步意识，萌发了初步的“自觉的能动性”。能人生活在200万年前，脑容量已达到700～800毫升，可能已有简单的语言能力和思维能力，他们已经开始使用和制造工具。人与动物的区别是人能制造工具，人类开始制作的石器工具是一些稍经敲打而成的简陋石器。旧石器时代的石器大体可分为尖状器、砍砸器和刮削器三类。北京猿人已能根据不同用途制成不同类型的石制工具。我国发现的古人化石有广东的马坝人、湖北的长阳人、山西的丁村人。当时已进入旧石器时代中期，丁村人制造的石器已有明显的专业分工，形成了一种大型的以厚尖状器和砍砸器为主体的石器文化。我国发现的新人化石有广西的柳江人、四川的资阳人、内蒙古的河套人和北京周口店的山顶洞人，当时已进入旧石器时代晚期。这个时期石器的主要特征是用窄而长的石针制成各式各样的工具和武器。制作的工具有矛和标枪、鱼叉和鱼钩，以及有针孔的针。当时骨器有了相当大的发展，在山顶洞人遗址发现了一端带孔的骨针，表明他们已能用兽皮缝制衣服。到了中石器时代，人类普遍使用细石器，出现了复合工具和弓箭。新石器时代以磨制石器及陶器的发明与应用为标志。磨光石器的形状多种多样，石器更加规整、光滑、锋利。当人类进入定居的农业和畜牧时代时，出现了社会分工。距今五六千年前，中国已经进入父系氏族社会。到原始社会末期，生产力发展到一个新阶段，人类的劳动所获有了剩余，私有制便应运而生，氏族成员之间的财富分配出现不平等的现象，引起社会矛盾的激化，最终导致原始公社的解体，人类进入阶级社会。这些文明因素使得人类进入原始社会晚期，并逐渐萌生了具有不同特征的文化和文明。人类的生存与发展需要维护自身的健康，祛除病痛的困扰，医疗保健活动因此而展开。

二、原始的医药卫生保健

1．工具制造与早期的医疗活动　石器不但是生产劳动的工具，也是最早的医疗器械和外科手术工具。我国古代文献即有“以石刺病”的记载。先民们用早期的砭石来热熨、按摩、切割痈肿、放血以及叩击体表。据考古发现，从旧石器时代到新石器时代，在欧洲、非洲、南美洲、北美洲和南太平洋区域的许多岛屿均发现史前时期的钻孔颅骨，有的甚至出现多到5个单独的颅骨切开孔，从而推测有的患者在钻孔后继续生存下来。1995年我国考古工作者在山东省傅家村大汶口文化遗址发掘了一个颅骨。经碳元素年代分析，证实该颅骨已存在5000年之久。在颅骨顶端偏右处有一个较为规则的圆洞，大小为31毫米 ×25毫米，周边有十分明显的骨组织生长愈合的痕迹。考古学家推测，在5000年前中国人已实施钻颅术，手术所用的工具是燧石片或金属刀片。此外，在青海省民和县的阳山墓地发现了4000年前颅骨穿孔标本（图1-1）。考古工作者在河南、黑龙江等地均发现了三四千年前带有规则圆洞的头骨。从这些带有圆孔的颅骨边缘有新生骨组织的痕迹来看，这些患者在实施钻颅术后仍存活过一段时间。现代实验表明，用一件适当加工的石器，可以在5～6分钟内在颅骨上钻出一个洞来。古人实施颅骨钻孔是试图祛除进入大脑作祟的恶魔，而达到治疗疾病的目的。

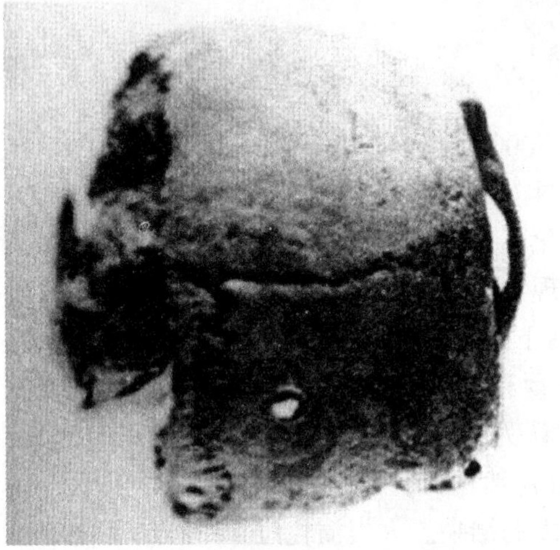

图1-1　钻颅术（青海柳湾1054号墓出土的有钻孔的颅骨）

2．火的发明与医药　人类在距今200万年前的早期猿人阶段已经知道用火。我国的考古工作者在西侯度文化地层中，以及在元谋人、蓝田人和北京人遗址中，均发现了使用火的遗迹。在非洲肯尼亚切索旺扎（距今140万年）发现了最早的炉灶遗址。北京猿人尚不知人工取火。在旧石器时代中期的早期智人阶段，人类发明了人工取火的方法。击石取火可能是最早的人工取火方法，钻木取火可能和击石取火的历史一样悠久。

当人类发明人工取火以后，这对于人类自身的进化、健康的维护和最终脱离动物界有着至关重要的深远影响。火的发明和使用使人类可以征服黑夜、严寒和野兽侵袭。用火取暖，使人类可以迁移到寒冷地区，扩大了生存空间；火可以驱赶猛兽、围歼野兽，减少了动物对人类的侵袭；火可以用来协助开垦荒地，扩充了人类的食物来源。火的发明与使用推动了人类的饮食由生食转向熟食，使难以下咽的鱼、鳖、螺、蛤都能够成为人类的食物。火还可以对食物进行消毒灭菌，使人类减少了患病的可能。熟食的摄入缩短了消化食物的过程，增进了健康和延长了寿命，并促进了人类的体质发育与大脑的进化。

在人类卫生保健史上，火的发明与应用有着极为重要的意义。火是先民们最早的一种治疗方法。当先民们受寒，或有腹痛、关节酸痛时，可以用温热的石块、草灰等进行局部热敷，这是灸熨法的起源。近代中国的鄂伦春族、藏族等，至今保留着在身体的特定部位进行热敷以治疗风湿病和关节炎的习惯。先民们创用的热能与药物、酒结合的方法，可作为药熨治法的起源。至于中医用艾叶在经络和穴位上施以热灸，这是较后年代的医疗方法了。

3．居住条件的改善与保健　早在远古时期，人类刚从动物中分离出来，仍然过着“穴居野处”的生活。在漫长的岁月中，人类为了保护自身免遭风雨和野兽的侵袭，构木为巢，栖身于树上，此即传说中的有巢氏时代。《庄子·盗跖》称：“古者禽兽多而人民少，于是民皆巢居以避之，昼拾橡栗，暮栖木上，故名之曰有巢之民。”但是随着大自然的变迁，气温下降，巢居难以避寒，于是人类逐渐过渡到穴居。《礼记·礼运》关于“昔者先王未有宫室，冬则居营窟，夏则居橧巢”的记述，反映了人类为适应气候的变化，采取了“巢居”与“穴居”交替的居住方式。

在一定程度上，巢居与穴居是为了免遭野兽的侵害，但风雨和潮湿仍严重威胁着人们的健康。随着火的发明和工具的使用，原始人在自然面前取得了很大的主动权，开始在平坦的原野上建造房屋，改善自身的居住条件。《周易·系辞》记载：“上古穴居而野处，后世圣人易之以宫室，上栋下宇，以待风雨。”《墨子·辞过》更进一步说明：“为宫室之法，曰：高足以辟润湿，边足以圉风寒，上足以待雪霜风露。”从考古发掘的遗址来看，在新石器时代，人类的祖先已能根据不同的地理环境筑起不同形式的房屋。从最初的土窖、地窖逐渐发展为有墙壁、屋顶的土屋、木屋和石屋，如考古发掘出的中国西安半坡村遗址，房屋多为圆形和长方形的建筑，室内有出入门户的通道，有透光和通风的天窗。在住宅旁边还发现有二十多个储藏食物的窖穴，此外还有两个用细木柱围成的圆圈。据考古学家研究，认为这可能是用以豢养家畜的圈栏。众多房屋周围还有防止野兽袭击的深沟，在围沟之内、房舍之侧，有埋葬幼儿的陶罐和成人的墓地。我国南方原始人则在巢居的基础上，发明了把居住面架设在木桩柱上的干栏式建筑。在浙江余姚河姆渡遗址，发现了距今 7000 多年前的世界上最早的干栏式木结构建筑遗迹，其中有带榫的木构件，最长的木屋达 23 米。这种建筑形式适合于南方多雨潮湿的自然环境，对于防潮湿、避虫兽十分有效，一直延续至今。此外，还发现了一口人工开凿的水井，距今有 5500 ~ 5800 年，这是我国目前已知最早的水井。水井的出现对改善饮水条件、减少多种疾病。促进人类卫生保健的发展具有不可估量的积极作用。

4．衣着的发明与卫生保健　在由猿到人的进化过程中，人体大部分毛发脱落，失去了对身体的保护作用，皮肤直接暴露在空气中，由此可能导致很多疾病的发生。原始人在经历了相当长时期的赤身裸体生活以后，出于保护自身的需要，逐渐学会了缝制衣服。他们将树皮、兽皮，或者羽毛、树叶、茅草等加以简单的编织，披在身上，这就是人类最早的“衣服”。《礼记·礼运》中记有“昔者先王……未有麻丝，衣其羽皮”的记载，说明远古时期的人类在衣着上产生了原始的文明，由裸体进步为半裸体。

到了氏族社会，随着制作骨器技术的进步，人们开始利用磨制的骨针来缝制衣服。在距今 1 万年前的山顶洞人遗址中，发现有纺轮和一端带孔的骨针，显然是缝制衣服的工具。

随着生产的改进和提高，人们又发明了原始的纺织技术。在我国出土的许多新石器时代的遗址中，都曾发现有纺轮。西安半坡村出土的部分陶器上留有布纹痕迹，乃是制作陶坯时以麻布垫底而印上的。在河姆渡文化遗址还发现了管状骨针、木刀、木棒等，有学者认为这可能是原始的纺织用机刀、卷布轴、梭子和分经木等。这些出土文物说明早在 7000 年前，我们的祖先已发明织布机并用来织布了。当时的纺织原料多是野生麻类和其他野生植物的纤维，在江苏吴县草鞋山下层，曾发现麻布的残片。在河姆渡文化遗址还出土过一件以象牙制成的木杖端饰，外表刻有编织纹和一圈“蚕”纹图像。“蚕”体呈曲身蠕动状，身上的环节皱纹和脚均清晰可辨。在孢粉分析中，还发现了桑树花粉，很可能 6000 年前河姆渡的先民们已经学会了种桑养蚕。

原始人从赤身露体到穿上纺织成的衣物，改善了穿着条件，减少了劳动过程中对皮肤的擦伤及其引起的感染。衣服可以遮挡蚊虫的叮咬，增强了对自然界寒暑风雨变化的适应能力，减少了由于严寒湿冷而产生的疾病，这是人类卫生保健史上的又一进步。

5．药物知识的起源　早期猿人的食性与猿类相同，主要以素食类食物为主，偶尔吃一些动物类食物。早期人类由于对于自然界的极端无知和饥不择食，常会误食一些有毒的植物而出现呕吐、腹泻、昏迷等中毒症状，甚至引起死亡。经过无数次的尝试和经验积累，人们逐渐获得了一些辨别食物和毒物的知识。有学者对这种“中毒识药说”提出疑问，认为“饥不择食”仅仅是形容人或动物在饥饿时不再挑剔而已，并没有包括进食各种有毒之物；还有人认为自然界普遍存在的客观现象是因食物资源匮乏导致群体灭绝或自相残杀，但似乎找不到在这种情况下乱食有毒物品的例证。

对于早期人类来说，从中毒得到的经验知识首先应该是“此物不可食”的概念。人们知道，原始人群逐水草而居，当某地食物匮乏时，一般都迁移到食物丰富的地方去，不会导致群体灭绝。据考古学家的意见，猿人食人事件是经常发生的，黑猩猩也有同类相食的情况。因中毒而获知“此物不可食”，但也不能保证其他猿人不再误食。食物与毒物的界限不是绝对的。有些食物多食也能致病，如果服食毒物适量或加工得法，也能转害为利。早期人类误食的中毒事件是经常发生的，“食药同源”无疑是早期人类获取药物知识的重要途径。尼安德人在演化过程中发生种群灭绝，但人类群体继续存在，在觅食过程获得的药物知识可得到积累与继承。当动物发生疾病时会本能地服食某些草木，但这种本能不可能成为有意识的经验而被加以发展和提高。只有猿人进化到人类，经验才可以相互传授，知识才能获得积累和提高。当人类进入农耕时代以后，对植物的知识有了进一步的认识，更有意识地利用这类植物治病。继植物药之后，人类通过渔猎活动获得动物药的知识。进入畜牧时代以后，人们对动物的习性以及动物药的功能有了进一步的认识。至于矿物药的发现，这是原始社会末期的事，人们通过采矿和冶炼获得了矿物药知识。药物和食物不仅可以治病，同时也是人们护理身体、维持健康的好方法。有关伏羲氏、神农氏尝百草的传说，是人类择食过程中发现药物的生动反映。

新石器时代是以磨制石器及陶器的发明与应用为其标志的。陶器使原始人的生活发生了巨大的变化，人们有了较为固定的饮水盛食器具，不仅可以制作熟食，而且促进了人体健康，为定居生活创造了条件。人们通过烹饪调制出各种可口的主食和菜肴，并且发现了许多食物的药用功能。人们根据不同的病情选择多种药物配成复方，通过煎煮的方法使生药转为熟药，由单味用药转为复方用药。

6．酒与医药　在自然界中，富含糖类的物质受到酵母菌的作用后，会自然地生成酒。畜牧时代人类将未饮完的畜奶贮于容器中，放置久了也能发酵成为奶酒。新石器时代以前，人们在无意中发现自然酿成的酒。只有当人类有意识地采用谷物酿酒，才能制造大量的酒。

人类开始人工酿酒可以上溯至距今六七千年前的新石器时代早期或中期，粮食生产的发展为酿酒提供了原料，制陶技术的进步为酿酒的发展做了技术上的准备。在距今五六千年前的新石器时代中期的遗址中，发现了大量与酒酿造、贮存、加热、饮用等有关的器具。原始社会的酒是浓度极低的连酒糟一起吃的醪糟。1974 年河北藁城台西村商代遗址中发现了制酒作坊，展示了商代中期酿酒工艺已发展到相当的规模与水平。商代除酿制粮食酒外，还可能酿制果酒和药酒。甲骨文中有“鬯其酒”的记载，鬯即是一种用黑黍和草药酿制的酒。

我国的文字“醫”（医）从“酉”，可见酒与古代的医药有密切关系。《黄帝内经》记载用汤液、醪醴治病，《汉书·食货志》称“酒为百药之长”，可见其对酒的推崇。

7．外治法的起源　远古时代，先民们生活艰苦、环境险恶，和随时可受到猛兽、虫蛇的伤害。由于生活条件极差，意外伤害较多。氏族部落间的械斗使骨折创伤经常发生，当时人类的伤亡率极高。

考古学家在古人类的化石上经常见到各种伤痕，如在北京猿人和山顶洞人的头骨上见到因器械打击留下的伤痕，在山东曲阜西夏侯新石器时代的人骨上见到肱骨骨折愈合后的征象，在江苏邳县大墩子新石器时代人骨上见到骨镞造成的箭伤。在新石器时代人骨化石中，还可见到骨质增生、骨性关节炎、口腔疾病等。

据民族学调查，处于原始阶段的民族已掌握了医治骨折、脱位和创伤的简单方法，可以做最简单的外科手术，会把坏牙拔掉，会治疗蛇咬伤、脓肿、伤风等疾病。有的民族已能采用按摩术、冷热水疗法、蒸汽浴、放血、洗肠等多种方法治疗疾病。随着生产工具的改进与疾病斗争经验的积累，先民们甚至用石刀施行剖宫产术、断肢术、穿耳鼻术、续骨固定术、阉割术及钻颅术。

目前，科学家们使用新方法从古老的标本中获取新的信息。古病理学家现在使用计算机断层扫描术（computerized tomography，CT）、磁共振成像（magnetic resonance imaging，MRI）（图 1-2）、电子显微镜、免疫学、遗传学、分子生物学等方法来检测早期的人类遗骸。考古学家采用 ^{14} 碳检测几千年前的有机材料来获得更准确的年龄推测，这种方法可以评估人类遗骸或文物的年代。随着分子生物学和基因组学的发展，科学家们也开始应用 DNA 测试来开展古病理学的研究，通过检测标本中的 DNA 来研究古代人类疾病的特征及其演化。不过，科学家们也意识到，使用这些方法研究古人类疾病时，应考虑到时间或其他因素的影响，这些因素可能使样本发生变化。

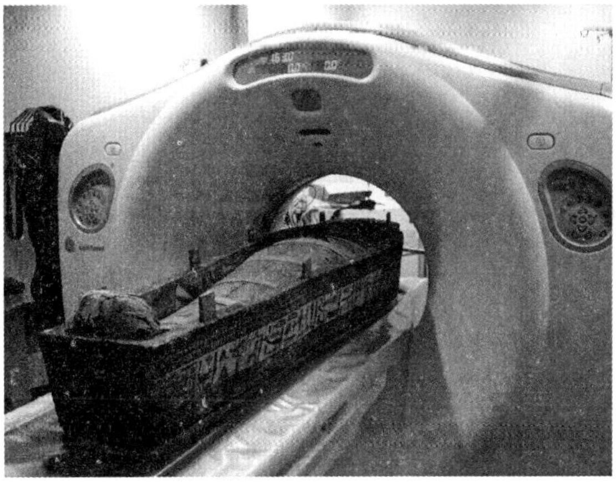

图 1-2　磁共振检查

第二节　四大文明古国早期的医学

一、古埃及医学

埃及地处东北非，位于亚、非、欧三大洲的交汇地带。公元前 4000 年前后，埃及南北出现了两个奴隶制王国。公元前 3100 年前后，上、下埃及统一。公元前 332 年亚历山大征服埃及，古埃及至此终结。古埃及由于其特殊的地理位置，在文化交流上有着特殊意义，其医药文化对东西方产生过深远的影响。人们可以从考古学家在埃及发现的一些纸草文中一窥古埃及医药文化的概貌。

1．医学纸草文　史密斯外科纸草文（*E. Smith Surgical Papyrus*）（图 1-3）著于公元前 21—前 16 世纪。纸草文中主要记载了 48 个外科病例，每例按检查、诊断、治疗、预后加以记录，并按预后分为治愈、可疑与无望三类。该纸草文还记载了火棍疗法、冷敷疗法、外科手术、药物治疗等治疗方法。史密斯外科纸草文所反映的资料表明，古埃及医生对人体的解剖、生理、病理等已有了一定的认识，认为切脉可知道患者心脏的情况。埃伯斯医学纸草文（*Georg Ebers Medical Papyrus*）是以莱比锡大学埃及学教授埃伯斯（G. Ebers，1837—1893 年）的名字命名的。该纸草文著于公元前 1552 年，是一部“治疗所有疾病”的书，包括内、外、妇、儿、眼、皮肤各科及卫生防疫等内容，记录有 250 种疾病，并对疾病作了初步分类。该纸草文载药 700 余种，方剂 877 个，剂型有片剂、丸剂、粉剂、煎剂、膏剂、栓剂、糊剂等。赫尔斯特医学

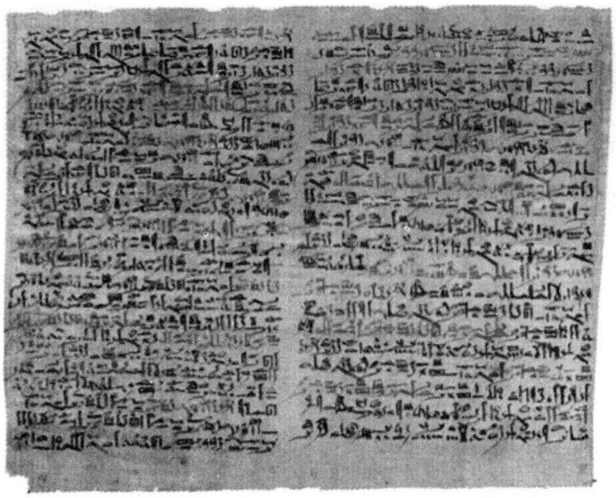

图 1-3　史密斯外科纸草文

纸草文（*Hearst Medical Papyrus*）约著于公元前16世纪，载方260首，记述了多种疾病的诊治方法。柏林医学纸草文（*Berlin Medical Papyrus*）约著于公元前1450年，其中一篇与埃伯斯医学纸草文类似，另一篇多为儿科病的诊治技术与药物。康氏医学纸草文（*Kahun Medical Papyrus*），约著于公元前1950年，其中记载有关妇科、儿科及兽医学的内容。伦敦医学纸草文（*London Medical Papyrus*）约著于公元前11世纪，其中记载药方63首。这些纸草文是直接反映古埃及医学的珍贵史料，展示了昔日古埃及医药卫生文明的状况。

为了防止尸体腐烂，古埃及人用独特的方法将尸体制作成干尸，即木乃伊。通过制作木乃伊，使人们对人体的解剖有了更进一步的认识，外科切割及缝合包扎技术也有了一定的提高。从现存的木乃伊身上，还可以了解古埃及人的体质和疾病状况，迄今为止已发现了天花、冠脉动脉粥样硬化性心脏病（简称冠心病）、埃及血吸虫病、典型风湿性关节炎、脊椎结核、软骨病、骨折、胸膜炎、膀胱结石、肾结石以及动脉硬化等疾病，是疾病史研究重要的实物史料。

【小资料】

伊姆霍泰普

"Imhotep"意为"平安到来的人"。伊姆霍泰普（Imhotep）是古埃及第三王朝左赛王（约公元前2700年）的宰相和建筑师，相传他是第一个设计并建筑金字塔的人。据说史密斯外科纸草文出于他之手。在他死后，人们尊他为"健康之神"。连古希腊人也对他非常崇拜，视其为神医（图1-4）。

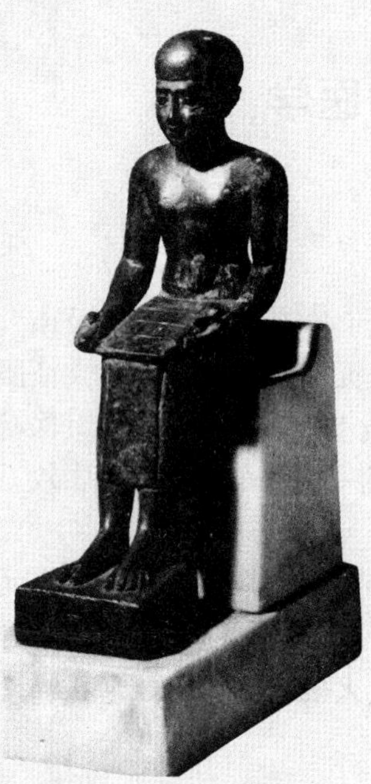

图1-4 伊姆霍泰普

2．主要的医学成就　古埃及人的生产、生活与尼罗河息息相关，他们很关心河水的季节泛滥。基于类比联想，他们自然把对气象与河水的观察结果与人体现象联系起来，注意到人体的脉管与呼吸，认为人体是由固体成分（土）与体液（水）组成的。脉管相当于"沟渠"，体温是火，呼吸是气，体液与气流注于脉管中。脉搏相当于河水涨落，血液则是人赖以生存的源泉。来自空气中的灵气（pneuma）赋予人以活力。灵气与血液流注的管道被称为"气动脉"（arteria，拉丁文"art"为"气"的意思）。灵气与血液失去平衡则发生疾病，这种灵气与原始体液病理说对以后希腊医学的影响很大。另外，古埃及人认为呼吸对人来说具有极其重要的作用，呼吸一旦停止，血液就停止流动，生命就要终结。血液对人也很重要，血红的颜色也曾被他们认为是生命的象征和生的希望。

古埃及的卫生法规规定：要清洁室内外环境，注意饮食，对屠宰的动物肉要由祭司检查可否祭祀，如不合卫生要求，不许为祭祀所用。古埃及医疗法规要求每个医生只能专治一种疾病，各地都有大批专病专治的医生，如治眼病的、治牙的、治头的、治肠的等。古埃及医生行医受特殊法规约束，医生如按经典条文医治时，患者死亡，则医生无罪；若违背条文，医生则要被处死。古埃及医生是在神庙中接受学校式的教学训练，同时也须会祭祀，以及通祷文与巫书。

古埃及的医学教育较为发达，对地中海地区的医学影响也很大。公元前6世纪后，埃及的希利俄波利斯的学校中有许多希腊人、犹太人、腓尼基人、波斯人来此受业。古希腊著名的哲学家泰勒斯和毕达哥拉斯、历史学家希罗多德、医圣希波克拉底都曾来埃及游学。

二、古巴比伦及亚述医学

西南亚的幼发拉底河和底格里斯河的中下游地区地势平坦、农业发达，古称“美索不达米亚”（图1-5），意指河间之地。公元前5000—前4000年，在这里产生了最早的苏美尔文明。公元前2000年时，来自叙利亚草原的一支闪米特人（又称闪族人）——阿摩利人占据了巴比伦城，建立了巴比伦王国，创造了灿烂的巴比伦文化。公元前1595年古巴比伦被北方入侵的赫梯人所灭。在此后1000多年，西部沙漠的一支闪族人——迦勒底人在巴比伦建立了新王朝，称“新巴比伦”。其势力从美索不达米亚扩展到叙利亚、巴勒斯坦等地。新巴比伦王尼布甲尼撒在位的40多年（公元前604年即位）中国势强盛，曾攻克了腓尼基商港，战败埃及，洗劫耶路撒冷，一直将势力范围扩展到地中海之滨，并和邻近的伊朗、印度、埃及早就发生了文化交流，还影响了以后的希腊、罗马及阿拉伯诸国。公元前538年，波斯帝国推翻了新巴比伦，其后该地又受到希腊、罗马和伊斯兰文化的冲击与融合，美索不达米亚的辉煌逐渐消亡。

1．古巴比伦医学

（1）泥板文中的医学记载：两河流域早期人们使用楔形文字在黏土制成的板砖上书写。根据出土的泥板记载，古巴比伦人已按身体部位分类各种疾病，并以各种疾病症候群来观察患者。此外，还有对风湿病、心脏病、肿瘤、脓肿、皮肤病及各种性病的记载。对肺结核等疾病的描述尤为详细：“患者常咳嗽，有稠痰，痰有时带血，呼吸有笛音，皮肤发凉，两脚发热，出汗，心烦乱。病重时常有腹泻……”

古巴比伦人重视肝，认为肝是人体最重要的器官，是“灵魂”的居所；古巴比伦人把人体比为“小宇宙”，认为一切自然现象都会影响人体；古巴比伦人还认为心主精神，耳主意志；古巴比伦人认为注意饮食、清新血液是长寿要诀；古巴比伦人注重清洁卫生，在一些古城下发掘出供水管和黏土制成的排水管，并且法律规定麻风等传染病患者要远离城市，反映出对传染病的一种早期隔离思想。

（2）医学法典：在公元前4000年，美索不达米亚人就已开始形成系统的医学思想，从中产生了亚述巴比伦的医学。古巴比伦人崇拜古老的医神，早期的医学充满神话色彩。大约在公元前2000年，两河流域的医疗几乎都被掌握在僧侣手中。古巴比伦人特别重视星相及占星术。他们很早就注意观测天体星辰变化与人类疾病的关系，逐渐地产生了天人一致的观念。古巴比伦人认为天、地、水三者对人的生命健康至关重要，疾病是由外来的病魔侵入引起的。古巴比伦第六代王汉谟拉比（公元前1792—前1750年在位）时国势渐强。汉谟拉比在统一巴比伦尼亚后制定了人类历史上现存的第一部比较完整的法典——《汉谟拉比法典》（图1-5）。

《汉谟拉比法典》载医药的条文有40余款，约占整个条文的1/7，是研究古巴比伦医学的重要史料。据法典所记，古巴比伦医生用青铜刀施行难度较大的手术，涉及法律方面的主要是关于外科手术、整骨、眼科手术等成败的规定。在医疗事故处理上，对发生在统治者身上的医疗事故处理严厉，而发生在奴隶身上的医疗事故则处理很轻。

2．亚述医学　在美索不达米亚北部（即今伊拉克的摩苏尔）还有一支闪族人——亚述人，他们建立了一个强悍的军国。他们在美索不达米亚统治了1000余年，历经早期亚述、中期亚

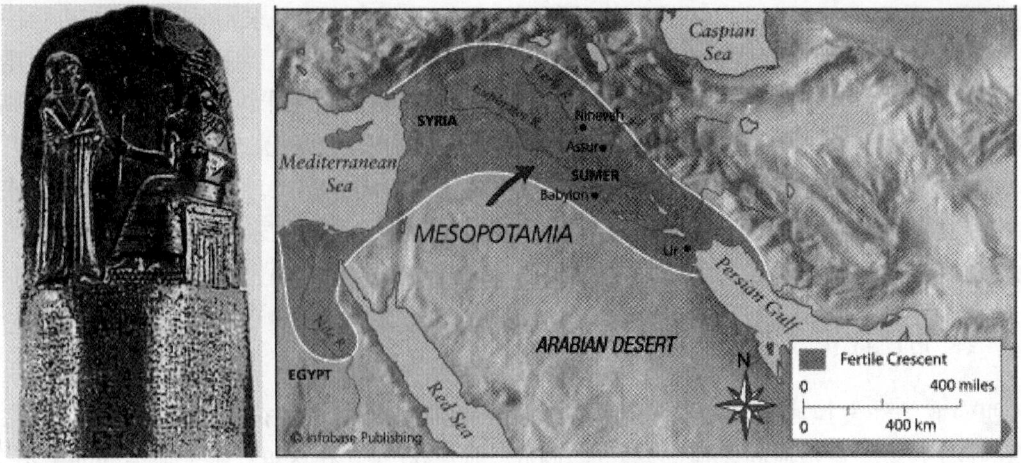

图 1-5 左：汉谟拉比法典 右：美索不达米亚

述、亚述帝国三个历史时期，公元前 605 年亚述帝国灭亡。

对在亚述巴尼拔皇宫的考古发掘中，发现有与医学有关的泥板文，其上记载了一些常见疾病、服用的药物和禁忌等，以及医生出诊包中应备有的绷带、药物、器械等。亚述人对占星术很重视，也用占星术推断诊疗、手术和分娩的吉凶。泥板文献还记载有瘟疫和热病，认为应将麻风、天花、梅毒等传染病患者隔离在外，以防引起广泛传染。在尼尼微出土了一套用于钻颅术的各种手术器械以及导管，还发现了与卫生有关的古代排水管道和自来水管等。

三、古印度医学

印度是世界古代文明发祥地之一，位于亚洲的南部，为亚细亚大陆中央南方突出的一个大半岛。古印度泛指以印度河流域为代表的整个南亚次大陆地区，包括今印度、巴基斯坦、孟加拉国等。古印度第一个文明繁盛时期是哈拉帕时期，当时已有了文字符号，一般被认为是公元前 3000 年前由达罗毗荼人所创，可惜这种文化突然中断了。大约公元前中叶以后 20 世纪，操印欧语的雅利安人大批从西北部入主印度。公元前 10 世纪中叶后，波斯人、希腊人、大月氏人又相继侵入印度，从而使这里的居民逐渐复杂起来。在漫长的历史年代中，印度各族人民创造并传承了传统的医药文化，印度医学对东方各国特别是南亚各国的医学产生过巨大影响。

1．吠陀经中的医学理论　公元前 10 世纪，雅利安人中产生了婆罗门教，其经典是《吠陀》。“吠陀”（Veda）的意思是求知或知识，也有解释为“圣经”。最初有三种吠陀（或曰“三明”），后来增加了一种，即四吠陀。雅利安文化及其医学的来源是四部《吠陀》经。第一部是《梨俱吠陀》，或译作《赞诵明论》，于公元前 1500—公元前 900 年陆续写成，是四吠陀中最早者，其中提到药用植物，并提及麻风、结核病、外伤等疾病。第二部和第三部分别是《沙摩吠陀》和《耶柔吠陀》。第四部被称为《阿闼婆吠陀》，或译作《禳灾明论》，约著于公元前 7 世纪。其中除了讲述礼仪外，还记载了 77 种病名以及创伤和蛇虫咬伤的病例，以及治疗这些疾病的草药，并提到了妇人病和保健术，此外，还记载了兽医学以及解剖学内容。

婆罗门各派还编辑了一些文献，称为“梵书”，这些典籍中有散载的医药卫生及保健学知识，作为一种法规、习俗在社会上流传，后来续吠陀的书有《优婆吠陀》（*Upaveda*）和《阿输吠陀》（*Ayurveda*，又称《寿命吠陀》）。《阿输吠陀》中讲述了健康医疗或生命学等，并将医学分为八科。唐代医家将之译为八医，成为阿输吠陀系医学的圭臬。以后印度医学家所编的医书也大致根据此八科分类，即：拔除医方，为拔除异物敷裹绷带等外科；利器医方，为使用利器治疗头部五官等病；身病医方，即似今日普通内科；鬼病医方，印度人深信各种精神病是受鬼的影响，此部分为治疗精神病之医方；小儿方，为胎儿、幼童、产妇之治方。此外还有解毒剂论、长寿药科和强精药科。

《阿输吠陀》提出了关于健康与疾病的三体液学说，是印度《阿输吠陀》医学的根本基础。三种体液（prabhava，或称三大）为气、胆、痰。这三者必须均衡才能保持人体的健康，如体液太过或不足，平衡即被破坏，疾病由之产生。后来将这三者称为原素（doshas）。此外尚有 7 种成分（dhatus），即乳糜（消化之食物）、血、肉、脂、骨、骨髓、精。一切食物均要化为此七种成分。以后三体液学说又增加了血液，成为四体液说，但它的基本理论并未改变。

2．著名医家及其著作　妙闻（音译名为“苏斯拉他”，Susruta），大约生于公元前 5 世纪，是古印度伟大的外科学家。他的著述被辑录为《妙闻集》，为阿输吠陀系医学的外科学代表性典籍。书中记载的外科手术包括切割、截除、划痕、截石、摘除、缝合、整骨、穿耳孔美容术、内障切除、疝修补、鼻成形等手术，还能进行剖腹取胎以及治疗肠梗阻、胎儿倒转等。这些手术方法对西方传统医学外科的影响很大，如鼻成形手术是 18 世纪英国人从印度传统医学中学得的。

《妙闻集》中载植物药达 760 种。内用药主要有吐剂、下剂、喷嚏剂。除了丰富的植物药外，动物的骨、角、脂肪、肉、血液、乳汁和蜂蜜常用于治疗。矿物类药有硫黄、砒霜、硼砂、明矾等，并广泛使用汞来治疗皮肤病、神经病及梅毒。《妙闻集》中强调医学道德，认为“医生要有必要的知识，还要洁身自持，要使患者信赖，尽量为患者服务”“正确的知识、广博的经验、敏锐的知觉，以及对患者的同情，是医生的四德。”

阇罗迦（Chrana）是公元 1 世纪印度最负盛名的内科医学家，是古印度内科医学的奠基人。《阇罗迦集》是阿输吠陀系医学典籍内科学的代表作。全书共 8 篇，计 119 章。记载了 1000 余种药物，并对其形态、功效、主治等有详细论述。除临床治疗之外，《阇罗迦集》中尤重于卫生与保健，认为营养、睡眠、节食是保健的三大要素，并且还应注意精神调摄。他还指出，医生治病应既不为已，亦不为任何利欲，应纯为谋人类幸福，所以医业高于一切。这些思想曾长期影响着古印度医学。

3．医学成就与医事制度　古印度很早就有医学方面的知识。在哈拉巴文化时期，摩亨佐达罗住宅就有一些卫生设备，如浴室和排水系统，表明人们较注意保持身体的洁净，以防止污染。在遗址中发现多种药品，如，五灵脂为棕色溶液，可治疗消化不良、肝病、风湿病等；还发现了羚羊角、鹿角、珊瑚、尼姆树叶等，这些也是用来制作药品的原料。当时人们已知道在头盖骨上打孔，以治疗头痛等疾病，这是一种难度较大的脑外科手术。除开颅术之外，在治疗眼疾时知道用药水洗，并采用一种熏烟剂敷眼皮，以治疗眼疮。公元 1 世纪的文献提到，外科治疗器械包括 20 种刀和针、30 种探针、20 种管状器械和 26 种敷料。

在孔雀帝国时期医药事业更为发展，医药行业大体上归国家管理。阿育王要求医生到农村去，为农民服务。他派人去农村，教人们种植药草。在孔雀帝国时期，还建有医疗设施。阿育王铭文（第 2 号）提到：“在天爱喜见王版图内的每一块地方，在属于朱达人、潘地亚人、萨帝耶补陀罗和盖罗拉补陀罗的边境地区，在向南远达弹罗波罗腻那样的地方，在雅槃那王安底瑜迦以及与这位安底瑜迦相毗邻的几位国王的领土上——在所有这些地方，天爱喜见王都安排了两种医疗设施。”这里所谓的医疗设施可能带有医院的性质。阿育王不仅在国内广设医疗设施，而且推广到国外。这说明，医药事业在孔雀帝国相当发达，而且受到政府的重视。

四、中国上古时期的医学

1．甲骨文中有关疾病的记载　甲骨文是迄今为止中国发现最早的古代文献，虽然主要是商朝统治阶层的占卜记录，但其中包含了殷商时期对人体结构、疾病认识的宝贵资料。殷墟（今河南省安阳县小屯村）出土的甲骨共有 10 余万片，文字总数约有 4500 个，已识者有 2000 多个。其中记载疾病的有 323 片，415 辞。所载疾病的名称有 20 余种，如疾首、疾目、疾自、疾齿、疾腹、疾止、疾子、疾育等，主要按人体的不同部位记述。但有些疾病已能根据它的主要特征给以专门的病名，如疟、蛊、龋等，如甲骨文“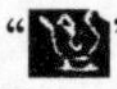”（蛊）字，像虫在皿中。《说文解字》称：“蛊，腹中虫也。”用以表示腹中之寄生虫。“”（龋）字表示牙齿上的窟窿是因虫蛀引起的（图1-6）。甲骨文“龋”字的出现是我国医学史上较有意义的发现，它把《史记·扁鹊仓公列传》中所述及的龋齿提前了1000多年，比起埃及、希腊、印度等文明古国的类似记载也要早700～1000年。

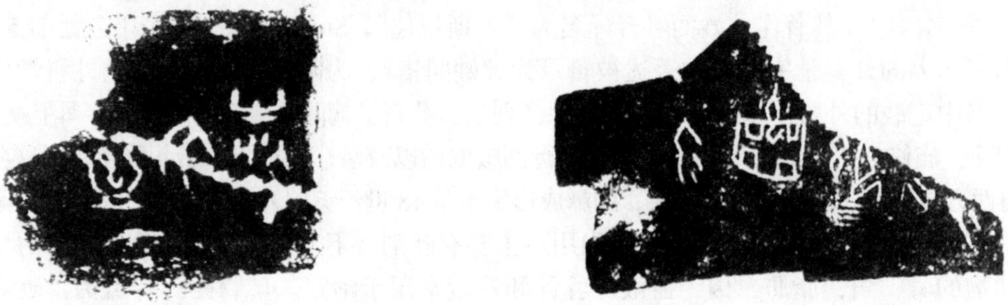

图1-6 甲骨文中的“蛊”与“龋”字

甲骨文中有些疾病是根据生理功能失常而命名的，如“口疾言”，是说由于咽喉有病而引起的语言障碍或发音困难。甲骨文中还有一些关于疾病症状的描述，如耳鸣、下痢、失眠等。值得注意的是有关“疾年”“雨疾”“降疾”等的记载。“疾年”指多疾之年。“雨疾”“降疾”表示像降雨一样，一次就有许多人染病，这可能是对流行病的最早记录。甲骨文中有形状像心脏的字，这很可能是中医学对脏腑的最早认识。

甲骨文的上述记载有助于人们对殷商时期疾病史的研究。但由于占卜问病的只限于奴隶主及其家属或近臣，难以说明广大奴隶和平民的疾病情况，因此，以上资料还远不能反映商代疾病知识的全部。

2．早期的医学理论 周代是一个以农为主的农耕民族时期，在植物占筮的基础上，形成了以占筮为手段的《周易》巫文化体系，其中的阴阳、八卦理论对医药卫生的影响最为深远。《周易》还涉及疾病治疗、整体观念、防微杜渐等观点和卫生保健知识。

阴阳学说是古人用来说明事物之间对立统一关系的理论，是认识事物和掌握事物发展规律的一种思想方法和说理工具。它主要包括两个方面内容，一是反映阴阳是事物运动变化的动力，二是提出阴阳是事物运动变化的规律。古人从日月星辰的运行和寒往暑来的变迁，以及日常的生活实践中逐渐认识到，任何事物都离不开互相对立的两个方面，人体也是如此。阴阳双方既相互联系、相互制约，又相互转化、运动发展；既矛盾，又统一；而且阳中有阴，阴中有阳，任何一方都不能脱离另一方而单独存在。

五行的记载最早见于《尚书·洪范》，书中记载：“五行：一曰水，二曰火，三曰木，四曰金，五曰土。水曰润下，火曰炎上，木曰曲直，金曰从革，土爰稼穑。润下作咸，炎上作苦，曲直作酸，从革作辛，稼穑作甘。”五行学说认为，这五种物质不是孤立存在的，它们之间既相互依存又相互制约，表现为相生相克的规律，并以此来说明事物的内在联系以及事物之间的关系（图1-7）。相生与相克是事物发展过程中不可分割的两个方面，没有“生”就没有事物的产生和成长，没有“克”就不能维持协调下的变化和发展。不仅如此，事物是复杂多变的，生中有克，克中有生，生与克相辅相成。只有这样才能使事物内部或事物与事物之间保持相对的平衡，从而不断地进步和发展。阴阳五行学说与医学的结合反映了中国医学古朴的辩证唯物思想。

3．朴素的病因学说 据《左传·昭公元年》记载，春秋时秦国名医医和为晋侯诊病时提出阴、阳、风、雨、晦、明“六气”病因论，开创了中医外感病因学说的先河，是后世“六淫”病因论之滥觞。公元前54年，晋侯有疾，“求医于秦，秦伯使医和视之。曰：疾不可为

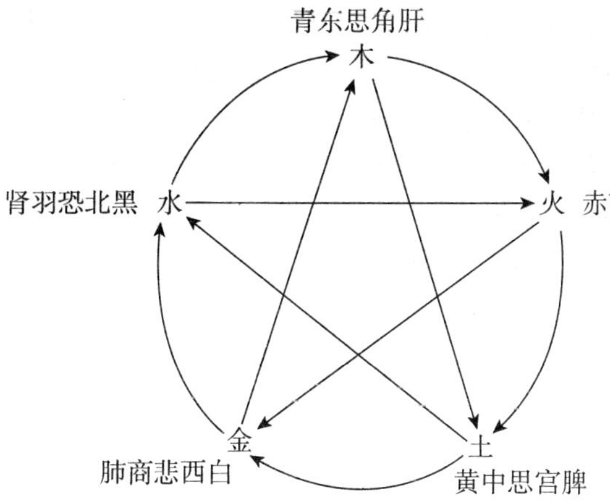

图 1-7　五行相生相克图

也，是谓近女室，疾如蛊，非鬼非食，惑以丧志……公曰：女不可近乎？对曰：节之……天有六气，降生五味，发为五色，征为五声，淫生六疾。六气曰阴、阳、风、雨、晦、明也。分为四时，序为五节，过则为菑。阴淫寒疾，阳淫热疾，风淫末疾，雨淫腹疾，晦淫惑疾，明淫心疾。女，阳物而晦时，淫则生内热蛊惑之疾。今君不节不时，能无及此乎？"从医和的这段议论中可以看出：第一，以四时、五节、六气等季节气候的剧烈变化作为病因概念已经形成。第二，从阳淫热疾、阴淫寒疾的记载来分析，说明"阳盛则热、阴盛则寒"的病理学说也已基本明确。而"风淫末疾、雨淫腹疾"的说法则与后世风病致四肢痛、湿病有腹泻的理论有着密切的渊源关系。第三，关于五味、五色、五声的概念，也给后世诊断学及药理学以一定的启示。第四，表明鬼神致病说已开始动摇。

4．药物知识的积累　周代，药物品种不断增多，用药经验日益丰富，在现存的先秦文献《周礼》《诗经》《山海经》等书中，都可见到不少与药物有关的资料。《周礼·天官》载有："以五味、五谷、五药养其病。"据汉郑玄注："五药，草木虫石谷也。"这可能是对药物进行的初步分类和归纳。在我国现存文献中，最早旁涉药物的书籍是《诗经》，该书收录了许多动植物，不少后世用为药物，其中仅药用植物就达 50 余种。另外，对一些植物的采集、产地和食用效果，在原文及注中也有简明叙述，如"七月蟋蟀""八月断壶"（葫芦）指明了采集季节；"中谷有蓷"（益母草）是说明植物的产地；而"食其（芣苢，即车前草）实，宜子孙"，则是关于服用效果的记载。对于所载大部分动植物，该书虽未明确指出可用以治病，但其中百余种为后世本草著作所收录。还有少量植物在当时可能已供药用，如《毛传》于"采艾"下云"艾所以疗疾"于"芣苢"下云"宜怀任（妊）"等，反映了当时人们对药物的认识和经验。

《山海经》是记载大量药物的早期文献，关于该书所收药物的数字，各家说法不一。一般认为有 126 种，包括动物药 67 种，植物药 52 种，矿物药 3 种，水类药 1 种，另有不详类属者 3 种。从其功用来看，可分为补药、种子药、避孕药、预防药、美容药、毒药、解毒药、杀虫药、醒神药、治牲畜病药等。《山海经》里所收药物可用以治疗内、外、妇、五官、皮肤等数十种疾患。大多是一药治一病，但亦有 14 种药物为一药两治，如虎蛟治肿也治痔，肥遗（一种鸟）治疠也能杀虫等，这在药物的研究与使用上无疑是一个进步。其使用方法大致可分为内服和外用两大类，内服中有"服"有"食"，外用包括佩带、沐浴、坐卧和涂抹等法。特别是所收药物中，有 60 多种用于预防，这对于探讨当时预防医学思想的兴起是值得重视的佐证。但书中的大部分药物后世多无法考证，更不见临床应用。

5．医疗实践与卫生保健　在临证治疗方面，饮食养生、药疗、酒剂及针刺火灸等在商周时期已广泛使用。《周礼·天官》谓："以五味、五谷、五药养其病。"又说："凡疗疡，以五毒攻之，以五气养之，以五药疗之，以五味节之。凡药，以酸养骨，以辛养筋，以咸养脉，以甘养肉，以滑养窍”。据郑玄注：“五药之有毒者……合黄堥，置石胆、丹砂、雄黄、礜石、慈石于其中，烧之三日三夜，其烟上着，以鸡羽扫取之，以注创，恶肉破骨尽出。”可见当时使用的药物，除包括各种味觉的食物和专以疗病的众多药物外，还有专以疗疡的外用腐蚀药，这可能是我国使用化学药物的最早记录。至于针刺火灸，甲骨文中有用砭法除病，用按摩疗腹疾，以及用艾灸治病、止痛等文字。人们从有关砭石的记载，以及《黄帝内经》时代针灸术的进步及其在医疗中所发挥的突出作用推断，我国奴隶社会应用针、砭治病已具有一定基础。从以上记载可看出包含了中医的内治与外治两种基本治法。

夏商时期随着生产的发展和生活实践的丰富，人们已经提倡讲究卫生，并在认识和实践两方面都有所建树。

在个人卫生方面，人们已有洗脸、洗手、洗脚、沐浴和洗涤食具等卫生习惯，甲骨文中就有不少这方面的记载。1935年在殷墟（河南安阳）的考古发掘中，出土了壶、盂、勺、盘、陶槎、头梳等全套盥洗用具。周代，人们更知定期沐浴，认识到“头有创则沐，身有疡则浴”的医疗意义，把沐浴用作一种卫生方法。《礼记》更要求人们养成饭前洗手、用餐时不对面说话、不剩饭、不随地吐痰等日常卫生习惯，提出了“疾病，内外皆埽，彻亵衣，加新衣”的主张。

在环境卫生方面，相传黄帝时代已有水井，夏代更有“伯益作井”的说法。在距今5800—5500年的浙江河姆渡遗址已经有了我国最早的水井。近年来考古工作者在河南省易县及北京陶然亭等地发现了2000多年前燕国的井壁遗物——甃。全国各地发掘的秦汉水井不可胜数。水井的使用对搞好饮食卫生大有裨益，但必须经常保持清洁。《管子》曾明确提出春季要挖除井中的积垢淤泥，换以新水（即“杼井易水”），并疏通沟渠，排除积水。

6. 医事制度　夏末商初，随着社会分工的进一步扩大，各行各业日益趋向专业化。当时秦国已出现了医和、医缓等著名专职医生。医疗工作的专业化和巫术迷信的日趋衰落，使医学得以摆脱巫术的羁绊，从而走上独立发展的道路。

周代医术较殷商时期已有显著进步，文化学术皆集于王官，医政制度俨然确立。从《周礼·天官》所涉及内容看，宫廷医生不仅已有食医、疾医、疡医、兽医之分，而且还建立了一整套医政组织和医疗考核制度，如根据医生全年医疗成绩的优劣制订他们的级别和俸禄。

值得一提的是，这一时期对病历记录及死因报告已予以重视。《周礼》载有：“凡民之有疾病者，分而治之。死终则各书其所以，而入于医师。”这表明当时已建立了记录治疗经过的病历，对于死者，还要求做出死亡原因的报告。这些都是医学史上很有进步意义的措施。

专职医生的出现与医事制度的建立反映了当时医学发展的水平，同时也有利于医药经验的积累、整理、总结与交流，并进一步促进了对疾病的认识和医疗技术的提高。

第三节　东西方医学的交相辉映

一、中医学的奠基

战国时（公元前475—前221年）齐、魏、赵、韩、秦、楚、燕七国争雄，秦始皇相继统一六国，建立了一个中央集权的封建国家——秦王朝。汉承秦制，其后新莽王朝（公元8—25年）以复古改制为名挽救其统治危机，结果招致失败。公元25年，刘秀称帝，定都洛阳，史称东汉（公元25—220年）。战国和秦汉时期是中国医学体系奠基的重要时期，中医学走上了系统化和理论化的道路。

1．中医学基础理论的确立　《黄帝内经》简称《内经》，是托名黄帝及其臣子岐伯、雷公、鬼臾区、伯高等论医之书。今本《内经》包括《灵枢》和《素问》两部分，各9卷81篇。《黄帝内经》的著成标志着中国医学理论达到了系统化的新阶段。该书总结了战国以前的医学成就，在整体观、恒动观、经络学、藏象学、病因病机学、养生和预防医学以及诊断治疗原则等各方面为中医学奠定了理论基础。

《黄帝八十一难经》简称《难经》，相传为秦越人撰。约成书西汉末期至东汉之间。该书以问难形式解释了古医药的理论著作。《难经》的基本内容包括脉诊、脏腑、阴阳、五行、病证、营卫、俞穴、针灸以及三焦、命门、奇经八脉等理论疑难问题，涉及人体正常生理、解剖、疾病、证候、诊断、针灸与治疗，以及阴阳五行学说等种种疑难问题的论述。《难经》在理论方面对后世伤寒学说与温病学说的发展产生了一定的影响。诊断学、针灸学的论述也一直被医家所遵循。

2．药物学及方剂学的总结　《神农本草经》是一部重要的药物学典籍，其成书当不早于东汉。《神农本草经》分为“序录”和“正文”两大部分。“序录”是关于药物学的总论，论述了上、中、下品分类，其中以植物药为多，其次为动物药，再次为矿物药，并论述了药物的君臣佐使、七情合和、性味产地、真伪鉴别、各种剂型、临床用药宜忌、用药剂量、服药时间、诸药制使等。“正文”分为三品：上品药原载120种，实则125种；中品药原载120种，实则118种；下品药原载125种，实则122种。“正文”逐一对药物的名称、性味、主治病症、产地、别名等进行分类记述。《神农本草经》集东汉以前药物学术经验之大成，被后世誉为“本草学经典”，对历代本草学和方剂学的发展有着深远的影响。

3．实践医学体系的形成　辨证论治的思想出现于先秦，后经过无数医家的努力，特别是东汉张仲景《伤寒杂病论》中以六经论伤寒、以脏腑辨杂病，形成了一套理法方药齐备、理论与临床相结合的体系，建立了辨证论治的基本规范，确立了四诊、八纲、脏腑、经络、三因、八法等辨证论治的基本理论并日趋成熟。这些辨证原则不仅适用于各种外感热病，而且对临床各科具有普遍的指导意义，被后世医家所尊崇并进一步发展和完善。张仲景的《伤寒杂病论》在外感热病和内科杂病等辨证论治方面的理论与实践被历代医家奉为圭臬。

张仲景（150—219年，图1-8），名机，东汉末年南阳郡人。建安年间，疠气流行，张仲景宗族人死亡者有2/3，而死于伤寒的竟占7/10。张仲景有感于人口死亡之惨烈，世俗及医道之衰敝，遂悉心研究医学，勤求古训，博采众方，结合个人临证经验，编成了《伤寒杂病论》，原书16卷。“伤寒”是外感急性热病的总称。张仲景以六经为纲，剖析了伤寒各个阶段的病机、病位、病性，创立了伤寒病的六经辨证体系。对于各科杂病，张仲景以脏腑经络为枢机，缕析条辨，开后世脏腑辨证之先河。张仲景对疾病三因（内因、外因，及房室、金刃、虫兽等）的总结，成为后世三因学说的肇始。宋代之后的医学家多尊称其为“医圣”。他对传染性热病及杂病辨证施治，理法方药的法度，成为后代中医的规范，并形成一个独立的学术派别，后世称其为“经方派”。方剂学以《伤寒杂病论》的方剂及方剂学理论为代表，张仲景也因此被尊为“医方之祖”。

两汉时期，中医外科也有了较大的进展，以华佗创用麻沸散施行外科手术尤为突出。华佗（约2—3世纪初，图1-9），字元化，沛国谯县（即今安徽省亳县）人。他年轻时就专志于医药学和养生保健术，行医四方，足迹与声誉遍及安徽、江苏、山东、河南等省。华佗在医药学术上兼通各科，尤以外科最负盛名。他成功地应用麻沸散麻醉患者而进行腹部手术，治愈肠痈，使患者转危为安。后世誉称他是“外科学鼻祖”。

华佗对养生和预防保健尤为注重，并身体力行，在理论和实践方面有其独到之处。他总结并创造了“五禽戏”，模仿鹿、熊、虎、猿、鸟的动作，操练强身。他创制了抗衰老方药，久服可利五脏、轻身、乌发。曹操闻华佗医术精湛，征召他到许昌做自己的侍医。曹操常犯头风

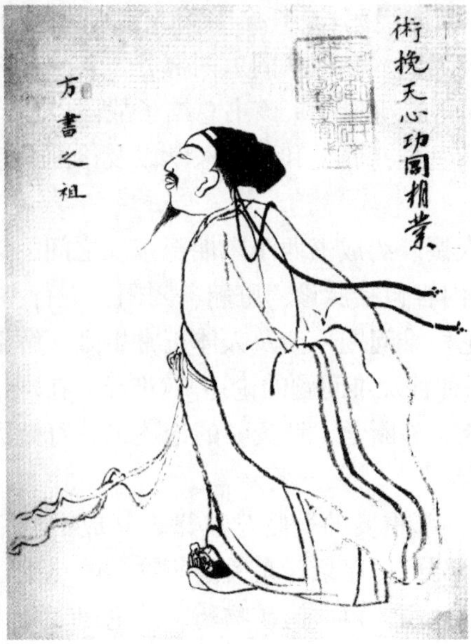

图 1-8　张仲景

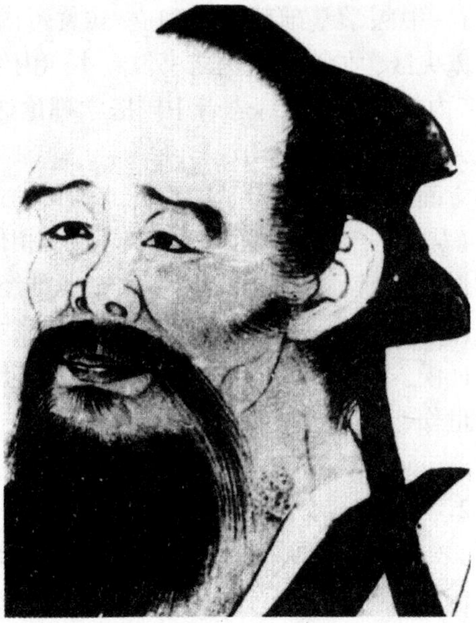

图 1-9　华佗

眩晕病，经华佗针刺治疗而痊愈。但华佗为人耿直，不愿侍奉在曹操身边，竟被曹操杀害。

在战国和秦汉时期，针灸学已成为一个重要的学科，被临床医家所常用，出现了涪翁、程高、郭玉等一派互为师承的针灸家，并撰著《针经》《诊脉法》等，互相传授。西汉末至东汉延平（8—106 年）年间，在针灸史上出现了一部名著——《黄帝明堂经》，即《明堂孔穴针灸治要》。隋唐之间，政府曾先后两次下令对其加以修订，并规定为针灸医生的必修课本。

4．卫生保健与医事制度　养生保健是中医的一个重要组成部分。长沙马王堆出土的医书《导引图》《养生方》《却谷食气》《合阴阳》《杂禁方》《胎产书》《杂疗方》《十问》《天下至道谈》等，皆为养生方书。江陵张家山出土的医简也含有大量的养生内容，如论述四季养生之道、导引术式及其作用等。

战国时秦国率先设立了“太医令”，秦朝设“太医令丞”。太医不但负责中央官员的疾病诊治，而且掌管地方郡县的医疗事宜。当时各地都设有医长，对太医丞负责。药府中的药长主持药物之事，设有药藏府储存药物。公元前 213 年，秦始皇下令焚书，但明文法定医药、卜筮、种树之书不在焚烧之列，使得医药书籍得以保存和流行。

汉代的医官中职位最高者为太医令丞，负责与管理方药者各司其职。管理方药者又有典领方药和本草待诏之分。典领方药侧重于方剂的研制，以供宫廷方药之需，而本草待诏则主要为皇家采集各种药材。诸侯王府的医政仿照中央，设有太医、侍医、医工等。

宫廷中从事医务的人员还有：太医、侍医，主要从事医疗工作；尚药监、中宫药长和尝药太官，主要从事药物的修和调试。从东汉章帝、和帝以后，宫中官制设置扩大，增设了尝药太官之职，主要负责尝药。宫廷中所需药物一般从全国各地入贡。东汉的医官制度较西汉完善，增设了一些医药官职，地方医事不再由中央直接管理，而由地方负责。

汉代的医生可分为官医与民间医生。官医的服务对象重点是官僚统治阶层，从中央到地方形成了一支有组织的医疗系统。民间以师带徒传授医学的教育形式有一定发展，但官办的医学尚未形成，官医主要从民间医药人士中选用，有的可能为临时延聘，有时则裁减官医。官医来源不一，成分复杂，有的医术并不比民间医生高明。

战国时期的著名医学家有扁鹊（秦越人）。扁鹊早年为人家作客舍的领班，随长桑君学医，继承其《禁方书》，行医于各诸侯国，随俗为变，根据群众的需要而全科性地开展医疗，并培养了子阳、子豹、子仪、子容、子明、子越、子游等学生。

淳于意（约公元前205—前150年），西汉临淄（今山东淄博）人，因曾任齐国的太仓长，故名仓公。在他年轻时喜钻研医术，曾拜公孙光为师，学习古典医籍和治病经验。公孙光又将淳于意推荐给临淄的公乘阳庆，故淳于意又得公乘阳庆所传。《史记》载有淳于意的大量“诊籍”（即诊病的记录）。在“诊籍”中，他记载了患者的姓名、年龄、性别、职业、籍里、病状、病名、诊断、病因、治疗、疗效、预后等，反映了淳于意的医疗学术思想与医案记录上的创造性贡献。淳于意也像扁鹊一样，广泛传授医术，培养了宋邑、高期、王禹、冯信、杜信、唐安等人，是带徒最多的一位医家。这种师徒授受、一师多徒的方式，一直为后世所效法。

二、西南亚地区的医学

1．犹太古医学　犹太人的部落先祖哈比路人（Habiru）早先游牧在阿拉伯半岛温和湿润的南部地区。公元前2000年中期，哈比路人进入迦南（即后来的巴勒斯坦），该地位于埃及、叙利亚和美索不达米亚之间的交叉地带，是欧、亚、非三大洲经济文化交流的枢纽。公元前1800年由于遭遇饥荒，犹太人迁到埃及尼罗河三角洲地区，一度沦为法老的奴隶。大约在公元前1500年，部族首领摩西率领他们从埃及返回巴勒斯坦。公元前721年，军事帝国亚述起兵攻克了以色列首都撒玛利亚，犹太国沦为亚述的属国。此后，犹太国逐渐衰落，直至公元135年以后，犹太人被驱赶或逃出了巴勒斯坦，流散于世界各地。

早期的犹太医学带有浓厚的神秘色彩，其病因、病机与诊疗及康复似乎都与宗教信仰有着密切的关系。《旧约全书》为犹太教的经典，亦即基督教《圣经》的前一部分，其中所涉及的医药卫生及保健学内容比较多样，至少有200多个条目，多次讲到灾病、瘟疫流行、战争给人们带来的伤亡。《旧约全书》中所记的病种颇多，有痨病、热病、疟疾、痔疮、牛皮癣、疥、癫狂、麻风、肠道病、哮喘、鼻出血、相思病、难产、不孕症、梦遗、崩漏、外伤致残等。

犹太人很注重个人卫生，保证用水的洁净与无毒，保持身体与精神的清洁。另外，体操、按摩、月光浴、体育活动是个人卫生与社会卫生重要的内容与传统。犹太人很早就注意饮食卫生，在营养调配方面亦很注重。他们认为饮酒过度是一种不良行为，故烈性酒一般被用于医疗。犹太男孩出生后第八天要行割礼。割礼是犹太教的一种圣行，尽管开始时未必出于卫生学的意义，其实在行割礼的人群中，男子的阴茎癌发病率很低，妇女的子宫颈癌、子宫癌的发病率也很低。有关医学的律令与法规在《旧约全书》中也有记载。犹太人借助药物来医治灾病，以酒来安慰心灵，用洗浴、贴敷、圣膏熏香、食疗、斋戒、心理治疗来医治灾病所造成的创伤。外科中已采用类似绷带的包扎、修脚等手术。

公元前2—公元6世纪史称犹太人的塔木德时期。塔木德因《塔木德》而得名。《塔木德》恰似一部家庭医药手册。书中对于食管、喉头、气管、肺、脑、生殖器官有精确的描述，同时也对肺癌、肝硬化、干酪性变质等病理变化也阐述得很清楚。所以说，塔木德时期的医学更接近古罗马的医学解剖学，用实证的方式来研究病理变化规律与病理现象。在塔木德时期的犹太学校中，医术是学术课程之一。古犹太人对医生很尊重，医生的社会地位仅次于贵族。在城市社区中必须要有外科医生与内科医生。那时尽管还没有专门的医院，但一些圣所的庭堂、养育院、犹太会堂等都可当作诊疗室和住院处，手术室要求用大理石材料并保持干净清洁。医生可以在家坐等患者，亦可应邀出诊。医生对本社区的情况比较熟悉，故政府与民众对社区医生尤为信任。

2．伊朗的传统医学　伊朗的史前文化发祥很早，文化遗存与文物丰富，在公元前27—前20世纪，在伊朗高原的西南部就出现了埃兰奴隶制国家。公元前550年，阿契美尼斯王朝建立，开始了古波斯帝国的历史。在帝国200多年的历史上，创造了灿烂的文明并成为西亚的霸主。

波斯人有自己传统的医药卫生文化，又从欧、亚、非地区吸取了有益的文化来充实本国的文化。据希罗多德《历史》记述，在公元前6世纪至公元5世纪的希腊与波斯的战争中，波斯的大流士王在打猎时扭伤足踝，以至于他的脚踝都脱臼了。大流士于是招来了埃及最有名的医生，并一直把这些人留在自己身旁。希腊医学也传入波斯帝国，阿契美尼斯人也聘请了著名医生迪西亚斯（Tessias，公元前 405—前 359 年，希腊史学家兼医生）作为王朝的御医。

古文献《阿维斯塔》中记有古波斯帝国时期的医药文化，人们奉阿利曼为医神，崇尚洁净卫生，认为麻风患者不洁，故对他们实行严格的隔离，使麻风患者远离健康居民。《阿维斯塔》规定，身体与心灵的洁净是同等重要的，治疗身体上的疾病时要非常注重精神疗法和心理调理。古波斯人在医药卫生习俗的许多方面与犹太人及犹太教相近似。

公元前 330 年，亚历山大大帝东征攻入波斯，波斯帝国被推翻。公元 226 年建立了伊朗萨珊王朝，至 5 世纪时发展成为亚洲西部的一个大帝国，史称新波斯帝国，公元 642 年被阿拉伯人所灭。萨珊国王萨卜尔（Sabur，224—272 年在位）喜欢通晓医学的希腊人。当萨卜尔有病时，就请希腊医生诊治。新波斯帝国时的医药发达，许多药物传到国外，有胡瓜、胡蒜、胡豆、胡椒、胡萝卜、番红花、茉莉、砂糖、菠菜、无花果、橄榄等。“底也迦”一词源于波斯语“tiryak”，是一种可以解毒、疗虫兽伤的丸剂药物，曾在波斯被广泛应用。《列王记》（*Shah Nameh*）中追述了有关波斯医学的资料，如行剖宫产时，术前须以酒使患者“昏迷”，而后施以手术。此外，该书记述了药疗、心理治疗、妇女及孕妇卫生等内容。波斯医学是欧洲、亚洲、非洲诸民族国家的医术和药物学相互交流、借鉴与融合的产物，这种交流进行了上千年之久。

三、古希腊医学

古希腊是巴尔干半岛南部、爱琴海群岛、小亚细亚西岸古代奴隶制城邦的总括称谓，它比现今希腊共和国的版图要大得多。早在公元前 4000 年，希腊半岛上已有了史前文化。公元前 20—前 12 世纪为古希腊青铜时代，史称为爱琴海文明或迈锡尼文明。公元前 11—前 9 世纪为铁器时代，史称荷马时代或“英雄时代”。公元前 8 世纪—前 6 世纪，史称殖民时期。雅典与斯巴达成为希腊两大霸主。公元前 5—前 4 世纪前期，古希腊城邦由盛而衰，史称古典时代。公元前 4 世纪晚期—前 2 世纪中期，其间希腊化的时间一直延续至 1 世纪，为马其顿统治时期。黑格尔曾经说过，东方世界是希腊世界的基础。正是希腊人从美索不达米亚、埃及、印度等文化圈中汲取了文化知识，从而才创造并充实了自己的文化。古希腊医药文化是西方医药学之滥觞，在医史上，它穿越时空，传到了世界各地。

1．医药卫生文化 古希腊文明最早产生于克里特岛。公元前 11—前 9 世纪，古希腊各部落大迁徙，《荷马史诗》则成为这一特定文明时期的主要文化遗产。在《荷马史诗》中记述了瘟疫、战伤、眼病、妊娠病、精神催眠法、止痛止血等医疗防病的经验，反映出古希腊人已具有了较丰富的医药知识。疫病曾多次伴随战争，给希腊人造成惨重的天灾人祸。雅典人修昔底德（公元前 460—前 400 年）所著的《伯罗奔尼撒战争史》中记载了在战争初期雅典疫病流行的情况。为了保证民族体质的强健，斯巴达人采用过奇特的育儿方法：育养子女不是由父亲而是由部落的长老们审查而定。初生婴儿不是用水，而是用酒洗浴，以此作为一种对婴儿体质的试验。斯巴达城邦还规定了青年人结婚的年龄，选择有利于生育的时间与情况，以期可以生出美丽、健壮的孩子。古希腊人有爱好卫生的传统，浴室设备较好。斯巴达人爱好蒸汽浴。在公共浴室里常备有水桶和备水池，这些沐浴设施常与健身房在一起。

古希腊有数以百计的医疗神庙，并且这些神庙多建在风景秀美的地方。民间医疗的习俗多与医神阿斯克雷庇亚有关，并以神庙为主要的活动场所。其治疗的方法有斋戒、矿泉浴、按摩、涂膏、放血或使用泻、吐等剂等。古希腊人早就有催眠术，这种方法被古罗马、波斯人、犹太人所采用。民间的医生组织被称为“阿斯克雷庇亚”，医学的传授多为父传子、子传孙，也有师带徒形式。

2．自然哲学与医学 古希腊的自然哲学很发达。这些哲学思想逐渐被引用到医学领域来。希腊的毕达哥拉斯称宇宙为“科斯摩斯”(Cosmos)，意为“秩序”(order)。希腊传统一直都很强调宇宙秩序。恩培多克勒用了四个神来比喻“四素”。在希腊神话中，亦有与四种元素相关的四个神：天神宙斯（火）、天后赫拉（气）、海神波塞冬（水）、冥王哈里斯（土），并且他们主宰着世界的不同层次。希腊哲学最初探讨的主要是宇宙论，“四素”的提出与哲学家们对宇宙的探讨密切相关。亚里士多德将宇宙分为月上区和月下区。月上区的主要物质是以太；月下区则分为四层，从地球中心开始向外分别是地、水、风、火。这种宇宙认识可以说是当时各种思想的大背景。

希波克拉底（Hippocrates，约公元前460—前370年）（图1-10）出生于科斯岛的医生世家，生活在伯利克里土朝时代，正值希腊文化的繁盛时期。他敏于观察、善于思考、严谨治学，同时吸取了东方民族的医学成就和民间的医疗经验，形成了具有特色的医学学术流派。公元前3世纪初期，亚历山大里亚的学者们在托勒密王的委托下编辑成希波克拉底及其学派的医学论述汇集——《希波克拉底文集》，并将其收藏于亚历山大里亚图书馆。《希波克拉底文集》最初为爱奥尼亚文，后译成拉丁、希腊、法、俄、意大利、英等文字。《希波克拉底文集》内容相当丰富，包括总论、解剖生理、摄生法、病理、治疗法、内科、外科、眼科、妇产科、儿科、诊断及预后、药剂学、箴言、誓词等。

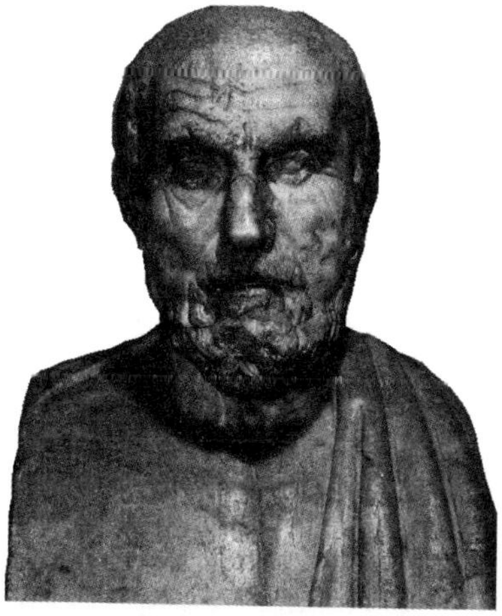

图1-10 希波克拉底

《希波克拉底文集》将四元素理论发展成为“四体液病理学说”（简称四体液学说），并在体液生理病理学说的基础上提出气质与体质理论。体液论认为，人体有四种基本体液——血液、黏液、黄胆汁和黑胆汁。这四种体液通过一定比例的混合遍布全身，并发挥各种功能。当它们保持平衡时，人体就保持健康。当某种或几种体液突然增多或者减少时，将打破这种平衡，引起功能紊乱，导致各种疾病。但是通过药物或者放血疗法等手段，可以调整体液的比例，使它们达到新的平衡点，从而恢复健康（图1-11）。

《希波克拉底文集》用机体完整与统一的观点认识机体及其生理过程，认为人体与自然相统一，注重研究气候、空气、土壤、水质、居住条件以及其他环境因素对健康的影响；强调预防，讲究卫生。《希波克拉底文集》把疾病看作是全身性的反应，重视疾病过程，把疾病发展过程概括为三个阶段：未成熟期，即体液因某种原因而变得不平衡；消化期，即“自然”地帮

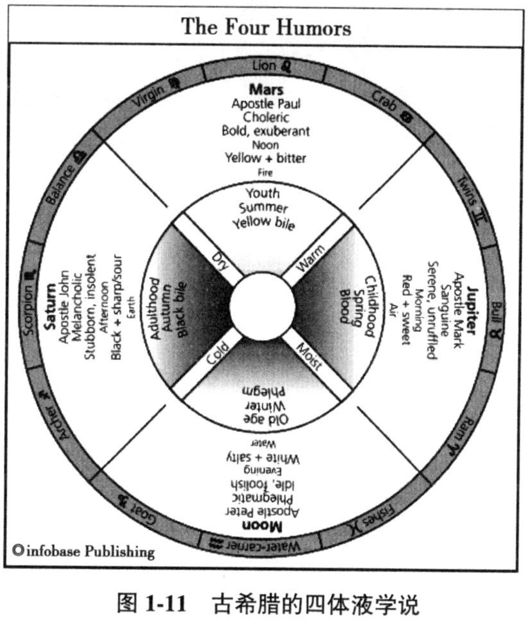

图1-11 古希腊的四体液学说

助体液恢复正常或促进身体排除有害物质的过程；转变期，即机体动员“自然疗能”抵抗疾病，使疾病好转或恶化的过程，并注重临床观察和判断预后，这对进行正确的诊断与治疗有深刻的影响。《希波克拉底文集》认为，当体内外某种因素引起体液失常时，体内产生“病态物质”，应注重人的自然疗能，排除这种病态物质。凡能调动自然疗能的医疗方法，如强壮疗法、饮食疗法、体育疗法、精神疗法、空气疗法、淋浴、按摩等都被采用。药物疗法的主要目的是促进病态物质的排除，调整体液的平衡，故常用吐剂、泻下剂、利尿药以及放血疗法等。

《希波克拉底文集》对临床医学的贡献是多方面的，更宝贵的对医学道德修养的提倡。在“誓词”“操行论”“规律”“箴言”等篇中广泛论述了医师的职业道德。其道德规范的基本要求是：客观、体谅、谦逊、端庄、仁慈、果断、聪敏、有判断力、知识渊博、厌恶一切邪恶行为、决不迷信、不骄傲。具有代表性的是沿用了2000多年的《希波克拉底誓词》(图1-12)。希波克拉底被视为一位具有科学精神的古希腊医学的代表人物，从中世纪起，欧洲将他称为“医学之父”。

【小资料】

希波克拉底誓词

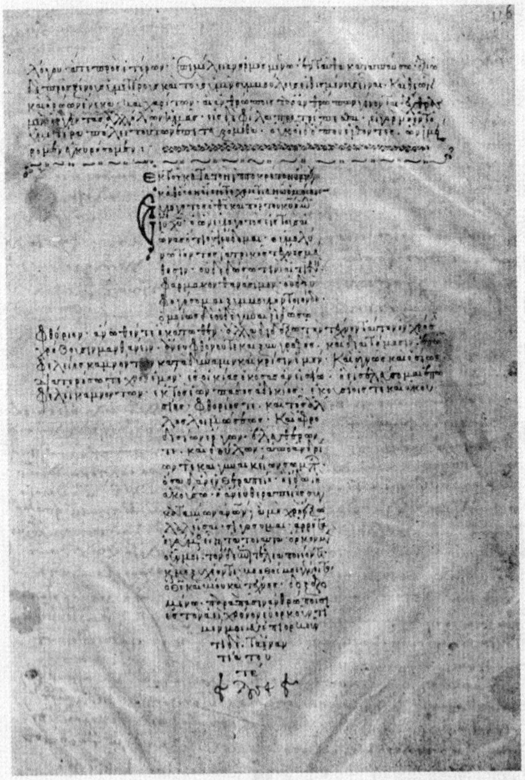

图1-12 希波克拉底誓词

仰赖医神阿波罗。阿斯克雷庇亚及天地诸神为证，鄙人敬谨宣誓，愿以自身能力及判断力所及，遵守此约。凡授我艺者，敬之如父母，作为终身同业伴侣，彼有急需，我接济之。视彼儿女，犹我兄弟，如欲受业，当免费并无条件传授之。凡我所知，无论口授书传，俱传之吾与吾师之子及发誓遵守此约之生徒，此外不传与他人。

我愿尽余之能力与判断力所及，遵守为病家谋利益之信条，并检束一切堕落和害人行为，我不得将危害药品给与他人，并不作该项之指导，虽有人请求亦必不与之。尤不为妇人施堕胎手术。我愿以此纯洁与神圣之精神，终身执行我职务。凡患结石者，我不施手术，此则有待于专家为之。

无论至于何处，遇男或女，贵人及奴婢，我之唯一目的，为病家谋幸福，并检点吾身，不做各种害人及恶劣行为，尤不做诱奸之事。凡我所见所闻，无论有无业务关系，我认为应守秘密者，我愿保守秘密。尚使我严守上述誓言时，请求神祇让我之生命与医术能得无上光荣，我苟违誓，天地鬼神实共殛之。

四、亚历山大里亚医学

马其顿位于希腊北部，其文明开化比希腊人晚。公元前338年喀罗尼亚战争之后，希腊沦为马其顿的附庸。亚历山大（公元前356—前323年）是腓力二世之子，为马其顿国王。亚历山大年幼时受过希腊人教育，他曾以亚里士多德为师，20岁时即位（公元前336年），率马其顿、希腊联军大举进攻东方亚细亚、波斯、埃及，经十多年的征战，建立起了一个东起印度恒河，西至尼罗河与巴尔干半岛在内的亚历山大帝国，史称希腊化时期，或希腊文化的扩张时期。这一阶段，东西方文化得到了融合。由于帝国的经济基础不统一，军事与行政也不巩固，在亚历山大死后，帝国迅速瓦解。

1．医学家　在亚历山大里亚的托勒密王宫的医学家中，有两位医学家在解剖学上最负盛名。一位是希洛菲利（Herophilus，公元前335—前280年），他是西方解剖学的创始者，曾大胆地进行人体解剖，观察和研究人体内脏。他发现小肠起始端的长度约有十二指，遂定名为十二指肠。他发现了男性尿道起始处的腺体，并命名为前列腺。他还研究了眼睛的构造，记述了睫状体、玻璃体、视网膜和脉络膜，从而使他有可能改进了白内障手术。他研究了肝、胰、唾液腺，发现了舌骨、乳糜管和淋巴。他是最早研究脑、脊髓及神经解剖的人，论述了脑是神经系统的中心。他鉴别了感觉神经和运动神经，记述了脑脊髓膜、第四脑室、窦汇。他还是当时唯一研究过女性生殖器官的人，曾描述了卵巢与输卵管，并探讨了妇女病问题。他发明过一种水钟，试图测量患者的脉搏次数，仔细观察脉搏搏动的情况，并把脉与各种音阶相对比。他看到动脉和静脉之间的差别，动脉有强有力搏动的管壁，而静脉管壁则薄弱一些。动、静脉中都是血液，人在患病和健康时的脉搏是不同的。他认为作为一个临床医生应该熟悉营养学、药物、手术和助产术。

另一位是爱拉吉斯拉特（Erasistratus，约公元前310—前250年）。爱拉吉斯拉特很推崇亚里士多德的教导，他认为医生应该掌握身体结构及其正常功能的一般知识，并试图通过定量和实验的方法来解决生物学上的问题。他曾做过一个研究代谢的实验。他把一只鸟放在一个罐子里，记载喂饲重量和消化后的重量，用以计算能看到的和看不到的排泄物质。他把人的心脏比作“风箱”，认为心脏收缩和舒张是由其内在力量所致。他给三尖瓣命名，记述了半月瓣的功能，以及室壁间的腱索。他否认体液病理说，认为发生疾病的原因主要是组织和血管的改变，如认为体内血液过多时则形成“多血症”，放血可减少身体的抵抗力。他主张用结扎治疗动脉出血，治疗方法则采用压迫局部，以减少血液供应，并采用放血等方法。

亚历山大里亚时期的医学派别比较复杂，既有许多现实主义的学者，热心于探讨生命现象和疾病的原因，也存在着教条主义和经验主义学者。教条主义学派把精力集中在对希波克拉底著作的注释上，崇尚理论。他们聚集在亚历山大里亚图书馆内，常因对医学文献的解释各异而进行激烈的争论。经验主义学派则强调实践，认为只有操作才能培养医术，没有理论也能行医，其代表人物有菲洛尼亚斯（Philonius）、塞拉皮昂（Seraplon）、革劳希阿斯（Glaucius）等。

2．药物学　亚历山大里亚时期的药物学很著名，出现了原始药房。希腊字“Pantopoli”就是指专门加工制备药物的地方，即药房的滥觞。制药专业人员也随之出现。“Pharmakotribae”指研磨草药的人，以后的药剂师即从他们演变而来。西方的植物学之父——西奥夫拉斯塔斯（Theophrastus，公元前370—前285年）对许多药用植物进行了研究，著有很多著作。毒药和解毒药的研究风气也盛行一时。亚历山大利亚的炼丹术为药物化学的前身，比较有名。据说公元前200年亚历山大里亚人就已知道炼丹术了，但炼丹术则是自东向西传播的。公元前200年为炼丹术的初级阶段，被称为“Chemeia”，据说是中国炼丹术经阿拉伯人而传入亚历山大里亚的。“Chemeia”的本义带有返老还童或长生不老之药的含义。公元100年前后，印度人又带着他们的长生不老药到亚历山大里亚，此时称丹药为“Chumeisa”，是亚历山大里亚炼丹术发展的第二个历史阶段。公元200年，中国炼丹术直接或间接地传入亚历山大里亚，此时的丹药名叫“Chrusozomion”，已经由原来对丹药的方言而定为希腊语学名。

3．亚历山大里亚医学的兴衰　亚历山大里亚是一个地中海沿岸的重要城市，早在公元前4世纪末，埃及的亚历山大里亚就成为希腊文化的中心。托勒密在埃及的亚历山大建立了自己的首都，也是当时世界文化的大都市。在这里建立的亚里士多德学园有动植物园和解剖室，集中了一批著名学者，并且也培养出了一些医学人才，在这里还建立了一座宏伟的图书馆，收藏了大量书籍。托勒密王鼓励学术，在亚历山大里亚建立起从事研究的博物馆，聘请各地学者进行自然科学与医学研究。公元前300年，设立了一所医学校，其中建有实验室、图书馆、临床室等。

亚历山大里亚的医学家已经认识到唯有那些熟知人体内部构造、熟知调节人类机体生命规律的人才能从事医疗技艺，从而把亚里士多德的比较解剖和埃及制造木乃伊所积累起来的解剖学知识结合起来，系统的解剖学研究受到了热爱科学的托勒密王的鼓励。国王允许科学家得到刚处死的罪犯的尸体作为研究之用，政府鼓励人们进行人体解剖，因而亚历山大里亚的解剖学得以发展，从而促进了解剖学由动物解剖向人体解剖学的发展。亚历山大里亚被称作解剖学和生理学的摇篮，这两个学科的发展带动了临床外科、产科和手术治疗的进步，同时实验医学和药物学也有了长足的发展。

由于亚历山大里亚汇集了各地医药文化，因而鱼龙混杂。当恺撒征服了埃及后，亚历山大沦落为帝国的一个外省城镇。公元前168年马其顿被罗马帝国所灭。公元1世纪，随着亚历山大里亚文化的衰落，医学发展也逐渐失去了往昔的辉煌，医学中心转移到了罗马帝国。

五、古罗马医学

古罗马是意大利古代的一个城邦，位于意大利半岛。在石器时代这里就有人类居住，公元前6世纪末，罗马从王政时期进入共和国阶段，公元前27年，罗马进入帝国时期。罗马帝国时期的医学最为辉煌。

（一）医药卫生

罗马帝国为了防止流行病，修建了城市的水道（罗马的饮水由九条输水管道从市外输入）、下水道和浴场。在《十二铜表法》中规定禁止在市内埋葬，要保护饮水卫生。早期的罗马医学并不发达，医生的地位同奴隶不相上下，奴隶医生的行医所得归奴隶主，并且医药文化带有浓郁的神秘色彩。伊达拉里亚人用动物内脏作祭物，占卜健康和吉凶。民间医药也积累了一些经验，如奴隶主卡图（Marcus Porcius Cato，公元前234—前149年）采用民间疗法治疗农奴疾病，如以羊毛蘸芸香和油的膏剂治疗外伤；用羊毛蘸蜂蜜擦齿龈以通畅呼吸；用羊毛蘸玫瑰油塞鼻止鼻出血；用油、硫黄、醋、树脂与碱的合剂治腰痛等。卡图还把卷心菜当作一种万能药。治疗消化不良和寄生虫病时，先让患者内服汤剂（含石榴花、陈酒、茴香根、蜂蜜等），然后，让患者攀缘木梯，上下十次。这种疗法反映出罗马早期医学的朴素性。

随着希腊医学的引进，罗马医学有了长足的进步。凯撒大帝时代，城市中开业的医生得到了市民权，其社会地位有所提高。罗马的富人一般都在家中接受住家和上门医生的诊治。不过，大部分医生却是为公众服务的医师，负责为所有人看病，由当地市政会支付报酬。很多罗马医生在自己的家中开设诊所和医护室，但罗马帝国境内最早的平民医院则是从公元350年起由基督教显要人物创办的。古罗马注意到医院建设，尤其是军队医院。罗马帝国扩张时期的许多较大的要塞内设立了军队医院。在莱茵河畔的主要据点诺伊斯，考古学家发现，仅在一个房间内便有一百多件医疗和配药器械。医院的病房设在要塞最僻静的地方，内有良好的排水设施，且光线充足。在军队医院内有伤员接收中心以及供行政人员、医务人员和后勤人员使用的区域。在很多情况下，庭院都被用来种植药用植物。军团士兵在养伤期间都到周围的柱廊里休息。城市中出现了专为贵族服务的医院，以后才设立了具有慈善性质的民众医院。最早的慈善医院是一位老妇人于公元4世纪在罗马创建的。

罗马人的实践性还表现在他们首创了公共医疗设施——“医院”。这些医院常常为两种社会成员提供服务：一种是家奴，另一种是新征服领地上永久要塞的士兵。像切斯特（Chester，英格兰）医院或因奇塔瑟尔（Inchtuthil，苏格兰）医院那样的大要塞医院都是为军队设立的，医院设计成一排排方形的与走廊相通的房间。由于这些医院常常位于离前线几十英里的后方，它们收留的往往是生病的患者而不是战场上受重伤的士兵。一些较小的要塞医院则只收留要塞士兵而不收留居民，如在苏格兰的弗伦多奇（Prendoch）医院。后来，这些要塞医院的规模不断缩小。公元 220 年左右，军队政策转向依靠野战部队，因而结束了要塞医院的使命。

罗马医生对所用解剖刀的质量非常在意。他们希望所用的刀具不要轻易弯曲变形，或刀刃变钝，出现缺口，因此，他们在可能的情况下一定会使用奥地利生产的高质量钢材。当解剖刀刀刃出现磨损后，他们会去找铁匠、专业器械制作者或刀具商修理。除解剖刀外，罗马医生也拥有较大的截肢用刀锯。这些刀锯和其他的外科医具，与现今所用的同类器械很类似。

在医治泌尿生殖系统疾病时，罗马人使用爱拉吉斯拉特（Erasistratus，约公元前 310—前 250 年）首先发明的导管。罗马的导管制作精良，与现代的同类器械大体相同，其中只有两点差异，一是以青铜为制作材料，二是用于若干种功能失调的治疗，譬如因尿道堵塞导致排尿极端困难和有疼痛的痛性尿淋沥等。塞尔苏斯（A. Celsus）曾建议医生们保留几套内径不同的系列刀具，男用三套，女用两套。它们还可用来摘除有时在膀胱内形成、导致膀胱口堵塞并使尿液无法排出的结石。罗马妇科学家索拉努斯（Soranus，约公元 98—公元 138 年）就曾描述过用解剖刀将这些结石推离原位，使之重回膀胱腔的过程。索拉努斯和其他罗马妇科学作家常常提到为检查和治疗而用来扩张阴道的扩张器的使用情况。

罗马医生所使用的某些器械质量极佳，在庞贝城发现的手术钳具有精细平直的带齿钳口，已知最早的双刃弯曲解剖刀（内带两个弯曲部分与尿道结构相一致的管子）出土于庞贝城的“外科医生公馆”。该城在公元 79 年火山爆发时被掩埋于火山灰之下，故保存完好。直到公元 1700 年，这类器械才被再次制造出来。“外科医生公馆”中保留着 3 件精度极高的复杂器械——扩张器。插入患者体内的器械有着完美无缺的平滑表面。即使文艺复兴时代的类似医疗器械也无法同这一古老器械相媲美。

罗马以其公共卫生设施而闻名于世，这些公共卫生设施使罗马的城镇清洁而益于健康。公元前 1 世纪在法国南部的尼姆斯附近修建的蓬迪加尔（Pont du Gard）高架引水桥就是一个精美的典范。受意大利北部伊特拉斯坎人的影响，罗马帝国宫殿中有洗澡堂的设施，每一所罗马人的房子都有输水系统供给新鲜水，还有盥洗室。甚至在罗马最早年代也已经有了最大的下水道，将水排到环绕着小丘的沼泽里，以保持城市的清洁（图 1-13）。

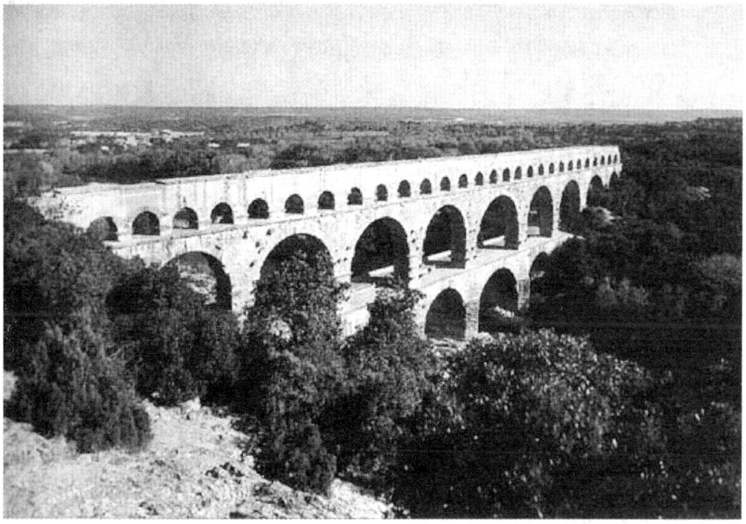

图 1-13　罗马水渠

（二）医药学家

由于罗马对外征战，较多地接触到希腊文化。公元前 46 年，凯撒大帝给予希腊医生以罗马公民权。希腊医生来罗马行医者日益增多，且以高明的技术赢得了信誉。公元 3 世纪初，罗马曾颁行过医师资格证书。由于对医生的重视与优待，医疗队伍不但人数有所增加，而且名医辈出。以至于奥古斯都（Augustus）皇帝把他的私人医生提拔为贵族。

阿斯克莱庇亚德（Asclepiades，公元前 128—前 56 年）生于俾西尼阿的普卢萨，青年时代曾学习过修辞学、哲学和医学，以其出色的口才、精湛的医术成为当时罗马享有很高威信的希腊医生。他受爱拉吉斯拉特医学思想的影响，持唯物主义的生命观。他把德谟克利特和伊壁鸠鲁的原子说介绍到罗马，主张人体由原子组成，并用原子说解释人体的生理、病理现象。强调经常洗浴以保持身体清洁，提倡跑步、散步、骑马、划船、体操等运动以增进健康。但他反对希波克拉底的“自然疗能”说，认为医生的责任是采取安全、迅速和愉快的疗法，治疗患者。他常用饮食疗法、按摩、水疗和轻快的药物，而不用泻下、催吐、放血等疗法。他也反对当时对精神病患者施行的粗暴方法，而主张用阳光与和蔼的态度、音乐与歌曲去治疗。他注重临床观察，把疾病区分为急、慢性两种；描述了暴怒、嗜睡和强直性昏厥；记述了疟疾等疾病的病程；把水肿加以分型；对不同类型的精神异常作了鉴别等。他不仅是一位有成就的医生，而且是一位有成就的教师。他编撰了大约 20 部书，书中阐述了他对严格的饮食营养学的偏爱，也有论述各种物理治疗的书。阿斯克莱庇亚德是一位具有多方面才能的人。他也忙于进行各种不同的酒的治疗特性的研究。酒的应用提高了他的声望。他的学说后来演变、发展为方法学派。

迪奥斯科里德斯（P. Dioskorides，公元 40—90 年）是当时著名的药物学家，他把当时的全部药物知识汇集整理，于公元 77 年写成了《药物学》一书，共 5 册。迪奥斯科里德在书中对 600 多种药物都有正确的记述，特别是矿物药，如醋酸铅、氢氧化钙、氧化铜以及其他铜盐类等；还最早记述了乌头、姜和藜芦的治疗作用；推荐用鸦片治疗慢性咳嗽、用曼陀罗药酒治疗失眠和剧痛，并用于手术时麻醉。由于他综合了当时的药物知识，被誉为西方古代药物学的先驱。

鲁弗斯（Rufus，约公元 1 世纪）是著名的解剖学家和医生，他的主要著作有《论身体各部名称》《论肾和膀胱疾病》《论肾硬结》等。在《论身体各部名称》一书中，鲁弗斯最早记述了视束交叉，正确记述了球结膜与晶状体的形状和位置，并记述了喉、食管、胸腺、小肠、结肠等。鲁弗斯的记述中也有明显的错误。他是第一个记述人的肝有五叶的人。这本是猪肝的情况，但直到 16 世纪才为维萨里所纠正。在《论肾和膀胱疾病》一书中，他记述了肾的炎症和化脓、肾结石、血尿、膀胱炎、膀胱结石等病。在《论肾硬结》一章中，指出患此病的人无痛、少尿、水肿，无疑是对慢性肾炎的一种记述。在《论询问患者》一书中，鲁弗斯特别强调询问病史的重要性，因为人的疾病和多种因素有关，如家族遗传史、生活习惯、居住条件、气候和水质等，因此，医生在诊治患者时要详细询问这些情况。此外，鲁弗斯对脉搏有较深入的研究，他在《论脉》中记述了脉率的快慢、脉搏的强弱、脉的紧张度等。更有意义的是，他认为脉是因心脏收缩而产生的，并描述了间歇脉、重搏脉、震动脉等。鲁弗斯的贡献是多方面的，他的研究还涉及恶性肿瘤和鼠疫。可惜其著作均已失传，仅能从后来医学家的著作中窥知其大略。

（三）医学流派

罗马帝国时期也出现了不同的医学流派，是罗马医学繁荣兴盛的象征，促进了罗马医学的发展，重要的医学流派有：

1．百科全书学派　罗马帝国重要的医学文献多出自百科全书派的作家之手，其中最有成就的代表人物是塞尔苏斯（A. Celsus，约公元 1 世纪）。他的全集第六册是《论医学》，后佚失。1478 年《论医学》被教皇尼古拉五世发现后在佛罗伦萨出版，该书成为欧洲第一部印刷出版的医学著作。塞尔苏斯对饮食和卫生特别重视，强调轻微运动、旅行、乡居，禁止剧烈运动，避免饮食和生活方式的突然改变。他将药物按照效用分成不同的组，在麻醉药中有鸦片丸，需要更大的药力时，则用莨菪子和欧伤牛草根。他对颜面及口腔的整形术、摘除鼻中的息肉、摘除甲状腺、取结石等手术都有记载，特别是书中描述的摘除扁桃体手术，与现代医学中扁桃体摘除术很相似。此外，他对骨折和腹部损伤的外科处置都有记载，其中许多手术方式流传久远，如会阴膀胱取石术、唇上皮癌V形切除术、环状截肢术等。塞尔苏斯还详细地记述了当时使用的外科器械，有各式各样的解剖刀、杯、探子、钩、钳等100多种。塞尔苏斯还在他的著述中详细而精确地记述了一些疾病的症状，如他对疟疾的记载有日发、间日发、三日发之不同。他指出炎症的四种主要征象为红、肿、热、痛，至今仍在引用。在他所记述的40多种皮肤病中，有些就以塞尔苏斯的名字命名，如脓性发癣、急性丘疹状湿疣、头部白斑等。塞尔萨斯注重解剖学，但他却是希波克拉底的忠实信徒。在塞尔苏斯以前，医学界沿用的都是希波克拉底的著作，因而医书都是用希腊文写成。从塞尔苏斯开始，罗马人才开始用本国文字——拉丁文写医书，因此，他的著作是欧洲古代医学家中最易阅读的。他的作品虽然缺少个人见解，但是他把古希腊医学中的精华部分加工编撰成拉丁文。1476年，他的著作还被翻印。他的书籍涉及医学历史、食物、治疗学、病理学、内科疾病、外科疾病。他认为外科非常重要，他本人就是一位大胆的外科医生。塞尔苏斯被誉为“万能博士”。《论医学》勾画出一幅当时医学所处地位的清晰的图景，显示了古罗马医学达到的较高水准。百科全书派作家比较著名的还有老普利尼（G. Plinius，公元23—79年），他的著作《博物史》也是很受欢迎的医学著作。因为他是面向劳动者的，因而该书是一部通俗的百科全书，为人们了解当时罗马的医学情况留下了丰富的资料。

2．方法学派　该学派是罗马帝国极盛时期最重要的学派，其创始人是塞米松（Themison），他大约生活在罗马奥古斯丁（公元前31—公元14年）时期。他接受了阿斯克莱庇亚德的原子病理学说，把疾病分为两种形式：紧张状态和松弛状态。这两种状态都是由于毛孔的不正常收缩所致，太紧了便形成紧张，扩张得太大了，便形成松弛，因此，在治疗上采用抗紧张和抗松弛两类药物。方法论学派最著名的人物是索兰纳斯（Soranus，约98—138年），他也是妇科和产科的创始人，其主要著作有《论妇女病》《论急、慢性病》和《论骨折》。《论妇女病》最为著名，此书在其后的100年中一直作为妇产科的范本。方法论学派的代表人物还有普罗克鲁（Proclus）、戴俄尼喜阿斯（Dionysius）、安提巴特尔（Antipater）等。

3．灵气学派　公元1世纪前半叶的灵气学派盛行于罗马，其创始人是阿西纽斯（Athenaeus），他于公元41—68年在罗马行医。该学派认为人体最主要的元素是“灵气”（pneuma），人体的行动、感觉和欲望皆由灵气而来。灵气随空气经毛孔进入身体，借血管而分布于各器官。灵气可使脉保持一定的紧张度，切脉可探知人体是否健康，故此派很重视切脉。灵气学派的这种思想来自希波克拉底的体液学说，认为疾病是由于体液紊乱破坏了“灵气”的平衡所致，因此，他们主张应用饮食、物理等疗法，以调整体液。

4．折中学派　该派在理论上是灵气论者，但在实践中不受任何学派的束缚，博采众家之长，表现为折中。其创始人是阿加提奴斯（C. Agathinus，约公元50—100年）。阿加提奴斯著有关于脉学和应用藜芦治病的论文，他特别提倡冷水浴。折中主义学派的其他代表人物有阿尔齐金斯（Archigenes）、穆萨（Antonius Musa）等。

盖仑（Galenus，129—200年）生于帕加蒙（Pergamon）。盖仑的早期教育是在帕加蒙的哲学学校进行的。17岁以后他去听医生萨提拉斯（Satyros）的课，这位医生在解剖学方面特别在行，因著有一本解剖学手册而闻名于世。他的老师还有希波克拉底学派的斯特拉托尼克斯（Stratonlcus）等人。盖仑20岁时丧父，以后他游学到过士麦那（Smyrna）、希腊的科林斯（Corinth）、亚历山大里亚等地，有机会目睹人体解剖。盖仑28岁时回到帕加蒙任角斗士医生，观察到各种外伤，从事过护理工作，增加了解剖学知识。“哲学家皇帝”马可·奥勒留

（Marcus Aurelius）在公元170年年底将他召回首都。这一次他留住罗马达30年之久，他做御医、搞研究、讲课、演说、辩论，不倦地写作，他自称有著作125部，共约250万字。其原著为希腊文，后被译为拉丁文、阿拉伯文、德文、英文等多种文字。盖仑到罗马前后解剖过许多动物，写成了有史以来第一部系统研究人体解剖的著作《论解剖规程》，这也是其最有影响的著作。他关于人体结构和功能方面的论述，在许多方面都胜过了前人。

盖仑的朴素唯物主义观点中混有“目的论”观点，这后来被中世纪经院哲学所利用，把它作为教条。在治疗方面，盖仑除了继承希波克拉底的思想之外，更重视药物治疗。他有自己专用的药房，大量利用植物药配制丸剂、散剂、硬膏剂、浸剂、煎剂、酊剂、洗剂等各种剂型的制剂，储备待用。后来药房制剂被称为“盖仑制剂”（galenics）。盖仑还介绍了各个名医的行医经验，还特别强调心理疗法，已经注意到心身疾病的发生。盖仑曾医好过许多帝王的疾病，受到皇宫贵族的赞赏。盖仑对西方医学的影响是深远的。

盖仑反对阿斯克莱庇亚德的原子说，尖锐地抨击方法学派，然而却提不出具有创见的医学理论，仍沿用四体液说。他特别强调疾病转变期理论，并使之系统化。由于盖仑是西方医学史上继希波克拉底之后最有影响的医家，他的著述曾长期被医学界视为经典，他也被誉为“医圣”。

（四）古罗马医药文化的发展和传承

希腊和东方医学对罗马的影响是明显的。随着罗马帝国的发展和军事征战的需要，在军事医学、公共卫生、医学教育等方面也了有显著进步，并形成了名医辈出、学派蜂起的蓬勃发展时期。医药著述繁多，解剖学、生理学、药物学以及临床各科均有许多成就，尤其在妇科、眼科、颅脑手术等方面，罗马医生表现出精湛的医术。医疗器械的制作技术和工艺非常精良。

罗马人猜想到在拉丁姆（Latium）地区，即现在的坎帕拉地区流行的疟疾是由沼泽地的小昆虫引起的。罗马科学家瓦罗（公元前116—前27年）在自己的著作中说：“在靠近沼泽的地区必须采取多种预防措施……因为在那里繁殖着某些肉眼看不到的微小生物，它们飘浮在空气中，通过口鼻进入人体，引起严重的疾病。”公元3世纪，一次破坏力特别大的疟疾流行开来，其影响遍及整个罗马帝国，几乎整个社会受到了疟疾的扫荡。

罗马帝国的四处征战极大地消耗了国力，再加之懒散和奢侈的生活方式、伤风败俗及专制主义、极高的赋税、农业的衰败，使得罗马帝国开始走向衰落。公元395年罗马分裂为东、西两部分，即以君士坦丁堡为中心的东罗马和以罗马城为中心的西罗马。公元5世纪末，西罗马帝国灭亡。那些传统的医药优秀文化在东罗马得以保存和发展。

六、东西方医药文化交流与比较

（一）东西方医药文化交流

古埃及人与腓尼基、叙利亚、红海沿岸地区早就有文化交往。《旧约全书》中记载当时西亚与东北非交易的药材有没药、开心果、杏仁、蜂蜜、香油、酒、香料等。“运锡之路”“运盐之路”横贯欧洲，琥珀贸易也历久不衰。亚历山大在进入伊朗后，将所有的经书焚烧殆尽，但没有烧掉医学书籍。以后人们将它们译成希腊文并传到西方。

古罗马时代，从北非至罗马有一条商道，另外，当时还有一条从东南亚至北非沿海之间的“肉桂之路”，以肉桂、丁香、豆蔻、胡椒贸易为主。白内障摘除手术在罗马帝国境内也广为人知，但它与巴比伦人或古印度人眼科的进步和医药卫生文化传播有学术渊源。

大抵商周之际，中国的医药文化就传到了朝鲜半岛。秦代方士徐福最早把中国医药文化传到日本。徐福通医术，尤精于采药和炼丹，被日本人尊为“司药神”。在中国与日本有许多徐福的遗迹。

古代印度的医药比较发达。随着佛教在亚洲各国的传播，印度医学如去除白内障的“金篦术”、瑜伽术、药物方剂等也开始传入其他国家，并与这些国家的传统医学结合起来。早在

2000多年以前，印度文化已传入印度尼西亚，吠陀医学也传播到这一岛国，在那里保存有250多种写在棕榈叶上的医书。1890年在中国新疆库车的佛塔中发现了写于公元前350年前后的三部梵文医书：第一部论述了大蒜的医疗作用，认为大蒜可防治消化系统疾病、咳嗽和眼疾，长期食用还可保健长寿。第二部为《精髓书》，荟萃了古代印度诸名医的方论。第三部是处方学专集，收录了油剂、丸药、酊剂、擦剂等及其配制法。

西汉开通的“丝绸之路”逐渐成为一条横贯亚洲、非洲和欧洲的国际大通道。它曾是中国联结印度、埃及、巴比伦、希腊、罗马文明的纽带，也是贯通马其顿、伊朗等国的必经之路。张骞两次出使西域，从国外及中国的西陲带入胡桃、石榴等。由南方传入中原的有犀角、象牙、玳瑁等。中国的丝织品，以及药材，包括肉桂、大黄等大量出口。中国也得到了各种物产，如来自中亚的玉，来自波罗的海的琥珀，来自罗马诸行省的玻璃、珊瑚、珍珠、亚麻布、黄金等。随着丝绸之路的进一步开拓，西域的石榴、胡桃、苜蓿、苏合香、茉莉、胡豆、胡麻等药用植物和一些可入药的动物、矿物也相继传入中国。汉武帝时，大月氏国曾派使臣，向汉朝进贡返魂香。《洞冥记》记载，元鼎五年（公元前112年），郅支国贡马肝石百斤，马肝石舂碎可和九转之丹，服之不饥渴。

据越南史书记载，在公元前257年，中国人崔伟曾在越南行医，并著有《公余集记》一书。汉武帝时，中国文化传入越南，医药学也随之传入。汉代，越南的象牙、珍珠、玳瑁、犀角、龙眼、槟榔、菖蒲、薏米等传入中国。东汉伏波将军马援征交趾（今越南北部红河流域），因当地有山瘴瘴气，士卒中多有感染者，于是，他常饵薏苡实，用以胜瘴气。《开元释教录》记载：“东汉之末，安世高医术有名，译经传入印度之医药。”另外，黄支国（即南印度罗毗荼国）国王曾派遣使臣来汉朝献犀角等。

公元166年，大秦王安敦派使臣从海道经越南到达中国，赠象牙、犀角、玳瑁等。康居国的属国栗弋是出产马、牛、羊和葡萄等水果的地方，葡萄酒特有名气，是以葡萄与苏合诸香煎汁而成。该国民众知晓煎一种带有偏性的白草作为药物。当时西域的于阗王曾请栗弋的医生来治伤。

公元5世纪，伊朗成了景教僧（聂斯托里派）的避难地。这些景教僧世居希腊、罗马帝国的亚洲领土——小亚细亚、叙利亚、巴比伦一带，世代行医，兼通希腊的科学文化，西医东渐，使东方有了古叙利亚文的希波克拉底、盖仑等人的各种医学专著。

世界各国的传统医药学在其形成过程中并不是封闭的，它一方面注重吸收外来医药文化，另一方面也把本国本地区的医药文化传播于其他国家和民族。

（二）古代东西方医学比较

古代医药文化都经历过漫长的原始积累、医巫混存、经验医学三个阶段，又呈多元化发展态势，各具特色、各有千秋，相互争芳斗艳，唯独以古希腊、罗马医学为代表的西方医学实现了向现代医学的飞跃。然而西方在发展现代医学的同时，曾冲淡了固有的传统医学、民族医学。东方的埃及医学、美索不达米亚医学却在其传承发展过程中出现了文化上明显的断层，古印度医学也几经传变，只有中国传统医学一脉相承。作为人类医药卫生文化，无论是东方还是西方，传统还是现代，既有差异，也有其相似、相同、相通之处，往往在共性中寓有个性，在个性中又体现着共性，在医药卫生文化的发展上都是趋向未来的。

就医技水平的比较，在世界医学史上，古代各国、各地区、各民族的医学亦各有千秋，百花竞放，都曾为人类的医疗保健事业做出过贡献。中国不但是人类医药卫生文明发祥的重要国度，而且中华民族所创造和传承发展的医药学在相当长的历史时期里居世界领先地位，并造福于人类。

（郑怀林　夏媛媛　董桥声）

第二章　医学的演变、传播与交融

第一节　欧洲古典医学文化的衰落

历史上，一般将公元 476 年罗马帝国的崩溃作为欧洲古典时代结束与中世纪开始的分界线。罗马帝国的灭亡经历了一个长期而缓慢的过程。自公元 2 世纪起，罗马便处于长时期内外交困的混乱状态。一方面，北方的游牧民族日耳曼人、斯拉夫人、匈奴人对罗马进行持续不断的骚扰，乃至大规模入侵，削弱了罗马帝国的势力；另一方面，帝国内部的王权之争不断引发国家的政治、经济和军事危机，也加速了帝国的衰退。

在古典文明向中世纪过渡的进程中，有一种力量的变化是不容忽视的，这就是基督教在欧洲的兴起、传播和普及，它影响到了欧洲的信仰和文化。罗马帝国对基督教由最初的迫害，到最后接受，并立其为国教，欧洲多民族原先的多元化信仰逐步被基督和上帝所取代。罗马帝国灭亡后，教会成为希腊、罗马文明的继承人，掌控欧洲的信仰、文化和社会。

一、疫病与古典欧洲文化的衰退

随着罗马帝国逐步走向衰落，希腊罗马医学的核心价值和精神——以科学态度和自然哲学的方法对自然、人、生命和疾病的探索，也开始出现转变。这种转变源自于政治、经济、宗教信仰等诸多因素的影响，也源自于罗马帝国时期对医学知识的保守态度和教条主义。在罗马帝国晚期，人们宁要信仰而放弃辩论，愿意接受教条而不愿接受批评，愿意接受伟大先贤的口谕而不接受其原则。盖仑的著作、思想和方法被他的后继者以僵化的方式接受并继承，这意味着古典医学文化的核心精神在继承过程中逐渐丧失，衰落也就开始了。

疾病与瘟疫对人类文明演进的影响往往被史学家所忽视。罗马帝国最后失败的根本原因是其国力的整体衰落，其中一个致命因素就是多次暴发的传染病。疾病往往伴随着地震、火山爆发等自然灾害袭击人类，天灾人祸一同袭来，毁灭自然，也毁灭城市。

尽管历史学家对历次流行病都有较为详细的记载，但对于疾病特征的描述并不准确。盖仑曾提到希腊文中的“loimos”是表示死亡率高、会同时感染许多人的严重疾病。据史料记载，从公元初到公元 6 世纪，有多次大的瘟疫流行：公元 79 年维苏威火山爆发之后出现了瘟疫，因病而死的人数达每日万人；公元 125 年蝗虫灾害后出现了一场大规模疫病流行；公元 164—180 年的安东尼努斯（Antoninus）出现了流行病，历史记录显示，罗马每日有数千人死亡；公元 251 年发生天花流行等。罗马帝国时期，因疾病而带来的死亡威胁几乎没有中断过，瘟疫对罗马和罗马人所产生的破坏力足以摧毁这个强盛一时的帝国。瘟疫成为罗马帝国衰落的主要因素之一。

【小资料】

“查士丁尼鼠疫”（Justinic plague）

历史上首次被证实的鼠疫是发生于公元6世纪的鼠疫大流行。这次鼠疫起源于中东，流行中心在近东地中海沿岸。542年经埃及南部塞得港沿陆海商路传至北非、欧洲。这次流行持续了50～60年，流行严重时每天死亡万人，死亡总数近1亿。这场瘟疫时值东罗马拜占庭帝国的查士丁尼王朝，故称为“查士丁尼鼠疫”（图2-1）。这场瘟疫导致极高的死亡率，不仅使拜占庭帝国人口明显下降，劳动力和兵力锐减，正常生活秩序受到严重扰乱，而且彻底地毁灭了查士丁尼试图复兴日渐衰亡的罗马帝国的希望，导致了东罗马帝国的衰落，对拜占庭帝国、地中海和欧洲的历史发展产生了深远的影响。

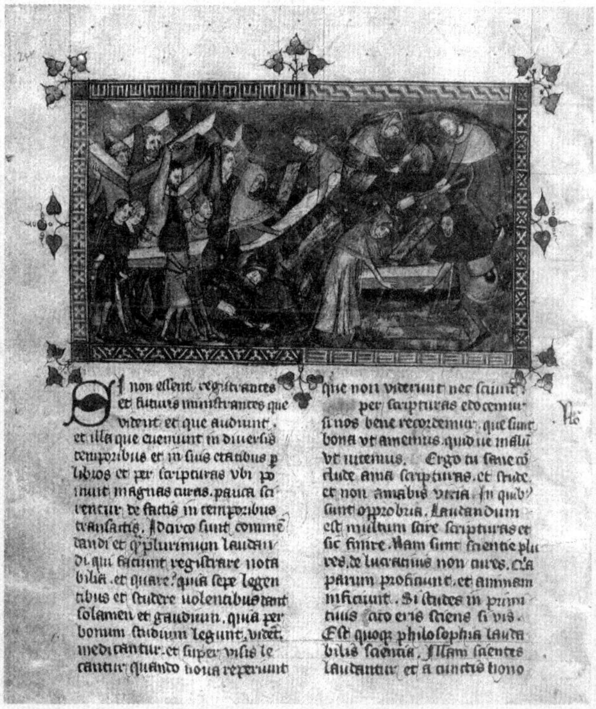

图2-1　中世纪鼠疫

二、基督教医学与拜占庭医学

在医学领域，一方面，随着罗马帝国的崩溃，掌握古代医学学术传统的行医者人数下降，医学的发展受到影响。另一方面，持续不断的战争、疾病、饥饿、灾荒对社会和生命所造成的灾难势必会导致人们心理上的恐慌，于是纵容了迷信风气的滋长。一次又一次的瘟疫流行为人们在心理上接受神秘主义准备了外在条件，神秘主义和魔术医学在欧洲再次抬头。此时，信心和信仰疗法对于无助的人和无能为力的人而言是最后一贴良方。

（一）信仰疗法

当古典传统文化在罗马走向式微的同时，基督教于313年被定为罗马国教。宗教的救赎观、基督教对未来的信心和人道主义关爱显示了其优势，并捕获了人们的信任，使人们重新燃起希望之火。基督教认为，医师治疗患者，无异于干涉神的意志，疾病与自然灾害一样，是神的造访，是神意欲惩罚人间罪恶或是激励他们的精神，因此，不必询问病因，询问疾病是有罪

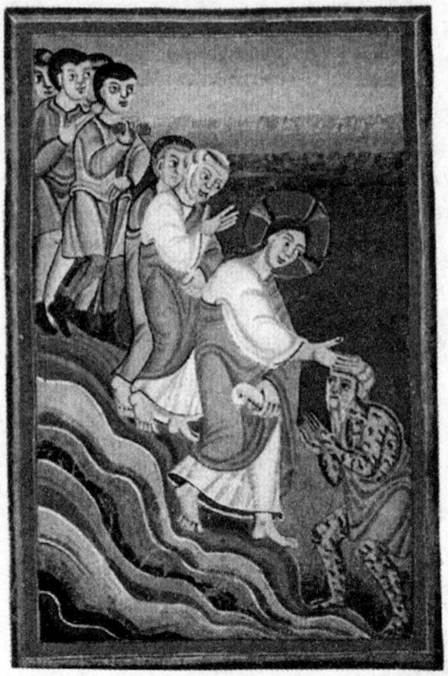

图 2-2 耶稣治病

的，而任何治疗都是针对精神的，而不是肉体的，因而信仰疗法、使用护身符和驱魔仪式都得到了官方的认可。教会在教堂和修道院中设立病榻，患者满怀希望地睡在修道院内，期待奇迹发生。无论是贫富、罪人或圣人，不分阶层与人种，在基督教修道院里任何人都能获得救助。

基督教的这一观念对医学产生了重要的影响。在兄弟般的友情、平等与慈爱的鼓励下，信徒以最大的牺牲去救赎患者以减轻他人的疼痛。中世纪在欧洲医学中人们信奉信仰疗法，当他们在接受严格考验时必须承受最凶恶与残暴的苦痛。为了担当信徒，有的人忍受截断肢体的折磨，有的人刺戮眼睛。当他们成为圣徒担当信仰法的医师时，他曾经受过苦难的部分就成为他最擅长治疗的部分。当时普遍使用的方法有祈祷、行按手礼、涂圣油等，还有就是朝圣（图 2-2）。

在这种宗教观念的影响下，人们不再害怕也不再憎恨疾病，无论肉体多么病态和腐朽，它只是灵魂的外壳，而在神的面前，灵魂是纯洁的。如果说，教堂和修道院在中世纪成为人们灵魂和心灵的依托，是疾病和罪恶救赎的场所，是人类前生和来世的过渡场，那么，修道院医学在中世纪便成为连接古典和通向文化复兴的关键点。蛰居在修道院内的僧侣是当时最有权力和最有可能掌握知识与文化的知识阶层，僧侣垄断了知识和教育，他们可以进入图书馆，能够读书和写作。他们通用的是拉丁语。

（二）经院哲学

中世纪是经院哲学（Scholasticism，又称士林哲学或繁琐哲学）蓬勃发展的时代。经院哲学和经院医学涉及的是学术研究和学术继承问题。经院哲学产生于 11—14 世纪，是欧洲基督教教会学院的一种哲学思想。它运用理性形式，通过抽象、繁琐的思辨方法论证基督教信仰，为宗教神学服务。中世纪早期的思想家只对基督教的圣经及信条等加以阐述，或是对文献、经典中的一些段落进行注释。到了 11 世纪，神学命题逐渐以辩证法的形式被提出。经院哲学家利用这种方法阐述各自的观点，展开了长期的争论，最后形成了唯名论与实在论两大派别。但这些哲学家最后不但使信仰变得越来越教条，而且使信仰变得更抽象、空洞，与实际生活格格不入。

在信仰疗法风行时，人们拒绝医学治疗，拒绝希波克拉底和盖仑的思想。至 11 世纪，随着经院哲学成为欧洲哲学和思想文化的主导，以研究注释希腊罗马医学为主体的经院医学也在欧洲形成。医学学者大量评论或注释古典作品，盖仑的门徒对他著述的注释远远超过了他的原著。但是，他们并没有遵循盖仑的思想，而是以抽象、繁琐的辩证方法去解释医学经典，试图在医学和宗教经典中间寻求契合点。盖仑的“目的论”在 10 世纪以后与亚里士多德的“目的论”以及教会的观点不谋而合，因而被奉为医学经典，不容任何批评，人们只能是从中寻求启示。这样的环境不利于繁荣科学和医学。

（三）中世纪的拜占庭医学

然而，中世纪欧洲没有完全与希腊和罗马的文化隔断，东罗马帝国（以后称为拜占庭帝国）保留了古代的文化。公元 6 世纪，查士丁尼皇帝曾想恢复罗马帝国昔日的风光，他试图通过宗教建立起社会、种族和地理上的统一，达到“一个国家，一个宗教”。在学术上，拜占庭帝国遵从希腊文化，保留并继承了柏拉图、亚里士多德、希波克拉底、欧几里得的思想，而成为欧洲文化的中心。教会的学术贡献是保留并翻译了用古希腊语、古叙利亚语和阿拉伯语撰写的古代文献，为继承和发展希腊罗马医学创造了条件。

朱理安皇帝的御医奥利巴锡阿斯（Oribasius）是这个时期的重要医学家之一。他出生于帕加蒙，是盖仑的同乡。遵照朱理安皇帝的要求，他编撰有《教堂医学》(*Synagoga Medicae*)，这是一部完全遵循盖仑思想的医学巨著，试图将古代著作编集在一本书内，保留了古典的医学和科学思想。此外，他还编写过类似医学实用手册的小书。

出生于6世纪的艾修斯（Aetius）也是一位很有影响力的医学家，他的《四卷集》（*Tetrabiblos*，因此书稿分为四部分、每部分又分为四集而得名）详细地描述了甲状腺肿、狂犬病、白喉的流行和一些外科手术，对眼、耳、鼻、喉和牙齿的疾病也做了细致的记载。

中世纪最出色的外科医生是爱琴海的保罗（Paul）。《论医学》是他众多著作中唯一保留下来的一部，其中最有价值的是外科学内容。尽管当时解剖知识不足，但外科学技术还是有相当成就的。保罗做过的外科手术包括癌切除、截石术、骨折整复、睾丸摘除术、静脉曲张治疗等，这对研究早期外科学的发展无疑是有益的。

拜占庭医学的另一贡献是药物学和药房。迪奥斯科里德斯（Dioscorides）的《药典》记录了近900种有价值的动物药、植物药和矿物药。当然，拜占庭帝国在药物学和药房方面的成就主要得益于阿拉伯医学的影响。这是中世纪医学文化的另一场图景：在保存和继承希腊、罗马的医学的同时，开始了东西方医学文化的传播与交融。

第二节 中国医学的兴盛

随着魏、蜀、吴三国鼎立局面的瓦解，公元265年，司马炎代魏立晋（史称西晋），公元280年，晋灭吴，中国又得统一。西晋王朝因司马氏宗争夺中央统治权，使隐伏矛盾迅速激化，导致北方少数民族兵进中原。公元316年，匈奴贵族刘曜率部灭西晋，中国北方进入“五胡十六国”的战乱时期。公元439年，鲜卑族政权北魏统一中国北方。534年北魏分裂为东魏和西魏，继而北齐代东魏，北周代西魏，581年隋代北周。在南方，公元317年，西晋司马睿在建康（今南京）称帝，建立偏安江南的政权，史称东晋。公元420年后，又经历宋、齐、梁、陈四朝更迭。此四朝与北魏已降的北方政权相对峙，史上称为南北朝。公元589年，隋灭陈，再统割据局面。

自西晋建立到隋统一的约330年间是中国社会历程中最纷乱的时期之一，经济和生产累受战乱摧残。但同时，这也是中国各民族大融合的一个时期，促进了各地经济、文化思想的交流。随着各民族的融合，壮、维等民族的医学知识也得以较为广泛的流传。由于交通的发达，使得与西域诸国的医学交流变得密切起来，对我国也对世界医学产生了深远的影响。

魏晋时期，印度和西域僧人陆续来到中国，随着佛经翻译增加以及寺庙的修盖，佛教迅速传播。至南北朝时，佛学发展已渐进高潮。东晋和南北朝时期道教教义理论和宗教组织迅速发展，成为一派有影响的宗教势力。佛教和道教的出现对医学的影响是多方面的，既有利于医学理论知识的发展，又有宗教中唯心教义所带来的消极影响。东晋后，出于统治者的需要，儒、佛、道思想均有较大发展，至南北朝时已形成相互峙鼎的复杂局面。

公元581年，杨坚夺取了北周政权，建立了隋朝。公元589年，隋统一全国。隋朝统一不久后，统治阶级的腐朽性逐渐暴露，土地兼并加剧，社会矛盾日益加深，致使全国暴发农民起义。公元618年，李渊率军攻入长安，建国号唐，至此中国封建历史上一个辉煌的时代开始了。这一历史时期，尤其是唐初中期，经济文化达到历史上的空前繁荣。长安不仅成为中国的政治、经济、文化的交流中心，也是当时国际性大都市，乃政商权贵云集之地。商品贸易的发展不仅体现在国内商品交流的繁荣上，对亚、欧、阿拉伯国家的陆路贸易和海上贸易也变得顺畅起来。文化方面，千古流传的唐诗家喻户晓，李白、杜甫、白居易等伟大诗人的辞赋贡献成为中国文学史上的重要里程碑，同时，唐时绘画、书法、音乐亦有很高成就。这一时期的医药学也迅速发展，不但出现了宫廷医学校，还设立了药园，培养了药学人才。随着交通的发展及文化的交流，与其他国家的广泛的医药交流也成了历史必然。安史之乱使唐由盛而衰，后来一些地方上也出现了这种武装割据的局面，直至唐朝的灭亡。自公元907—959年，中原一带相继有梁、唐、晋、汉、周五代更替，同时还有10个割据政权存在，史称“五代十国”。

意识形态上，隋唐时期延续了儒、道、佛并尊鼎立的局面，最终则有“三教合一”之说。佛教大兴寺院，僧人数目众多，以说佛谈禅为能事。道家注重养生，讲修身之术，除服石炼身外，还有服气（吐纳气功）、存思（静坐）、房中术（性行为养生）、行跷（导引按摩）等，炼丹术丰富了医学和药物学，导引气功丰富了养生祛病法。

一、医学理论的发展

（一）脉学的研究

西汉初期的医家都以扁鹊为宗。至三国两晋南北朝时期，中医脉学专著大量涌现，包括王叔和《脉经》10卷、无名氏《脉生死要诀》2卷、许建吴《脉经钞》2卷等。王叔和所撰《脉经》集前人脉学之大成，并有多处发明创新，为我国最早的论脉专著（图2-3）。全书共10卷，97篇，10万余字。该书确立寸、关、尺三部定位脉诊和常见脉象24种，即浮、芤、洪、滑、数、促、弦、紧、沉、伏、革、实、微、涩、细、软、弱、虚、散、缓、迟、结、代、动，基本概括了临床常见脉象，后世脉象种数虽有增加，但基本不出其左右。该书首次对中医脉学从理论到临床进行了比较全面的总结，使脉学理论与方法统一化、系统化、规范化，从而成为传统医学中独特的诊断方法。

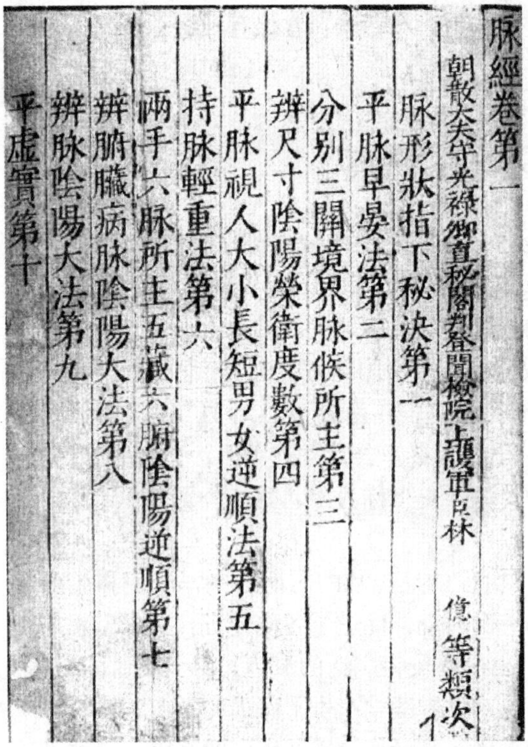
脉經卷第一
朝散大夫守光祿卿直秘閣判登聞檢院上護軍臣林億等類次
脉形狀指下秘決第一
平脉早晏法第二
分別三關境界脉候所主第三
辨尺寸陰陽榮衛度數第四
平脉視人大小長短男女逆順法第五
持脉輕重法第六
兩手六脉所主五藏六腑陰陽逆順第七
辨腑臟病脉陰陽大法第八
辨脉陰陽大法第九
平虛實第十

图2-3 《脉经》

《脉经》不仅对中国医学影响很大，如唐代要求太医署的医学生必修这本书，而且广泛流传到国外，6世纪传到朝鲜、日本，10世纪后传到阿拉伯，如阿拉伯著名医学家阿维森纳在他的名作《医典》中所记载脉学内容，很多都与王叔和《脉经》一致，后中国脉学又通过阿拉伯传入欧洲。

（二）病因证候的总结

两晋隋唐时期的医家对病因证候的探讨取得了长足的发展，为临床医学的发展奠定了丰富的理论实践基础。其特点为：开展一个病一个证候的研究，注意客观症状的描述；以证候分类，注意同类间的鉴别；注重证候与病因结合、证候与脏腑联系，并注意预后的分析。

对病因证候学的研究，隋代医学家巢元方及其所著《诸病源候论》（亦作《巢氏病源》）为该时期代表性人物和作品。该书是一部总结病因、病理、证候的医学基础理论巨著，也是中国历史上第一部系统论述病因和证候理论的专著。全书50卷，67门，收载证候1739种，分别论述内、外、妇、儿、五官等各种疾病的病因和证候，并提出了相当符合实际的推断。《诸病源候论》是中国7世纪初一部很有价值的医学著作，也是继《黄帝内经》之后医学基础理论的创造性成就，不但唐以后许多医学著作直接或间接引用了此书内容，宋代更被指定为医学生的必修书籍。在病因学方面，《诸病源候论》突破了前人笼统的“三因”说法，例如指出一些传染病是内外界的有害物质（乖戾之气）所致，绦虫病（寸白虫病）是因吃了不熟的肉类或生鱼所致，指出疥虫是疥疮的病原体。此外，对许多疾病症状的描述比较细致正确，如南方常见的血吸虫病、山区常见的甲状腺肿和腺鼠疫（恶核）、肺结核（骨蒸）、麻风，并能区别天花和麻疹。该书另一特点是一病一论的叙述增加，一证多病的论述减少。

另有孙思邈《千金要方》《千金翼方》和王焘《外台秘要》等著作也先论及病因证候，后述治疗医方。

该时期的医家能注重客观症状的观察和描述。唐孙思邈对除骨疽（骨结核）进行了论述，从其描述的客观症状看，“如疮不差，差而复发，骨从孔中出者，名为骨疽”，与现代对骨结核的病程认识、临床症状基本一致。蔺道人的《理伤续断方》中，首先提出了“破伤风”之病名，使先秦以来诸多形容破伤风的名词如“伤痉”“发痉口噤”“金疮中风痉”“金疮中角弓反张”等得到了统一，并沿用至今。

二、医事制度和医学教育

（一）医事制度的丰富

魏承汉，晋承魏官制。到了南北朝，中央医官机构更为细密，不仅分类，而且各类又再分阶，形成了自上而下的等级系统，这对医绩的考核管理和业务水平的提高都是有利的。同时，南北朝时期，由国家主持众医家集体编撰巨书，有刘宋时《宋建平王典术》120卷，北魏时李修《药方》110卷，对医术的总结提高和推广具有积极意义。

隋文帝建立政权后，其制度遂依前代之法，唐则多承隋制，仅有小处改动。五代十国时，政权更替频繁，典章多袭前代，无多创设。隋唐医事制度主要建立了三个系统：一是为帝王服务的尚药局和食医；二是为太子服务的药藏局和掌医；三是百官医疗兼教育机构的太医署及地方医疗机构。

1．尚药局和食医　尚药奉御的职责是掌管皇家合和御药及诊候方脉事，直长为其助理。合和御药时，尚药奉御与殿中监有责任共同监视直至药成，然后由医佐以上人员尝试后封印，写上该药名及组成，并注明制成之年月日，监视者亦均需署名，然后方可上奏。待皇上服该药之日，仍需由尚药奉御先尝，次殿中监尝，再皇太子尝，然后才由皇上服用。食医掌“和其所宜”，即掌膳食四时五味配合之宜。

2．药藏局和掌医　为专为太子服务的医疗机构。药藏郎掌和医药，丞为之助理。皇太子有疾，由侍医诊侯议方，典药、药童为之修和医药。

3．太医署　即国家的医疗机关，也是教育机构，有太医令、丞、主药、医师、医生、药园师、医博士、助教、按摩师、咒禁博士等称位。

（二）医学教育的进步

除了从师学医以及从医世家外，南北朝已出现官办的医学教育，并形成制度，这为隋唐时代医学教育的高度发展奠定了基础。《唐六典》卷14注记载：“晋代以上，手医子弟代习者，令助教部教之。宋元嘉二十年，太医令秦承祖奏医学，以广教授。至三十省。”这说明早在晋代已有医官教习之设。刘宋元嘉二十年（443年）奏置医学教育一事，则是政府创办医学教育最早的明确记载。

隋唐时期开创并发展了学校式的医学教育模式。唐太医署实际上可视为中央医科大学，属太常寺主管。行政管理上有太医署令，相当于校长，另设置丞，相当于副校长。分为五个科：医、针、按摩、咒禁、药园，有不同的学制和课程设置。太医署的学制十分严格。据《唐六典》记载，“体疗科修业期为7年；疮肿、少小科修业期为5年；耳目口齿科修业期为4年；角法修业期为3年”“其学九年不贡举者并解退”。

三、临床医学的发展

（一）内科

1. 伤寒病　与秦汉时期将温病、时行完全隶属于伤寒不同，两晋南北朝时期的医学家已试图对三者进行区别，此阶段往往已作为并列概念提出。至隋唐五代时期，则更加确立了发热性疾病的细致划分。在《诸病源候论》中，并列提出了伤寒、时行、温病、热病和疫疠五类范畴，各自独立成篇，分别论述其病因和不同证候。但是，就其预防、治疗措施上看，尚无显著差别，暂无明确的临床指导意义，但对后世温病学的创立、发展具有积极的意义。

2. 对传染性疾病的认识　葛洪《肘后备急方》中对传染性疾病的认识有了更多的发现和治疗的策略。该书首次记载以常山、青蒿治疟。现代研究证明，常山确为抗疟特效药，而青蒿的有效成分——青蒿素，高效、低毒、速效，被认为是现代抗疟史上继氯喹发现后的一个突破。狂犬病是当时流行的严重传染病，《肘后备急方》中记载了被狂犬咬伤用狂犬脑敷创口“后不复发”之方，实则是采用了现代人工免疫的治疗思想。黄疸等症在葛洪《肘后备急方》中曾有提及，“时行病发黄”，并将“治黄病方”另立一篇。至隋唐时期，对黄疸的治疗以清热化湿、利胆退黄为主。

痢即痢疾，古代往往包括各种具有腹泻症状的疾病。隋唐医著中，有关于痢疾比较具体的记载。临床观察的重点是粪便的性状与颜色，以此为主要的分类依据。此时期治痢之法已相当丰富，《外台秘要》中所载治痢方在150首以上。对于虫症（肠道寄生虫病），在隋唐时期医著中有关于蛔虫和绦虫病认识的描述，同时对虫症治疗经验及杀虫药的使用也颇具价值。现今中医临床常用的杀虫药大多可在《千金要方》和《外台秘要》中找到。

3. 内科杂症　两晋南北朝时期随着内科临证医学的迅速发展，医方书大量出现，已知的约有200种，其中影响较大的有《肘后备急方》《小品方》《范汪方》《僧深师方》等。隋唐五代随着对病因认知及辨证治疗水平上的提高，使内科杂症的临床治疗获得了丰富的经验，并创新出许多应用于内科杂症的方剂，为后世内科杂病的进一步发展创新奠定了坚实的基础，影响力较大的有《千金要方》《千金翼方》《外台秘要》等。这些书籍对内科杂症描述非常丰富，既注重了疗效，又简单易行，如脚气病的认识和治疗，葛洪《肘后备急方》中记载：“脚气之病，先起岭南，稍来江东。得之无渐，或微觉疼痛，或两胫小满，或行起忽弱，或小腹不仁，或时冷时热，皆其候也。”说明当时对该病的主要临床表现已有较全面的认识。在治疗方法上，当时常用大豆、牛乳、松节、松针等。现代医学证实，这些药物含有丰富的维生素B_1，而脚气病的发生与缺乏维生素B_1有关。《诸病源候论》记载，“得此病多不即觉，或先无他疾而忽得之，或因众病后得之……或有物如指，发于腨肠，径上冲心……若治之缓，便上入腹，入腹或肿，或不肿，胸胁满，气上便杀人。”说明不仅对脚气病症状记载详细，且已发现了肿、不肿及冲心之症，与今临床上脚气病之分干脚气、湿脚气和脚气冲心一致。

（二）外科及骨伤科

自两晋至五代时期，随着医家们逐渐重视从外科医疗实践中提高认识并认真总结，整个外科疾病的诊断、认知水平、治疗范围、治疗效果均获得长足的发展。隋唐时期开始，外科与骨伤科一分为二，骨伤科此期被划入按摩，这也促进了相关医疗技术、诊断水平、理论探索的提高。

南北朝时期出现了我国最早的外科专著《刘涓子鬼遗方》，该书分10卷，全书记载方140余首。魏晋之后，服石之风渐盛，痈疽的发病率大增，客观上要求提高对痈疽病的认识和改进治疗方案。《刘涓子鬼遗方》则主要论述了对痈疽病的辨证论治，同时，还涉及金疮、瘀血、外伤治疗等方面内容。其所主张的根据病情运用清热解毒、活血化瘀、托补内消、生肌长肉等治法，配合早期切开、针烙引流等外治方法，对后世外科学产生了重要影响。

外科手术发展到隋唐已有了颇高的技术水平，《诸病源候论》较真实地保留了隋代肠吻合术、大网膜血管结扎术、大网膜坏死切除术等手术方法。

东晋葛洪所著《肘后备急方》中最早记载了对危重创伤的早期诊断和处理知识，描写了颅脑损伤和外伤大出血致死的证候，同时方中把创伤分为严重创伤、骨折、关节脱位和开放性创伤四大类型。对骨折的治疗，方首先报告"以竹片夹裹之"，其对下颌关节脱位采用的牵推复位法迄今还在使用。

唐蔺道人著有《仙授理伤续断秘方》，又称《理伤续断方》。方中详细叙述了各种骨折的复位、牵引、固定手法等。蔺道人对开放性骨折的治疗不仅主张应用扩创术，用药水冲洗伤口，用全身麻醉整复骨折，还具体提出了十四步治疗方法，主要是清创、复位、外固定和外敷药物，成为后世治疗开放性骨折的主要方法。

（三）妇产科

两晋南北朝时期，有关妇产科的临床理论和实践技法更加丰富详实。对于女性月经生理周期的认识、月经常见病症的辨证及治疗、孕产期的女性保健、妊娠期常见病症、胎儿的健康发育、早孕反应、临盆表征等方面的认知均有进步。晋代，出现了专科的著作。在同时期的其他综合医学著作中，也多设有"妇人杂病"专篇，体现了临床中妇产科受到重视的思想变化。

隋唐五代时期，妇产科从内科范围分化，且日益趋向专科化。孙思邈以重视妇产科而闻名，他深感有设立妇产科的必要，在《千金要方》中，明确指出"妇人之病，比之男子十倍难疗"。这一时期出现了很多妇产科专著，如《俞宝小女节疗方》《妇人方》《少女方》《产图》等。临床上，除了对女性生理常见病的认识及治疗更有深化和提高外，对于女性接生的处理以及产后常见疾病也有了新的发现和措施，同时对妇科杂症如不孕症、子宫脱垂、妇科肿瘤、人工流产及节制生育等均有精辟的见解。

（四）儿科

两晋南北朝时期，在儿科疾病诊断方面已积累了不少经验，对于儿科治疗学也日臻完备。王叔和《脉经》卷九中指出，"小儿脉呼吸八至者平，九至者伤，十至者困"，意思是因小儿脉搏较成人跳得快，呼吸一次跳脉八次为正常，九次为病态，十次为病重，并列举了小儿病脉主证。《小品方》中详列了小儿伤寒、客忤、咳嗽、身热、渴利、热利、积滞、痟症、盗汗、夜啼、小便不通、丹疮、薵内赤眼、口舌疮、重舌、悬痈、齿不生、发不长等涉及各科病症的治疗。

隋唐五代时期，医家对儿科的诊疗经验进行了较为系统全面的总结和整理，儿科专业初步形成，同时也出现了一批儿科专著。医学家们探讨新生儿的发育规律、护理、培养方法，同时也对小儿常见疾病的诊断和治疗提出了很多创新性的见解和方法，对儿科学的发展起了推动作用。

《唐六典》记载，唐太医署所设医科系下之"少小"，即为儿科。公元7世纪，中国医学分科上即把儿科作为一个独立的学科，并开始由国家培养专门的儿科医生，此后诸朝均设有小方脉科（儿科），培养专业人才。

四、有影响力的医学家及医学著作

（一）方书

1．孙思邈与《千金要方》和《千金翼方》 孙思邈（581—682年），京兆华原（今陕西耀县）人。他通经史，知百家，集儒、道、佛三教于一身，精医学。隋唐两代统治者屡次请他做官，都遭拒绝。孙思邈潜心医药，隐居太白山上。作为一名医者，他虚心向人请教，广泛收集民间验方，医术日渐提高，被人们尊为“药王”。公元652年撰成《备急千金要方》，简称《千金要方》（图2-4）。

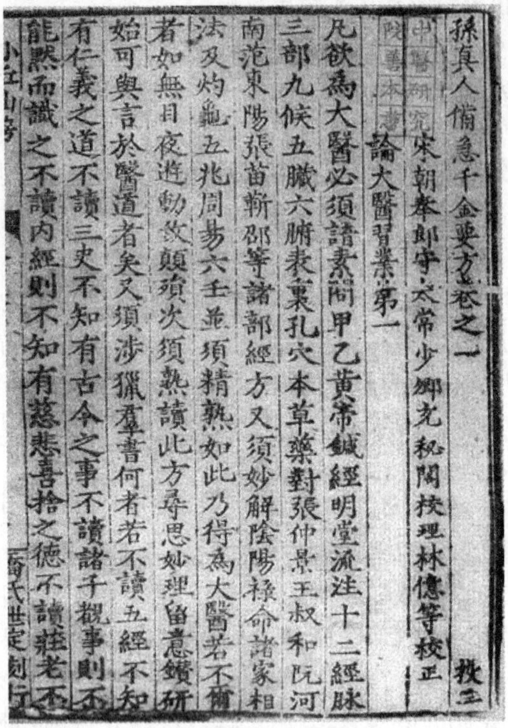
孫真人備急千金要方卷之一
宋朝奉郎守太常少卿充秘閣校理林億等校正
論大醫習業第一
凡欲為大醫必須諳素問甲乙黃帝鍼經明堂流注十二經脉三部九候五臟六腑表裏孔穴本草藥對張仲景王叔和阮河南范東陽張苗靳邵等諸部經方又須妙解陰陽祿命諸家相法及灼龜五兆周易六壬並須精熟如此乃得為大醫若不爾者如無目夜遊動致顛殞次須熟讀此方尋思妙理留意鑽研始可與言於醫道者矣又須涉獵群書何者若不讀五經不知有仁義之道不讀三史不知有古今之事不讀諸子睹事則不能默而識之不讀內經則不知有慈悲喜捨之德不讀莊老不

图2-4 《千金要方》

《千金要方》共30卷，232门，收集医方5300多首，上至汉晋诸家，下至民间验方。该书内容丰富，虽名为方书，实际上包括诊断、针灸、食治、预防、卫生等多方面内容，集唐以前医方之大成，对祖国方剂学贡献颇大。书中记载了许多特效方药，如海藻、昆布、羊靥治瘿瘤，米糠水煮粥治脚气，动物肝治夜盲，瓜蒌治糖尿病等。孙思邈著《千金要方》后，又用30年行医经验，晚年作《千金翼方》一书。《千金翼方》除对《千金要方》进行补充外，另收载药物800余种，对药材学方面记述详尽，如采药时节、地道药材、干燥方法、保存方法都做了相应的描述。为了发掘祖国医学，此书至今仍有进一步研究的价值。

《千金要方》和《千金翼方》是中国唐代最杰出的医药学著作，也是中国历史上最早的临床医学百科全书，不仅反映了当时的医药水平，而且对朝鲜和日本的医学影响深刻。

孙思邈很重视医德，他在《大医精诚》中写道：“若有疾厄来求救者，不得问其贵贱贫富，长幼妍媸，怨亲善友，华夷愚智，普同一等，皆如至亲之想。亦不得瞻前顾后，自虑吉凶，护惜身命。见彼苦恼，若己有之，深心凄怆，勿避险巇，昼夜寒暑，饥渴疲劳，一心赴救。无作功夫形迹之心，此可作苍生大医。”他还告诫医生要注意形象，在病家面前要举止检点、仪态端庄。孙思邈所强调的医德不仅在当时，而且对现在都有积极的意义。

2．王焘与《外台秘要》 王焘（670—755年），唐眉（今陕西眉县）人，出身于官僚世家，祖父王圭曾与房玄龄、李靖、魏征等人同辅朝政，其母为唐太宗李世民之女，王焘也就是李世民的御外孙，因此他有机会管理国家图书馆——弘文馆。因他自幼多病，故对医学很感兴趣。他广泛阅读了晋唐以来大量医学书籍，每读一书，均作摘录并详细注明出自某书某卷。经历20余年，终于在公元752年整理编写成《外台秘要》，这是继孙思邈《千金要方》之后又一部大规模综合性的医学著作。全书40卷，1104门，载方6000余首，内容丰富，包括内、外、妇、儿、精神病、皮肤病、五官科、兽医及人工急救护理等。

该书主要是整理东汉至唐方书而成，全书皆先论后方，中医论部分以《诸病源候论》为主，医方部分主要摘自《千金要方》，所选书籍，每条之下均详细注明书名卷第。这种引书注明卷第的治学方法在医学文献整理上为王氏首创，因此，一些已经佚失的书也可在本书中觅见踪影，仅史料价值而言本书就有重大意义，为研究我国的医学技术发展及临床医学提供了极为宝贵的借鉴和考察的依据。

（二）药学

1．陶弘景与《神农本草经集注》 陶弘景（452—536年），字通明，丹阳秣陵（今江苏南京）人，出生于行医世家。他学识渊博，对天文、数学、地理都有研究，对医术本草更为精通。在其生活年代，本草著作尚无统一标准，对于这一与医疗关系重大的问题，陶弘景提出了自己的见解，他认为："魏晋以来，吴普李当之等，更复损益，或五百九十五，或四百四十一，或三百一十九。或三品混糅，冷热舛错，草石不分，虫兽无辨。且所主治，与有得失，医家不能备见，则识智有浅深。"

《名医别录》是陶弘景根据魏晋以来本草著作整理而成的一部本草书，以后他又在《神农本草经》基础上加入《名医别录》中药物365种，编集成《神农本草经集注》。全书3卷，收载药物730种，是继《神农本草经》之后，第二次对药物知识的综合整理。该书主要是确定了药物新的分类原则。打破了药物三品分类法，按药物的自然属性，以玉石、草木、虫、兽、果菜、米食、有名未用7部分类，这是药物分类上的一个进步。他还创用了"诸病通用药"的分类方法，按药物作用分为70类，如治风药有防风、防己、川芎等，治水药有大戟、泽泻等，这种分类方法便于临床应用时参考，为明代以后著作所采用。

陶弘景一生著作较多，还写有《效验方》《集药决》《养性延命录》《养生经》等。

2．苏敬与《新修本草》 苏敬（599—674年），今湖北省人。唐高宗显庆二年（公元657年），右监门府长史苏敬向唐政府提出编修本草的建议，得到高宗的赞同。高宗下诏指派掌握大权的长孙无忌、李勣着手编修，实际上由苏敬主要负责。这次编修集中了当代著名医药学家、科学家、艺术家及行政官员22人。经过2年的努力，于公元659年撰成《新修本草》，又称《唐本草》。这是我国由国家颁行的第一部药典，标志着唐药物学已发展到一个新的水平。

《新修本草》正文20卷，目录1卷，《新修本草图》25卷，《本草图经》7卷，目录1卷，总计54卷，收载药物850种（有说844种）。《新修本草》将药物分为9类，即玉石、草、木、禽兽、虫鱼、果、菜、米谷、有名未用。正文部分详细论述药物的性味、产地、主治和用法，对古书未载者予以补充，错误者重加修订，还增加了一些进口药物，如安息香、龙脑香、胡椒、底野迦（阿片）等。

《新修本草》系统总结了唐以前的药物学成就，文图并茂、内容丰富，具有较高的学术水平和科学价值。书中还保存了一些古本草著作的原文。尤其在编撰过程中，从全国各地的药材产区征集实物、药图，并于书中增附图谱、图经，实为中国本草学史上的创举，对药物形态鉴别、药物真伪辨别及帮助学者认识药物等方面都产生了积极的影响。本书颁行后，很快流传全国，成为当时对药物性味、主治、用法、炮炙和产地等有规范性要求的依据，是对医生、药商有法律性约束的一部标准性的药物学著作。特别值得注意的是，当时的医科大学——唐太医署亦立即采用它作为教材。713年日本也有此书的传抄本，并也成为日本医学生的教科书。此书流行达300余年。

同时期还有《本草拾遗》《食疗本草》等著作的出现，使药物学得到了充分发展。

（三）针灸

皇甫谧（215—283年），字士安，安定朝那（今甘肃省灵台县）人。皇甫谧根据《灵枢》《素问》与《明堂孔穴针灸治要》三书，参考《难经》等古代医学文献，总结了春秋战国以来的针灸学经验与成就，撰成《黄帝针灸甲乙经》12卷，128篇，为中国现存最早的全面系统的针灸学专著。内容主要分为两类：一类是基本理论，包括生理功能、病理特征、俞穴主治、诊法、针道等，另一类是临床治疗，包括内、外、妇、儿诸科，以内科为重点。书中对五脏与五官的关系、脏腑与体表器官的关系、津液运行、虚实补泻、天人相应、脏腑阴阳配合、望色察病、精神状态、音乐对内脏器官的影响等问题都作了探讨和理论上的阐述。该书总结了公元3

世纪以前的针灸学知识，统一了针灸穴位，区分了正名与别名，讨论了针灸治疗的适应证和禁忌证，成为后世针灸学著作的蓝本。《黄帝针灸乙经》对349个穴位的位置和取穴方法都有具体准确的记叙，比《黄帝内经》多出了189个。对于每个穴位的针刺深度以及200个常用穴位的针留时间作了说明和规定。本书奠定了针灸学科的理论基础。我国唐代医学生以此书作为针灸课本，后流传海外，日本医学界也以此书作为教科书。

（四）其他医学家及医学著作

1．葛洪与《肘后方》 葛洪（281—341年），字稚川，丹阳句容（今江苏省句容县）人，东晋著名医学家，著名道教理论家。他的思想是以道教为主、儒道合一的思想。《肘后方》也称《肘后备急方》，共3卷，撰写目的是使乡间的穷苦人遇到急病时可按书中所写采方治疗，以供他们无钱求医，或仓促间无医可求时急用。葛洪另有《抱朴子》《玉函方》等著作。

2．徐之才（492—572年） 字士茂，5岁诵孝经，8岁略通义旨，13岁被召为太学生。他医术高明，在北方名声很大，撰有《药对》及《小儿方》，尤其对本草药物及方剂研究较深。此外，徐氏对妇科也有一定的见解，其《逐月养胎法》，实本自先秦时期《青史子》中胎教法而作，对于孕妇之卫生及优生均有重要意义。此外，徐氏还著有《徐王方》《徐王八世家传效验方》《徐氏家秘方》及《雷公药对》，惜均已佚。徐氏一家对于南北地区医药之交流也有积极的意义。

3．王显（？—515年） 南北朝时北魏医家，字世荣，阳平乐平（今山西晋阳）人，出自行医世家。王显随父诊病，自学医书而通医，且医术高明。《北魏书・王显传》载其为文昭太后治病，当时另一名医徐謇也奉召入宫诊治。王显以脉诊判断太后为孕期反应，并非有心疾，后来果然应验，因而受宠。当时世宗自幼多疾，王显奉侍左右，颇得疗效，更邀大功，被封为廷尉少卿、营进御药，出入宫中，颇为显赫。后奉世宗诏，著有《药方》35卷，另有《单方》1卷，均佚。

4．姚僧垣（498—583年） 字法卫，吴兴武乘（今浙江钱塘）人，受其父影响而留心医药，后传其业。梁武帝曾召他入宫提问，僧垣对答如流，受到梁武帝之器重。他曾以高明的医术先后治愈梁武帝、梁元帝的发热病及心肠疾，在梁任太医正。《后周书》还载有姚氏验案多例，皆甚有创见。姚僧垣著有《集验方》12卷，后原书散佚，其佚文散见于后世医书，如王焘的《外台秘要》等。

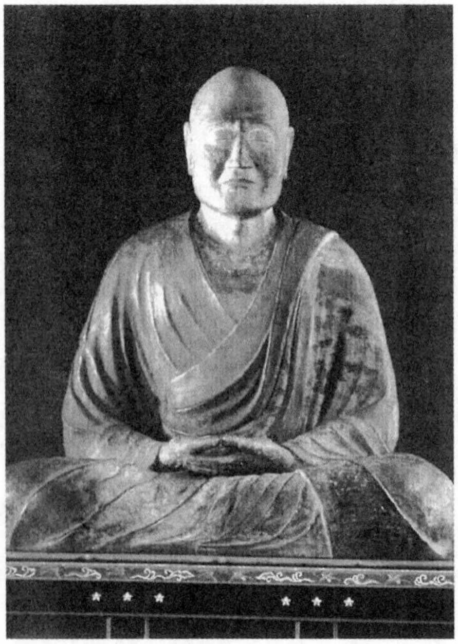

图2-5 鉴真

5．鉴真（688—763年）（图2-5） 本姓淳于，广陵（今江苏扬州）人，唐代高僧，通医药，旁及文学、建筑和雕塑。701年，鉴真到扬州大云寺出家。大云寺是施医送药的名寺，寺中高僧多通晓医术。鉴真除学佛外，潜心于中药鉴别和炮制。公元707年，经洛阳到长安求学，见识大长，后回扬州，讲律传法，威望很高。天宝二年（743年），接受日本僧人荣睿、普照的邀请，东渡传律，经过六次航海，于天宝十二年（753年）才到达日本，时年已66岁。到日本后鉴真讲经传律、为人治病，因治好光明太后宿疾，更受日本人敬仰。日本尊他为医药始祖。鉴真将中国的医药知识传授给日本，对日本汉方医学的开展产生一定的影响，著有《鉴真上人秘方》，已佚。鉴真在传律讲经的同时，不仅把中国的医药传授给日本，还把寺院建筑、佛像雕塑、壁画刻经、书法音律等各项技艺介绍给日本，并主持创建唐招提寺。

6．蔺道人（约790—850年） 长安（今陕西省西安）人，是一位道家，后以耕种为生。因治愈契友彭叟之子的严重骨折伤痛而医名显扬，慕名前来求治者甚多。他将自己的理论知识和医疗技术及所著《理伤续断方》无保留地传授给彭叟。因蔺道人行踪隐秘，人们以为他是神仙下凡，故将书名改为《仙授理伤续断秘方》，该书成为中国现存最早的骨伤科专著。该书对开放性骨折和关节脱位的认识与治疗均有详细记载，将骨折的复位方法叙述为麻醉、拔伸（即牵引）、捺正（即复位）、夹缚（即固定）、服药等14个步骤，并重视骨折固定后的功能锻炼，这些与现代骨科的治疗原则非常相仿。此外，该书首次记载了肩、髋、肘、腕关节脱位后复位术及开放性骨折的手术治疗，改进了骨折固定的方法和原则，对中国骨关节损伤治疗的发展产生深远的影响。蔺道人称得上是一位骨伤科专家。

五、中外医学交流

（一）中国与朝鲜

中朝两国的医药在西汉时期就有交流，到两晋南北朝时期更为频繁和深入。早至公元4世纪，中国僧侣就相继到高丽讲学、治病。随后《肘后方》《神农本草经集注》等也相继传去。医事制度方面朝鲜也效仿中国，将医者与药者分工，分别成为太医丞和药藏丞，同时设置了医博士和采药师。

隋唐以来朝鲜医学受到了中国很大影响。公元693年，朝鲜置医学博士，以中国医书《神农本草经》《黄帝针灸甲乙经》《素问》《针经》等为教科书来教授学生，后又增加《新修本草》课程来学习中医药文化。同时，朝鲜医药知识也传入中国，药材如人参、牛黄、昆布等陆续输入中国。

（二）中国与日本

秦汉以来，中国与日本的文化交流从未中断。562年，吴人知聪携《明堂图》及各种医书164卷到日本，这是中国医学传入日本之开始。608年，日本天皇派遣药师惠日、倭汉直福因等来中国学医，经16年学成回国，以后又有很多留学生来中国学习。由于留学生不断返回，中国医学大量传入日本，使日本医学产生深刻变化。日本的医药制度大多仿效中国，规定《素问》《灵枢》《明堂脉诀》《黄帝针灸甲乙经》《新修本草》等书为医学生必读的教科书。日本政府还邀请中国学者去日讲学，如鉴真。日本医学自7—9世纪，大量吸收中国医学的经验和管理制度，逐渐形成汉方医学体系，在明治维新引入西方医学之前，汉方医学一直居于日本医学的主导地位。

（三）中国与印度

三国两晋南北朝时期，中印两国的医学交流进一步发展。印度医学对中国的医学理论产生了一定影响，对中医影响较大的是眼科。古印度的名医龙树的眼科著作在这一时期就已传入到中国，中国的药物也通过丝绸之路输入印度，被誉为“神州上药”。

629—654年，唐朝僧人玄奘去印度取经，在他所著的《大唐西域记》中收录了有关印度人饮食、卫生习惯和医疗用药的记载。许多僧侣都懂医术，这样在翻译佛经的同时，也就把印度的医药知识介绍到中国，对印度的专门医书也进行翻译，这在《隋书》和《唐书》中都有记载。印度的眼科比较发达，来华的印度医生中以眼科医生居多。隋唐时期很多印度药物传入中国，如郁金香、菩提树、龙脑香等。天竺国（印度）按摩法、印度医学“四大说”在中国唐代著作《外台秘要》和《千金要方》中都有记载。

中国医学被印度所接受。唐义净作《南海寄归内法传》指出，中国药物和诊病方法远胜天竺，如“针灸之术，诊脉之术，瞻部洲中，无以加也。”宋代，由于皇帝多信道教，印度医学随着佛教的衰落影响渐小。

（四）中国与阿拉伯国家

隋唐时中国与阿拉伯国家交往甚密。651—789年间，大食正式遣使来唐37次。古代波斯（今伊朗）在647—762年使节来华有28次。阿拉伯国家的香料、药物等也随之传入中国。

（五）中国与其他国家

隋唐时期，中国许多名士如刘禹锡、樊绰等都去过越南，医药随之传入越南。唐名医孙思邈在越南被当作医神并被塑于先医庙中供奉。越南也有龟壳、苏方木、榈木等药物传入中国。

诃陵国（今印度尼西亚之爪哇岛）、堕婆登国（今在爪哇、苏门答腊一带）、吐火罗国（今阿富汗北部）、泥婆罗国（今尼泊尔）等多国在隋唐时期都与中国有医药交流。

第三节 阿拉伯医学的兴起

阿拉伯医学也称为伊斯兰医学，其兴起与辉煌的时期，大约对应于欧洲历史上的中世纪。许多欧洲学者认为，阿拉伯医学的意义在于为黑暗时期的欧洲保存了古希腊、罗马的文献。不过近来的研究已经表明，在医学、哲学和自然科学方面，阿拉伯人不仅仅是古代文明的传播者，他们在探究经验科学知识的活动中也做出了许多重要的贡献。

由于当时穆斯林征服了拜占庭帝国以及波斯、埃及、北非和西班牙，阿拉伯语成为伊斯兰世界的主要语言，因此，阿拉伯医学文献的作者不仅仅是阿拉伯人，也有波斯人、犹太人和基督徒。虽然在13世纪蒙古人攻占巴格达之后，阿拉伯医学进入了衰退期，但时至今日，伊斯兰医学与中医和印度医学一样依然作为一种具有生命活力的传统治疗体系为人们所研究与使用。

一、伊斯兰文化和希腊化时代

阿拉伯帝国时期的科技文化非常发达，学者们从古代东西方文明中吸取了丰富的营养，发展了阿拉伯的科学文化事业，创造了辉煌的阿拉伯-伊斯兰文化，尤其是天文、数学、化学、农业、建筑和医药等科学技术的成果代表了当时世界最高的水平。阿拉伯帝国是一个政教合一的政权，哈里发既是全国政治上的最高统治者，又是伊斯兰国教的最高领袖。阿拉伯语通行全国，所有著作都是用阿拉伯语写的，绝大多数作者都是伊斯兰教徒，因此，这一时期的文化带有显著的阿拉伯和伊斯兰的特色。

阿拉伯-伊斯兰文化最初以巴格达为中心，以后学术西渐，形成开罗和科尔多瓦两个中心。巴格达、开罗、科尔多瓦被认为是阿拉伯-伊斯兰文化的三大源泉。阿拉伯-伊斯兰学者的创造性成果对欧洲文化产生过深远的影响，阿拉伯-伊斯兰文化在世界思想史、文化史和科学史上占有极为重要的地位。

对于阿拉伯在医学文化方面是否有原创性一直是学术界颇有争议的论题，但对阿拉伯-伊斯兰文化在传承希腊、罗马文化方面的贡献却是有一致而公正的评价，因此，在讨论和讲述阿伯拉医学文化时，重点不是其在自然哲学领域是否有原创性，而是在关注希腊、罗马的文化遗产是如何保存和向亚洲的东渐，又如何被吸收进阿拉伯文化的。

从时间上而言，这一文化传播是十分缓慢，而且相当持久的。意大利著名医史学家卡斯蒂廖尼（A. Castiglioni）将阿拉伯医学分为三个时期：预备期（750—900年），主要来自阿拉伯本民族文化和希腊医学两方面的影响；第二个时期（8—11世纪），是阿拉伯医学的黄金时代；第三个时期（12—17世纪），是阿拉伯医学衰退期，它完成了自己的历史使命，将融入东方文化和精神的希腊、罗马古典医学文化西传回欧洲，从此欧洲在找回希腊和罗马文化的基础上开始了文艺复兴，再次成为文化的中心。

（一）“智慧馆”

保存与传播希腊文化也是阿拉伯世界希腊化的过程，将希腊文和古叙利亚文著作译为阿拉伯文的活动在巴格达建立了“智慧馆”（the House of Wisdom）后达到顶峰。820年在巴格达创办了集图书馆、科学院和翻译局为一体的学术机构——智慧馆。哈里发亲自修书给拜占庭皇帝，要求同意派人去拜占庭帝国搜集科学书籍，遂把大量有关哲学、医学和数学的珍宝放在智慧馆里。

（二）胡恩那·伊本·伊萨克

智慧馆中最出色的翻译家为胡恩那·伊本·伊萨克（Hunayn ibn Ishaq，808—873年）。他是阿拉伯人，又是景教徒，曾跟随著名医生伊本·马萨沃（Ibn Masawaih）学医，担任过哈里发的宫廷医师。他精通希腊文，翻译了大量的医学著作，尤其是希波克拉底和盖仑的著作。他翻译了15部希波克拉底的著作，将约90部盖仑著作从希腊文译为古叙利亚语，40部译为阿拉伯文。此外，他还译有柏拉图的包括《蒂迈欧篇》在内的三部著作，并翻译了亚里士多德的《形而上学》《论灵魂》《论生与朽》及《物理学》的一部分。

到公元1000年，几乎全部的希腊医学、自然哲学及数学科学著作都被译成阿拉伯文。在翻译整理希腊、罗马著作的过程中，阿拉伯人掌握了西方自然科学的传统，兼收并蓄了希腊科学的思想和方法论，并对西方科学的传统框架进行了修正、拓展、阐释和应用。阿拉伯的学者遵循古代希腊思想家关于医学需要哲学指导的教诲，重视对亚里士多德、盖仑和希波克拉底的思想和著作的重新修订和编撰。另外，阿拉伯文化中的实用性趋向使他们在吸取西方文化时，偏重实用科学。医学是一门实用价值极强的学科，它成为阿拉伯世界的首选科目。

二、阿拉伯医学的黄金时代

阿拉伯医学的黄金时代约在850—1050年。随着横跨西亚、北非大帝国的建立，阿拉伯帝国迅速成为当时世界上最强盛的国家，成为世界文化交流的中心。阿拉伯科学文化的黄金时代其实就是东西方文化融会贯通的时代。当时游学之风普遍盛行于阿拉伯学者中，他们奔赴各地办校，从事教育，传播知识，同时充分地利用被征服地区的固有文化资源，博采各地所长，开展学术文化的交流。阿拉伯人所征服的印度北部、波斯，以及曾长期受希腊和罗马统治的叙利亚、埃及和北非，都曾是世界文化的发祥地，这些国家或地区拥有丰富的科学文化遗产。阿拉伯人从印度文化中吸收了文学、哲学、数学和天文学方面的营养，从波斯文化中吸收了文学和艺术方面的知识，从古希腊化地区的文化中吸收了自然科学、艺术、建筑学，特别是哲学方面的智慧。值得一提是阿拉伯与中国所进行的文化交流。在彼此交流的过程中，中国的医药学、绘画艺术对阿拉伯文化产生过较大影响，尤其是中国造纸术的传入对阿拉伯文化的发展产生了不可估量的促进作用。

黄金时代的特征是科学文化繁荣昌盛，当时阿拉伯文化中心有巴格达、开罗、科尔多瓦。在这些阿拉伯城市，大型医院、医学院纷纷成立。科尔多瓦城中有成千的浴池，街道上铺上石砖，路旁有路灯，有亚历山大以来的最大图书馆。这更是一个名医备出的时代。

（一）阿拉伯名医

1．雷泽斯（Abu Bakr Muhammad ibn Zakaria，865—925年，也译为拉齐） 波斯人，是这个时期最知名的学者之一。他是希波克拉底学派的忠实信徒，曾在巴格达学校学医，后在巴格达成为一位名医和名教师，为巴格达大医院院长。他因辨别出天花与麻疹而留名青史，他还是一位出色的化学家和哲学家。雷泽斯一生共计在医学、哲学、宗教、数学及天文方面著有200余部著作。其中有三部著作最为重要：以实用医学和治疗为主的百科全书式的《医学集成》（*al Hawi*），论述医学重要问题的《献与阿尔曼苏的医书》及《说疫》。雷泽斯的著作在几个世纪中一直被认为是权威，而为许多国家的医师学习。

2．阿维森纳（Avicenna，980—1037 年） 阿拉伯文译为伊本·西纳，是中世纪阿拉伯最有影响力的科学家、哲学家、诗人、音乐家，是阿拉伯医学黄金时代最著名的医生，欧洲人尊之为“医者之父”。阿维森纳是税务官之子，10 岁时就能背诵全部《古兰经》，被世人喻为神童。成年后在花拉子模（现为乌兹别克的一个州）和伊朗工作。他的著作达 200 多种，其中有《哲学、科学大全》，这是一部高水平的百科全书。阿维森纳的思想掺和着基督教哲学家和神学家圣奥古斯汀（A. Augustinus，354—430 年）的思想。在医学领域，阿维森纳有两部代表作：《论治疗》和《医典》。12 世纪，阿维森纳的《论治疗》部分被译成拉丁文。在医学领域，阿维森纳享有的荣誉地位堪与希波克拉底和盖伦匹敌。在东方，阿维森纳在医学、哲学和神学方面的主导性影响持续了很长的时期，其思想至今在伊斯兰思想界颇有影响。他集毕生的经验和知识完成的著作《医典》成为当时东西方权威经典的医学著作（图 2-6）。阿维森纳不仅促进了阿拉伯医学的发展，对于欧洲医学也有显著的影响。

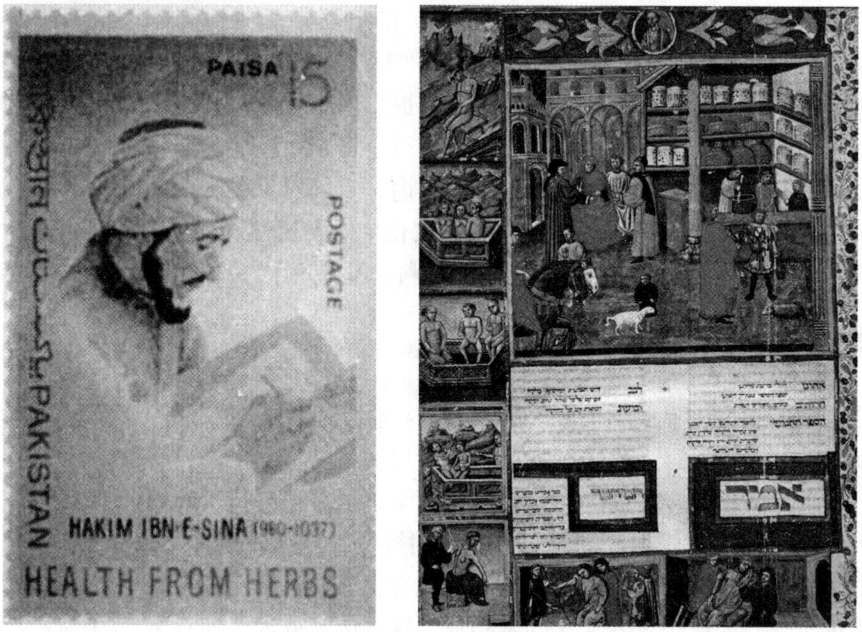

图 2-6 阿维森纳和《医典》

3．艾布·卡西姆·宰赫拉维（936—1013 年） 阿拉伯外科医生，著有《医学宝鉴》。该书总结了当时的外科知识，配有 200 多种外科器械的插图。《医学宝鉴》对欧洲外科学的发展影响很大，它构成了欧洲外科学的基础之一。

4．阿里·麦久西（994 年卒） 以《医学全书》而著名。该书有许多新的贡献，如关于毛细血管系统的基本概念，论证分娩时胎儿不是自动从母体出来，而是子宫肌肉收缩将胎儿推出等。

5．伊本·贝塔尔（生卒年月不详） 以《药物学集成》和《医方汇编》著称，新介绍的药用植物就达 200 多种，作者提出了药物学许多新知识。

（二）医学名著

1．《医学集成》《说疫》和《献与阿尔曼苏的医书》 作者为波斯人雷泽斯。《医学集成》是一部庞大的编纂品，包括 10 世纪初伊斯兰文化中的所有医学知识。这部著作总结了希腊、波斯和印度的医学知识，并增添了许多新的医学成就，内容十分丰富，可以说是一部医学百科全书。1279 年，西西里岛的犹太教医生法赖吉·本·萨林把这部著作译成了拉丁文，以后曾多次出版。《说疫》又译为《天花与麻疹》，是一部根据个人经验和临床观察写成的著作，从中我们得知雷泽斯已辨别出了两种传染病：天花与麻疹。《献与阿尔曼苏的医书》是一部关于医学重要问题的论文集，共10篇，内容涉及解剖学、生理学、皮肤病、热病、毒物、诊断、治疗、摄生等方面，其中第7篇“论一般外科学”和第9篇“论各种疾病治疗”最有价值，此书在中世纪大学经常被引用和评论。

2.《医典》 是阿维森纳医药学成就的集中体现，它是医学史上最著名的独一无二的、系统的医药学百科全书。《医典》直接继承了古希腊的医学遗产，在相当大的程度上，尝试着将希波克拉底和盖仑的医学论著综合整理，其中还包括亚里士多德的生理学著作，同时也吸收了中国、印度、波斯等国的医药学成就，汇集了欧、亚两洲许多民族的医学成果，体现了当时世界医学和药物学的先进水平。《医典》问世后即被世界医学界奉为医学经典。在12—18世纪，欧洲很多大学都采用《医典》作为医学教科书。著名医学教育家奥斯勒（W. Osler，1849—1919年）对《医典》的评价是：“被当作医学《圣经》的时间比其他任何著作都要长。”《医典》也是现代医学产生的重要基础之一。

《医典》的基本思想建立在希波克拉底的体液学说上。全书分为五卷：生理、病理、卫生（一、二卷）、诊断方法（三、四卷）和药物学（五卷）。该书详尽论述了疾病的起因、症状、诊断及环境对于疾病的影响等问题。

书中记述了外伤的治疗、气管切开术、膀胱截石术；提出了用乙醇处理伤口；说明了结核病的传染性；对鼠疫、麻疹、天花、血吸虫、胸膜炎等病也有不同程度的认识；叙述了排泄物检查的意义和实验过程。书中还有脉学的记载，把诊脉区分到48种之多，其中35种与中国脉学相同。英国学者李约瑟在《中国科学技术史》中谈到，中国脉学的“一部分可能是由阿维森纳传入西方的”。《医典》中涉及营养学的观点，比如预防疾病就应锻炼身体，要有足够的睡眠和合理的营养。作者认为被污染的水必须经过滤、煮沸和蒸馏才能饮用，特别强调含有大量铁的水对增强内脏、防止胃病都是有益的。在治疗学方面，阿维森纳重视药物的作用，该书阐述了760种不同的药物，增添了许多动物、植物、矿物性药物，并采用金属化合物作为外用和内服。他第一个提出用汞蒸气治疗患者，提倡各种物理疗法，如水疗、日光浴和吸气。此外，该书还记载了炼丹家使用的蒸馏法、乙醇制造法，这些方法推进了药物化学的进步。

12世纪，《医典》全书的拉丁文版面世，之后又有多种拉丁文译本出版，并被作为大学医学教育的教科书。直至17世纪末，在各国医生的心目中，这部书依然是不容争辩的权威。各种译本使阿维森纳的思想能在西方得到更深远的传播。

三、阿拉伯医学的成就

阿拉伯医学从古希腊、波斯、印度的医学著作里汲取了丰富的营养。在阿拔斯王朝时期，医学成为一门最普及的学问，上自王公大臣、下至平民百姓无不重视医学。其医学成就表现在以下几个方面。

（一）医院

阿拔斯王朝在各地广建医院。据史书记载，至10世纪中叶帝国境内建有34所医院，医院分科很细，除外科、内科、骨伤科、眼科外，还有专门的神经科和妇科，有一些大医院还设有急救中心，各医院均附设药房。

中世纪的阿拉伯医院重视综合保健和心理治疗。医院一般均建立在环境优美、空气新鲜的地方，院内整齐清洁。医院附设有娱乐室、浴室、图书室、讲演厅等。医院注意患者的饮食营养，并将临床医学和医学教育相结合，学生们一边在课堂学习医学理论，一边在病房里进行临床实习。医院院长每天领着学生巡视病房，一边治病，一边讲解。

（二）医疗技术

10世纪阿拉伯的临床医疗技术已经相当成熟。诊断分为问、验、切。“问”是问病史、病状、病因等，然后记录在病历上；“验”主要是验尿，观察其颜色、浓淡、污浊以及是否有异味；“切”是切脉，医生根据情况，对患者做全身或局部的检查。

（三）外科技术

阿拉伯医师首创了消毒技术。古希腊医生认为伤口化脓是正常现象，阿维森纳反对此说，他采用乙醇消毒伤口，使以往经久不愈的伤口在几天内即可愈合。阿拉伯医师首先使用手术麻醉，他们将海绵放入鸦片、颠茄液中浸泡，然后放在阳光下晒干，用时再将海绵浸湿，让患者去闻，待患者沉睡后再动手术。此法传到欧洲后，一直使用到18世纪。10世纪的阿拉伯外科手术水平高超，能够施行开刀、剖痔、拔牙、切开气管，并能用猫肠线缝合伤口。阿拉伯医师做大手术时，由几位医师合作，一人负责麻醉，一人观察脉搏，一人消毒并用器械夹住伤口，一人主刀。外科治疗上的烧灼法是阿拉伯人的一大贡献，艾布·卡西姆·宰赫拉维（Abal Qasim al-Zahrawi，936—1013年）教授给学生50余种治疗疾病的烧灼法，用烙铁灼烧伤口，去除癌肿，打开脓肿，并发明了多种外科器械。

由于阿拉伯人对光学颇有研究，因而在眼科疾病治疗上的成就很大。《眼科十论》是18世纪以前欧洲眼科医生的必读书。

（四）对瘟疫的治疗

当欧洲人以为瘟疫是由天体相遇或上帝的愤怒造成时，阿拉伯人已经认识到瘟疫可以通过人体接触或血液来传染。对于伤寒、霍乱等传染病，阿拉伯医师已有较好的方法进行治疗并制止其蔓延。1372年，在阿拉伯医师的参与下，威尼斯城采取措施制止了瘟疫的蔓延。

（五）药房

阿拉伯在药学方面成就突出。如果说阿拉伯医学成果是建立在西方和东方文明国家的基础上，是继承和交融的产物的话，那么药房却是地地道道的阿拉伯产品。阿拉伯人是最早开设药厂、创办药剂学校的人，至今欧美留存的兼营苏打水、饮料的小药店就源自于阿拉伯。阿拉伯人创办了世界上最早的药房。阿拉伯药房有各种奇妙的药提供给患者，如乙醇、桂皮、砷、龙涎香脂、香膏与硼砂等。因为雷泽斯和阿维森纳都坚信，地球上的各种植物是可以治疗各种疾病的。随着医药学的发展，对医师和药剂师的要求也有所提高。阿拔斯王朝自第七位哈里发麦蒙起，便实行医师、药剂师考核，考试不合格者一律不许营业。

（六）炼金术

炼金术是阿拉伯医学中的重大成就之一。西方学者认为，炼金术的源头可能来自两个地方——埃及与中国。炼金术的主要目的是：一是将贱金属炼成贵金属，二是炼制长生不老之药。炼金术的关键在寻找“炼金万能丹”或“哲人石”（点石成金）的配方。在实践过程中，炼金术士们发现并认识了诸种化学过程——熔解、煅烧、熔化、蒸馏、腐化、发酵和升华。他们还制作了所需的仪器，包括用于加热和熔化的各式坩埚，用于蒸馏的净化瓶，各式长颈容器，以及用于熔化、融合、研磨和收集炼金物料的容器。

高度发达的阿拉伯炼金术为近代化学的起源积累了丰富的实践经验，并创制了宝贵的实验仪器。出生于8世纪的阿拉伯医生盖伯（Geber）是阿拉伯时期的炼金术权威，被誉为化学的始祖，他将升汞、硝酸和硝酸银用于医疗。

中世纪是阿拉伯文明建立并昌盛的时期，聪明的阿拉伯人积极汲取东西方文化中优秀的成分，使伊斯兰科学文化的发展从一开始就行走在古典西方的框架内，继承西方传统，因而阿拉伯文化自身发展的过程也是保存和传播西方传统科学文化的过程。

第四节 西方医学建制化的开端

长期以来，“中世纪”被冠以“黑暗”的头衔。这个词最早出现在14—16世纪意大利文艺复兴时期的人文学者的笔下，然而，目前人们认为这一看法并不准确。古典文化并没有因为战争和野蛮民族的入侵而完全丧失，教会、修道院和阿拉伯学者以各自的形式保存了一部分古代文化，这些都构成了中世纪欧洲文化和科学文明迈向启蒙时代的基础。实际上，医学知识的积累和医学世俗化就是在修道院内由修道士逐步实现的，最终表现为医院的出现和大学医学教育的兴起。

一、从修道院医院到世俗医院的建立

修道院医学沿袭了古代东方和希腊的惯例，最早的医院建在寺院周围，如希腊的阿斯克雷庇亚神庙。在中世纪，唯有宗教团体会伸出援助之手接待和救助患者，这也使修道士获得了社会和世俗的尊重，使修道院成为避难所。另外，对于被社会抛弃的传染病患者，如麻风病和鼠疫患者，教会也会主动热诚相助。修道院和大教堂的医生在提供食品、庇护、祈祷的同时，也用草药为人治病。

拉丁文“hosptialia”原意是指旅馆、客栈，最初收留老人、孤儿、残疾人，被社会和家庭抛弃的患者，后来演化为专供患者居住的地方，即为英文“医院”（hospital）的由来。最早能确证的基督教的医院是公元 6 世纪位于君士坦丁堡的桑普松医院（Sampson Hospital）。

到 12—13 世纪，医院模式作为一种医疗机构在欧洲迅速扩展开来。在欧洲的许多小镇上都能发现医院，这些医院或大或小，有的有几百张床位，有的只能收容几个患者。这些医院有教会办的，也有普通人办的。伦敦教会资助的圣·巴托罗缪医院（St. Bartholomew Hospital）（1123 年）和圣·托马斯医院（St. Thomas Hospital）（1215 年）就是在这一时期创建的。中世纪修建的医院非常华丽。法国路易九世（Louix XI）的姐姐马格丽特（Marguerite）建造的医院配有圆形的天花板，四周有明亮的大窗户，以砖石铺地，长廊围绕，每个病床间都有活动的隔板，这种布局与现代医院相差无几。13 世纪罗马教皇伊诺森特三世（Innocent Ⅲ）特意召集了众多建筑设计师在罗马建造大型的圣多·斯比利多医院（Santo Spiroito Hospital）。之后，各地的主教都在自己管辖区内建造了医院，11 世纪的罗马有 4 所医院，到 12 世纪增到 6 所，到 13 世纪已达到 13 所。

二、萨勒诺医学中心与医学教育

11 世纪以前，医生大多是在修道院和寺院中培养的。从修道院图书馆收藏的医学著作判断，医学知识的传授均采用问答方式。在理论上，医学教育完全遵循经院哲学，受训者必须死记希波克拉底、盖仑和阿维森纳的教条，医疗实践也仅从书本上获得。中世纪的医学教育是交互式的，课文简短，学生主要的学习方法是记住教师的话，不推崇广泛阅读。

那个时代最引人注意的进步是位于意大利西海岸那不勒斯南部的萨勒诺（Salerno）医学校。萨勒诺最早在 9 世纪被人提及，它的建立和发展颇具争论。据说它由四位医生创办：一位希腊人，一位拉丁人，一位犹太人和一位萨拉逊人。尽管它靠近修道院，但没有受到教会任何的恩惠和影响，完全是一个世俗机构。人们将萨勒诺称为“希波克拉底之国”（Civitas Hippocratica），认为萨勒诺不只是一所学校，而且是当时兴盛于该地区的由医学校、医院和医学学者构成的医学中心，因为在萨勒诺聚集了世界各地的学者。

学校的鼎盛期在 1100—1300 年。医学的学制为 9 年，外科为 10 年，包括 3 年预科和 5 年医学理论。学校的一大特征是承担了阿拉伯医学文化西传的责任，其代表人物为康斯坦丁（Constantine，1020—1087 年），他曾远行于印度、叙利亚、埃塞俄比亚和埃及。他热爱学术，精通东方语言，他从阿拉伯文翻译了希波克拉底的《格言》和盖仑的《小技》。还有两位享有盛名的萨勒诺医生，他们是著名的眼科学家维纽塔斯·格拉萨斯和诊断学专家以撒·犹大。格拉萨斯用拉丁文撰写了《实用眼科》（*Practica Oculoru*），这是一部关于眼科疾病和眼睛构造的解剖学著作。以撒·犹大是萨勒诺的验尿专家，他对尿的颜色、密度和成分都做了仔细研究，对各种云状物和沉淀物做了观察，并作出推测。

萨勒诺医学校接收女学生，甚至聘请女性担当教职。学校设产科学，并于1050年特罗特拉（Trotula，生活于约11世纪）撰写了产科学著作。在萨勒诺之前，人体解剖是不允许的，教授解剖学是完全是纸上谈兵。萨勒诺开创了利用动物做解剖学研究，主要是在猪身上进行系统的研究，科弗（Kopho）撰写了第一部解剖学教科书。外科学教科书也最早见于萨勒诺，该校外科学家罗格尔（Rogerius，1140—1195年）编写了《实用外科学》（*Practica Chirurgiae*），该书在之后的3个世纪中一直被奉为经典，并出版多次。该校最出名的著作是《萨勒诺摄生法》（*Regimen Sanitatis Salenitanum*），前后约出了300版，一直沿用到19世纪中叶。这本由百余句小诗写成的书，建议通过食物、休息、睡觉和锻炼维护身体健康，此外，它还介绍了草药疗法的应用，规劝人们要适度行事，它读起来就像《家庭医生手册》。1221年，腓特烈二世专门将颁发医师行医执照的特权授予该校，强调任何人不得从事医学治疗，除非他获得了萨勒诺医学校的学位。

良好的学习和研究环境使学者能在萨勒诺医学校以冷静的批判精神和热情的态度发现古代成就，萨勒诺成为了文艺复兴的摇篮地之一。

三、大学的兴起

“大学”一词的原意，是出于互助和自我保护的目的仿照手艺人行会的方式组成的教师或学生的团体（或协会）。确定大学起源的确切日期是不可能的，理由很简单，最初大学的形成经历了一个相当长的时期。最早建立的大学是教会教育延伸的产物，而它的壮大与城市的发展密切相关。 11世纪前，典型的城市学校规模还很小，仅有一位学者或老师带10个或20个学生。12世纪初，大量的学生们从各地成群地涌进有好学校的城市，这些城市往往在医学、法学或神学等特别的科目上享有声誉。欧洲第一批出现的大学有巴黎大学（1110年）、波伦亚大学（1158年）、牛津大学（1167年）、蒙彼利埃大学（1181年）、剑桥大学（1209年）、帕多瓦大学（1222年）等。大学一般可分为三类：第一类是由社会支持的，如波伦亚大学，由自治和民主的组织管理，校长由学生选任；第二类由国王建立，是国立大学；第三类是教会大学，其中以巴黎和伦敦的大学为代表，由教会直接控制，早期的教师由牧师担当（图2-7）。

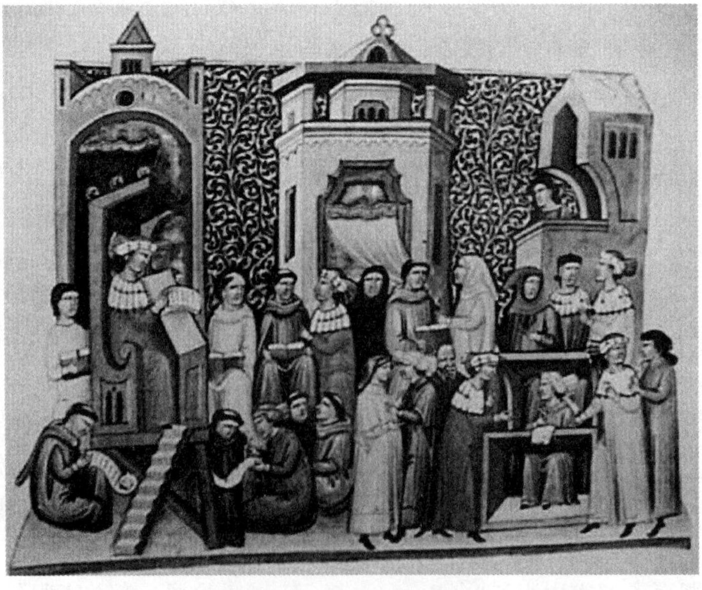

图2-7 中世纪的大学

大学之间一开始就有显著的差别，特别是在欧洲南方和北方的大学之间存在着差别。意大利和法国南部的大学一般仿效波伦亚大学，北欧的大学一般把巴黎大学作为它们的楷模。北欧的教育掌握在教会手里，年轻教士在学校的学生中占很大的比例，教会当局对大学也有相当大的管理权。在意大利，世俗力量更大一些，基督教神学在意大利的大学中只起着次要的作用，主要使人感兴趣的学科是医学和法学。

早期，中世纪大学只设神学系、法律系和医学系，这样的建制延续了许多世纪。大学由七艺构成，包括三学科（文法、修辞及伦理学）和四学科（算术、几何、天文学和音乐），哲学和法律是单独教授。当时的医学教育形式与现在不同。通常，学校是以一种纯理论的方式教授医学，医学是作为哲学的一部分来讲解。13 世纪以后，萨勒诺医学校逐渐黯然失色，取而代之的是法国的蒙彼利埃大学，其医学教育独放异彩。蒙彼利埃大学在欧洲医学占有重要的地位，它的医学教育是独立进行的。世界各地许多有名望的医生或是访问该校，或到那里做学生。中世纪另一个有代表意义的医学校是南意大利的博洛尼亚大学。当时人体解剖已逐步被允许，但真正的人体解剖学研究是在博洛尼亚大学开始的。该校的蒙迪诺（Mundinus，1275—1326 年）是欧洲的解剖权威，1315 年他公开解剖过一具女尸。1316 年他出版了解剖学的教科书《解剖学》，其中许多内容基于人体解剖。该书流行甚广，发行 23 版。蒙迪诺成为文艺复兴前最早公开解剖的学者。

中世纪大学的教学方法，除要求学生死记硬背之外，教师和学生间也可进行讨论。12 世纪，医学教学模式是一种称为阿的西拉（Articella）的课程设置体系，由四门课组成，即《医学概论》《医学全书》《医论》以及希波克拉底与盖仑的著作。至 14 世纪，阿拉伯医学著作被引入，使医学教育和课程内容得以丰富。以波伦亚大学为例，通常上午是医学理论，下午是医学实践课，主要是以阿维森纳、盖仑和希波克拉底的著作为授课的内容。

教学中还有一项与医学相关的占星术，也是大学的课程之一。在希腊文化中，占星术观念得到各种哲学体系的支持。14 世纪，博洛尼亚大学专门设有讲述占星学的教授。当时的观点认为，瘟疫和疾病是由于天象和行星的变化所导致的。巴黎大学的教授甚至就彗星是否是流行病的前兆、月亮是否对人体有影响等问题作过探讨。作为自然哲学的一部分，占星术一直繁荣到 17 世纪。

中世纪的大学毕业生可授予学士（bachelor）、硕士（licentiate）和博士（doctor）三种称号。波伦亚大学和巴黎大学最多时人数达 5000 人，牛津和剑桥总人数达 3000 人左右。就是这一群受过教育的人为中世纪向文艺复兴的过渡做了知识上的准备，欧洲进入启蒙时代。

第五节　瘟疫与卫生检疫

传染病对人类生活和文明进程的影响常被史学家所忽视，但中世纪肆虐欧洲大陆的流行病及其影响是不容忽视的。瘟疫不仅夺去了数千万人的生命，而且也引发了宗教信仰、政治、经济和医药卫生的危机。

一、传染病的流行

（一）麻风（leprosy）

欧洲大陆最早开始的流行病是流行于西欧诸国的麻风，时间在 6—7 世纪。随着十字军东征，其势变得凶猛，到 13 世纪达到顶峰。当时人们对付麻风的方法就是建立隔离院，将患者收容起来，禁止其随意外出，仅在法国就有 2000 余所麻风病院。到 1225 年，整个欧洲大约有近 2 万所这样的机构。麻风患者因其形象丑恶和恐怖而遭到社会遗弃。然而，14 世纪麻风悄然绝迹，就像突然而至的梅毒一样，至今依然令科学家们感到困惑。

（二）梅毒（syphilis）

梅毒在原始人的骸骨上已留下印记。1493 年梅毒肆虐欧洲大陆，首先在巴塞罗那传播，随即引起恐慌。鉴于梅毒传播方式的特殊性，各国便以假想名来称呼它，以保全自己国家的名誉。意大利人说这是法国病，法国人认为是那不勒斯病，荷兰说是西班牙疮，西班牙抱怨是波兰疮，于是疾病也由一国传到另一国，很快就在欧洲蔓延开来。当时一个更为普遍而又可推脱罪名的说法是，哥伦布和他的同伴们将梅毒从新大陆带回了欧洲。哥伦布在征服新大陆的同时，将欧洲的各种传染病带给那些未开化、未受传染病侵染的土著居民，直接破坏了美洲大陆的自然和生态环境，导致该地区人口急骤下降，梅毒便是新大陆对欧洲征服者的报复。

（三）圣·安托尼之火病（the St. Anthony's fire）

所谓的“圣·安托尼之火病”，就是麦角中毒。生长在沼泽地的裸麦在多雨的夏季腐烂，人食用腐烂的裸麦制成的面包后会造成中毒，出现非常严重的红色皮疹。该病先是流行于法国和荷兰，以后扩大到欧洲诸国。在第一次十字军东征时期，这种疾病颇为流行，死亡率极高，这种恐惧影响了长期航海的水手达数百年。

（四）黑死病（black death）

黑死病即鼠疫，是由鼠疫耶尔森菌引起的自然疫源性疾病。鼠疫肇始于 1346 年，截止到 1352 年鼠疫消退，它让中古时代的欧洲和中东的人口在极短时间内从一亿减少到八千万。这场被后世称作“黑死病”“大灭绝（Great Dying）”或“大瘟疫（Great Pestilence）”的浩劫给从公元前 5000 年开始的地球人口长期增长的进程横切了一刀，其造成的人口损失需要 150 年才得以恢复。这场灾难几乎毁灭了欧洲 1/3 的人口，使 11 世纪开始繁荣起来的欧洲城市化为荒凉之地（图 2-8）。鼠疫和佛罗伦萨这座城市联系密切，这是因为佛罗伦萨在那些年里遭受了最沉重的打击，因此鼠疫有时也称“佛罗伦萨瘟疫”。文艺复兴时期的著名作家乔万尼·薄伽丘目睹了当时的情形，将其记录在他的名著《十日谈》中：“鼻血是死亡的前兆；男人和女人先是在大腿内侧和腋下生出无名的肿块，有的像苹果和鸡蛋一样大……肿块从这两处蔓延到全身；然后出现黑色斑点，尤其是手臂和大腿上，密密麻麻；几乎所有出现症状的人三日内必死，侥幸活着的人聚集到安全的房子里，把自己关起来，小心翼翼地苟活。”《十日谈》不仅是文艺复兴时期的文学代表作，也是历史学家和医史学家了解 14 世纪发生在欧洲的那场灾难性

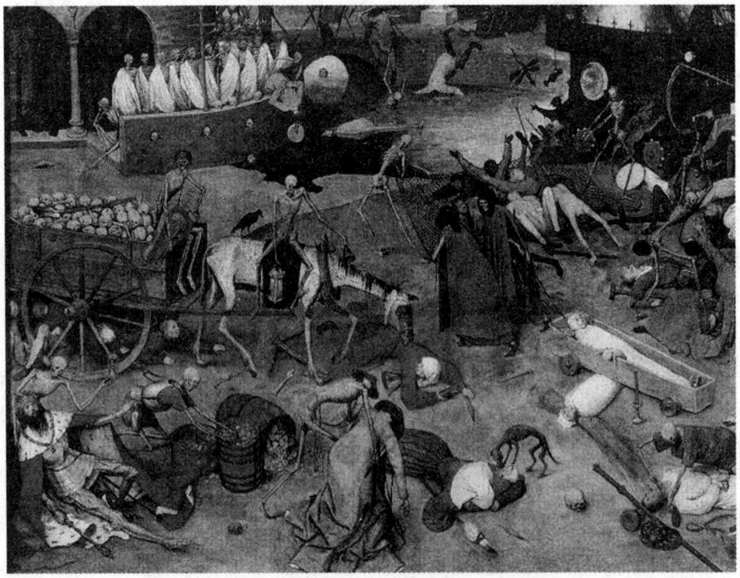

图 2-8 《死神之凯旋》描绘了鼠疫的流行

尼德兰画家老勃鲁盖尔（P. Brughel）1562 年绘，收藏于马德里普拉多艺术馆

瘟疫的经典之作，它详细、准确地描述了横扫欧洲许多地区的鼠疫，留下了真实的历史纪录。

（五）其他流行病

被人们喻为“死神”的鼠疫不仅使社会经济生活陷入动荡不安的局面，而且在人们的生理和心理上留下了严重的后遗症，随之出现精神性疾病的流行，并出现坏血病、舞蹈病、英格兰出汗病的大流行。舞蹈病与宗教的狂热和身体缺陷有关。14 世纪在比利时、荷兰等地出现舞蹈病的流行，一群人围在一起不间断地集体跳舞，直跳到人浑身出血而死。1597 年，在西班牙的马德里还出现过一种据说是“非传染性”的疾病，患者的腹股沟、喉部和腋下肿大，患者发热后，要么立即死亡，要么等五六天慢慢恢复健康。14 世纪初，欧洲进入各种灾难骚扰时期，频繁发生的饥荒使居民疲弱不堪，更容易受到各种流行病的侵袭。接连不断的战争一方面造成政治混乱，另一方面加速传染病的流行。瘟疫在欧洲还引发了鞭笞者运动、灭巫运动和迫害犹太人运动。鼠疫让欧洲人坚信，《旧约》中所预言的末日审判即将到来，赎罪情结推动了鞭笞者运动。成百万的欧洲人卷入自我鞭挞和自我戕害的浩大行列，成群结队的半裸男女互相鞭笞着，在乡镇附近走来走去。人们还认为，女巫们勾结魔鬼对牲畜施法是瘟疫产生的原因，这种谣言引发了漫长的虐杀“女巫”运动，大批“问题女人”在经历酷刑之后被烧死。当时还有一种说法，疾病是由于水源中毒引起的，并认为是麻风患者和犹太人所为，于是愤怒的群众常常会失去控制，审判并烧死犹太人。整个社会陷入自虐和他虐、被杀和他杀的集体癔症（歇斯底里）。

当鼠疫无法遏制地在欧洲大陆横行时，中世纪的帷幕就此落下了。无论是主教、贵族、商人还是穷人都无法逃脱这种瘟疫的屠戮。鼠疫直接导致了欧洲发生某些结构性的变化，大量的神父染病死亡，动摇了“瘟疫是上帝对罪人的惩罚”的这一基本信念。在医学领域，人们开始放弃信仰疗法，试图用世俗的方法解决威胁人类生命的问题，研究抵制瘟疫的措施。政府颁布了卫生法令和法规，严格规定城市生活的卫生准则，有效遏止了疾病的传播。人类在被疾病和灾难肆虐的废墟上开始重建文明。

二、卫生检疫制度的建立

19 世纪以前，传染是指通过接触而传播疾病。“疫病”被认为是上帝迁怒于人间的罪人所给予的惩罚，或是从星象学上予以解释，如黑死病是 1345 年 3 月 24 日土星、木星和火星会合的产物。以四体液学说为基础的西方传统医学没有有效的措施来对付传染病。当时，博学的医生为了使弥漫鼠疫的空气清洁，劝民众使用强烈的臭味来“以毒攻毒”，让患者空着肚子在厕所中吸几个小时的臭气。主要的治疗方法是以芦荟丸畅通大便，用放血来减少血液，以焚火来消毒空气，以番泻叶和一些馥香之物疏通心胸，以杏仁丸剂不定期安神和气，以酸物来抵御腐败，用吸血器吸以及刺割或烧灼对付脓肿，或者将脓肿破开，以治溃疡的方式治疗，并用无花果与洋葱混入酵母菌涂抹伤口。

1374 年威尼斯首先颁布对所有来往客商，无论是已受传染的或有感染嫌疑的一律不准进城。1377 年，在亚得里亚海东岸的拉古萨共和国颁布了对海员的管理规则，将距离城市和海港相当远的地方指定为登陆之所，所有被疑为鼠疫传染者需要在空气新鲜、阳光充足的环境里停留 30 天才准入境，这种办法被称为“Trentina”。后来担心 30 天不够，根据圣经和炼金术家的记载，40 天为一个哲学月，会出现奇迹，于是又延长到 40 天，称为四旬斋（Quarantenaria），这也就是我们现代通用的名词“海港检疫”（Quarantine）的来历。1383 年，马赛特设了海港检疫站。

从 11 世纪开始，欧洲教会专设隔离院收容麻风患者和鼠疫患者。患者或被安顿在城外指定的地方，实行隔离。这一收容隔离机构逐步演化为疗养和治疗场所，是“医院”的雏形。欧洲各国政府在对付这场灾难时起了重要作用。自鼠疫发生后，许多地方的市政当局规定：所有有传染嫌疑的房屋要通风和熏蒸，室内家具必须在日光下暴晒消毒，有传染可能的衣服与被单等要全部焚烧。

由政府立法和管理的公共卫生开始大规模、有组织地向民众普及预防医学和公共卫生知识，改善城市规划，倡导良好的生活方式，流行病预防的思想开始深入人心。

第六节 中国医学的发展与争鸣

公元961年，赵匡胤建立了宋王朝，结束了五代十国的封建割据局面，史称北宋，但与当时北方的辽国、西方的西夏仍然对峙。其后，经9帝，至1126年，被北方的女真族建立的金国所灭。徽宗第九子康王赵构移都于临安（今杭州），建立了偏安江南的政权，史称南宋。1234年，金被成吉思汗建立的蒙古国所灭，1279年，称国号大元，定都大都（今北京），8年后灭南宋，中国又归统一。

宋代是中国科技文化发展的重要阶段，火药、指南针、印刷术的发明对于历史的发展乃至整个人类的文明都有着非常重大的意义。

指南针的发明被应用于航海上，推动了中国航海事业的进步。南亚、中亚、阿拉伯各国所产的药物、香料等被输入我国。造纸术和活字印刷术的发明使宋朝的文化事业十分发达。也是在这一时期，政府多次组织官员、学者集体编撰医书，同时对《黄帝内经》《素问》《黄帝针灸甲乙经》《伤寒杂病论》《脉经》《外台秘要》《金匮要略》《诸病源候论》《千金要方》《千金翼方》等十余部医药书籍进行重新修订、整理，使得许多濒临亡佚的重要医籍得以保存，流传至今。宋代多文官统治，重视文士的培养和选拔，知识分子的社会地位得到提高。一部分文士进入医学队伍后，使医学队伍的结构发生变化，无论对医药理论的发展还是对临床经验的总结都起到了重要作用。政治家王安石、文学家苏轼、科学家沈括等皆通晓医学。文化事业的发展和医学队伍层次的提高对医学的发展起到了重要作用。

两宋时期的统治阶级信奉道教，各地大修道观，一些文人、医家都曾做过道士。在这种影响下，一些被编撰的医学书籍《圣济经》和《圣济总录》等的相当篇幅反映了道教的思想内容。其中《圣济总录》记载的“五运六气学说”曾在当时产生了很大影响。

金元时期，由于女真族和蒙古族向南发展，使得各民族间的政治、经济、文化交流大大增加，民族融合成为历史必然。随着元朝向北、向西扩展，我国的版图也达到空前的辽阔，声誉远及欧、亚、非三洲。蒙古军西征，使很多的波斯人、阿拉伯人来到中国，这些来自信奉伊斯兰教地区的人在这里定居后，被称为“回回”，经过同汉、蒙等民族的人相互通婚，逐渐形成回族这一祖国民族大家庭中的新成员。

医学上，金元时期战争频繁，使过去对病因、病机的解释和当时盛行的医方已不能适应临床需要。新医学理论逐渐形成，展开了学术争鸣，并延续至明、清两代。

一、医学理论的发展

（一）运气学说

运气学说是以所谓“五运六气”预测疾病发展和轻重的一种学说，形成时间较早，在唐以前影响很小。唐代王冰将“运气七篇”注于《素问》中并加以注解阐发后，逐渐为人所知，并受到重视。后有《玄珠密语》和《天元玉册》对“运气七篇”中某些概念和原理进一步阐述和发挥。至宋中期，随着中央政府设立的“校正医书局”在全国范围内颁行注有“运气七篇”的《素问》，该学说的影响力大大提高，并在北宋末年进入鼎盛阶段。

运气学说的基本内容是将纪年所用的天干（甲、乙、丙、丁、戊、己、庚、辛、壬、癸）、地支（子、丑、寅、卯、辰、巳、午、未、申、酉、戌、亥）和五运（金、木、水、火、土）、六气（风、寒、暑、湿、燥、火）联系起来。根据纪年的干支推定（即岁气）一年的气候，更由岁气推定某年的某气胜，易得何种疾病，并且定以施治的原则与方法，例如甲子年多雨，人多肾病。如此每60年皆可按干支纪年类推。

运气学说对中医理论的影响并不在于上述学说本身，而是通过实践，从这种学说中抽取某些部分另加以发挥，从而促进了中医理论的发展。如运气学说中强调六气致病，后世扬弃它凭借干支推断某年某气胜的不合理成分，单从六气与疾病的关系发挥，发展为六淫致病学说。

（二）金元四家和张元素

宋金元时期，由于战乱所致，人口流动性大大增加，疾病繁多，同时随着医学家对于疾病认识的加深，临床经验积累的丰富，医学家中产生了“古方新病不相能”的观点，出现了医学历史上多家学术争鸣的难得局面。这一时期的医学家通过自身的临床实践体会，提出各自的理论主张，其中较有代表性的是“金元四家”和张完素。他们的出现开创了中国医学发展的新局面，标志着我国医学学术思想已发展到一个新阶段。

1．刘完素与寒凉派　刘完素（1110—1200年），字守真，金代河间（河北河间县）人，是金元学派中较早、影响较大的人。他提出“火热论”的病因学说，认为火热可导致人体多种疾病。在六气之中，火热往往是产生风、湿、燥、寒的原因之一，而在疾病中，风、湿、燥、寒又往往化热生火。当时我国北方热性病流行，为此他提出“降心火，益肾水”的火热病治疗原则。他主张多用寒凉药物，突破了旧法，提高了疗效，对后世治疗热性病很有启发，后人称之为“寒凉派”。他注意辨证施治，注意鉴别疾病的本质与假象。他对运气学说很有研究，认为运气分主四时，但有常有变，反对机械搬用，并批判了运气学说的宿命论观点。

2．张从正与攻下派　张从正（1156—1228年），字子和，金代考城（河南兰考县）人。他主张疾病原因皆为“邪气”。关于病邪，他认为可自外而入，也可由内而生。他主张治疗原则以攻病除邪为首要，提出汗、吐、下攻病三法，凡上之邪，可以用汗法治疗；在中之邪，凡风痰宿食可用涌吐方法治疗；在下之邪，可用泻下方法治疗，并扩大了三法的含义与临床应用范围。因为善用攻法，后人称之为“攻下派”。他虽善于攻下，并非无补，而是先攻后补，寓补于攻。他反对唯人参、黄芪是补的论点，认为凡有助五脏的，均可谓之补，认为有平补、峻补、温补、寒补、筋力之补、房事之补六种补法，同时也重视食补，这对临床实践有一定的指导作用。

3．李杲与补土派　李杲（1180—1251年），字明之，号东垣，金代真定（河北正定县）人。他主张外感病与内伤病必须详细分辨，外感之邪为风寒之邪，可以伤及筋骨受病；内伤之病为饮食环节，劳役所伤，所伤在于脾胃之气。他认为疾病不只是外邪而致，饮食不节、起居不时、辛劳过度、精神刺激均能使人致内伤病，其所提出的“内伤学说”前无古人。他强调脾胃对人体生理活动的重要性，提出“内伤脾胃，百病由生”的主张。所以他治病多采用补益脾胃、升举中气的方法，因而后世称之为“补土派”。其学派在日本亦有影响。

4．朱震亨与滋阴派　朱震亨（1281—1358年），字彦修，别号丹溪，元代义乌（浙江义乌县）人。朱震亨善于将《周易》《礼记》等书中的哲学思想与《内经》相联系，其主要的医学理论观点为“阳有余阴不足论”和“相火论”，对后世颇有影响，该学说是对刘完素火热学说的进一步发展。他根据天大地小、日圆月缺的自然规律及人体阴精迟至而早衰的生理现象，从生理、病理、摄生调养等方面把人体“气常有余血常不足，阳常有余阴常不足”的结论提高到重要位置。所谓“阴不足”首先是指肾精难成而易亏，所谓“阳有余”首先是指肝肾相火容易妄动。《内经》论证了人身的相火有常有变之理，认为相火之常属生理，所谓“人非此火不能有生”，而相火之变为病理。他认为体内的相火最易因情欲过盛而妄动，相火妄动必然损耗人身之精血，因此主张避免相火妄动，节制情欲、色欲等，以保养“阴分”。他在临床上善用“滋阴降火”之法，创制了滋阴降火之剂，故被称为“滋阴派”。朱震亨的滋阴派在日本亦有影响。

金元四家的出现、发展乃至争鸣，是金元时期医学理论发展的一大特色，一方面是由于从客观上，当时动荡的社会环境、变迁的人口以及当政者对医学思想的宽松态度；另一方面，从主观上，当时的医学家在传承了前代医学经典思想的基础上，能因人、因地不同，结合自身经验，在医学理论、临床治疗上大胆创新。争鸣的出现对后代的中医学发展产生了重要影响。

5．张元素 张元素（1151—1234年），字洁古，金代易州（今河北易县）人。张元素30岁时开始攻读医学，代表著作有《医学启源》《珍珠囊》《脏腑标本药式》。一般医学史上未把他列入金元四家，实际上他的贡献并不小于金元四家。

张元素与刘完素是同时代人，但其医名不如刘完素，后来因治愈刘完素的伤寒而名声大震，两人的交往也日渐亲密。张元素治病不用古方，自为家法，他提出“运气不齐，古今异轨，古方今病，不相能也”的见解，有力地抨击了当时中医界按证索方的风气，他本人也以善制新方和化裁古方而闻名。在诊断上，张元素重视脏腑辨证，在治疗上，他重视温补疗法。他制订了“脏腑标本虚实寒热用药式”，对脏腑的辨证用药都按温凉补泻加以归纳。由于他的治疗方法重视调理脾胃而自成一派，人称“易水学派”。

在遣方用药上，张元素重视药物气味，制方以药物气味与病机相协调为准则。他还提出了“药物归经说”和“引经报使说”，关于十二经诸种药物的论述在他的著作中随处可见。“归经”和“引经”相互联系又有区别，“归经”是指某药入某经，对治疗该经之病效果显著，“引经”也是指某药入某经，但主要作用是引其他药入该经，起向导的作用。恰当运用归经和引经的药物，做到药性有专司，制方有专主，就会提高疗效。从张元素开始，“药物归经”和“引经报使”之说成为中医学临床用药的原则之一。

二、医事制度和医学教育

宋代医事制度基本沿袭唐制，但也有所改革。医事行政与医学教育各设机构，分别管理。翰林医官院掌医政和医疗，太医局则为管理医学教育，造就医学人才的机构。宋代的改革使医事行政和医学教育分工明确，有利于医药行政管理的实施和医学人才的培养。

（一）医事制度

1．医事机构 翰林医官院是宋代医疗兼行政管理的机构，掌供朝廷医药，对内廷、朝臣、军旅、学校以及民间病疫派遣医官治疗。宋代除中央医事机构外，地方各州也设有医官。金代为提高中央医事机构的职权，合并宋翰林医官院和太医局，设置太医院。

2．国家药局 熙宗九年（1076年），在王安石变法时期，开封设立了太医局“卖药所”（向百姓出售药品），到崇宗二年（1103年）已有五处。另外设“修合药所”两处（负责药物的炮炙与加工），一般是药物经修合药所加工后由卖药所出售。所售药物质量高，价格也便宜，颇受群众欢迎。后来，“卖药所”改称“医药惠民局”，“修合药所”改称“医药和剂惠民局”。

公元1130年南宋设“和剂局”，全国各省市均效仿成立药局。疾病流行期间，这些机构常免费供应药物，这在世界医药史上都是史无前例的。药局方书《太平惠民和剂局方》的编纂和刊行，为推广成药、普及医药知识发挥了重要作用。然而随着宋政府的腐败，官药局也逐渐改变了性质，官商勾结、营私舞弊，药品质量低劣，药料亏损，以假充真，使得原来的福利机构变成了官吏贪污、投机发财的好去处。人民气愤地把“惠民局”称作“惠官局”，把“和剂局”称作“和吏局”。

到了元代，元政府曾于公元1270年设“广惠司”，该司以阿拉伯医生治病，专用回回药物。元代版图空前扩大，横跨欧亚两洲，在首都大都有很多外国人居住，政府设广惠司以应需要。公元1292年，在北京和多伦各设“回回药物院”一所，专卖阿拉伯药。公元13世纪时，阿拉伯医学是西方医学的代表，因此与阿拉伯医学的交流对于沟通东西方医学具有重要意义。

3．其他医疗卫生机构　宋代除设有翰林医官院等机构外，还设有其他类型的医疗卫生慈善机构，如安济坊设于1102年，主要收留“不幸而有病，家贫不能拯疗”者；保寿粹和馆设于1114年，主要治疗宫廷人员的疾病；养济院约建于1182年，供四方宾旅患者疗养之用；福田院设于1057年前，用于收养老病孤寡者；慈幼局设于1249年，收养被遗弃幼婴；漏泽园设于1104年，乃官府用以安葬无名尸体和家贫无葬地者的公共墓地；病囚院，是给犯人提供医疗的场所。

金元时期，金仿宋制设惠民局，负责制剂与卖药，施医药于平民。各地寺庙也设有药局，施医给药，救济贫民。元代的贫民医疗机构也设有广济提举司和惠民局。广济提举司负责药物制剂，施医药给平民百姓。

（二）医学教育的完善

宋代医学教育虽不如唐代稳定，却有改革和发展，医政与医学分立。太医局成为国家最高的医学教育机构，地方也设有“医学”，专门培养医药人才。

医学教育机构的设立，始自仁宗庆历四年（1044年），太常寺置太医局，于翰林院选拔医官讲授医经。学生初无定额，由于入学考生日益增多，嘉祐五年（1060年）以120人为额，设9科，各科名额不等。学生年龄须在15岁以上，在太医局听读1年后经考试合格，候补为正式学生。课程除原有的《素问》《难经》《诸病源候论》和《太平圣惠方》外，加习《神农本草经》，以改变缺乏本草教学的局面。

王安石变法后，推行“三舍升试法”，改革医学教育，并首先改变体制。熙宁九年（1076年），太医局不再隶属于太常寺，而成为医学教育专门机构，开医学教育独立发展的先河，并置提举及局判和管勾官。局判以知医事者充任，掌医学教授学生。通常每年春季招收学生，以300人为额，采取三舍升试法分级教学，外舍（低年级）200人，内舍（中年级）60人，上舍（高年级）40人，并设方脉科、针科、疡科3个专业。本科学生必须兼通其他有关学科，所谓“三科通十三事”，即要求各科学生有广博的基本知识。这三科分别为：①方脉科：必修大小方脉及风科，兼习《脉经》和《伤寒论》。②针科：必修针、灸、口齿、咽喉、眼、耳，兼习《黄帝针灸甲乙经》和《龙木论》。③疡科：必修疮肿、折伤、金疮、书禁，兼习《黄帝针灸甲乙经》和《千金翼方》。三科必修的公共课程则是《素问》《难经》《诸病源候论》《补注本草》《千金要方》。神宗死后，王安石新法夭折，医学教育一度实行的三舍升试法也被废止。

宋代地方医学也有发展，各县也设立医学以培养人才，其规定之名额已如前述，其课程设置及考试方法都仿太医局。

金代太医院为医学教育机构。元代太医院不再具有医学教学职能，只具有医学管理及规章制度之颁发等。医学分科到金代分10科，元已分13科，有大方科、杂医科、小方科、风科、产科、眼科、口齿科、咽喉科、正骨科、金疮肿科、针灸科、祝由科、禁科。各州也设立医学。规定三年考试一次，及格者可到中央省试，录取者可充当医官。

（三）医书的刊行

宋代政府多次组织官员、学者集体编纂医书，使医书得以保存并广泛流传。涉及政府组织集体编纂的著作中，不乏《天平圣惠方》《太平惠民和剂局方》《圣济总录》等著作，也涉及了对前朝《新修本草》《经史证类备急本草》的重新纂订，另有多部经典中医药书籍被书局重修、刊行，如《素问》《黄帝针灸甲乙经》《伤寒论》《金匮要略方论》《脉经》《千金要方》《千金翼方》《外台秘要》等。

至南宋，国势衰弱，财力渐微，中央官刻医书种类渐少。但在宋朝，随着印刷技术的极大推广，书坊得到了大力发展，一些书籍通过地方刻印也得以流传，同时也出现了医家私人出资命工刊刻自著或其他医书，也使得医书得以推广。

三、临床医学的发展

（一）内科

1．伤寒病　与晋唐时期停留在文字上区分伤寒、温病不同，至宋代，医学家力图从病因、病机、证候、治疗等各方面对热性疾病进行深入探讨，提出了冬温、寒疫、温疫等独立于伤寒之外的概念，同时也强调了它们的传染特性。此时医书所讲的温病仍然是伤寒伏气，而温疫或天行温病才是后世温病学家所指的温病，但伤寒所指范畴较前代已有明显缩小。虽然有关温疫的理论尚不成系统且无专著论述，但却是寒、温分家的重要时期，为后世温病学的创立、完善进一步创造了条件。

2．内科杂症　至宋代内科杂症的致病机制有了一定发展，主要表现在对阴阳、升降、生克等机制的强调上。两宋时代盛行一时的“运气”学说也影响到杂病机制理论中，如《史载之方》叙述了“夫病之所起，其来有根源，其次有传受，其传有刑？”的发病规律，指的就是脏腑间五行的生克乘侮的病理机转。著名儿科学家钱乙据《内经》五行学说及脏腑分证的理论，总结了一套以五脏虚实为纲领的辨证方法。他认为“心主惊，肝主风，脾主困，肺主喘，肾主虚”，五脏各有所主之证，同时又有虚实之别，故拟六味地黄丸以补益肾脏。金元时期，随着“金元四家”为代表的争鸣局面的出现，在内科杂症的治疗上也出现了百花齐放的局面，各派医家紧密围绕自身理论特点，结合临床实际，创立了一系列的杂症治疗方法，如张从正指出“治病重在驱邪，邪去则正安，不可畏攻而养病”；李杲在杂病治疗上强调补脾胃，主张“升阳益气”、“甘温除热”等，为丰富和发展内科杂症的治疗做出了贡献。

（二）外科

宋金元时期，外科的理论、辨证、施治技能上都有了一定进步，尤其是在疾病认知的能力和外科知识的融合上。宋代外科对于痈、疽、疮、疡的处理更加重视局部与整体的关系，使辨证施治进一步用于外科治疗，提出了“内消”和“托里”等原则。

宋元时期陆续出现了一些外科专著，如伍起予的《外科新书》、李迅的《集验背疽方》、齐德之的《外科精义》、陈自明的《外科精要》。《外科新书》是我国医学史上现存最早的以“外科”命名的书籍，成于1207年，比较重视外科疽、痈特别是背痈的早期治疗。《外科精要》中则较全面辨证论治痈、疽，强调外科病也要内治，反映了当时外科的新成就。元齐德之的《外科精义》对外科的病因病机、诊断治疗都有一定阐述，强调辨证论治原则在外科的应用，主张内治和外治相结合。

对肿瘤的病因及防治方面，积累了很多合乎科学的见解与经验。“癌”字最早见于宋代《卫济宝书》（1170年）中，南宋杨士瀛的《仁斋直指方论》（1264年）最早叙述了癌症的特征。

化脓性感染之脓未成与脓已成的鉴别诊断在宋代有了更多的认识，在治疗指导思想上进一步提高。《太平圣惠方》关于脓已成的切开引流思想较前代更为积极。《太平圣惠方》中论述关于肛门痔疮的治疗技术，并强调了汞砷剂的方法。《魏氏家藏方》记载了枯痔散法，较《太平圣惠方》的方法又有提高，减少了对肠黏膜的损害，提高了效果。

这一时期，麻醉理论技术也有发展，表现在用药量同麻醉深度间关系的认识和运用，同时还强调了个体不同耐药及出血多少的差异。

（三）骨伤科

宋代，骨伤科已正式与外科并列为医学的一门分科。这一时期，随着解剖学对人体骨骼系统生理认识水平的提高，骨伤科理论和临床诊疗均有较大发展。据《洗冤集录》记载，宋时对创伤的检查诊断，已注意致伤外力的大小、方向及致伤的部位、局部组织的变化、血肿情况和肢体功能等，以辨别伤情轻重。由于麻醉术的进步，外科手术水平与器械已有针、线、刀、镊、剪、凿、钳、锥、锤等，在复杂骨折的切开复位技术上也有所发展。

元代骑兵征战造成外伤、骨折、脱臼者很多，急需治疗，客观上促进了骨伤科的发展。危亦林的《世医得效方》（1343年）是现存记述骨伤科最详细的著作。该书记述了四肢骨折及脱臼、脊椎骨折、跌打损伤、箭伤及整复法，介绍了多种治疗手法和器械，特别是对脊椎骨折第一次应用悬吊复位法，这是骨伤科史上的创举。该书对麻醉法的记述是我国较早的记录全身麻醉法的文献。

（四）妇产科

宋太医局设立产科，专门培养妇产科学生，妇产科自宋代始发展成独立的专科。该时期已积累了较丰富的经验和理论，诊疗方法也趋于完善。同时出现了一批妇产科专著，代表性著作有杨子建的《十产论》（1098年）和陈自明的《妇人大全良方》。《十产论》详述了横产（肩产式）、倒产（足产式）、坐产（臂产式）、碍产（脐带绊肩）等各种难产形式和助产方法。书中记载的“转胎手法”是异常胎位转位术的最早记载。《妇人大全良方》为我国第一部比较完善的综合性妇产科专著，共24卷，29门。前3门为妇科，论述正常月经和月经病，一般妇科常见疾病和不孕症；后6门为产科，对胎儿形成、发育、孕期疾病、分娩、难产、产后护理及治疗、妊娠用药禁忌等均有叙述。《妇人大全良方》对中医妇产科的发展起到了积极的推动作用。

金元时期，各家医学思想的争鸣也不同程度地影响了妇产科学的理论及临床治疗，各医家对妇产科疾病的辨证论治和诊疗方法均有发挥及创新。

（五）小儿科

我国医学的小儿科向以“颅囟”、“少小”、“小方脉名”之。宋代，太医局专门设立“小方脉”科，并承前制，儿科以独立专科形式出现于医学分科中。唐代著名医家孙思邈十分重视妇幼科，但也只是在《千金要方》和《千金翼方》中将其列入卷首，直到两宋时期，儿科著作才空前丰富，有钱乙的《小儿药证直诀》、阎孝忠的《阎氏小儿方论》、张涣的《小儿医方妙选》、陈文中的《小儿痘疹方论》及《小儿病源方论》、杨士瀛的《婴儿指要》等。尤以钱乙和陈文中的学术影响最大。小儿科专家钱乙的《小儿药证直诀》为我国第一部儿科专著，使我国儿科学发展到了一个新高度。

钱乙（1032—1113年），字仲阳，今山东郓城县人。《小儿药证直诀》全书共3卷，是由钱乙的学生阎孝忠根据老师40年的临床经验，将他的理论、医案、验方加以整理总结而成。上卷言证，中卷为研治病例，下卷为方。书中强调小儿的生理和病理特点，总结出以五脏为纲的儿科辨证方法，创制了不少新方，如升麻葛根汤、导赤散、泻白散、异功散等，都是后世医家常用方剂。这一时期，对麻、痘、惊、疳等小儿病症有了较为深刻的认识，如《小儿药证直诀》一书中记载“五脏各有一证，肝藏水疱，肺藏脓疱，心藏斑，脾藏疹，归肾变黑”，说明当时已注意到天花、麻疹、水痘和斑疹的鉴别。

金元时期，医家针对小儿的病理生理特点，提出了各种适宜小儿特点的证治法则。刘完素赞同前人关于小儿为纯阳之体的理论，认为小儿发病“热多寒少”，主张用辛凉苦寒、泻热养阴法来治疗小儿热病。朱丹溪也提出“乳下小儿常多湿热、食积、痰热为病”，故多用滋养阴液法治疗。

（六）法医学

在我国法医学的发展历史上，尤以宋元时期成就最为卓著。首先，宋元政府制订、发展、完善了一系列有关法医检验制度，如元代儒吏考试程式的颁发，展示了当时祖国法医学在活体和物证检验方面的成就。儒吏考试程式颁于1297年，全文共分24个字，每字代表一个部分，计118条，与法医学有关的共4个字，分别为尸、伤、病、物，计53条。考试程式中的“尸”

相当于尸体检查，“伤、病”两部分相当于活体检查，“物”相当于物证检查。这是现代法医学的三大组成部分——尸体、活体、物证考试程式中第一次在世界上被提出。考试程式作为一种例行的检验报告格式，要求准确记载活体损伤的性质，记录其存在的部位、大小及程度，并推定凶器的性质。程式中记载了检验活体的损伤格式，乃迄今已知最早的格式，它标志着我国古代的活体损伤检验已奠定了较好的基础。其次，出现了一些有关法医学的著述，影响较大的有宋慈的《洗冤集录》(1247 年)、王与的《无冤录》(1308 年）等，其中《洗冤集录》既是我国也是世界上最早的较有系统的法医学专著，对国内外法医学产生深远的影响。

宋慈（1186—1249 年)，字惠父，福建人。曾做过数任高级刑法官。他根据历代法医知识和执法检验经验写成《洗冤集录》四卷，比较全面地记载了人体解剖、尸体检验、现场检验、某些机械性死伤原因的鉴定，列举了用以自杀或他杀的药物，以及急救、解毒等方法。《洗冤集录》因内容丰富、切合实际，自 13 世纪问世以来，沿用了六百多年，后世法医书籍大抵据此编写，并被译成朝、日、英、法、德、俄、荷兰等多国文字。

《洗冤集录》一书涉及生理、病理、解剖、药理、毒理、骨科、外科、检验多方面的知识，包括了现代法医检验所需的基础知识，不仅是当时法医学成就的总结，而且从侧面反映了我国古代的医学水平，对世界法医学的发展做出了重要贡献。

四、有影响力的医学著作及医学家

（一）方书

1.《太平圣惠方》《太平圣惠方》是北宋政府令尚药奉御王怀隐等集体编著的第一部大型方书，历经 10 年，公元 992 年成书，现有一部手抄本存于北京大学医学部图书馆内。全书共有 100 卷，分 1670 门，录方 16 834 首，内容颇为丰富。《太平圣惠方》以门统方，每门以《诸病源候论》有关理论引入，后汇集药方，内容包括病因、病理、治疗方法、方剂适应证、药物用量等，是一部理论联系实际，具有理、法、方、药完整体系的医方著作，既继承了前代的医药成果，也反映了当代的医疗水平。公元 1046 年，为普及医学知识，破除迷信，何希彭选其精要，摘录切合实用的方剂 6000 余首，编成《圣惠选方》。该书广泛流传，对方剂学影响较大，并作为教科书达数百年之久。

2.《圣济总录》《圣济总录》是宋政府组织集体编辑的一部大型方书，与《太平圣惠方》性质相似，规模更大，公元 1118 年成书。全书共 200 卷，分 60 门，载方约两万首，几乎将汉以后、宋以前的医方收罗无遗，集宋以前医方之大成。该书每门之下分列若干证，每证之首先论病因、病理，再述治法方药，囊括内、外、妇、儿、五官、针灸、正骨等 13 科，内容非常丰富。作为一部医方全书，《圣济总录》是临床各科的重要参考书，同时具有研究价值。

3.《太平惠民和剂局方》《太平惠民和剂局方》是宋代由政府创办的专营药物买卖的“和剂局”配制成药的处方集，为我国也是世界上最早的国家药局的成药处方集。该方书原名为《和剂局方》，有 5 卷，21 门，录方 297 首，后经多次增补，内容日益丰富，1151 年改称为《太平惠民和剂局方》，颁行全国。全书 10 卷，载方 788 首，涉及内、外、妇、儿、伤、五官科。书中所载方剂均来源于实践，有相当部分是继承前人经验，选药精良、配伍得当，每方除介绍药物组成和主治病症以外，对药物炮炙和药剂配制方法都做了详细说明，对后世方剂学贡献很大。

（二）药学

两宋政府期间，药学受到广泛重视，本草的研究和编纂工作空前繁荣，传世的作品中既有政府集中人力和财力所纂之作，又有民间医家博览群书、呕心沥血所撰之册，是我国药物学发展到新高度的显著标志。

开宝六年，即公元973年，宋太祖诏令修纂本草，成书《开宝本草》。这是宋代第一部官修的药典性本草著作，宋太祖为之作序，由国子监镂板刊行。该书的编纂发行处于医学书籍从手工传抄向制版印刷的转型时期，编撰者成功地制定了严谨的体例，并为宋代其他官修本草著作所继承。本书首次采用黑白字来代替朱墨分书，内容上增补了当时常用药100多种。

《嘉祐本草》是《开宝本草》刊出后80年，宋政府为了体现药物学发展，组织医书局专家历时3年完成之著，共载药1082种，新增药物99种，也称《嘉祐补助神农本草》。在该书的编纂过程中掌禹锡等人又奏请同时开编《图经本草》。两者同时编纂而分工各有不同。《嘉祐本草》多属校订工作，在药理上无重大创设，而《图经本草》则是继唐之后又一次全国性药物普查，将搜集到的涉及150多个州郡所产药物和外来药物的标本、实物图形及文字说明，分门类编次整理。书中载药780种，每味药分为药图和注文两部分，在635种药名下附注933药图。

《经史证类备急本草》简称《证类本草》，由宋唐慎微著，成稿为公元1100年左右。全书共31卷，分13类，叙述药物别名、药性、主治、产地、采集、炮制、辨析、附方等。收藏药物1746种，有药图294幅。凡与药物有关之古今医书验方、经史百家、佛书道藏均搜集其中，论述也较为周详。《证类本草》对宋以前的本草成就进行了系统的总结。该书在刊行后受到政府重视，经数次修订后，颁布全国。《证类本草》在《本草纲目》问世之前流行了500多年，一直是本草学研究的范本，在本草史上具有重要地位。

除上述本草著作外，两宋期间还有《重广补注神农本草并图经》《大观本草》《政和本草》和《绍兴本草》等影响较大的本草学著作。金元时期，本草学上比较有代表性的作品是《饮膳正要》。

（三）针灸学

宋金元时期，针灸学得到了大力发展，尤其两宋时期是中国针灸学历史上的一个里程碑。针灸腧穴铜人和《铜人腧穴针灸图经》是这一时期的代表性成果。

北宋初期经络腧穴的部位十分混乱。宋仁宗天圣初年（1023年）诏令翰林医学院医官、尚药奉御王惟一考次针灸法，铸造针灸铜人，作为针灸之准则。

王惟一（987—1067年），又名王惟德，对古医书中针灸理论、技术颇有研究。他在奉宋仁宗诏书之后，进一步对人体解剖、腧穴位置、经络走行、针灸主治等进行研究，撰成《铜人腧穴针灸图经》3卷。天圣五年（1027年）他主持设计铸造针灸铜人模型两具，将经络腧穴刻画其上，名为“针灸腧穴铜人”，以后学习针科的学生便以铜人作为实习模型。铜人是我国针灸教学最早而且最珍贵的教学模型，平时发挥着穴位规范化的作用，教学时又是学习的依据。据记载，铜人体表涂蜡，使穴位、经络被覆盖，诸孔穴也被黄蜡堵塞，体腔内先注满水银，令被试者针刺，若取穴有误，则针不能入；如果取穴正确，则针从孔穴刺入体腔内，拔针后水银即可以从孔穴处流出，设计如此精巧，世人罕见。铜人模型在历史上长期为国内外医学界所重视。后宋金发生战争，宋败，讲和时金要求索取铜人一具，可见铜人的重要性。

金代医学家窦汉卿在针刺补泻法方面有其独到之处，于1295年著《针经指南》。书中综合阐述了经络运行、补泻、手法、流注八穴、取穴禁忌、配穴处方等，并详细论述了动、摇、进、退、搓、盘、弹、捻、循、扪、摄、按、爪、切的具体操作，为后世医家所沿用，另在其《标幽赋》中描述了晕针的原因和防治方法，至今仍有现实意义。

（四）其他医学家及医学著作

1.《回回药方》　作者不详，约系元时东来的华籍回回医生编撰，原书共36卷，今有残本4卷，现藏于北京图书馆。本书用汉字写成，但在外来药物译音后多附有阿拉伯文。从残本来看，本书包括内、外、妇、儿、骨伤及解毒救急等各科疾病证治与方制。书中的医学理论多源于阿拉伯医学，同时也使用了一些中国医药术语，反映了中国医药学与阿拉伯医药学的交流，同时，书中所载的一些外科手术还受到了古罗马医疗技术的影响。本书是中外医药广泛交流的产物，是一部值得重视的医药交流文献。

2．沈括（1031—1095年） 字存中，钱塘（今浙江杭州）人，宋代伟大科学家，精通天文、历法、算学、物理、生物、医药等诸多方面。沈括为仁宗嘉祐年间进士，参加过王安石变法，官至翰林学士。沈括录平生见闻，著《梦溪笔谈》26卷、《补笔谈》3卷、《续笔谈》11篇。在这三部书中，均有医药学成就记载，尤其是在生态环境对植物的影响、药物用途、药物在人体内的吸收方面都有精辟论述。沈括的医药造诣很深，另著有《良方》（又称《沈存中良方》，与苏轼医方书合刊者称《苏沈良方》），记录了许多方药，论述了辨疾、治疾、服药、处方、辨药“五难”。书中记载，我国在11世纪已能从尿液中制备“秋石”（性激素结晶）。沈括所著有关医药的书籍还有《灵苑方》《忘怀录》《别次伤寒》。

3．庞安石（约1043—1100年） 字安常，蕲州蕲水（今湖北浠水）人。他研读《内经》《难经》《太素》《黄帝针灸甲乙经》等书，通晓各家之说，尤推崇《难经》。庞氏诊脉，重视人迎、寸口并用，依《内经》等理论指导临床，以治疗伤寒见长。庞氏一生著书甚多，仅存《伤寒总病论》6卷，是历经30年，广博众家学说，并结合自己的实践经验加以编次而成的。书中提出温病治法不能全以伤寒汗下法等新见解，是一部研究《伤寒论》的较早专著。庞安石还著有《难经解义》《庞氏家藏秘宝》《验方集》《本草补遗》等，均佚。

4．许叔微（1079—1154年） 字知可，真州白沙（今江苏仪征）人，绍兴二年（1132年）中进士。他对伤寒学说研究精深，著述多种，撰有《注解伤寒百证歌》《伤寒发微论》《伤寒九十论》。这三部书共同的特点是：凡仲景有论缺方者，即以《千金要方》等补之；凡仲景议论有不足者，则以《诸病源候论》等补之。这三部书均为歌诀体裁，便于学习和记诵。许叔微还善于裁化古方，创制新方，晚年将其平生所用验方及医案整理编排而成《类证普济本事方》（简称《普济本事方》）。该书载录许多新方剂，很为后人重视。许氏在医疗上强调辨证论治，治疗主张重视脾胃，以益肾滋润为主 。

5．陈文中（13世纪） 字文秀，宿州符离（今安徽宿县）人。陈文中精通大小方脉，擅长治疗小儿疮疹，悉心救治贫困患者，被尊为“宿州陈令”。陈文中著有《小儿病源方论》4卷，附望诊图，论述了小儿病症的证治及护理。陈文中认为小儿病中痘疹最为严重，取家藏验方及临证经验，于1254年集成《小儿痘疹方论》一书，治痘多采用温补之法。陈文中与钱乙是宋代痘疹科具有不同特色的著名医家。

6．杨七瀛（13世纪） 字登父，号十二斋，三山怀安（今福建福州）人。他痛恨庸医误人，矢志学医，著《仁斋小儿方论》，又名《婴儿指要》，分门立证，讲治论方。同年以张仲景的《伤寒论》及朱肱的《南阳活人书》为本，总括要领，著《伤寒类书活人总括》，简称《活人总括》。杨七瀛精研脉法，以《脉诀》为本，参言百家，著成《医学真经》，多有新见解，受人重视。景定五年（1264年），杨七瀛撰《仁斋直指方》26卷，主述内科杂病证治，为南宋著名方书。杨七瀛反对汞剂（朱砂、水银）治小儿胎毒，对痘疹的治法及护理有独见。杨七瀛另撰有《医学真诠》，又作《医学真经》，已佚。

五、中外医药交流

（一）中国与阿拉伯国家

宋代中国与阿拉伯国家之间的医药文化交流日益密切，当时的药物交流主要通过海路。宋代来自阿拉伯地区的药物不但种类繁多，且数量也相当巨大。通过交流，一些先进的医药技术引入中国，如阿维森纳的名著《医典》中有用金、银箔做药剂丸衣的记载，该技术可对药物起到一定的防腐作用，对提高疗效也有一定作用。这种技术在宋时传入我国，促进了我国丸衣剂型的多样化。在阿拉伯医药传入中国的同时，中国传统医药文化也外传至阿拉伯地区，如人参、茯苓、肉桂等植物药，朱砂、雄黄等矿物药。中国的炼丹术也经阿拉伯传至欧洲，对后世的制药化学产生了积极的影响。

公元1206年，蒙古国建立后的三次西征在客观上对与阿拉伯医药交流的发展起了很大便利。统治者在所征服的地区征召医生为自己服务。因为他们绝大多数为伊斯兰教的信仰者，因而元时把西域东来的各族医生统称为“回回医生”。成吉思汗第二子察合台病重时，给他诊治的是一个叫麦术督丁的波斯医生。这些回回医生奉行的是回回医药。为了满足大量回回的医疗需要，忽必烈时期先后设立了西域医药司、京师医药院、广惠司、回回药物局等回回医药专门机构。回回药物传入中国的另一途径是诸汗国的“进贡”，同时，中国传统医药也在伊斯兰国家广为传播。这些国家十分注重吸收中国科学、医学、艺术和史学的成就。著名的阿拉伯医学家拜塔尔（1197—1248年）所著的《药用植物大全》中首次收藏了大黄、姜等中药。

（二）中国与欧洲

元代蒙古人西进，与欧洲人多次交战，此时西方诸国也派传教士来华，并在北京设有主教和教堂，这一切都促进了东西方医药的交流。

元代有许多欧洲旅行家来到中国，带去了中国的丝绸工艺品和药物，最负盛名的是马可波罗和他的《马可波罗游记》。马可波罗在书中记载了只能各国社会用以保持清洁卫生的器具，如口鼻套：“凡伺候大汗之饮食者……其口与鼻，乃套以绣丝及金之巾，俾气息不能外透，致染御食”。总体来说，这一时期，中国与欧洲的医学交流尚处于初始阶段，多通过阿拉伯医药传播的渠道完成，为明清时期西方医学对中国医学的影响创造了条件。

（三）中国与朝鲜

宋金元时期，中朝两国间的医药交流比较密切。期间，两国多次互派医生诊病和学习。在医事制度方面，宋初，高丽仿照唐制设置机构，授予头衔，实行医学考试制度，并收录多本经典中国医书，如《素问》《黄帝针灸甲乙经》《脉经》《刘涓子方》等，后又追加《和剂局方》。同时也有一些中国已佚的古代医书通过与朝鲜的文化交流重新回流，比如《黄帝针经》等。元代，两国间药物交流比较频繁。史料记载，高丽忠烈王和恭愍王先后8次遣使来中国向元朝廷献人参、松子、木果等药物，元朝廷先后9次向高丽王惠赠葡萄酒和香药等药物。

（四）中国与日本

宋代，中日医药文化交流总体发展不大，有限的交流多局限于江浙等地，且以贸易和僧人居多，医事交往不多。元朝，日本来华的商人增多，输入中国以黄金、刀剑、扇子、措金等为主，同时又将中国的禅林茶礼进一步带回日本兴盛起来。

（高　晞　李光明）

第三章　医学革命与实验医学的奠基

文艺复兴时期的医学，以人体解剖学的建立为划时代贡献。17 世纪，医学引入了实验观察与数量分析的方法，为哈维的血液循环学说奠定了基础。显微镜的发明和应用、医学理论上的学派争鸣等推动了近代医学的发展。18 世纪由于机械唯物观和产业革命的影响，医学界开始抛弃长期以来占统治地位的体液病理学说，从身体本身的结构变化来探寻疾病的原因，建立了病理解剖学。此外，公共卫生和社会医学方面也在 18 世纪开始引起人们的重视，其中牛痘的发明是最重要的事件。1980 年世界卫生组织（World Health Orgnization，WHO）宣布在全世界范围内消灭了天花，这是人类依靠自己的力量消灭的第一种传染病。总之，文艺复兴开启了近代西方医学发展的大门，西方医学从经验思辨进入了科学实验的阶段。

第一节　文艺复兴与自然科学的进步

文艺复兴是欧洲文化与思想发展的一个重要时期。14 世纪初这个新时代的特点开始显露。在复古与复活两大口号的影响下，人们既希望从希腊、罗马留存的宝藏中吸取养料，又渴望追求思想自由和言论自由。文艺复兴时期以艺术为先导，带动了自然科学和医学的进步，使欧洲国家进入一个富有活力的崭新时代。

一、文艺复兴运动及其影响

14 世纪末，在欧洲封建社会内部孕育的工商业已经发展，资本主义的手工工场逐渐形成。欧洲封建制度开始崩溃，新兴的资产阶级崛起。中国的火药、指南针和造纸术传至欧洲，对欧洲文艺复兴起到推动作用。1453 年土耳其人占领了君士坦丁堡，东罗马帝国覆灭，大批学者携带希腊文化遗产向西方迁移。新兴的资产阶级借鉴古典文化，并以此作为反抗教会的思想武器。到 15 世纪末 16 世纪初，哥伦布（C. Columbus，1451—1506 年）发现了美洲，麦哲伦（Fernao de Magalhaes，1480—1521 年）实现了环球航行，地理知识的扩大为资产阶级开拓了市场，促进了资本主义的发展，自然科学也相应地发展起来。

近代资产阶级文化首先发端于意大利，其后尼德兰、英国、法国、德国也相继发生文艺复兴运动。文艺复兴运动肯定人生快乐，推崇个性，主张以个人为中心，以此反对封建文化和宗教的统治，历史上将这一文化上的新派别称为人文主义。虽然人文主义包括了不同的思想流派和文化流派，但他们总的口号是“我是人，人的一切我应该了解”。文艺复兴时代人文主义的思想鼓舞了人们对真理的追求和探索。

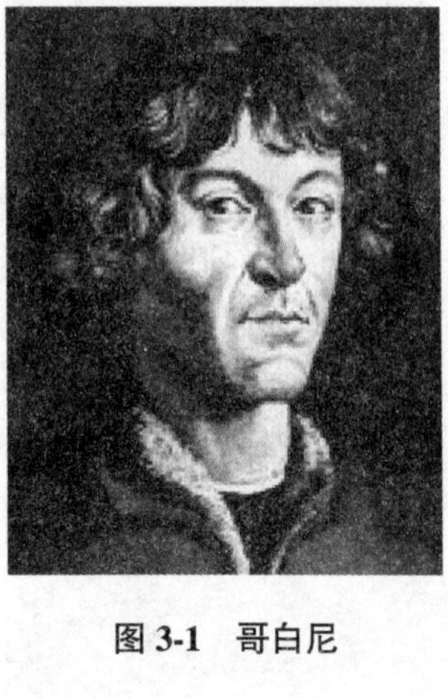

图 3-1　哥白尼

1543 年哥白尼（N. Copernicus，1473—1543 年，图 3-1）的《天体运行论》出版，证明地球与其他行星围绕着太阳运转。哥白尼的太阳中心说打击了教会支持的托勒密的地心说，标志着自然科学开始从神学的束缚中解放出来。虽然哥白尼的著作被统治者视为“异说”而遭禁止，但是进步的科学家仍然发展了他的学说。

二、自然科学的进步

16世纪荷兰独立，17世纪英国推翻专制王权建立了资产阶级的议会制度，18世纪工业革命爆发。新兴资产阶级为了发展工商业，支持科学技术的进步，科学技术的进步反过来又推动了社会变革。

（一）天文学

17世纪以前，布鲁诺（G. Bruno，1548—1600年）一方面支持哥白尼的主张，认为太阳是宇宙的中心，地球及其他行星以太阳为中心在不停地旋转，同时又反对哥白尼恒星不动的解释，他认为宇宙是无限的。他的学说于1584年发表，同样遭到教会的反对。他从巴黎返回意大利不久就被捕入狱，最后被教会判处死刑，烧死在火刑台上。布鲁诺死于1600年，这一年，科学家笛尔德（V. Dilderp，1544—1603年）发表了《论磁石》，不但对磁石的本质做了研究，而且还指出地球本身就是一块大磁石。1609年，伽利略（G. Galilei，1564—1727年）研制成世界上第一台天文望远镜，1611年借助望远镜发现了金星。他阐明，“若行星也如地球旋转于太阳周围，则行星受太阳照射的部位也会发出光芒”。另一位天文学家开普勒（J. Kepler，1571—1630年）重视物理知识，他曾以精密的数理方法来研究和探讨天体运动的法则。

天文学的进步对于医学虽然没有产生直接的影响，但其间接作用却是很大的。17世纪以后，观察和实验的方法逐渐应用到医学研究中。

（二）化 学

古希腊时代虽然出现了原子论学说，但属于哲学范围，还不可能用实验来证明。中世纪的阿拉伯化学曾以炼丹术的形式出现，但也不能称之为化学。坚信四元素学说的欧洲人认为金属同其他物质一样，是四种元素按不同比例混合而成的。至于蒸馏引起的物质变化也被看作是四元素的比例发生变化所致，这种思想一直影响到17世纪。

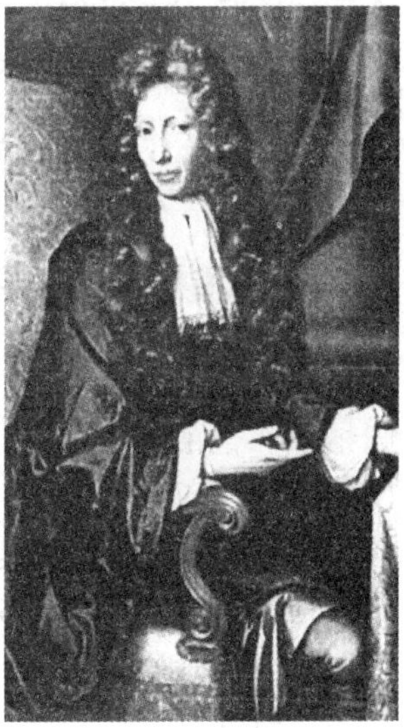

图 3-2 波义耳

17世纪中叶，波义耳（R. Boyle，1627—1691年）（图3-2）成为英国皇家科学会会员，专门从事化学研究。波义耳在化学上的成绩颇多，正是因为他的贡献，化学被从炼丹术中分离出来，成为一门独立的科学。波义耳认为空气是一种物质，且有重量。根据实验，他阐明空气是维持呼吸的必要物质。他还发现了有关气体的一些法则，其中包括后来的波义耳定律。从波义耳开始至17世纪后半期，化学有了显著进步。这一时期，化学界的另一位代表人物梅犹（J. Mayow，1643—1679年）提出燃烧、呼吸的概念，并指出静脉血在变成动脉血的过程中，必定有一种物质起作用，而且这种物质就存在于空气中，因此，从某种意义上说，是梅犹发现了氧气，并指明了氧气在血液变化中的作用。

1774年，英国科学家普利斯特利（J. Priestley，1733—1804年）完成了加热氧化物以提取氧元素的实验。同年，法国化学家拉瓦锡（A. Lavoisier，1743—1794年）（图3-3）明确了呼吸气体的组成，确定二氧化碳和水是呼吸过程的正常产物，他还把氧化物燃烧产生的气体命名为氧。1784年，英国人卡文迪许（H. Cavendish，1731—1810年）发现氧和氢可以生成水，从而揭示了呼吸产生的二氧化碳和水并非是身体内某一器官或血液分泌的，纠正了过去的错误认识。

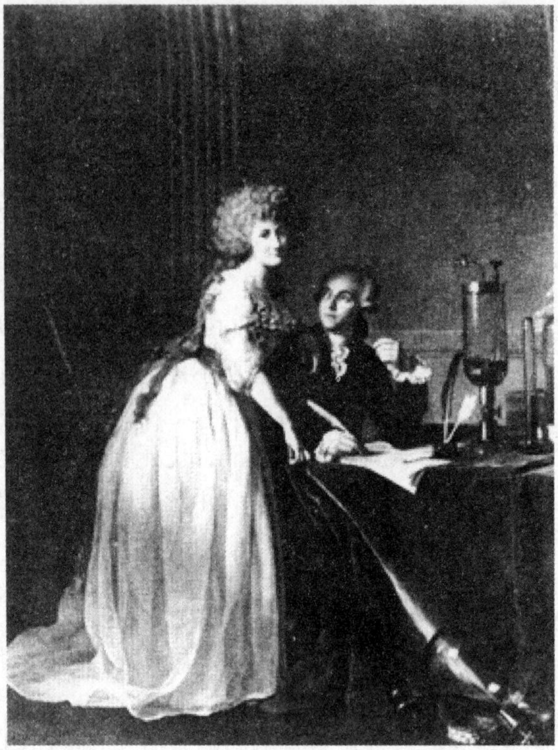

图 3-3 拉瓦锡及夫人

（三）物理学

18 世纪自然科学的进步主要体现在物理学方面。近代科学诞生后，亚里士多德的力学不断受到质疑。17 世纪末，英国科学家牛顿（I. Newtor，1643—1727 年）在认真研究伽利略等前代科学家研究成果的基础上，总结出运动三定律，成功地导出了万有引力定律，成为整个近代物理学的重要支柱，从而完成了人类对自然界认识史上的第一次理论大综合，使科学摆脱了神学的束缚。牛顿三定律的出现标志着物理学的新起点。

三、机械唯物主义自然观的形成

英国哲学家培根（F. Bacon，1561—1626 年）提出经验唯物主义，重视观察实验，提倡归纳法。他的名言“知识就是力量”激励了数代人的探索精神。法国唯物论者笛卡尔（R. Descartes，1596—1650 年）重视人的思维能力，同时又把机械论的观念用于生理学的研究上。培根和笛卡尔的思想虽然没有形成完整的思想体系，但对后世生命科学的发展影响很大。

18 世纪，大部分欧洲国家建立了资本主义制度，新兴的资产阶级大力扩张势力，发展对外贸易。在商品需要的刺激下，首先在英国的纺织业实现了技术革命，织布机和纺织机出现了。1784 年瓦特改良了蒸汽机，很快蒸汽机被应用于纺织业和工矿业，机器生产代替了手工生产，生产力大大提高。

资本主义生产关系的形成必然在思想和意识形态上得到反映。新兴的资产阶级迫切要求从封建制度下解放生产力，要求认识现实和自然，发展科学技术。这一时期唯物主义的特征是唯物的、机械的，因此，把这种唯物主义称为机械唯物主义。机械唯物主义主要是用力学观点解释一切，把自然界各种客观事物的属性都看作是机械作用的结果，把各种不同质的现象都认为是机械的。

机械唯物主义萌芽于文艺复兴时期，形成于 17、18 世纪。18 世纪，唯物主义在法国发展到了鼎盛时期。法国机械唯物主义者认为人的有机生命和心理活动都是自然的产物，完全遵循机械规律，如拉美特里（Jo. de Lamettrie，1709—1751 年）把人看作是一部机器，他的一本著作就叫作《人是机器》。机械唯物主义的形成与当时自然科学的发展密切联系。17、18 世纪自然科学的研究是从最简单的运动形式——机械运动和力学开始的，牛顿的力学发现将这一研究发展到了顶峰。在生物学方面，对动植物的研究还是做资料的搜集和分类，对人体只限于机体的解剖研究，因此，把每一物体从周围事物隔离开来，孤立研究，这是机械唯物主义研究自然科学的基本指导思想。

机械唯物主义对西方医学的影响是深刻的，特别是 18 世纪法国的许多机械唯物主义者都是医生，除了拉美特里这一学派的代表外，卡巴尼斯（PJG，Cabanis，1757—1808 年）是法国医院事业最出色的组织者之一。他不仅是一位医学理论家，还是物种变化的拥护者，认为后天获得性可以遗传，他在代表作《人的肉体和精神的关系》中认为意识主要依赖于人的生理功能和内部器官的转动而产生，他还宣称大脑可以分泌思想，正如肝分泌胆汁一样。

总体来说，机械唯物主义是 18 世纪资产阶级革命最典型的哲学形式，它清除了 17 世纪以来唯物主义中掺杂的宗教神学的杂质，更彻底地贯彻了无神论思想，在社会发展中具有进步意义，对西方医学影响深远。但其也具有很多局限性，如完全用力学的尺度衡量有机过程，忽略了事物发展变化的过程，而用凝滞的眼光看待事物的发展。

第二节　人体解剖学的创建

中世纪的欧洲在教会的封建统治下，反对进行人体解剖，直到 13 世纪以后，随着阿拉伯的一些盖仑注释家出现，才有了解剖学，其后虽然医科大学课程设置中有解剖学，但是这种解剖工作都是严格按照盖仑、阿维森纳的教本进行的，并非为了研究解剖学。14 世纪，博洛尼亚大学的蒙迪诺所著《解剖学》一直沿用到 16 世纪。在这两百年间，学者们效法蒙迪诺的图示，从不亲自实践，如果遇到解剖的实际情况与权威学说不同，则宁可说是尸体畸形造成的，也不愿意承认解剖理论有错误。因此，人体解剖学在 16 世纪以前几乎没有进步。

一、艺术家参与人体解剖

把疾病当作罪恶的基督教观念，在文艺复兴时期让位于古希腊的观念，即认为疾病的原因是缺乏和谐。爱好生活和人生享受的思想压倒了不关心死亡的教义，解剖尸体被看作是对身体不敬的思想在这一时期被抛弃。人们认识到只有直接研究人体才能发现人体的美，才能成为真正的艺术家。艺术的复兴对于人体解剖学产生了重要的影响。

文艺复兴时期的杰出画家米开朗基罗（LBS. Michelangelo，1475—1564 年）、拉斐尔（S. Rophael，1483—1521 年）、丢勒（A. Dürer，1471—1528 年）等人都对人体外形作了精细的研究。为了要把体形正确而忠实地表现出来，他们开始研究关于肌肉及骨骼的知识，于是他们自己进行解剖工作。在这些艺术家中，意大利著名艺术家达·芬奇（Leonardo da Vinci，1452—1519 年）甚至对人体结构及其功能的研究感到比纯艺术更有兴趣。

达·芬奇提出一个十分重要的思想，即科学和艺术的对象就是大自然。在达·芬奇看来，科学方法的基础是感觉经验，他曾说："我们的全部认识都是从感觉开始的……凡是不通过感觉而来的思想都是空洞的，都不产生任何真理，只不过是一些虚构而已"。他认为科学的方法论和实践的关系是密不可分的，科学是指挥官，实践是士兵。

达·芬奇对解剖学的研究完全摆脱了经院哲学的传统，他以敏锐的眼光研究解剖学。他的伟大在于从他身上表现出艺术和科学都不受权威的羁绊。他曾做过不少极仔细的解剖，据说他曾解剖过 30 个人体，其中有 10 个是专门为了研究静脉。

达·芬奇在看到每一副骨架之后，不仅要画下每一根人骨，还要研究这些骨骼的功能；看到每一条肌肉时，也要研究这条肌肉的作用。达·芬奇还描绘了心脏、消化道、生殖器官和子宫内胎儿的情况，也绘出了上颌窦。他所描绘的神经系统的图画至今仍然被保存着。达·芬奇对于心脏和血管的结构研究得更仔细，他曾经将蜡注入心脏以观察心房和心室的形状，否定了盖仑的心肺相连说。作为艺术家的达·芬奇远在培根之前就试图用实验的方法来研究人体各部分和器官的功能了。

二、人体解剖学的奠基

维萨里（A. Vesalius，1514—1564 年）在医学史上占有极重要的地位。他是现代人体解剖学的奠基人，也是现代医学科学的创始人之一。他出身于医生家庭，年轻时求学于罗文学院，这所学院由人文主义者爱拉斯莫（Erasmus，1465—1536 年）及莫尔（T. More，1478—1535 年）等人创办，维萨里深受学院的古典主义影响。1533 年维萨里到蒙彼利埃和巴黎大学学习医学，他对于巴黎大学的解剖课仍操作在仆人之手的方式深感不满，于是决定自己寻觅尸体来进行解剖研究。1537 年年底，维萨里返回意大利，在帕多瓦大学任教。该校当时正值全盛时期，欧洲各地的学者会集于此，维萨里在这里得到了自由研究的机会，他勇敢地推翻了盖仑的解剖学观点，指出盖仑的解剖学大部分是以动物解剖做基础，这种解剖学只适用于动物，而对于人体的描述则大多是不完善甚至是错误的。

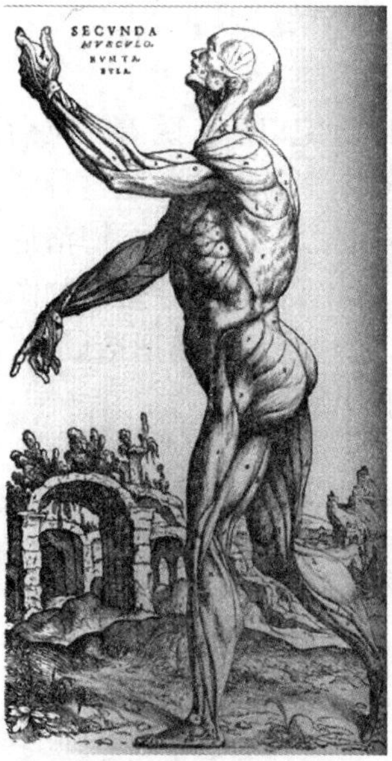

图 3-4 维萨里的著作《人体之构造》插图

年轻的维萨里（那时只有 20 多岁）认为人体解剖学必须重新开始，他坚信自己的观点是正确的。1538 年，维萨里出版了《解剖记录》。1543 年，维萨里发表了划时代的著作《人体之构造》（*De Humani Corporis Fabrica*）（图 3-4）。由于当时的保守势力，此书未能在就近的威尼斯出版，而是由出版商人文主义者奥波林（Oporin）资助，在巴塞尔出版的。此书的出版引起了极大的震动。先进的医学家和科学家表示欢迎，但许多盖仑主义者则联合起来反对。维萨里的观点与权威的学说发生了不可调和的冲突，从此以后，维萨里不断地遭到教会的迫害。1563 年维萨里渡海到耶路撒冷去朝觐，次年于归途中在赞德岛荒凉的崖边结束了一生。

维萨里第一次与盖仑相反地描述了静脉和人类心脏的解剖。他仔细描述了纵隔及系膜的解剖学结构，改正了盖仑关于肝、胆管、子宫和颌骨的解剖学错误，说明了胸骨的结构和构成骶骨的骨数，正确地描述了杓状软骨及手和膝的关节面，还描述了黄体。书的最后一章讨论了活体解剖，与盖仑的说法相争论，并证明将动物的喉头切开后仍可用人工呼吸维持其生命。他还提到不同种族头盖骨形状的变化，如日耳曼人的短头骨和弗兰德斯人的长头骨。总之，《人体之构造》一书驳正盖仑的错误约 200 处，给予了人们全新的人体解剖知识。

维萨里在《人体之构造》的序言中提到医生必须要有解剖学知识，同时他反对当时由市侩药商来掌管医药，并指出医师地位低下是阻碍医学发展的原因。对于解剖学，他强调必须亲自操作，如果委之于仆人，是无法获得正确知识的。他尖锐地批评了盲目崇拜古人的风气，他的革新精神及实践改革赢得了各国科学家的响应，此后解剖学研究日益深入，并为近代西方医学的发展奠定了基础。

三、人体解剖学的发展

在帕多瓦大学，继维萨里之后，解剖学又有了许多新突破，一些人体上更微小的器官被发现。法罗比奥（G. Falloppio，1523—1562 年）是一位多才的作家兼外科医生和解剖学者，生前以外科医生闻名，死后以解剖学者著称。他发表过回盲瓣的记载及关于法罗比奥管（即输卵管）、卵巢圆韧带、咽喉神经等部位正确而精细的描述。他曾自出经费筹建解剖研究室，并把自己的财产捐赠给学校，供支持医学研究。100 年以后在法罗比奥创建的解剖研究室基础上，意大利著名病理学家莫干尼（GB. Morgagni，1682—1771 年）建立起病理学研究室。另一位解剖学家法布里修（Fabricius ab Aquapendente，1537—1619 年）在帕多瓦大学执教 50 年，直到 82 岁去世，在此期间为解剖学的发展做出了重要贡献。同时法里布修也是胚胎生理学的始祖，在他的书中描述了鸡卵中发生雏鸡的状态，他还最早正确记述了眼的构造，此外还进行了肌肉运动的力学研究，但即使是这样一位多才敏锐的观察家，也没能完全摆脱传统见解的影响。他依然遵循亚里士多德和盖仑的学说，因而未能对生理学和循环学说提出进步的见解。如 1600 年他在《论静脉瓣》一文中，曾记述瓣膜口向着心脏，其实这是一项了不起的发现，但由于他局限于旧有的学说，法布里修未能对静脉瓣的作用做进一步研究，在即将发现血液循环的道路上停住了脚步，未能揭示出血液循环的本质。

文艺复兴的思潮使西方人开始懂得“自然如不能被目证就不能被征服”，因此解剖学受到重视。到了 18 世纪，作为一门医学基础课来说，人体解剖学在多数欧洲国家已日臻完备。18 世纪，解剖学的研究中心从荷兰转到巴黎，然后移至爱丁堡。门罗三代成为爱丁堡的解剖学权威，他们完成了关于门罗孔（脑室间孔）、第三脑室和侧脑室的研究。在 18 世纪解剖学多由外科医生兼任，伦敦圣·托马斯医院的彻斯顿（W. Cheselden，1688—1752 年）便是一个很好的例子。他是一位外科医生，同时也是一位解剖学家，著有《人体解剖学》（*Anatomy of Human Body*）、《骨论》（*Osteography*）。1730 年，道格拉斯（J. Douglas，1675—1742 年）出版了《腹膜的记述》（*Desoripotion of the Peritoneum*），书中提到了子宫直肠陷凹，后来被命名为道格拉斯陷凹。

在德国，梅克尔家族三代（Three Generations of Meckels）促进了德国解剖学的发展，他们研究了脑神经和内耳迷路的解剖结构。一些德国解剖学者还进行了正常解剖学、病理解剖学和畸形解剖学的比较研究。

在英国，最有名望的解剖学家是威廉·亨特（W. Hunter，1718—1783 年）。1746 年，他担任海军军医协会的解剖学教授，1768 年担任新成立的皇家艺术科学院的解剖学教授，以后任该科学院院长。亨特的解剖学、外科学、产科学讲稿至今保存在英国解剖学博物馆内，亨特的主要学术著作有《人体妊娠子宫的解剖学》（*The Anatomy of the Human Gravid Uterus*，1774 年），全书有 24 幅解剖图。威廉·亨特的弟弟约翰·亨特（J. Hunter，1728—1793 年）与哥哥同样著名，他自己的解剖博物馆，保存了上千种标本。约翰·亨特是英国病理解剖学的创始人，他把英国的外科学从技艺行业提高到医学地位。约翰·亨特不倦地进行解剖学和病理学的研究，他喜欢亲自观察，主张勿空想，多试验。约翰·亨特在实验病理学和外科病理学方面，完成了硬性下疳与软性下疳的鉴别，并对侧支循环建立的意义、动物冬眠时消化停止的现象以及意外伤害导致腿损伤的修复过程等进行了研究。

第三节　生理学的建立

生理学（physiology）是生物学的一个分支，是研究人体的生命现象和各个组成部分功能的一门科学。以实验为特征的近代生理学始于 17 世纪。1628 年英国医生哈维发表了有关血液循环的名著，以此为标志，生理学成为一门科学。

一、人体功能测量

意大利帕多瓦大学的教授桑克托瑞斯（S. Sanctorius，1561—1636 年）首次将量度观念应

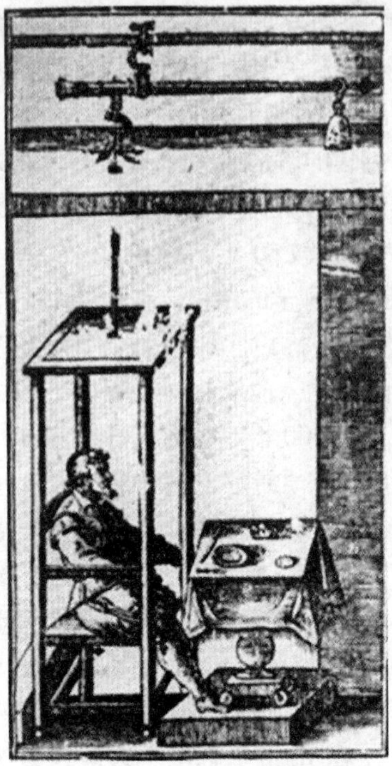

图 3-5 桑克托瑞斯进行测量研究

用到医学中，他设计了最早的体温计和一种比较脉搏快慢的脉动计，分别用于测量人体的体温和脉搏。这两种医疗仪器都是根据伽利略的发明而加以改制的，体温计由寒暑表改进而成，脉动计是根据脉搏跳动与钟摆的运动原理设计制造的，因为当时还没有钟和表。桑克托瑞斯还对不同时间、不同条件下的体重进行研究，他制造了一种如小屋大小的秤，他坐在这杆大秤中经常测量体重，观察体重的变化规律，如此坚持了30年之久（图3-5）。他发现一旦将身体的某部分直接暴露于空气中，即使不进食、不排泄，体重也会发生变化，他将这种现象的原因解释为不易察觉的出汗现象所致，这是近代研究新陈代谢的开始。

二、发现血液循环

17世纪西方医学史上最重要的发现莫过于哈维发现血液循环。哈维（W. Harvey，1578—1657年）于1578年4月2日生于英国的福克斯顿，就读于剑桥大学，攻读医学专业，以后到意大利帕多瓦大学学习，做了法布里修的学生，了解到静脉瓣的构造，回国后被任命为伦敦解剖学校的教授，同时兼任圣·巴托罗缪医院（St. Bartholomew Hospital）的医师，以后又做了英王詹姆士一世（James，I，1566—1625年）年和查理一世（Charles，I，1600—1649年）的侍医。在英国革命时期，哈维与查理一世隐退到牛津，战争结束后回到伦敦。哈维对心脏的构造很了解，他根据实验，首先证明心脏是血液循环的原动力。哈维细心地计算了心脏的容量以及从心脏流出的离心血量和回心血量，也计算了血液流动时间。

他假定：左、右心室分别容纳血液2英两（1英两=31.1035克），脉搏每分钟跳动72次，这样1小时脉搏跳动次数为72×60=4320次。在1小时内，从左心室流入主动脉的血量和右心室流入肺动脉的血量就分别为2×4320=8640英两，约折合540磅（1磅=0.453千克）。如此大量的血液远远超出饮食所能提供的最大限度，同时也远远超出人体本身的体重。哈维利用各种动物反复进行实验研究，终于证实血液是循环的（图3-6）。

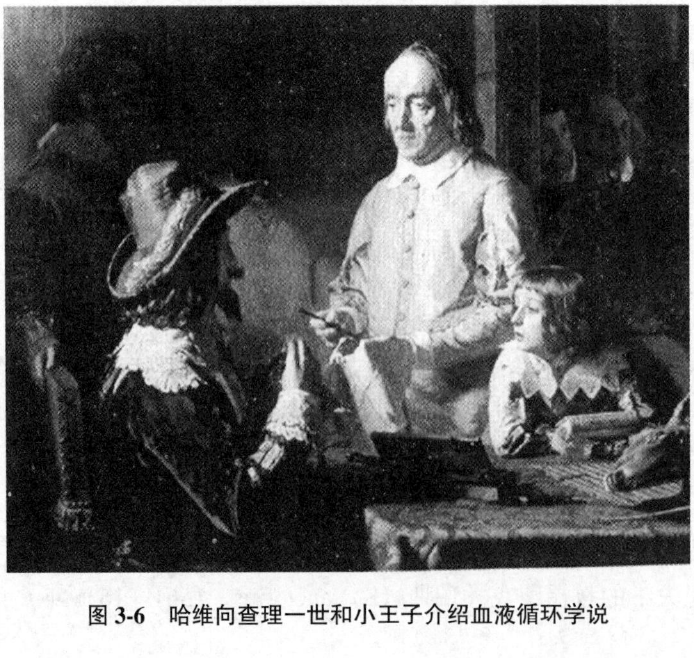

图 3-6 哈维向查理一世和小王子介绍血液循环学说

在哈维以前的许多学者，诸如盖仑、达·芬奇、塞尔维特（M. Servetus 1511—1553 年）、迪塞尔平（Desalpinus）、塔鲁布（Talumbum）这些人在不同时代、不同国家对血液循环理论都有不同的、模糊的认识，但没有确切地阐明。

1628 年哈维发表了他的名作《论动物心脏与血液运动的解剖学研究》（*Demotucordis et Sanguinis Inanima Libus*）。在这本仅有 67 页的著作里，哈维粉碎了前人关于心脏和血液的错误理论，但哈维的学说不可避免地遭到讥笑和打击，巴黎大学的教授们长期拒绝承认哈维的学说。但和历史上许多新事物、新理论一样，真理终究是会被接受的。血液循环学说的发现标志着生理学成为一门科学，在此基础上，18 世纪的病理学才得以建立，以后才有近代临床医学的开始。

三、人体生理学研究

人体生理学主要研究构成人体各个系统的器官和细胞的正常活动过程，18 世纪的生理学研究局限于器官水平。

（一）神经生理

被称为近代生理学之父的哈勒（A. von Haller，1708—1777 年）于 18 世纪出版了 8 卷本著作《生理学纲要》，研究了呼吸运动、骨骼运动、胎儿的生长发育等内容，并重点研究了神经系统的生理功能。

18 世纪以前，神经生理学的研究只限于罗列简单的观察现象，而且还笼罩着浓厚的迷信色彩。当时对神经系统的生理作用很少研究，普遍认为神经系统依赖某种液体而发挥作用，这种液体通过神经到达肌肉时，使肌肉膨胀，肌纤维短缩，从而达到肌肉收缩的目的。哈勒重点研究了血管和神经的生理学，尤以提出应激学说为著名。哈勒研究发现，肌纤维在受到刺激时发生收缩，刺激消失后，肌纤维又可恢复正常。他将肌纤维这种特殊性能称作刺激感应力，他还发现心脏、肠道等器官也具备这种刺激感应力。哈勒指出肌纤维只要受到轻微的刺激就可产生明显的收缩，只要有肌纤维存在，肌肉就可维持运动。肌肉运动除了具备这种固有的刺激感应之外，也通常接收来自神经中枢某种力量的支配。这种力与刺激感应力相似，不受意识的支配，即便在动物死去之后，也可通过试验证明这两种力的存在。哈勒把肌肉固有的力与来自神经传导的力区别开，并进一步阐明这两种力引起的肌肉收缩与其他原因比如湿度、压力、各种组织的膨胀所致的肌肉收缩在本质上是不同的。

哈勒还发现，皮肤和某些脏器组织本身没有感觉功能，只有借助神经才会产生感觉。他认为一切神经集中于脑，大脑是神经的中枢所在，这一结论是他在大量损害动物脑神经后通过实验观察得出的。他还认为脑皮质是完成大脑功能的主要物质基础，而脑髓质是灵魂所在。可见，18 世纪的神经生理学依然弥漫着迷信色彩。

（二）消化生理

法国人瑞奥玛（A. Reaumur，1683—1757 年）因为改进温度计而闻名（这种温度计现已不用），并对消化生理颇有研究。瑞奥玛仔细研究了鸟类胃液的消化作用，发现温度对消化作用很有影响。试管内与鸟体温相同的胃液同样具备消化食物的功能，而当时医学界多数人认为食物的消化主要是胃壁肌肉收缩摩擦食物的结果。1752 年瑞奥玛出版了《鸟的消化作用》（*The Digestion of Birds*），由于他设计了提取鸟胃中食物的办法，从而发现消化作用是一种化学过程，胃液可以消化食物，但并非可以消化所有的食物。瑞奥玛的发现给予 17 世纪以来盛行的物理学派很大的打击，此后从事消化生理研究的人逐渐增多。

（三）其他研究

斯巴兰萨尼（L. Spallanzani，1729—1799 年）是 18 世纪意大利生理学家，与哈勒齐名。在循环生理学上，斯巴兰萨尼指出心脏搏动给予血液的冲击力维持着血液循环，血液通过动脉网到达毛细血管，心脏收缩可以排空心脏内的血液。他研究了从胚胎期到成年期心脏和血管的功能，并观察过血液流速、心脏收缩产生动脉扩张和肺内的血液循环问题。在消化生理学上，他通过吞咽囊管、再由肛门排出的方法进行自体实验，认识到咀嚼和胃内研磨是加速食物消化的必须过程，指出胃壁的搅拌作用有助于食物研磨，而且对食物的整个消化过程也起辅助作用。他还探知胃液是胃分泌的产物，胃液呈酸性，并非由其他脏器输入胃内，而且胃液有凝固牛奶的作用。在呼吸生理学上，他指出缺少空气将导致神经系统功能障碍，由此可致动物死亡，打破了从前以为只有血液循环停止才会发生死亡的认识。他还修正了桑克托瑞斯关于出汗现象的解释，他认为出汗现象与肺的呼吸作用相似，他甚至证明在特殊情况下，皮肤呼吸能代替一定程度的肺呼吸。

黑尔斯（S. Hales，1677—1761 年）是英国生理学家，受到过良好的数学和物理学教育，在医学上侧重于用数学和物理学方法研究生理学。他将压力学原理应用到生理学，发现了测量血管压力的方法并测定了动脉、静脉、毛细血管内血液的不同流速，指出毛细血管具有收缩和舒张的功能。他还阐述了关于淋巴管、神经系统、血液循环的知识。他在《静力学论文集》（*Statical Essay*）里，不但明确提示了植物液汁的静力学问题，测定了植物的生长速度、树汁的压力，更重要的是对血压首次做了定量估计。他用一根玻璃管插入马的股动脉，直接测量了血液在管中的高度。这个定量实验成为医学史及生理学史上的一个重大事件，并为马尔比基（M. Malpighi，1628—1694 年）等人重新认识血液循环理论提供了重要启发。黑尔斯曾用脉音听诊器研究过脉搏跳动，并对哺乳动物的心脏容量和血液流速做出正确估计。

第四节 医学的革新

医学的进步离不开革新，文艺复兴运动为西方医学的发展带来了革新的动力，在这一时期涌现出一批的医学家和多个医学理论，为医学的进一步发展打下了基础。

一、医学改革家巴拉塞尔萨斯

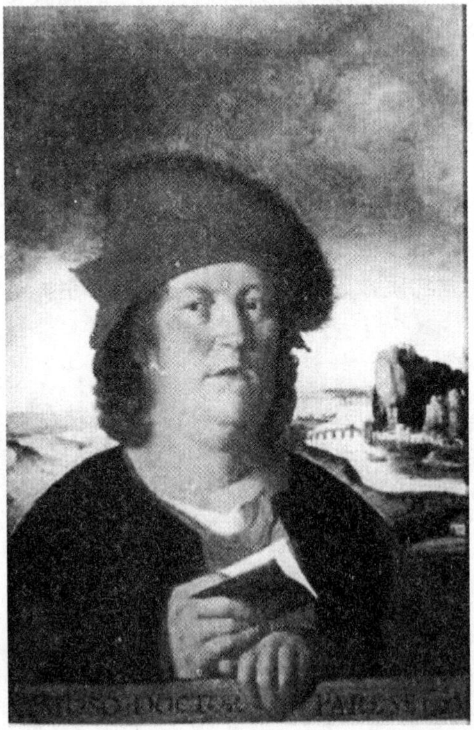

图 3-7 巴拉塞尔萨斯

巴拉塞尔萨斯（P. Paracelsus，1493—1541 年），（图 3-7）是文艺复兴时期著名的医学改革家。他生于瑞士，曾到弗拉拉大学听课，受到菲锡钠斯（M. Ficinas）新柏拉图主义的影响，最早攻击盖仑的思想。后来他到巴塞尔大学任教，他曾当众烧毁阿维森纳的著作，表明他与中世纪传统医学的决裂。他用通用的德文来讲演和写作，违反了当时用拉丁文讲课的习惯，因此，而被迫离职。巴拉塞尔萨斯反对脱离实际的理论，他说，“我的著作不像别的医生那样，抄袭希波克拉底和盖仑的作品，我是以经验为基础，用劳动写成的。”他在教学时把学生聚集在患者床边，而不是在课堂上，他利用在各地旅行的机会观察工人、农民和商人的疾病，这使他成为一位名副其实的临床医学家。

巴拉塞尔萨斯对癫痫作了重要的观察，并认为麻痹和语言障碍与头部损害有关。他对矿工所患肺病的观察可以说是对职业病的最早研究。他还注意到用矿泉水可以治疗疾病，这与他重视化学有关。他提倡应用许多化学品，如铅、硫磺、铁、砷、硫酸铜，甚至汞剂作为药物使用，他的主张对应用汞剂治疗梅毒起了推广作用。他提倡鸦片酊剂和酒制浸膏，并反对中世纪以来盛行的复杂处方，主张简化处方。

巴拉塞尔萨斯在医药学发展史上虽有很大功绩，但在医学理论上并没有战胜中世纪的神秘主义，他相信神创造世界，认为生命来自“活素”(archaeus)，物质来自三种原素，即硫磺、水银和盐。他相信占星术，认为“木星影响肝、火星影响胆囊、月球影响大脑、太阳影响心脏、土星影响脾、水星影响肺、金星影响肾。对于药物的治疗原理，巴拉塞尔萨斯主张象征学说，他认为各种药用植物的外形决定了它们的治疗作用。总之他认为化学原理和生命法则统治着人体，所以近代医史学家苏德霍夫（K. Sudhoff，1853—1938 年）认为巴拉塞尔萨斯是一位化学病理学家和活力论者。巴拉塞尔萨斯的思想反映出文艺复兴时期医学家们世界观的二元性和矛盾性。

二、显微镜的发明和应用

最早使用显微镜的人应该说是伽利略。伽利略最早利用望远镜进行天文学研究，并且取得了许多成就。他也曾自己制造显微镜，却远没有望远镜成功，因为他制造的显微镜放大倍数小，应用价值不大。在其后又有一些人从事显微镜的研制，但结果都不很理想，直到英国人胡克（R. Hooke，1635—1703 年）和格鲁（N. Grew，1641—1721 年）、意大利人马尔比基、荷兰人雷文虎克（A. Leeuwenhoek，1632—1723 年 ）和斯瓦默丹（J. Swammerdan，1637—1680 年）以后，显微镜的研究才有了突破。

胡克曾用两个透镜合成的显微镜观察微小动物，1665 年出版了《显微镜学》(*Micrographies*)，公布了他的研究成果。胡克天资聪颖，而且接受过良好教育，但对生物学贡献不大。格鲁于 1682 年写成《植物的解剖学》，这是一本用显微镜观察植物的记录，奠定了他作为植物组织学先驱者的地位。马尔比基是首先应用显微镜观察生物的科学家之一，他又是一位名副其实的植物学家，著有《植物解剖学》(*Anatomia Plantarum*)，这是一本研究植物学的基础读物。马尔比基对动物也很有研究，1661 年发表了通过显微镜研究得到的最初成果，证实了毛细血管的存在。毛细血管的发现填补了哈维血液循环学说的空白。马尔比基也曾致力于生物学研究，研究过雏鸡的发生过程，成为胚胎学的创始人之一。此外，他还发现了肾小体（马尔比基小体）以及表皮发生层（马尔比基层），研究了生物体内的红细胞，阐明肝、脾、肾等脏器的组织学构造，并对植物的组织和蝉体结构进行了细致的观察，因而马尔比基也被视为组织学的创始人。

雷文虎克生于 1632 年，他未接受过学校教育，他的成绩完全是靠自学取得的。他是一位长寿的学者。在 90 余年的生命中，他热衷于显微镜的研究，收集了 250 个显微镜和 400 多个透镜，阐明了毛细血管的功能，补充了红细胞形态学的研究，对肌肉组织和精子活动进行了细致的观察（图 3-8）。雷文虎克还于 1683 年首次在显微镜下发现了“细菌”，但可惜当时未引起重视。

斯瓦默丹最初在伦敦大学学医，以后来到巴黎。他的关于神经 - 肌肉的生理学实验证明，肌肉在收缩时其体积并未增大，神经也未将体液输送到肌肉内，这一点是生理学上的重要发现。他的发现在他死后于 1737 年发表在《自然文库》(*Didlia Naturae*）中。

总之，17 世纪由于显微镜的发明和利用，大大扩展了人类的视野，把人类的视觉由宏观引入微观。到 19 世纪，结构精巧、放大率高的显微镜开始问世，人类利用这些显微镜又获得了许多新发现。

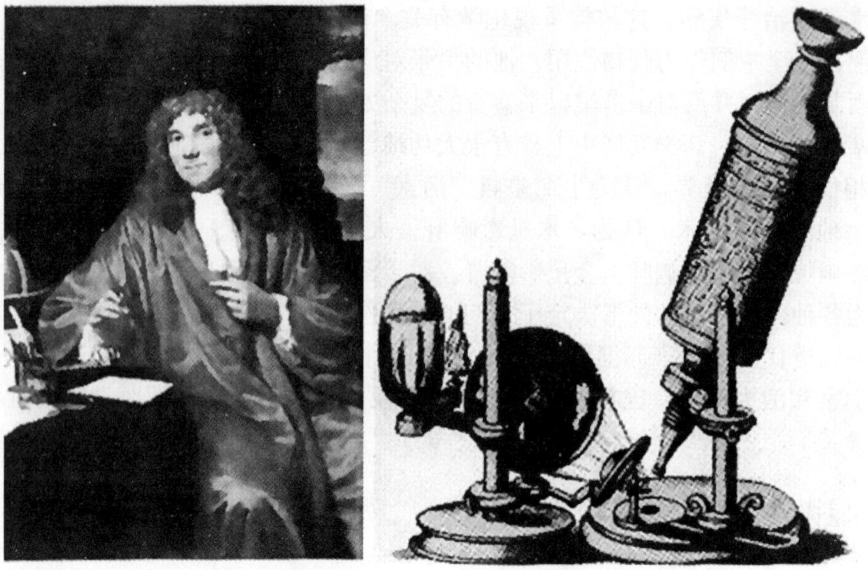

图 3-8 雷文虎克和他自制的显微镜

三、医学学派

17 世纪，物理学、化学和生物学都有了进步，传统医学的一些理论在这个时期被自然科学的理论打破了。旧医学理论不能完全解释人体各种生理、病理变化，包括权威性的盖仑学说也开始受到人们的怀疑，如他的灵气学说和血液循环方面的观点面临着新学说的挑战。此时期出现了一些新观点，归纳起来可分为三个学派：医物理学派、医化学学派、活力论学派。

（一）医物理学派

医物理学派（Iatrophysics）也叫自然科学派，这一学派主张用物理学原理解释一切生命现象和病理现象，代表人物是法国数学家、物理学家笛卡尔。在 1662 年出版的一本书中，笛卡尔说："宇宙是一个庞大的机械，人的身体也是一部精细的机械，从宏观到微观，所有物体无一不是可用机械原理来阐明的"。笛卡尔的思想在医学上的表现是特别重视神经系统，神经是联络维持身体各种活动的力量。神经确是联络身体活动的中介，但只用机械观点来解释生命现象是不正确的。笛卡尔学说之一是将人与动物区别开，他认为人是有灵魂的，灵魂存在于松果体中，动物没有灵魂，动物的一切活动都是盲目的，有无灵魂是人与动物最重要的区别。

物理学派的波累利（G. Borelli，1608—1670 年）是一位数学家，也是伽利略的学生，兼任意大利多所大学的教授，与马尔比基是挚友。因伽利略重视度量方法，并在物理学研究上获得成功，所以他试图用同样的方法解释生物体。波累利认为肌肉运动是一种力学原理，根据这一理论，他推断鸟会飞翔、鱼会游动都与力学相关。推而广之，他认为人体的心脏搏动、胃肠蠕动都符合力学原理，他甚至认为胃的消化功能就是摩擦力作用的结果。波累利所著的《动物之运动》（1681 年）一书中测定了肌肉收缩时肌肉附着部分的力和骨骼的抵抗力，他用物理学中的杠杆原理解释肌肉的运动。

（二）医化学学派

医化学学派（Iatrochemistry）把生命现象完全解释为化学变化，医化学学派在 17 世纪的医学中占有一定地位。这一学派的创始人是海尔蒙特（B. Helmont，1577—1644 年）。他认为人的每一个特定动作都是由"精力"（bla）支配的。生理功能纯粹是化学现象，即一种发酵作用，当然这里的"发酵"不是今天我们所理解的发酵。它是一种特殊"精力"的代名词，这种特殊"精力"是由感觉的灵魂所掌握，它产生在人的胃内。

医化学学派的另一位代表人物是希尔维厄斯（F. Sylvius，1614—1672 年），他出生于德国，1658 年应聘于荷兰莱顿大学后，建立实验室，开始了实验研究。他曾研究盐类与酸类、异烟基物质结合产生的变化。他发现了化学亲和力，并试图将医学上血液循环、肌肉运动的原理用化学思想来解释。他认为人体内存在三种要素：汞、硫和盐。这种观点与 16 世纪帕拉塞尔萨斯的观点相似。他同样认为酵素在人体功能中发挥重要作用，人体发生疾病是由于体内酸碱物质失去平衡的结果，因此治疗疾病的方法侧重于恢复酸碱平衡。他认为碱性胆汁若变成酸性，人体就要发病。医化学学派在解释人体生理现象方面有一定的贡献，特别是在消化生理的研究中用化学变化解释唾液、胃液、胰液的功能是正确的。

另一位英国的医化学学派代表是牛津大学的威利斯（L. Willis，1621—1675 年），他注重临床观察，是西方第一个知道糖尿病患者的尿是甜的人。他记述过重症肌无力，描述并命名过产褥热和大脑基底动脉环。

（三）活力论学派

活力论学派（Vitalis）以德国化学家、医学家斯塔尔（G. Stahl，1660—1734 年）为代表，他曾发表《燃素论》（*Thlogiston*）。他的观点非常隐晦，实际上是拥护亚里士多德，反对笛卡尔“动物是机器”的观点。他认为生物体各种现象不受物理、化学原则所管辖，应该由一种完全不同于物理、化学的物质所支配，这种物质被他称作感觉性灵魂（sensitive soul），这种感觉性灵魂与亚里士多德所说的灵魂很相似，灵魂有时也称作活力（anima），化学变化受活力的支配。

四、疾病新理论

从维萨里开始进行解剖，直至 18 世纪，人们对人体正常器官进行了大量的解剖观察，凡是肉眼看得到的正常器官几乎被发现无遗。在大量尸体解剖的基础上，解剖学家和外科医生有机会认识到器官异常的表现，病理解剖学由此诞生，并开启了诊断疾病的新时代。

（一）以病灶定义疾病

意大利人莫干尼（GB. Morgagni，1682—1771 年）是 18 世纪病理解剖学的代表人物，他在帕多瓦大学的解剖教研室任教 56 年之久，做过大量尸体解剖。他经过多年的解剖，特别是解剖那些生前他熟知的患者后发现，生前主诉咳嗽、吐痰、咯血的患者通常肺部有变化，这种变化即后来所说的病灶。因此，莫干尼认为疾病的原因不是四体液学说所指的黏液的改变，而是器官的变化。79 岁高龄时，他发表了不朽的著作《论疾病的部位与原因》（图 3-9）。这本书以书信的形式写成，详细记述了患者的生活史、患病经过、预防死亡的主要事项以及解剖尸体得到的各器官的情况。莫干尼仔细描述了病理状态下的器官变化，并且根据他所描述的变化，发表了关于疾病原因的颇有科学根据的推测。

18 世纪以前的病理学延续希波克拉底的四体液学说，莫干尼将四体液学说发展到新水平，即探求疾病的原因与器官变化之间的联系。莫干尼把多年收集的丰富材料作了独到的分析，将疾病的现象系统、综合地联系起来，完成了前所未有的创造。他把患病器官的变化同患者的临床症状联系起来，注意到正常器官与病变器官解剖上的区别，并指出每种器官解剖学上的改变都会引起相应器官功能的改变。

莫干尼提出的找病灶的思想是进步的，他从物质的实体寻找疾病的原因，这与当时盛行的机械唯物论思想是分不开的，也正因如此，莫干尼认为身体的器官是独立的，割裂了人体是一个整体，忽视了各器官之间是互相联系的关系，这种局限性是需要用时间和实践来改进的。

1769 年帕多瓦大学宣布莫干尼是全欧洲解剖学的领袖。在意大利，人们称莫干尼是“解剖学陛下”。1931 年，在他的家乡以其名字命名的广场上，人们为莫干尼树立了纪念碑。

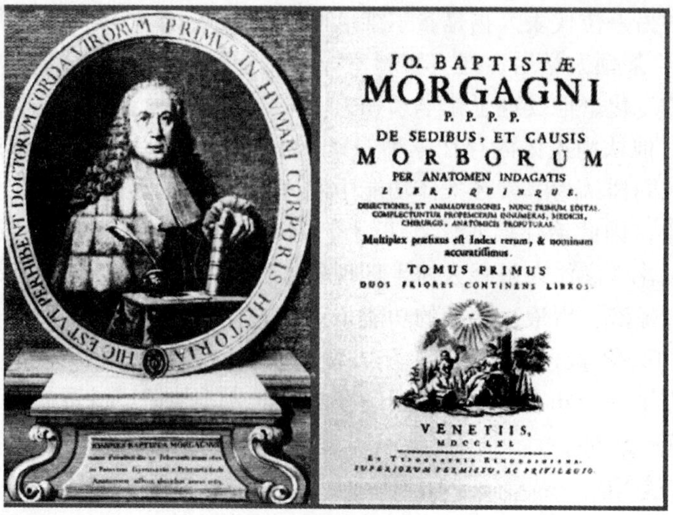

图 3-9 莫干尼及著作《论疾病的部位与原因》

（二）对疾病进行分类

对疾病进行分类是医学研究的重要内容，17 世纪兴起的解剖学、生理学及 18 世纪的器官病理学都采用分类的方法来研究。

西登哈姆（T. Sydenham，1624—1689 年）曾经指出为了便于科学研究，所有疾病必定归结为明确和肯定的种类（species），如同植物学家对植物进行分类一样。他认为疾病在产生的过程中，性质是始终一致的。所以，对于不同个体的相同疾病表现出的症状大部分是相同的，就像一种植物的一般特征扩展到该种植物的每个个体一样，无论谁都能准确描述出这种植物的颜色、味道、气味、形象。西登哈姆不主张疾病和患病的患者的本体论的独特性，但却坚持疾病是独特和实在的种类。西登哈姆把疾病分为主要症候，以及治疗后出现的症候。17 世纪流行病很普遍，西登哈姆依据他的分类原则，记载了风湿病、舞蹈病、丹毒、胸膜炎、肺炎、癔症等疾病的症候，还专门写了一篇有关痛风的论文。西登哈姆还描述了一些急性疾病和慢性疾病。他估计急性疾病占人类疾病的三分之二，慢性疾病如痛风、神经质等占三分之一。他意识到偶然一种急性疾病能够转化为内部的慢性疾病，但是急性和慢性疾病的原因是根本不同的，急性疾病产生于环境，而慢性疾病产生于机体内部。

布尔哈夫（H. Boerhaove，1668—1738 年）把疾病分为固体部分和液体部分两大类，液体部分的疾病可能是液体的质和量改变引起的，包括重量的增减和成分的改变；固体部分的疾病是形态、体积、组织的张力、血管容量等因素异常所致，例如，炎症是血液淤积的结果，血液淤积是小血管的构造和血浆成分变化引起的。对于发热，他认为是心脏遭遇毛细血管的抵抗而搏动增加造成的。

林耐（C. Linne，1707—1778 年）是瑞典的生物学家，他成功地使数以百计的动植物种类符合他的一般分类学原则。1735 年，他完成了《自然系统的分类》（*Systema Naturae*），提出了一个完整的分类系统，将动植物分别按照类、门、纲、目、科、属、种的原则分类，并制订了一个疾病分类学标准。他的《疾病种类》（*Genera Morborum*，1763 年）将疾病分成 11 类，每一类具有基本确定的特征，并采用亚里士多德的依次往下的分类原则，进一步分成属和种，例如，他最宽泛的分类是在热病和非热病之间。他将发热分成三类：发疹、危机热和炎症热。在 8 类非发热疾病中，4 类是神经紊乱，2 类是体液紊乱，2 类是固体紊乱。体液紊乱被分成隐蔽紊乱和排泄紊乱。

18 世纪的意大利医生布朗（J. Brown，1735—1788 年）重点研究了神经疾病的分类问题。他相信生命的原理是具有所谓的“兴奋性”特性，并认为疾病发生是因为这种特性过多或缺乏，过多产生“亢进”紊乱，缺乏则导致“抑制”紊乱。因此，在布朗看来，只有两种基本疾病。实际上，许多疾病是抑制性紊乱或虚弱性疾病，这可能是亢进紊乱的最终结果。因为兴奋性特性可以被消耗，随着抑制性的产生，出现布朗所称的“间接衰弱”。针对布朗的神经疾病分类观，治疗将是直接恢复兴奋性的适当平衡，因此，治疗措施一般是减液治疗，如放血、通便；刺激治疗，如对抑制性疾病选择阿片和乙醇。布朗学说体系把疾病分类学降为次要作用，使得健康与疾病之间的区别成为定量的而不是定性的事情，它也使得诊断和治疗变得相对容易。布朗的神经疾病分类原则在德国和意大利广泛流行。

第五节 临床医学的进步

医生的主要任务之一是消除或减少疾病。文艺复兴以后，基础医学出现了显著进步，相对于基础医学而言，临床医学进步缓慢，但也取得了一些成绩。

一、外科学

中世纪时医生是分等级的，内科医生的地位较高，而外科医生是不能参加学术团体的。在外科医生中又分两等，如做膀胱结石术的医生地位较高，而做当时流行的放血术或替人取除胼胝体一类小手术的外科医生地位较低。他们穿的服装也不相同，法律地位也有显著区别，没有学位就不能进入学院的课堂，这种严格的等级制度在文艺复兴时期仍然保持着。真正有临床经验的人却常常是有实际操作技能、进行具体观察的医生，这在战场上更为明显，如取出箭头或子弹，治疗创伤或骨折，这些都是穿短服的所谓低下医生的事，而穿着长袍、只能空谈书本学问和繁琐哲学的医生在这里是毫无用处的。文艺复兴时期的外科学进步也正是依靠那些有实际经验的穿短服的医生向前推进的。

法国的理发师医生、军医巴累（A. Pare，1517—1592 年）在长期的军医实践中，总结了许多外科新经验，如过去传统外伤治疗认为火器伤是有毒的，必须用赤热的铁器烧灼，并用一种煮沸油剂冲洗，这在尚无麻醉法的情况下患者是十分痛苦的。巴累改革了这种方法，指出了弹伤没有毒性，不必用热油治疗，并主张创伤后的出血也不必用烧灼法，只要用结扎法即可。由于他了解人体解剖学的主要知识，并应用到外科上，使传统的外科有了重大的改变，并使外科医生的地位得到了提高，此外，他还提出人造假肢和人造关节的设想。由于他不会拉丁文，他的著作《创伤治疗》等书都是用他本国的文字法文写成的，这在文艺复兴时期也是一种改革。虽然他受到保守派的攻击没能进入索尔本学院，但终于在 1554 年成为圣・科斯马斯学院的成员，他的学生有几位后来成为著名的外科专家。巴累的著作是外科学上的一大进步，但是其中也描述了中世纪人兽、人鱼等传说。新的外科器械、新的手术方法连同中世纪的迷信混在一起，充分证明了文艺复兴这个过渡时代科学家们思想上的二元性和矛盾性。

帕蒂德（J. Petit，1674—1760 年）发明了螺旋止血带和许多手术方法，如乳突凿开术。他是 18 世纪前半叶法国最卓越的外科医生，也是自巴累以来法国外科学界最有成就的贡献者，他的代表作有《肾病的治疗技术》。佩龙尼（F. Peyronin，1678—1747 年）是法国著名的外科医生，擅长手术，尤其是肠疝修补术和肠外伤修复术。1731 年法国皇家外科学会成立，他是创始人之一。法国医生贝萨拉克（J. Baseilhac）是膀胱结石刀的发明人，他不顾舆论反对，利用膀胱结石刀做过上千例结石取出术，包括耻骨上膀胱结石取出术。彻斯尔登（W. Cheselden，1688—1752 年）是英国圣・托马斯医院的外科医生，他因在不足一分钟的时间里取出一个膀胱结石而闻名，于 1723 发表了《论结石的高位手术》，他还提出侧位手术的主张。波特（P. Pott，1714—1788 年）是 18 世纪后半期英国较有成绩的外科医生，1769 年著有《关于骨折的一般现象》(*Some Few General Remarks on Fractures*)，其中记载了波特病，即伴有瘫痪的脊椎弯曲，1782年他提出此病与结核有关。里德（J. Lloyd，1728—1810年）是波士顿杰出的外科医生，推行膀胱结石术，推广血管结扎法。弗雷尼（G. Flaiani，1741—1808年）是意大利膀胱结石术专家，他是圣灵医院的解剖学创始人，临床经验丰富。德国外科学家里奇特（A. Richter，1742—1812年）是对疝气施行手术疗法的先驱者。绰波特（FR. Chopart，1743—1795年）是法国泌尿外科的开拓者，并享有生理学家和病理学家的荣誉。蒂斯奥特（P. Desault，1744—1795年）在法国创立了第一个外科门诊部，发明了锁骨骨折绷带治疗法。托里奥（M. Troia，1747—1828年）是意大利那布勒斯人，以膀胱手术和骨科手术为擅长。

亨特兄弟（图3-10）是英国外科学的重要人物。1762年威廉·亨特（W. Hunter，1718—1783年）首次描述了动静脉瘤。约翰·亨特（J. Hunter，1728—1793年）因跟腱意外破裂，促使他探求畸形足与肌腱破裂的修复方法。他在皇家公园的鹿角上做了侧支循环实验，为治疗动脉瘤提供了依据。在他以前，截肢是治疗动脉瘤的唯一方法，否则只能等待动脉瘤自行破裂。他用鹿角做实验，发现结扎动脉后，鹿角的毛细血管会代偿性地扩张，使被结扎动脉周围的血流更丰富，保证了鹿角的正常血液供应。约翰·亨特发明结扎血管治疗动脉瘤的技术，取代了肢体截断术，为同类疾病的患者保全了肢体。波斯特（P. Post，1763—1828年）担任哥伦比亚大学医学院外科学教授，1796年成功地重复了老师约翰·亨特发明的动脉结扎术，1814年成功地进行髂外动脉结扎。约翰·亨特的全部外科工作都渗透了归纳推理的方法。后人是这样评价约翰·亨特的："他创立外科时，外科只不过是一种机械的技艺，而他留传下来的东西却使外科变成了一门美好的科学"。约翰·亨特将实验的方法引入外科手术，他的学生称赞他是"会思考的外科医生"。

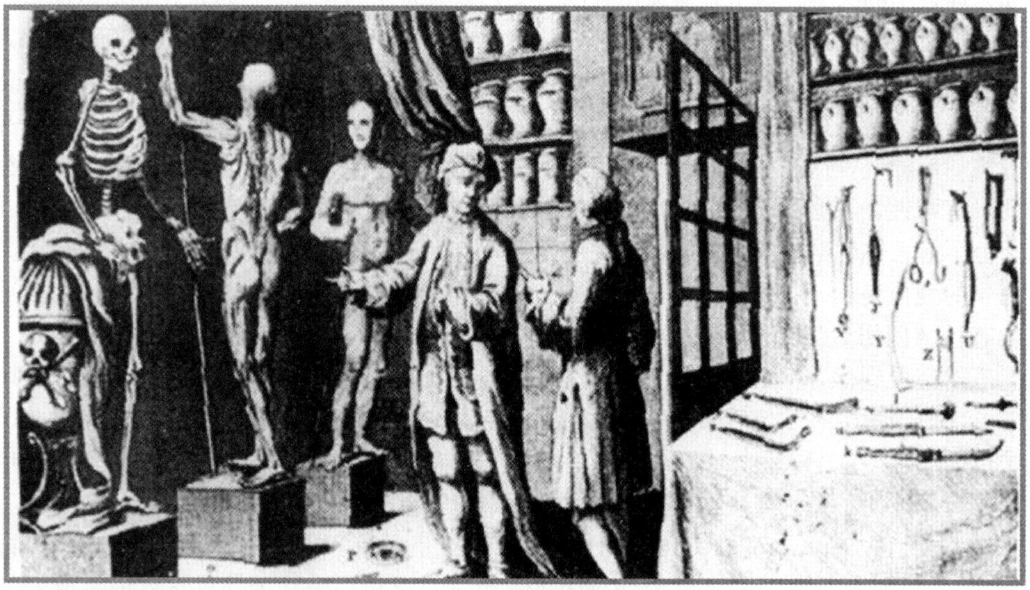

图3-10 亨特兄弟

二、内科学

文艺复兴时期维萨里在解剖学上的成就并未能使生理学的发展获得飞跃，因此，以生理学为基础的内科学比外科学还要落后。当时内科学的医疗技术仍与中世纪类似，四体液学说依然是解释疾病现象的主要学说。由于印刷术的传入和阿拉伯医学所保存的中世纪以前希腊、罗马的医学书籍，使得在文艺复兴时期，尤其是16世纪末出现了很多较为正确的医学译本，其中大部分是经典著作。希波克拉底的著作尤其为多，其次是阿维森纳的著作。此时期医学著作远较中世纪丰富，印刷的书籍也大大增多。这些新译本和新书籍逐渐替代了阿拉伯医学书籍的位置。阿拉伯医学在整个医学史中的地位不再像以前那么重要了。在17世纪以前，欧洲未曾出现过有组织的临床教学，学生到学校学习，只要读书，经过考试及格就可毕业。17世纪中叶，荷兰的莱顿大学开始实行临床教学，并取消宗教派别的限制，吸收了不少外国留学生。到了18世纪，临床教学开始兴盛，莱顿大学在医院中设立教学病床，布尔哈夫成为当时世界上最著名的临床医学家，莱顿大学的名誉也超过了以前的帕多瓦大学。

（一）对传染病的新见解

1546年意大利维罗那的医师伏拉卡斯托罗（G. Fracastro，1483—1553年）对传染病的本质提出了合理的学说。他也是帕多瓦大学的学生，后来又在该校执教，哥白尼是他的同学。1546年在他的名著《论传染和传染病》一书中，伏拉卡斯托罗把传染病的传染途径分为三类：第一类是单纯接触传染，如疥癣、麻风、肺结核；第二类为间接接触传染，即通过衣服、被褥等媒介物传染；第三类为远距离传染。他把传染源解释为一种最小粒子，传染病是由人类感觉器官感觉不到的东西所传染的，而且人们对这种小粒子有不同的亲和力，微小粒子从患者传染给健康人，使健康人致病。他还认为这种粒子具有一定的繁殖能力。伏拉卡斯托罗的想法与19世纪后期细菌学的主张非常类似，只可惜当时还未发明显微镜，他的这种想法不能用实验观察来证实，因此，他的观点没能被更多的人接受。

另外，这一时期欧洲出现了一种特殊的传染性疾病。由于这种疾病是由外面传来的，对这种疾病的本质了解不清，因此，出现了各种各样的名称，多数人将它与中世纪流行的麻风混为一谈。直到15世纪末，也未能将其与麻风区别开来。这种病传播速度很快，毒性强烈，袭击了欧洲大部，夺去了很多人的生命，因而也备受欧洲人的重视。除被称做麻风以外，还有人误称它为“天花”，后来人们才知道这种病是通过性生活传染的，因为这是一种名誉不佳的病，所以它的名称也不一样，比如法国称其为意大利病或西班牙病，而在意大利又称它是法兰西病。最后人们公认，这种病是在哥伦布发现美洲以后，由美洲土著人传染给水手，又由水手带到了欧洲。因为对这种疾病了解不清，才出现各种各样的病名，而且争论不休。后来有一位牧羊青年希费利（Syphily）得了这种疾病，症状非常典型，以后就把这种病命名为Syphilis，即今天所说的梅毒。“Syphilis”一词就是由前面提到的伏拉卡斯托罗最先提出的。自从这个名称确定以后，就有很多相关的书籍和文献出版或发表，这是伏拉卡斯托罗对医学的另一贡献。除以上贡献外，伏拉卡斯托罗对其他一些疾病也提出过独到见解，最著名的是关于斑疹伤寒的记载。

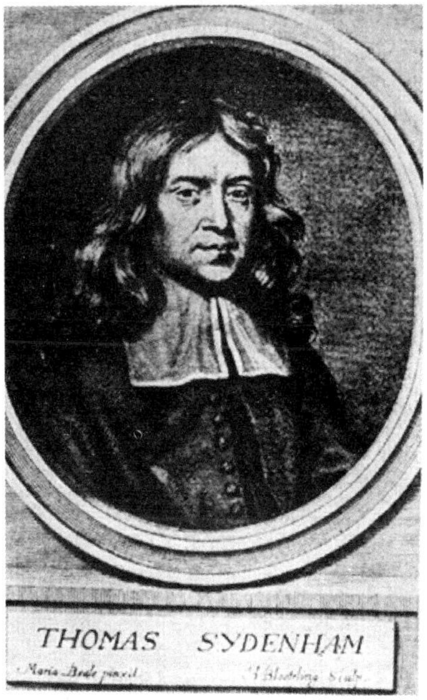

图3-11　西登哈姆

（二）西登哈姆与17世纪的内科学

17世纪内科学没有大的进展。17世纪的医术与中世纪相仿，四体液学说依然是医学的理论基础，由于当时医生多研究解剖学和生理学，似乎忘记了医生的主要责任，所以17世纪的临床医学家西登哈姆（图3-11）指出，“与医生最有直接关系的既非解剖学之实习，也非生理学之实验，乃是被疾病困扰的患者，故医生的任务首先是正确阐明痛苦的本质，也就是应多观察患者的情况，然后再研究解剖学、生理学等知识，以导出疾病之解释和疗法”。西登哈姆在医学史上虽没有重大发明或发现，但由于重视临床医学，被誉为“近代西方临床医学之父”。在西登哈姆之前，虽也有许多人侧重临床，但是从西登哈姆开始，才打破了中世纪以来遵从古人教条的格局，医生们回到患者床边，亲自观察疾病变化。1666年，西登哈姆用《对热性病的治疗法》一书中的一段话献给化学家波义耳：“根据我的意见，无论致病因素对身体多么有害，人体内总有一种自然抵抗力可以将这种致病因素驱逐体外，以恢复患者健康”。这段话不仅与古希腊医学之父希波克拉底提出的自然治愈力学说相吻合，也说明西登哈姆重视人体本身的抗病能力。1676年他发表了《关于急性疾病的发生及其治疗的观察》，这本书记录了15年来流行病的发生情况和详细的治疗经过，提倡根据不同的症候将疾病分类治疗。

17世纪虽然生理学、解剖学进步较大，但临床医学方面像西登哈姆这样的人物却不多，大部分临床医生仍是一些江湖医生，迷信、符咒等一些肤浅的治法被理发匠、屠夫等没有知识的人所采用。当时一位知名教授萨尔曼（W. Salman）的著作中记载了很多离奇的治法。又有一位教授特纳（J. Tanner）主张小宇宙论，把腹部比作大地，把腹腔静脉比作地中海，把膀胱比作大西洋，把心脏比作太阳，种种谬论层出不穷。由此可见，17世纪是新旧医学产生矛盾冲突的时代，古老的医学仍旧占据主导地位。

（三）布尔哈夫与18世纪的内科学

布尔哈夫（H. Boerhaave，1668—1738年）是18世纪最伟大的临床医学家。他对17世纪以来西医学只重基础研究、忘记医学的目的是为了患者的现象非常不满，竭力提倡医生应该回到患者身边。在他的倡导下，18世纪西医学重新掀起了重视临床医学的风气。布尔哈夫出生在荷兰，曾在著名的莱顿大学学习医学，1701年任医学教授。他崇尚希波克拉底的才智与学问，是希波克拉底学派的忠实信徒，最初授课的题目就是“希波克拉底”。在18世纪众多没有临床应用价值的医学理论畅行的时代，布尔哈夫为18世纪不知所措的习医者燃起了一盏明灯，他主张医学应以患者为中心，寻找对患者最有价值的治疗方法。他认为医学的根本目的在于治愈患者，他的行医原则是一切远离患者床旁的理论都必须停止。他的讲课方式和写作形式完全接受希波克拉底的教诲，以简练的格言概括有价值的观察和治疗。他对于健康现象与疾病现象客观而冷静的思考说明他真正掌握了希波克拉底的精神。

在希波克拉底逝世两千多年后，是布尔哈夫把18世纪医学的中心重又转移到患者身上。对于医学理论与患者的关系，布尔哈夫是一位折中主义者，他既利用医化学学派的知识和观点，也不排斥医物理学派。布尔哈夫所著的《医学原理》（*Institutions Medicae*，1708年）是一部生理学著作，哈勒曾为这本书做评注。其《箴言》（*Aphorisms*，1709年）再版多次，被译成多国文字，甚至译为阿拉伯文。在《医学论文集》（*Opera Medica Omnia*，1766年）中收录了关于化学、神经病学、眼科、梅毒、教学方法等内容。他给后人留下两篇很有价值的病理解剖记录，一篇是纵隔的大脂肪瘤，另一篇是食管破裂。他最早描述了日射病（即中暑）。他还留下了一本奇怪的著作，书中每一页均是空白，只有一页例外，这是这位18世纪的著名医学家对医学知识的总结：保持头脑清凉，脚部温暖，肠道通畅。

布尔哈夫充分利用病床教学，在病理解剖之前，尽量给学生提出临床的症候与病理变化的关系，这就是以后临床病理讨论会（clinical pathological conference，CPC）的先驱。布尔哈夫不仅是一位临床内科学家，而且是一位化学家和解剖学家。他拥有广博的知识，他将这些知识与临床相结合，他也因此成为一名出色的临床医学家。哈勒评价布尔哈夫是全欧洲医生的楷模。布尔哈夫受到了学生和公民的称赞，他逝世时遗体得到了如同王侯的待遇。布尔哈夫一生留下一千多万银币，皆是行医所得。他生前居住过的乡间别墅、城市住宅以及大学中的布尔哈夫实验室，今天都已成为崇拜者的参观地。布尔哈夫的影响通过他的学生传播到远方国家。

（四）拉什与18世纪的美国医学

拉什（B. Rush，1745—1813年）是18世纪美国医学的代表，不仅体现在他在18世纪美国医学的领导地位上，也体现在对美国医学的深远影响上，这种影响到 19 世纪仍然存在。

拉什的成功得益于众多老师的影响。年轻的拉什曾经聆听到美国著名解剖学家希彭（W. Shippen）教授讲解的解剖课。在希彭的引导下，拉什进入费城医学院，开始系统学习医学。1766 年 8 月拉什赴英国爱丁堡大学学习，2 年后，又赴伦敦继续深造。在伦敦他结识了许多医学界知名人物，如威廉·亨特、普林格尔、弗斯吉尔（J. Fothergill）、莱特森（J. Lettson）、弗兰克林（B. Franklin），他们使拉什眼界大开。1969 年他从欧洲返回美国，被任命为费城医学院的化学教授。1786 年参与建立费城免费诊所，1787 年倡议成立费城内科学院。拉什不迷信权威，他经常提醒学生过分迷恋伟大人物将导致医学出现专制倾向，他主张医学的进步要依靠研究自由。美国独立战争结束后，他积极转向人道主义改革，他为监狱改革、禁酒、废除奴隶制、废除烟草而斗争。他曾在独立宣言上签名，他将政治活动、慈善活动和医学活动集于一身，赢得了“美国杰出医生”的声誉。

拉什做过军队医生，对部队的卫生状况有所了解，他提倡军营内应保持清洁，士兵的饮食要合理，帐篷内不要有太多的士兵，认为沐浴有助于健康并建议士兵每周沐浴两次，他认识到胜利对士兵产生的心理作用是一般药物不能替代的。在一次讲演中他宣称：世界上仅有一种疾病，疾病的根本原因是血管的紧张，缓解紧张的方法就是放血。

拉什对医学的主要贡献是发明了峻猛疗法，促使拉什提出峻猛疗法的动力是 1793 年费城的黄热病大流行。此前黄热病在美国消失了三十多年，当黄热病重又流行时，医学界不知道该如何处理这种疾病，拉什和他的同事们被患者包围。他起初试用一种冷却疗法，并用通便和放血方法作补充，然而并无益处。他重读了一本描述 1741 年弗吉尼亚黄热病流行的旧手稿。手稿中，托马斯·杨（Thomas Young）的“十加十”原则，即 10 喱（1 喱 =0.0648 克）甘汞和 10 喱峻烈的草本植物类泻药球根牵牛组成的通便方使拉什大受启发。一次，拉什遇到一位被遗弃而濒临死亡的黄热病患者，无奈中他使用了托马斯·杨的通便方，奇迹发生了，患者出现了康复迹象。拉什试用更大的剂量进行实验，用 10 喱甘汞和 15 喱球根牵牛组成通便方，命令患者每隔 6 小时服用一次，同时使用放血和冷水浴、冷饮和冷空气的冷却疗法。大量通便和放血的峻猛疗法成为 18 世纪美国医疗实践的风格。 拉什认为医学发展的障碍之一是过度相信自然治愈力的作用，危重疾病需要极端治疗，当大量的通便引起肠道出血时，拉什认为这将起到双倍放血的作用，必要时可服用峻烈的泻药。两三天内给患者放血 6 ~ 8 品脱（1 美制湿量品脱≈ 473 毫升），拉什会毫不犹豫。

拉什是从 18 世纪的理性时代到 19 世纪科学时代的代表。他不满足已有的医学方法，敢于创新，他所处的时代和他接受的医学教育鼓励了这种倾向。拉什是一个热心的临床观察者，对病理学和实验室毫无兴趣，他最幸福的时刻是治疗患者的时候，他被认为是 18 世纪美国最出色的医生。他的学生把他的名字传遍美国。费城因他而大增光彩，并逐渐成为美国的医学中心。1813 年拉什去世时，人们称他为“美国的希波克拉底”。然而，作为一个过渡时期人物，拉什的荣耀是短暂的。他死后 10 年，峻猛疗法开始动摇；死后 30 年，峻猛疗法遭到普遍谴责。这种现象是正常的，因为医学在不断进步，过去有效的方法会被将来更有效的方法所代替，这是历史发展的必然趋势，同时从一个侧面反映出 18 世纪西医学的治病方法还处于不成熟的阶段。

三、产科学

16 世纪巴累对外科和产科曾有所改革，18 世纪初才发明产科用的产钳。18 世纪时，还没有男子做产科医生，妇女也不肯让男子看病。产科医生多数是接生婆，这些人没有知识，也不懂清洁，并且迷信。因此，直到 18 世纪，妇女分娩都是件很危险的事情。产钳原本是家传的，18 世纪中叶以后，产钳得到普遍应用，同时，男子也可以接生了，这是产科的进步，可以说产钳的出现使得产科从妇科中独立出来。

法国医生鲍德洛克（J. Baudelocque，1746—1810 年）提出正常分娩机制理论，强调了骨盆测量方法、产前测量骨盆的重要性，研究了胎儿在子宫内不同位置，以及针对孕妇的不同情况应采取的最适宜的分娩方式，他做的产科学讲演享有国际声誉，他所著的《分娩原理》（*Principles des Accouchements*，1775 年）多次再版。法国人斯格特（J. Sigault）于 1777 年发明耻骨联合切开术。雷巴斯（J. Lebas，1717—1797 年）创立了剖宫产横切口方式。英国外科学家威廉·亨特也是一位著名的产科学者，对于妊娠后倾子宫作过研究，他的产科代表作是《妊娠子宫的解剖学》（*Anatomy of the Human Gravid Uterus*，1774 年）。英国人斯麦里（W. Smellie，1697—1763 年）在乡间行医二十余年。他首创了测量子宫内胎儿头颅的方法，对分娩机制、前置胎盘和子宫后倾也做了重要研究。他 1752 年所著的《产科学》（*Midwifery*）由西登哈姆学会于 1876—1878 年翻印。德国人罗德（J. Roederer，1726—1763 年）对胎儿血液循环、胎位、分娩机制等问题进行了解剖学和生理学研究，《产科学大纲》（*Elementa Artis Obstetriciae*，1753 年）是其代表作。

法国人莱瑞特（A. Levret，1730—1780 年）以研究宫外孕、前置胎盘、不同胎产式而闻名。英国曼彻斯特的医生怀特（C. White，1728—1813 年）早于霍姆斯（O. Holmes）和塞麦尔维斯（IP. Semmelweis）发现妇科手术和清洁检查问题，1773 年他发表了《论孕妇和产妇的处理法》（*On the Management of Pregnant and Lying in Woman*），强调手术清洁法，注意到产科清洁、隔离产褥热患者与健康产妇，从而改善了曼彻斯特医院的情况。怀特是英国北部很著名的外科医生，对于曼彻斯特医院的建立（1752 年）和妇产医院（1790 年）的成立，他都是不可缺少的人物。

1737 年德国医学院开始讲授产科学，18 世纪 50 年代成立了第一所附属于大学的助产士学校。1760 年意大利佛罗伦萨开办了第一个产科学讲座。

四、精神病学

皮内尔（P. Pinel，1745—1826 年）是 18 世纪精神病治疗的重要改革家。他的一位患难与共的好朋友患有严重的精神错乱，并因此而遭到非人待遇。朋友的不幸迫使皮内尔献身于精神病的研究。皮内尔相信分析方法是医学研究的正确方法，分析为病理学研究提供了科学哲学的基础。皮内尔告诫他的学生："不对各种现象加以分析，不沿循现象追溯到器官的损害，就不可能正确了解疾病。由于不同组织构成了器官，所以必须对组织进行检查，确定组织的损伤和功能变化。"皮内尔把疾病的位置和原因寻找到组织水平，发展了莫干尼的器官病理学。

皮内尔是第一个对各种精神病做完整病案记录的人。他在著作《精神病的医学哲学论》（*Traite Medico-Philosophique sur L'alienation Mental*，1801 年）中，指出精神错乱与其他疾病一样，必然有组织或器官的原因，从而引发心志狂乱。1774 年，利鲍德（I. Leopold）创办了一家精神病院。1793 年，皮内尔被任命为该精神病院的负责人。1796 年他得到国会批准，解除了精神病院中 49 位精神病患者的锁链。皮内尔认为治疗精神病患者最重要的方式是让每一个能够工作的住院患者都有工作，这是现代所谓职业治疗或工作疗法（Occupation Therapy）的先驱。他的学生艾思奎尔（E. Esquirol，1772—1840 年）和弗拉斯（A. Ferrus，1784—1861 年）极力推广了老师倡导的原则。

在德国，瑞尔（Reil）发扬了皮内尔的观点，倡议兴建花园式精神病院，促进精神病患者康复。在英国，克努利（J. Conolly，1796—1866 年）取消了拘禁精神病患者的治疗，并出版了《不用器械禁锢治疗精神病患者的方法》（*Treatment of the Insane without Mechanical Restraints*，1856 年），详细阐明他的理论。克努利率先在教友派精神病院试用了这种方法。经克努利的倡导，英国 24 个精神病院、1 万多精神病患者身上的枷锁被取下。

五、诊断方法及其他治疗手段

18 世纪虽然医学知识比以前进步了，但诊断器械依然没有大的改进，桑克托瑞斯发明的体温计、脉动计都不适合临床应用，直到 18 世纪后半叶诊断学上才出现了叩诊法。

（一）叩诊法

叩诊法的发明人是奥地利医生奥恩布鲁格（L. Auenbrugger，1722—1809 年）（图 3-12）。幼年时，他在父亲的酒店里做学徒，看到父亲经常用手指敲击盛酒的木桶，根据声音推测桶内的酒还剩多少，这样做既方便，又可以防止打开桶盖使酒挥发掉。奥恩布鲁格一直对这个方法记忆犹新。从维也纳医学院毕业后，他就在维也纳医院工作。由于受到器官分类和找病灶思想的影响，奥恩布鲁格对于用叩击的方法来发现病理变化很感兴趣，于是他对叩击的声音开始研究。他发现叩击胸部得到的不同声音说明胸部有不同的病灶。他仔细比较叩诊胸部声音的变化，经过多年的努力终于在 1761 年发表了他的成果《由叩诊胸部而发现的不明疾病的新考察》。叩诊胸部的具体方法就是用四指末端轻轻叩击胸壁，仔细辨别声音的高低、轻重变化，以判断疾病的有无，当时他的方法并没有引起足够的重视，近 19 世纪临床上才普遍接纳了他的方法。叩诊法与其后发明的听诊法几乎同时被应用于临床。

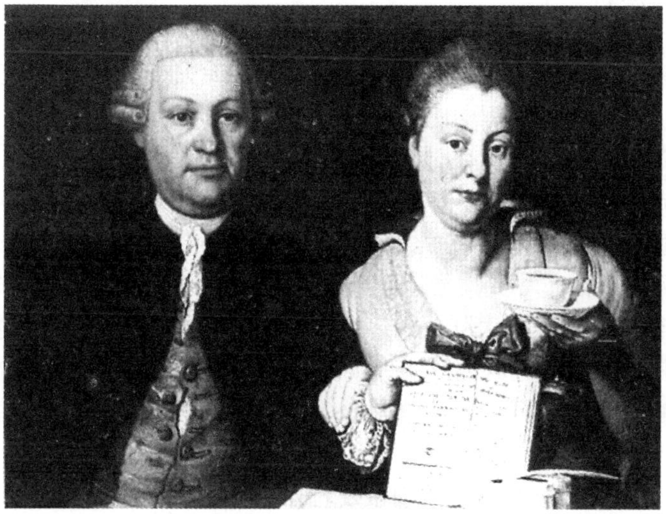

图 3-12 奥恩布鲁格及妻子

叩诊法的发明与医生头脑中机械论的思想是分不开的。奥恩布鲁格发明的叩诊法与莫干尼找病灶的思路在思想方法上是一致的，他们突破了四体液学说，开始从人体器官寻找疾病的根源，这是医学发展史上很重要的一个突破。

（二）治疗手段

从文艺复兴开始到 17 世纪，交通逐渐发展起来，尤其是海上运输日益发达。一些药用植物从海外传入欧洲，以阿拉伯和南美洲传入的药物为多，如金鸡纳。1638 年秘鲁的一位皇后患间歇热，服规纳皮治愈，后来规纳皮又被传入西班牙和欧洲各地。17 世纪时，规纳皮还由传教士传入中国，为康熙皇帝治愈了疟疾，其他传入的药物还有吐根素（依米丁）等。18 世纪最常见的疾病是发热，诊断发热的重要标准是脉搏加快，最常用的治疗方法就是减液放血、灌肠导泻。减液疗法常用的药物是催吐剂、发汗剂，同时也注意到与养生结合，主要是补充肉类和加强体育锻炼。

18世纪时，由麦斯麦（F. Mesmer，1734—1815年）发明的麦斯麦术（Mesmerism）成为一种特殊疗法。麦斯麦曾在维也纳大学学习医学，并取得博士学位。他在学位论文中阐述了行星影响人体的观点。麦斯麦的观点与中世纪的占星术很相似，不同的是麦斯麦增加了磁力疗法。磁力疗法很简单，即将医生的手置于患者的身体上，患者即可获得磁力。麦斯麦术利用止痛手段和营造梦游状态，获得了患者的称赞。麦斯麦术在法国最流行。1768年麦斯麦来到法国巴黎，向巴黎人炫耀他的奇妙疗法。麦斯麦术使麦斯麦获利匪浅，他从患者那里得到大笔巨款。法国皇后欲赐给他3万法郎，其中1万法郎供他创办磁力研究所，剩余2万法郎作为年薪。然而，麦斯麦术遭到医生的怀疑和反对，麦斯麦本人不敢在医学会上公开他的成就，反对势力使麦斯麦被迫逃出巴黎并隐居起来。麦斯麦虽然遭到谴责和批判，但仍有很多追随者，他们被奇妙的麦斯麦术吸引。

第六节 预防医学的兴起

预防医学是以人群为研究对象，应用宏观与微观的技术手段研究影响健康的因素，从而制定公共卫生措施，阻止疾病的流行，达到预防疾病、增进健康、提高生命质量的目的。18世纪是预防医学兴起的重要时期。

一、传染病流行

有人曾说：流行病、战争、灾荒是17世纪人类三大灾难。从16世纪开始，像中世纪那样大面积的麻风流行逐渐停息，法国国王路易十四曾把麻风病院改为慈善医院。由于汞剂对梅毒的有效治疗，梅毒也不如文艺复兴时期那样猖獗。17世纪除梅毒、麻风以外，其他传染病如白喉、伤寒、天花、鼠疫、斑疹伤寒等还是很常见的。德国在1618—1648年暴发了一场“战争热”，这场疾病可能是斑疹伤寒。此外，痢疾、坏血病、鼠疫流行也很广。据史料记载，当时流行病导致的死亡人数非常多，尤其是当时欧洲人还不知道种痘的方法，所以因天花而死的人数很多。17世纪天花由亚洲大陆开始，蔓延到非洲北部和整个欧洲，1660—1669年曾在英国大规模流行。鼠疫在中世纪欧洲泛滥成灾，到了17世纪虽没有类似的大流行，但小范围流行仍较频繁，死亡率也比较高，如俄国在1601—1603年发生了一次鼠疫大流行，仅莫斯科一个城市就有12.7万人在这场瘟疫中丧生。1603—1613年德、法、荷兰、英都有不少人因感染鼠疫而死亡。据统计，荷兰在1625年因鼠疫就死亡了7000人。

二、统计学的应用

一直到17世纪，传染病学方面还缺少足够的资料，也没有合理的记载。由于数学的进步，人们着眼于用数学的方法分析资料，最早采用这种方法的是英国人威廉·配第（W. Petty，1623—1687年），他是一位很有才能的医生，并且喜欢政治。在1665年，他与格兰特（J. Graunt，1620—1674年）合作，出版了《对伦敦死亡表的自然、政治的考察》（*Natural and Political Observations Mentioned in a Following Index，and Made upon the Bills of Mortality*），他们试图从这些复杂的材料中分析出人口死亡率、患病人数及其与生命统计的关系。当时仅依赖几个人的力量来完成这项工作，结果却不理想，因此，他们认为政府很有必要成立专门机构从事统计研究工作。至18世纪，更多的人喜欢上了统计学，比如与牛顿同时代的瓦夫穆尔（A. de Moivre，1667—1754年），在生命统计上他运用了大量数学原理。1761年普鲁士人聚塞米尔希（JP. Sussmilch，1707—1782年）出版了《通过生产死亡、繁殖而表现于人类的神的意志》。他写这本书的目的是揭示生命统计的关系是不变的，统计数字体现了神的意志。

他的写作动机虽不能算作科学，但是书中运用的新的统计方法却使这本书成为科学史上有价值的文献，从此以后，人口统计的研究进步起来。1801 年，英国首先应用统计学进行国事调查，使统计学更为人们所接受。天文学家凯特莱（L. Quetelet，1796—1874 年）发表的《论人和人类的智力发达》论述了人类发达的体力和智力，根据人的体力和智力研究普通人得出统计资料，以后又发表了《论社会组织及支配社会组织的法则》，并运用了大量统计学方法，对统计学的发展有重要的借鉴作用。

三、预防医学的萌芽

预防疾病的思想和措施可追溯到古希腊、罗马、阿拉伯以及中国的医学中，那时人们已经注意到天气、土壤、饮食、生活习俗、居住条件等生活环境以及心理、情感和社会环境等因素与疾病的关系，但是这些思想仅仅是直观的和零散的，没有形成完整的理论。16 世纪以后，资本主义的兴起和思想上的变革引起了人们对预防医学及其社会性的关注。

意大利医学家兰德斯（G. Landsi，1654—1720 年）研究了疟疾的暴发流行，认为这种疾病可以传染，蚊子是传染媒介。意大利帕多瓦医生拉马齐尼（Ramazzini，1669—1714 年）在对手工业工人的健康和生活环境进行深入调查的基础上，出版了《论手工业者的疾病》一书，描述了 52 种职业工人的健康与疾病状况，深入地研究了空气、水质和生产环境等因素对人体健康的影响。拉马齐尼被称为“劳动医学之父”。马克思在讲到手工工厂时期的职业病时曾引用了拉马齐尼的这本书。

18 世纪末期公共卫生方面最杰出的人物是德国医生弗兰克（J. Frank，1745—1821 年）。他在学生时代就决心调查研究民间急性流行病的原因，后来他往德国、奥地利、俄国等地行医和讲学，并作了大量的社会调查，提出了居民的悲惨生活是疾病的温床的观点。他在 1779—1817 年间完成了六卷本巨著《全国医学监督体制》，该书第一卷论述了生殖、婚姻、怀孕和分娩，提出了婚前检查和优生，第二卷论述了儿童卫生与性病等，第三卷论述了食物、衣着、住舍；第四、五卷论述了事故、犯罪和丧葬；第六卷论述了医学教育、医学实践和国家福利等问题。弗兰克设想通过国家的法规等监督措施来保护公众健康。他的思想和著作在欧洲和美国影响甚广，尤其是在传染病和环境卫生方面的认识被人们广泛接受。弗兰克一直被医学界公认为预防医学和社会医学的先驱。最先把弗兰克的主张付诸实施的是德国医学家迈（F. Mai），他向政府提交过一项卫生法规，对欧洲的健康立法具有一定的推动作用。

四、18 世纪的预防医学

对预防医学的重视是从 18 世纪开始的，首先是在海军和陆军内提倡的，因为当时只有在军队范围内，才有可能对受伤和生病的士兵进行监督、观察和疾病的统计，所以 18 世纪预防医学的发展开始于各国陆海军的军医。

在陆军万面苏格兰人普林格尔（J. Pringle，1707—1782 年）是一位代表人物。他在英国军队中工作很久，地位很高，因此，他的建议也比较容易在军队中实现。他知道生物的腐败作用会影响疾病的发生，就把他的医学知识应用到军营和医院中。1750 年，他发表了《腐败性和非腐败性的物质实验及其在医学上的应用》，阐明了所谓医院热与斑疹伤寒是同一种疾病，还呼吁改善军营供水和排水，改良沼泽，增建军营中必要的卫生设施，适当修建兵营厕所，明确一些兵营卫生的规则。他还主张军队的医院应该保持中立，同时受交战双方的保护。普林格尔是布尔哈夫的学生，他的思想有很多地方与布尔哈夫相似。

在海军方面，林德（G. Lind，1716—1794 年）很有卫生经验。1753 年他发表了一篇有价值的论文《论坏血病的研究》。当时在海上长期生活的人大多患有坏血病，常常不治而死。根据他的研究，常吃蔬菜和柠檬就可预防坏血病。另外，对于海上生活来说淡水是一大必需品，林德想出一种蒸馏海水的方法。为了预防海上传染病，他提出一些预防规则。1757 年他发表了《论保持海员健康的最适当的方法》。他还发表过欧洲人在热带地方积累的关于疾病的知识，可以说这是研究热带病的开始。18 世纪著名的探险家库克（J. Cook，1728—1779 年）曾实行林德的主张，完成了他自己伟大的探险事业，他历经三年半的时间到南洋探海，途中经历了无数的艰难险阻。依照林德的办法，在 110 名海员中，只有一人未能顺利返航，这个成绩在远洋航海史上是非常惊人的。

五、公共卫生改革

18 世纪兴建大规模公共卫生设施的时机还没有成熟。把卫生学引入社会已经是 19 世纪的事了。但是出于人道，有人提出改善监狱卫生设施。英国人霍华德（J. Howard，1726—1790 年）终生致力于这方面的工作。他调查研究了德国、意大利、法国、荷兰、希腊、土耳其等国家的监狱设施、医院、海港检疫，写出以改善监狱、医院的卫生状况为目的的著作，建议成立专门治疗热病的特殊医院。英国产业革命以后，城市人口逐渐增多，出现了一系列新问题：都市扩大，食物供给增多，土地要开发，灌溉排水要改进。新问题促进了农作技术的革新。由于改善了排水方式而减少了疟疾的传播。在农村，卫生状况就更差了，如居住条件简陋、防病常识缺乏，特别是儿童的卫生知识更缺乏，使农村的卫生情况远远比不上城市。都市卫生在 18 世纪中叶以后开始改善，例如于 1765 年在伯明翰、1766 年在伦敦、1776 年在曼彻斯特颁布了卫生法规，其他小城市以后效仿实行了大城市的卫生法规，进行掩盖污水、修建街道、安设路灯、改良下水设施。尽管还有很多地方有待改进，但 18 世纪末英国所有的大都市在外观上都已具备了现代化都市的雏形。今日来看，供水设备很不完善，即便是伦敦这样的大城市，用水也是从河水或者湖水里提取的。19 世纪初，伦敦每户居民每星期可以得到三次供水，每次供水的时间仅为数小时而已，有时因故障还不能保证供水。至于伦敦抽水式的便桶，在 1830 年前后才出现，那时城市排水常常污染河水，政府也对此无能为力。这些问题都是到了 19 世纪才得到解决的。

18 世纪中叶以后，医院和药房建筑也有所改进，如伦敦医院于 1752 年改建，圣・巴托罗缪医院于 1753 年改建。自 1700 年到 1825 年的一百多年的时间里，仅英国加以改建的医院和诊所就有 154 家。这些医院和诊所的空气流通、医院设备都有改进，不足的地方是护理力量太弱。19 世纪以后，医院内的护理工作才有所改进。

产业革命后，小儿健康得到重视，1740 年统计英国不足 5 岁的幼儿死亡率占小儿死亡总数的 75%，1800 年以后死亡率下降到 41%，1915—1925 死亡率又下降到了 14%。可以看出，英国的儿童卫生水平是逐步提高的。

18 世纪时，曾有一部分卫生工作是由政府行政部门管理监督的，这就是海港检疫。海港检疫自中世纪实行以来，对防止传染病的流行起到一定作用，特别是有效地控制了鼠疫的发生。18 世纪末到 19 世纪初，在东欧和西亚地区仍有鼠疫发生，而且常常蔓延到欧洲各地。据记载 1709 年俄国因鼠疫而死亡的人数达 15 万，1719 年鼠疫泛滥到欧洲，1720 年马塞和土伦两地鼠疫导致 9 万人死亡。实行海港检疫限制了鼠疫流行，因而促使海港城市成立了更多的检疫所。

六、牛痘预防天花

18 世纪欧洲天花流行严重，死亡人数非常多，即便是没有死亡的人也陷入极度恐慌之中。据统计，18 世纪中叶，在感染天花却没有造成天花流行的地区，天花的发病率还是很低的，而从未感染天花的人群发病率极高，所以有人甚至愿意感染一次轻型的天花，以免日后在发生天花大流行时染上重病。

在中国迟至16世纪时就发明了种人痘的办法预防天花，这种方法后来传到阿拉伯，又传到土耳其。后来英国驻土耳其大使的夫人蒙古塔（M. Montague，1689—1762年）把在君士坦丁堡学到的种人痘的方法应用到她的孩子身上，于是这种方法传到英国和欧洲大陆，甚至越过大西洋传入美洲。18世纪后半期，这种方法应用普遍，当时还出现了专门以种人痘为职业的人，这些人不一定都是医生。这种情况下预防医学史上出现了一位不可忘记的人物——贞纳（E. Jenner，1749—1823年）（图3-13）。

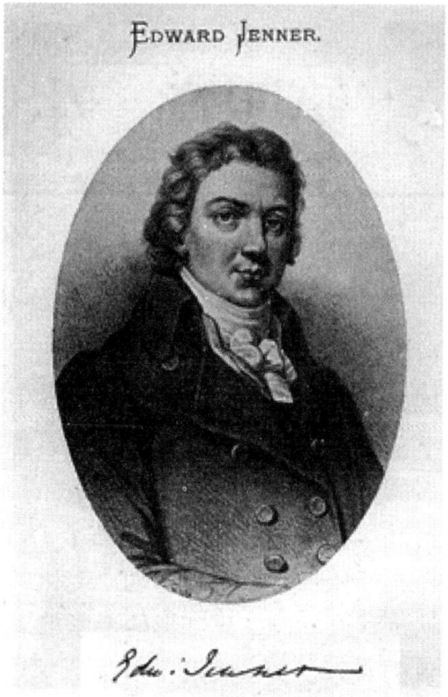

图3-13　贞纳

贞纳出生在英国的格罗斯特州。贞纳发明种牛痘的方法，一来受到中国种人痘的启发，二来他听说挤牛奶的女工一旦出过牛痘，再遇到天花流行时也不会被传染上。他急忙写信给老师，提出是否可从中得到预防天花的办法，他很快地收到老师的回信。老师鼓励他去实践。这样于1778—1796年贞纳致力于种牛痘的观察和实验。1778年，贞纳在挤奶女工不患天花这一现象的启发下，开始研究牛痘接种法。他首先将天花痂皮给患过牛痘的工人接种，以观察患过牛痘者对天花是否有免疫力。1796年5月14日，贞纳进行了在人体上接种牛痘的试验。他从一个名叫尼尔美斯（S. Nelmes）的挤奶女工手上的牛痘脓疱中取出痘浆，接种到一位叫菲浦斯（J. Phipps）的8岁健康男孩的手臂上，接种第7周又行人痘接种，结果小男孩安然无恙。1798年，贞纳出版了《牛痘之原因及结果之研究》（*An Inquiry into the Causes and Effects of the Vaccinations*）一书，介绍了牛痘接种法预防天花的成功经验。这一研究成果的取得历经了20年之久，期间他做了许多试验和观察。

在贞纳以前，也有人试图采用种牛痘的方法预防天花，但都未能做出科学的试验。虽然牛痘接种法的成功推广经历了许多曲折和保守势力的抵制，英国人甚至刊出了污蔑种牛痘的漫画，但实践是检验真理的唯一标准，后来牛痘接种法终于被世界各国所接受。作为一名乡村医生，贞纳将大部分心血花费在种痘的研究上，晚年贞纳生活在伦敦。英国议会为了鼓励他的成绩，拿出两万英镑支持他的研究。在他死后，英国伦敦为他立了塑像，以使人们永远记住这位普通而又不平凡的乡村医生。

自贞纳发明牛痘接种法起，全世界的医学工作者经过180多年的努力，终于在全球范围内根除了天花。1980年第33届世界卫生大会宣告，天花已被完全消灭，人类终于彻底征服了这一传染病。

（甄　橙）

第四章　生物医学体系的确立与发展

19 世纪是生物医学体系的确立和发展时期。在这一时期，医学科学的发展受到三个方面因素的重要影响。首先，是工业化和社会民主运动。18 世纪中叶英国工业革命后，紧接着法国、比利时、德国等国也相继发生工业革命。这场席卷欧洲的工业革命在经济上使各国得到了空前繁荣，同时也有力地促进了各国科学技术的迅速发展。以法国大革命和美国国内战争为代表的社会革命，使自由、民主和科学的思想深入人心。其次，能量守恒和转化定律、生物进化论和细胞学说的建立，突破了 18 世纪以来机械唯物主义静止、片面地分析和认识事物的局限性，开始探索事物的运动、变化的规律。再次，随着物理学、化学、生物学的巨大进步，医学从依赖经验的推理和形而上学的思辨转变为凭借物理、化学实验研究和对疾病实体的客观、细致的观察。19 世纪欧洲的医学就是在这样的背景下取得了前所未有的进步，从而奠定了生物医学体系的基础。

第一节　科学技术对医学的推动

随着资本主义制度在欧洲的确立以及工业革命的不断深入，欧洲各国陆续实现了从手工业向大机器工业的转变，生产力的巨大发展促进了社会经济和文化的繁荣。在资本主义的原始积累阶段，对科学技术直接的依赖还较少，但经济的进一步发展却要依靠科学技术的进步，许多国家认识到了这一点，所以从 17 世纪以来国家对科学技术的参与越来越多，科学家的研究工作也从个体活动为主变成更多的有组织的活动。

一、政府参与科学活动

政府对科学活动的参与首先表现在由政府创建或支持的科学机构的出现。17 世纪以后，欧洲各国开始出现政府创办或支持的科学学会，这些组织大都是由科学家自发组织的科学社团发展而成的。有趣的是，欧洲科学中心的变迁与这些机构建立的先后顺序有某种巧合（表 4-1）。17 世纪初以前科学中心在意大利，17 世纪中叶到 18 世纪中叶英国取代了意大利成为科学中心，18 世纪中叶到 19 世纪初科学中心又转移到了法国，19 世纪德国又逐渐成为欧洲的科学中心。这一现象说明，国家对科学技术的支持是促进科学技术发展的一个重要影响因素（图 4-1）。由于这些科学机构的建立和国家对科学活动的组织和资助，欧洲的科学家之间建立了较为密切的学术交流和研究协作关系，这对科学技术的发展和科学知识的传播起

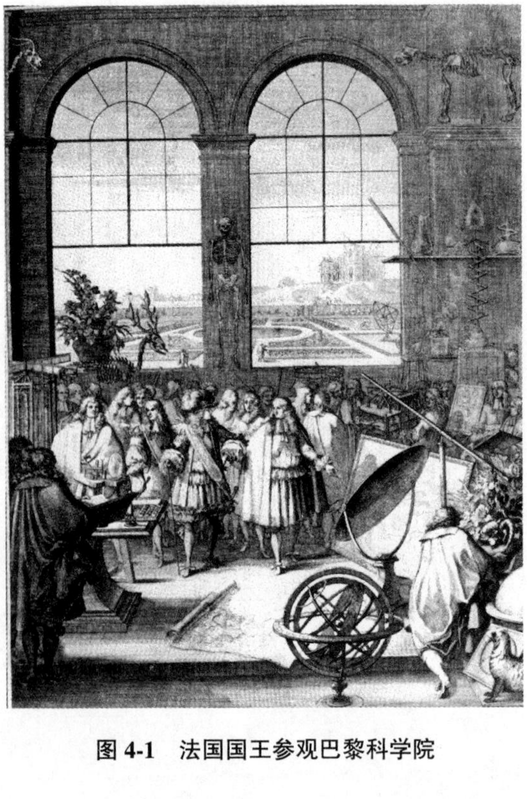

图 4-1　法国国王参观巴黎科学院

到了巨大的推动作用。与此同时，欧洲的高等教育也因得到国家的支持而迅速发展，为科学后备力量的储备做出了贡献。近代欧洲自然科学就是在这样一个对自身发展越来越有利的环境下得到充分发展，并取得一系列重大成就的，其中当然也包括医学科学在内。

表4-1　历史上科学社团的建立

时间（年）	地点	名称
1657	意大利佛罗伦萨	西芒托学院
1662	英国伦敦	皇家学会
1666	法国巴黎	法兰西科学院
1700	德国柏林	柏林科学院
1724	俄国圣彼得堡	俄罗斯科学院
1739	瑞典斯德哥尔摩	瑞典皇家科学院
1863	美国华盛顿	美国国家科学院

二、自然科学的三大发现

19 世纪自然科学的三大发现是近代欧洲自然科学发展的必然产物。这些发现对于自然科学以及医学都具有重大的意义。自然科学的三大发现，即能量守恒与转化定律、生物进化论和细胞学说，充分地揭示了自然界的辩证关系，成为辩证唯物主义自然观的科学基础。

能量守恒与转化定律是自然界发展最普遍的规律之一。人类很早就认识到运动的守恒性，但主要是从哲学的角度提出的。直到 19 世纪，科学家们克服了机械论否认机械运动向其他运动形式转化的局限性，抛弃了热素学说，从各个不同的角度证明了能量守恒定律的正确性，其中以迈尔、焦耳和赫尔姆霍兹的工作最为重要。迈尔（J. Mayer，1814—1878 年）是德国医生，是最早发现能量守恒定律的科学家之一。他是通过研究动物热而发现能量守恒与转化定律的。1840 年迈尔担任去爪哇海船的医生，当船驶到赤道附近时，他发现海员的静脉血液要比在欧洲时鲜红。由此他推论，在炎热条件下人体需要的热少，所以食物燃烧过程减弱，即体内耗氧减少，静脉血含氧量上升导致颜色鲜红，这使他认识到食物中的化学能可以转化为热能。1841 年迈尔撰写了一篇题为《论力的量和质的定义》的论文，提出运动、热、电都可以归结为一种力的现象，并可按一定规律相互转化。他将文章寄给著名的《物理学和化学年鉴》，遗憾的是，由于该刊主编认为迈尔文章思辨性太强，而未予发表。1842 年迈尔又写了第二篇论能量守恒与转化的文章《论无机界的力》，发表于《化学与药学年鉴》上。1845 年，他又发表了第三篇论文《与新陈代谢相联系的有机运动对自然界的贡献》，文章提出，“物体的量守恒不变，这是一条最高的自然法则，它既适用于物质，也适用于力。”此后不久英国物理学家焦耳（T. Joule，1818—1889 年）通过实验精确地测定热功当量，从而使能量守恒定律得到确认。德国医学家赫尔姆霍兹（H. Helmholtz，1821—1894 年）指出生理学中的活力论错误的实质，就是把生物体看作永动机，但实际上不可能从任何物体中获得无限的力。最后，恩格斯在与马克思讨论能量守恒定律时认为，应当把这条定律理解为物理学中各种力（能量）的相互转化关系，因此，在 19 世纪 70 年代明确地将这条定律改称为“能量守恒与转化定律”，使这一自然界最基本的规律之一在表达上更加完善。

生物进化的思想在 18 世纪的法国就有了广泛的影响。拉马克（J. Lamarck，1744—1829 年）坚信自然界总是循序渐进地产生各种生物的，最先产生简单的生物，而后产生复杂的生物，从而形成一个由简单到复杂、由低级到高级的连续系列。他提出了“用进废退”和“获得性遗传”两条进化法则。达尔文（C. Darwin，1809—1882年）原本是怀疑拉马克的进化论的，但是当他在1831—1836年间乘贝格尔号军舰环球考察后，成为了进化论者。经过多年的实际调查和比较研究，达尔文证明了自然界的各种生物皆为自然选择的结果，指出自然选择（包括人工选择）是生物进化的唯一途径，“物竞天择，适者生存”是生物界发展的基本规律。1859年，达尔文出版了《物种起源》一书，建立起生物进化的理论。达尔文的进化论打破了物种不变的形而上学观点和上帝造万物的宗教神学传统，因而遭到了当时许多持传统学术观点的科学家和宗教界的反对。但是，真理的光芒是挡不住的，生物进化论揭示了生物发生和演化的客观规律，进化论的思想最终被科学界所接受。当然，达尔文的生物进化论也不是完美无缺的，如它夸大了繁殖过剩的现象及其影响，过于强调生存斗争而忽略了生存合作，重视渐变而否认飞跃等。随着科学的发展，进化论还在不断地被丰富和完善。

在19世纪，细胞学说的建立经历了从结构到功能、从简单到复杂的一个漫长的探索过程。早在1665年，英国学者胡克就提出了细胞的概念。他在《显微谱志》中首次描述了在显微镜下看到的细胞形态，并将这种结构称为“小泡”（cell）。1675—1683年，荷兰的雷文虎克制造了能放大270倍的显微镜，并描绘出观察到的骨细胞和横纹肌细胞的图谱。显微镜的发明和应用使人类观察进入微观世界，但在此后的一百多年中，人类对微观世界的认识并没有太多进展，除了人们需要一段时间的思考之外，更重要的是那时的显微镜不能消除使物体形象失真的色差，分辨率和放大率都受到限制，因此，人们还不能更清楚地分辨细胞内部的结构。

19世纪初，光学显微镜技术得到了稳步发展。意大利学者亚米齐（G. Amici，1786—1863年）成功地制造出复合透镜，使各种不同透镜产生的误差大体互补，他又把实物浸泡在液体中，从而大大改善了影像。光学显微镜技术的日臻完善使人们有机会更细致地观察细胞。1831年，英国植物学家布朗（R. Brown，1773—1858年）对动物的一系列脏器和组织进行了观察，发现了动物细胞的内部构造。到19世纪30年代，人们对细胞的结构及其在生物体中的地位已有了相当的认识。1838年，德国植物学家施莱登（MJ. Schleiden，1804—1881年）出版了《论植物发生》一书，提出细胞是组成一切植物的基本单位。他明确指出：“在每个单独的细胞中都存在着生命的本质，建立起这样的概念是必要的，并应以此作为研究生物整体的基本原则。”1839年德国动物学家施旺（T. Schwann，1810—1882年）出版了《关于动植物结构和生长相似性的显微镜研究》，把施莱登的观点扩大到动物界。施莱登和施旺认为，植物和动物的所有组织、器官都是由细胞组成的。动、植物的外部形态千差万别，但其内部构造却是统一的。细胞是独立的、自己能生成和生长的单位。细胞学说揭示了动植物之间、高等生物与低等生物之间的联系，指出了生物体的发育过程是通过细胞的形成、生长来实现的，为生物学各学科的进一步发展奠定了基础。

三、三大发现对医学发展的影响和意义

三大科学发现对近代医学特别是基础医学的促进作用是十分明显的。

首先，能量守恒与转化定律的建立证明了能量守恒与转化不仅适用于物理学中的机械运动，同时也适用于包括人类在内的生物界的物质代谢运动。在定律发现的过程中，医学家和生理学家的实验和论证充分地说明了这一点，为研究人类机能的有关学科（如生理学、生物化学等）的发展指明了一条研究的方向，19世纪到20世纪的许多生理、生化方面的成果都遵循着这条定律。

其次，生物进化论的建立第一次解决了人类的起源问题，使人类对自身有了更深刻的认识。这对以研究人为对象的医学意义极为重大。在达尔文之后，德国科学家海克尔（E. Haeckel，1834—1919年）在研究有机体的胚胎发育时发现，生物的胚胎发育过程重现了其种族进化的主要阶段。这一论点成为生物进化论的重要证据，并推动了胚胎学的发展。此外，进

化论的确立把生物变量作为一个当然的事实摆在人们面前，同时也作为一个问题将生物变异是如何产生、又是如何遗传的问题提了出来，促使许多科学家进行研究，从而为遗传学的发展提供了动力。

再次，光学显微镜技术的发展和细胞学说的确立对促进基础医学发展的意义更为重大。从形态学的意义讲，它从大体解剖的研究深入到微观的细胞水平，从而分化出一些新的学科，如细胞病理学、病原微生物学、寄生虫病学以及细胞水平的组织学等。细胞学说确立的意义不仅仅与有机体构造的学说有关，而且还与有机体发育的学说有关。在历史上，人类对自身的发育问题一直抱有浓厚的兴趣，19 世纪以前在胚胎发育方面有着各种各样的观点，其中“预成论”是最有影响的学说。古希腊时代的哲学家德谟克利特、恩培多克勒和柏拉图等人都是预成论的支持者。17 世纪，雷文虎克宣布他观察到“精液中的小动物”。18 世纪初，一位叫哈特索克（N. Hartsoeker，1656—1725 年）的学者宣布在显微镜下看到精子具有预成的微型人（即精源预成论），他为此画了张有名的微型小人草图。马尔比基（M. Malpighi，1828—1694 年）则是卵源预成论的代表人物，他宣称在没有经过母鸡孵育的鸡蛋中看见了预成的小鸡。他的观点获得了著名生理学家哈勒的支持。直到 1759 年德国人沃尔弗（C. Wolff，1733—1794 年）才对这种学说提出了挑战。他通过对动物的观察和研究提出：肢体和器官在胚胎发育过程中是从一片简单的组织发展起来的，而不是一个预成的小人（或动物）的机械性扩大。然而肢体和器官是通过什么途径由简单的组织发育而成的，当时还不能做出科学的解释，在人类发育问题上仍笼罩着一层神秘的面纱。细胞学说建立之后上述问题迎刃而解。19 世纪 50 年代德国医生雷马克（R. Remak，1815—1865 年）和瑞士人克里克尔（A. Kolliker，1817—1905 年）等人将细胞学说和胚胎学的研究结合起来，证明卵和精子原来只是简单的细胞，在发育过程中细胞本身可以复制，这个复制过程称为细胞分裂，胚胎发育过程就是细胞分裂分化的过程。

从上述可以看出，三大科学发现对医学发展的推动是明显的，近代医学的分科发展就是在近代科学、哲学的一系列成就的催化下进行的。

第二节　医院医学的诞生

现代临床医学是伴随着 19 世纪早期“医院医学”的出现而诞生的。法国大革命以后，医院逐渐成为医学教育和研究的中心、医疗体制的最重要机构以及医学权威的象征（图 4-2）。启蒙运动时期，医院作为一种慈善机构得到了迅速的发展。在法国和意大利，医院既照料患者，同时也收容乞丐、孤儿、老弱者、妓女、失业者、疯子等五花八门的社会不幸者。法国大革命前夕，著名外科医生特农出版的《关于巴黎医院的报告》（1788 年）指出，巴黎医院卫生条件差、拥挤不堪、设备匮乏、死亡率高。当时巴黎最著名的主宫医院一张病床竟安置了 3 个患者，对传染病患者也没有隔离，外科手术在病房进行。欧洲其他地方医院的情况也大致如此。

法国大革命孕育的平等主义和人权观念促使人们要求废除医院，代之以家庭护理，人们认为新的社会将使人们更加健康，然而，人们不久就意识到医学上的放任自由并不能改善健康状况，加之军队服务的需要，法国政府通过立法建立起新型的中央政府控制的医学教育和医院服务体系。在以医院为核心的新的医学教育体系中，外科与内科获得了同等重要的地位，尸体解剖得到了法律的允许，从而逐步形成了以病理解剖为基础、以物理诊断为特征的医院医学。19 世纪 30—40 年代，巴黎成为世界医学的中心，一批又一批学生从欧洲和北美涌向巴黎，仅雷内克一人的外国学生就达 300 多人。这些学生回国后，许多都成为了著名的医生。伦敦、费城和维也纳引进巴黎的医院医学模式，很快也成为本国的医学中心。医院医学摆脱了单凭经验诊治患者的束缚，以更加客观的物理诊断为工具，采用数学分析的方法，极大地促进了临床医学的发展。

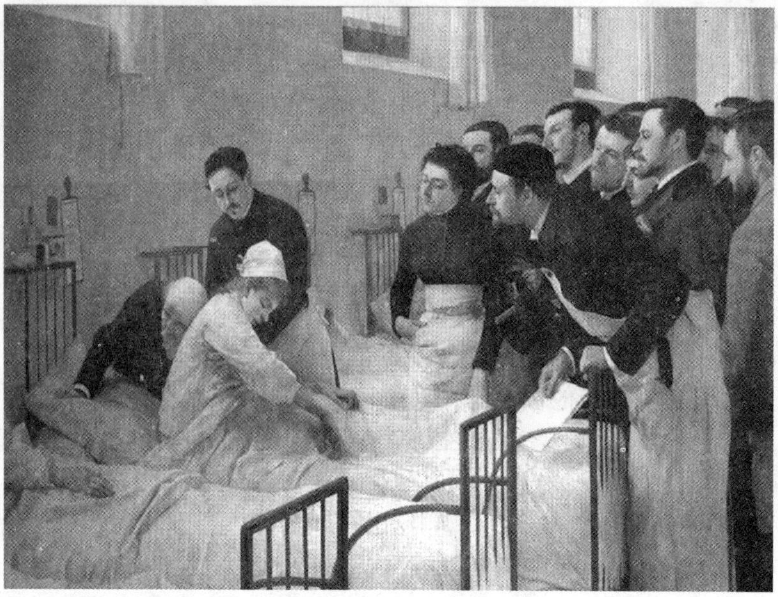

图 4-2 19 世纪的医院

一、病理解剖学的深入：组织病理学

18 世纪以前，医学主要关注的是病症而不是躯体和器官的损伤。18 世纪，莫干尼的《论疾病的部位与原因》奠定了病理解剖学的基础。但是，该书巨大的篇幅和冗长的文字妨碍了它的传播。19 世纪初，法国年轻医生比沙（M. Bichat，1771—1802 年）为推动病理解剖学的发展发挥了关键作用。比沙的整个人生是短暂而紧凑的。他二十多岁时就已是巴黎小有名气的外科医生了，不久又成为主宫医院的内科医生。比沙勤奋好学，不知疲倦地进行尸体解剖、生理实验、为患者治疗以及讲课与写作。在他的研究生涯中，平均每年解剖 600 余具尸体，这样的工作量严重损害了他的健康，他去世时还不到 31 岁。比沙在总结他的研究工作时提出生命的功能单位不是器官而是组织（tissue）。他将人体分成 21 种基本组织，如神经组织、脉管组织、黏液组织、浆液组织、结缔组织、纤维组织等，他对组织的许多命名至今还在应用。比沙的工作使人们对人体结构的认识有了层次的概念，即由组织集合成器官，器官的组合又形成更复杂的系统（如呼吸系统、消化系统、神经系统等）。比沙对机体组织的研究使他成为组织学的创始人。

比沙试图从组织层面上划分正常与异常之间的界限。在皮内尔《哲学的疾病分类学》（1789 年）中提出类似组织具有类似损伤观点的启发下，比沙提出疾病并不是器官的反应，而是在组织中形成的，病理分析可以突破器官的限制，使功能障碍与组织联系起来。由于比沙的影响，医生们注意到疾病的位置是在组织，从而将病理学推向一个新阶段。人们也开始使用“组织”这一概念进行病理结构的描述，如以“心包炎”、“心肌炎”或“心内膜炎”替代了“心脏的发炎”，从而推动了组织病理学的发展。

二、诊断学的进步

视诊、触诊、叩诊和听诊是西医的四种基本物理诊断方法。在 19 世纪之前，医生也运用五官来进行诊断，如倾听患者诉说病症、观察舌头和尿样、把脉等，但医生很少直接进行躯体检查。18 世纪，奥恩布鲁格发明了叩诊法，但在很长一段时间并没有引起人们的重视。19 世纪初，法国巴黎慈善医院医生、医学院临床医学教授科尔维沙（J. Corvisart，1755—1821 年）

认识到叩诊法的诊断价值，于1808年将奥恩布鲁格的著作《新发明》译成法文，并附以长于原文4倍的详细评析。此外，科尔维沙还出版了《论器质性疾病及心脏和大血管损伤》的专著，介绍和推广叩诊法在疾病诊断中的价值。他还设计制造了叩诊板与叩诊锤，发明了间接叩诊法。科尔维沙曾是拿破仑的私人医生，在法国医学界享有很高的声誉，在他的推动下，叩诊法才得到医学界的广泛重视和应用。1838年以后，叩诊的声学原理得到了合理的解释，叩诊的方法也得到了进一步的改进，即医生用左手指背作叩板，用右手中指叩击左手指背进行叩诊，此法一直沿用到今天。

法兰西学派的另一重要贡献是听诊器的发明。听诊器是由法国巴黎医学院医生雷内克（R. Laennec，1781—1826年）发明的。在听诊器发明之前，医生是靠用耳朵直接贴着患者胸部听诊来诊断胸腔疾病的。1816年，雷内克的病房里住进一位患心脏病的年轻肥胖妇女，直接听诊甚为不便，且效果不好。一次，雷内克在巴黎的卢浮宫广场看到孩子们在玩一种游戏。他们用一根针轻划木棒一端，用耳朵紧贴另一端可以很清楚地听到声音。受此启发，他将一张厚纸卷成圆筒状，一端贴着耳朵，另一端放在患者的胸部，结果，他听到了比直接听诊更清楚的心音。此后，他将纸筒改制成木制空心圆筒，并命名为听诊器（stethoscope）。1818年，雷内克出版了《间接听诊或论肺部和心脏疾病的诊断》一书，描述了听诊法的改进及其意义，成为现代听诊法的基础（图4-3）。

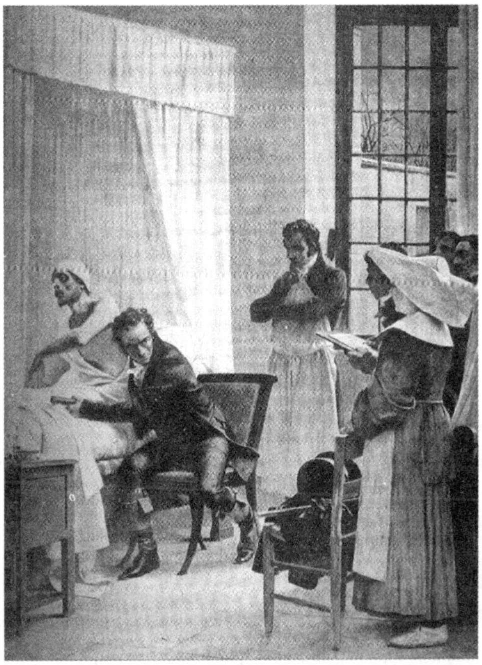
图4-3　听诊

听诊器和叩诊法的发明奠定了现代物理诊断学的基础，此后又有一系列的物理诊断技术问世，如：1868年，翁德利希（K. Wunderlich，1815—1877年）创用体温测量法并绘制体温曲线；1854年，奥地利医生耶格（E. Jaeger，1818—1884年）首先提出视力表；1862年，荷兰科学家斯内伦（H. Snellen，1834—1908年）改进了视力测定法并发明了视力表；1865年，德索梅克斯（A. Desomeaux，？—1894年）发明并应用膀胱镜；1898—1900年，基利安（G. Killian，1860—1921年）先后发明直达式气管镜和胃镜。

此外，随着有机化学和分析化学的发展，临床医生开始利用化学分析的检验方法来协助临床诊断，如建立了血、尿、便三大常规检验方法等。其他成果还有：1827年，德国学者格梅林（L. Gmelin，1788—1853年）发明尿的胆色素试验；1837年，马格奴斯（H. Magnus）发明血气定量分析方法；1841年，特罗默尔（K. Trommer）发明尿糖检查法；1846年，英国外科医生休奇逊（J. Hutchinson，1828—1913年）发明肺活量计；1847年，德国学者路德维希（C. Ludwing，1816—1895年）制成水银血压计；1874年，艾斯巴赫（G. Esbach）发明尿蛋白定量法；1878年，维罗特（K. Vierordt）应用光谱分析法分析血红蛋白、胆汁和尿液；1878年，海耶姆（G. Hayem）发明血小板计数法；1894年，托波佛尔（G. Toepfer）发明胃液酸度测定法。由于这些成果，19世纪医生的诊断方法进一步增多，诊断疾病也更加客观、准确。

19世纪诊断学上的另一个重要进展是X线的发现。1895年，德国物理学家伦琴（W. Rontgen，1845—1923年）在研究真空放电时发现在试验真空管里产生了新的光线，这种光线能在黑暗处使照相底片感光。他将这种性质不明的光线称为X线。几天之后，他应用X线拍下了世界上第一张人体掌骨的X线照片，照片清楚地显示出伦琴夫人的手掌骨和金戒指的轮廓。实验和照片发表后，在科学界引起轰动。一个月以后，维也纳的医院就开始应用X线准确地显示出人体骨折的位置。1896年，美国哥伦比亚大学一位教授从一张X线照片中清楚地看到了肌肉中的弹片。从此，X线不仅被应用于骨折的定位，还应用于枪弹伤的检查，经过不断的研究和改进，X线被医学界广泛应用，成为不可缺少的诊断手段。1901年，为了表彰伦琴的发现，瑞典科学院将首次颁发的诺贝尔物理学奖授予他。

三、外科学的突破性进展

18世纪以前，外科治疗仅为一种手艺。外科手术者也不准被称为医生。18世纪，外科医生的地位有了一定的提高，也出现了专门的外科医院，但外科的发展仍然缓慢，其主要原因是外科手术中的疼痛、失血和感染三大难关都没有得到很好的解决，手术患者死亡率很高，手术治疗往往是患者最后不得以的选择。直到19世纪，外科技术中的三大难关被相继突破，外科学才有了突飞猛进的发展。

（一）麻醉剂的发现及应用

麻醉药和麻醉法在古代的许多国家，如中国、印度、巴比伦、希腊等都有过应用的记载，但麻醉效果都不够确实和满意。19世纪，化学的发展促进了麻醉药物的研究和应用。1800年，英国化学家戴维（H. Davy，1778—1829年）首先发现了氧化亚氮（N_2O），即笑气的麻醉作用。他通过自己吸入氧化亚氮，发现其炎症部位的疼痛有所缓解，从而推测该物质可用于手术麻醉。1818年，英国著名物理学家和化学家法拉第（M. Faraday，1791—1867年）曾在著作中提到乙醚有致人昏迷的作用，其效应与氧化亚氮相似，但这些发现并未引起医学界的重视。1824年，希克曼（H. Hickman，1800—1830年）用二氧化碳、氧化亚氮和氧对实验动物进行麻醉，随后行截肢手术并获得成功。此后，他要求进行人体试验，但未被允许。

19世纪中叶，人们开始对氧化亚氮和乙醚的麻醉作用进行一系列的探索性实验，最终使这两种麻醉剂的麻醉效果为世人所公认。1842年，美国医生朗格（C. Long，1815—1878年）在乡村应用乙醚麻醉作颈部肿瘤摘除术获成功，此后他继续用乙醚麻醉进行了其他小手术。但是，由于朗格居处僻地，其开创性功绩并不为世人所知。1844年美国牙医威尔斯（H. Wells，1815—1848年）用氧化亚氮给他的一名学生进行麻醉拔牙实验，结果显示确无疼痛。不久，他应邀到哈佛大学医学院进行氧化亚氮麻醉拔牙表演，但因麻醉深度不够而致表演失败。1846年9月30日美国医生莫顿（W. Morton，1819—1868年）在英国化学家杰克逊（C. Jackson，1805—1880）的帮助下，应用乙醚麻醉拔牙获得成功。莫顿因此备受鼓舞，于是在同年10月16日赴波士顿麻省总医院，在著名外科医生沃伦（J. Warren，1778—1856年）进行的一次割除颈部肿瘤的手术中，进行乙醚麻醉表演，这次公开表演的成功轰动了世界，从此揭开了现代麻醉史的序幕（图4-4）。1868年，安德鲁斯（E. Andrews，1824—1904年）改进了氧化亚氮的麻醉方法，即在吸入氧化亚氮的同时吸入20%的氧，提高了麻醉的安全性和有效性。

除了乙醚和氧化亚氮外，其他麻醉剂和麻醉方法也在19世纪先后被发现。1847年，英国爱丁堡的妇科医生辛普森（J. Simpson，1811—1870年）首次应用氯仿作麻醉剂获得成功。1872年，欧莱（P. Ore，1828—1869年）应用静脉注射水合氯醛进行麻醉，虽效果不佳，但开创了静脉全身麻醉的先例。1892年，德国医师施莱希（K. Schleich，1859—1922年）创用可卡因皮下注射，进行局部麻醉，由于毒性强，未能推广。1905年，布劳恩（Braun，1862—1934年）将肾上腺素和可卡因合成普鲁卡因之后，这种局部浸润麻醉法才展现其实用价值。1898年，德国外科学家比尔（A. Bier，1861—1949年）试验用可卡因进行蛛网膜下腔阻滞性麻醉获得成功，并将此法推广应用于临床。各种麻醉剂和麻醉方法的应用消除了手术中的疼痛，提高了手术安全系数，扩大了手术范围，促进了外科学的发展。

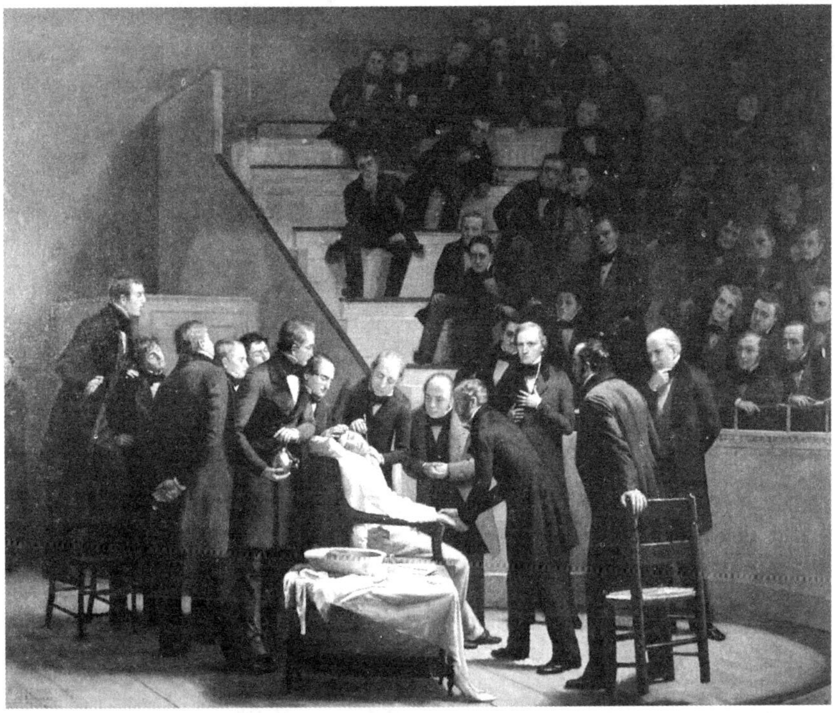

图 4-4　莫顿在麻省总医院做麻醉演示

（二）消毒防腐方法的发现

19 世纪以前，外科医生习惯于用烧灼法或沸油冲淋法处理伤口，患者极为痛苦。19 世纪以后，绷带包扎法逐渐代替上述方法，但却使感染率和死亡率升高。直到巴斯德和科赫建立起微生物学之后，人们才真正认识到化脓性感染是细菌入侵的结果，外科学也才真正建立起消毒防腐的观念。

19 世纪初，在病原微生物学建立之前，奥地利医生塞麦尔维斯对感染途径和感染原因有所了解。1846 年，他的一位学生对一具患有产褥热死亡的尸体解剖时，不慎割破手指而出现类似产褥热症状而死亡，塞麦尔维斯从中得到启发，明确了产褥热是通过接产医生的手传染给产妇的。于是，他开始采用以下预防措施：接生前医生必须先用肥皂刷手，然后用漂白粉液洗手。对接生使用的一切器材，以及可能与患者接触的一切用品均用此法消毒。经过这些处理之后，产科死亡率由 18% 下降到 1%。1861 年，他出版了《产褥热的原因、概念及其预防》一书，书中详细地记录了他在产科学方面的改革，然而，由于他冒犯了保守的上司而被迫离开了医院，最后不幸地死在精神病院。塞麦尔维斯的贡献后来获得了人们的肯定，人们将他誉为“母亲的救星”。

英国外科医生李斯特（J. Lister，1827—1912 年）在巴斯德工作（见本章第四节）的启示下，认为创伤感染是侵入微生物所致。1865 年，李斯特施行了他的第一例抗菌手术：手术前他用苯酚（石炭酸）溶液清洗了所有的手术器材和手术用品，甚至连手术室的空气都用石炭酸液进行了喷雾消毒，手术获得成功。1865 年他发表了《治疗复杂骨折的新方法》，1867 年又发表了《论外科临床中的防腐原则》，从而奠定了外科消毒、防腐的基础。

1877 年，德国医生伯格曼（E. Bergmann，1836—1907 年）创用蒸汽灭菌法，奠定了无菌外科的观念。1883 年，法国医生泰利隆（O. Terrillon）倡导用煮沸、干热、火焰等方法消毒外科器械。1885 年，德国医生纽贝尔（G. Neuber，1850—1932 年）首创手术时穿手术隔离衣。1888 年，费伯林格（P. Furbringer）倡用氯化汞溶液和乙醇消毒术者的双手。1889 年，美国医生霍尔斯特德（W. Halsted，1852—1922 年）为了保护洗手护士的手特制了橡皮手套，后来为全体手术者采用。1897 年，德国医生弗吕格（C. Flugge，1847—1923 年）用实验证明面向创口讲话能造成创口感染。同年，奥地利医生米库利兹·拉穗凯（J. Mikulicz-Radecki）在弗吕格的启示下，倡议手术者用口罩将鼻、口遮住，以减少外科手术的感染。

（三）输血技术的突破

手术患者因术中失血过多而死亡是阻碍外科发展的一个重要因素。为了解决这一难题，人们曾做过许多尝试。早在 17 世纪，英国医生洛厄（R. Lower，1631—1691 年）就曾把羊羔的血抽出，输给一个精神病患者。十分侥幸，这个患者没有死亡。1677 年，法国医生丹尼斯（J. Denis，1625—1704 年）把羊血输给健康人，结果受血者因强烈的输血反应而死亡，可是丹尼斯认为死亡与输血无关。两个月后，他又给一个男人输血，致使患者立即死亡。17 世纪，因输血造成患者死亡的事件时有发生，因此法国政府明令禁止输血治疗。19 世纪以后，又有人开始尝试人与人之间的输血。1818 年，英国妇产科医生布伦德尔（J，Blundell，1790—1877 年）在做了一系列狗与狗之间的输血实验之后，做了人与人之间的输血，结果是既有成功也有失败，从而限制了输血在临床上的进一步应用。

1875 年，兰多伊斯（L. Landois，1837—1902 年）发现人与人之间输血出现输血反应，是因为两种血液混合后出现红细胞凝集现象，当时并不清楚凝集现象的机制。1896 年，奥地利医生兰德斯坦纳（K. Landsteiner，1868—1943 年）开始研究免疫机制和抗体的本质。在这一研究过程中，他于 1900 年发现了红细胞凝集反应的本质，并在 1901 年宣布人类血液可以分为三型，即 A、B、O 三型，以后又归纳为四型。他还推断血型可以遗传，并被后来一些学者的研究所证实。ABO 血型的发现导致输血时血型配合原则的提出，使输血成为实际可行的重要治疗措施（图 4-5），从而解决了因手术失血过多而死亡的问题，外科学也因此搬掉了一块阻碍其发展的拦路石。兰德斯坦纳也因此贡献获得 1930 年的诺贝尔生理学或医学奖。

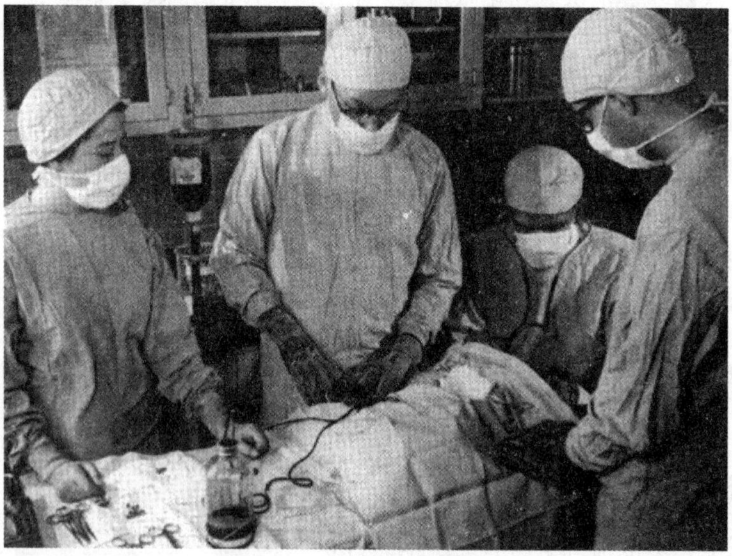

图 4-5 20 世纪的临床输血

四、治疗学的进展

药物治疗的发展是在药理学的独立和发展中实现的。从 19 世纪初起，人们开始用动物实验和化学分析的方法研究药物的化学成分、性质、药理作用及其毒性反应等。其发展可分为三个方面：一是用化学方法对一些植物药的有效成分进行提取。1806 年，斯特纳（F. Sertuner，

1784—1851 年）首先从阿片中提取出吗啡，1817 年又从吐根中提取了吐根素。随后一系列的药物被提取、纯化，如从马钱子中提取出士的宁（1818 年）、从金鸡纳皮中提取出奎宁（1819）、从咖啡中提取出咖啡因（1821 年）等。有效成分的提取为阐明药理作用提供了前提。二是用实验生理学方法研究药物对各器官的作用，如 1819 年，法国生理学家马根济（F. Magendie，1783—1855 年）通过实验确定了盐酸士的宁引起肌肉僵直的作用部位在脊髓。1856 年，伯尔纳（C. Bernard，1813—1878 年）利用蛙坐骨神经腓肠肌标本确定了筒箭毒碱松弛骨骼肌的作用点在神经 - 肌肉接头。这一阶段对药物的作用及作用部位的研究取得了许多成果，但对药物的作用原理的研究还很不深入。三是用生物化学方法对药物在体内的代谢过程进行了研究，如对四乙基焦磷酶作为胆碱酯酶抑制剂的研究（1854 年），就是从生化角度说明药物作用原理的最早范例之一。此外，化学工业和有机化学的进展，使药物的精制和合成也迅速发展起来。以上这些进步不断地丰富了临床药物治疗的内容。特别是 1853 年法国学者普拉瓦兹（C. Pravaz，1793—1853 年）发明注射器之后，药物注射法被广泛应用于临床，使化学药物治疗在临床各科得到普及和发展。

除药物疗法外，由于物理学的发展，许多物理疗法也相继推广应用，如 X 线疗法、光能疗法，特别是电疗获得了很大的发展。总之，到 19 世纪末，临床治疗的手段比从前更加丰富、更加有效了。

五、其他临床学科的发展

除了上述学科之外，临床医学各学科都有了显著的进步。实际上，现代临床学科的分科许多都是在 19 世纪建立起来的。

1838 年，法国医生里科尔（P. Ricord，1799—1889 年）正确地区分了淋病、梅毒，使梅毒学成为皮肤病学的一个重要分支。1850 年，赫尔姆霍茨（H. Helmholtz，1821—1894 年）发明检眼镜，开创了眼科学史上的新纪元。1854 年，西班牙人加西亚（M. Garcla，1805—1906 年）在巴黎发明了喉镜，为喉科学奠定了基石。1856—1876 年，奥地利医生黑布拉（F. Hebra，1816—1880 年）出版的《皮肤病图谱》是现代皮肤病的开山之作。1856 年，德国医生卡斯帕（J. Casper，1796—1864 年）出版的《实用法医学手册》在相当长时期内是该专业的经典著作。在 19 世纪下半叶，儿科学成为医学院的一门独立课程，泌尿学和矫形学成为外科学下独立的分支学科。随着麻醉术的发明，口腔学和牙科学建立了起来。1872 年，哈佛大学设立了神经病学和精神病学教席。

第三节　实验医学的奠基

19 世纪著名医学家伯尔纳在《实验医学研究导论》一书中指出："我认为医院只是通往科学医学的入口，它们是医生开始观察的第一场所，但医学科学真正的圣所却在实验室，只有这样，医生才能通过实验分析对正常状态和病态下的生命做出解释。"

实验室研究并不是 19 世纪的创新。在 17 世纪初，英语中就有了"laboratory"一词，指人们工作的地方，它与"elaboratory"（精制室）为同源词，后者指的是人们精心制作东西的房间，特别是从贱金属中炼制出金。启蒙运动时期，"laboratory"已成为专指研究化学和其他自然科学场所的词汇。医学实验研究的历史可上溯到公元前 3 世纪亚历山大里亚时期的人体解剖研究，古罗马时期的盖仑、17 世纪的哈维等也是实验医学的探索者。但直到 19 世纪中叶，实验室才成为医学知识创造的中心。

实验室中心地位的形成主要受到医学研究职业化的影响。在 18 世纪，医学科学研究仍然是个人业余兴趣。当时医学研究中最活跃的三个人物为斯巴兰萨尼（L. Spallanzani）、哈勒（A. Haller，1708—1777 年）和哈特（J. Hunter，1728—1793 年），他们中一位是牧师，一位是大学教授后又转为地方官员，还有一位是开业外科医生，他们都是实验爱好者。随着医学科学的发展,19世纪这种情况发生了改变，最早在德语地区出现了专门从“干”科学中谋得生计的人：他们从事实验研究，参加专业学会，在专业杂志上发表论文，并用部分时间将自己和同行的科学发现传授给学生，这些人被称为“科学家”，诸多分支学科的研究者也相应地被称为“物理学家”、“化学家”、“生理学家”、“细菌学家”等。科学实验研究成为医学知识创造的重要源泉。

一、生理学和生物化学研究的进展

19世纪中叶以后，德国的大学教育和科学研究发展迅速，许多大学相继建立了各类专科研究所，有力地推动了科学研究的深入，使德国跃升为欧洲科学的中心。

在19世纪，由于物理学、化学及生物学等基本学科的迅速发展，科学实验和研究的手段日益先进，使与人体功能研究有关的生理学和生物化学取得了一系列的成果，由此确立了这两门学科在基础医学中的重要地位。通过引入新的实验手段，发明新的实验仪器，科学家们对神经、呼吸、消化、内分泌等系统的生理学和生物化学进行了深入研究，并取得了大量成果，特别是在神经和消化的研究方面令人瞩目。

在神经生理学领域，德国学者穆勒（J. Muller，1801—1858年）为阐明神经肌肉系统的反射活动做出了重要贡献。穆勒1824年毕业于波恩大学并成为该校的教师，1830年晋升为生理学教授。1833年，穆勒任柏林大学的解剖学和生理学教授。他对人和动物的感觉器官的功能和结构有着出色的研究。他通过实验证明，性质不同的刺激作用于同一器官，可以产生同样的感觉，而同一种刺激作用于不同的感官则可引起不同的感觉，例如，光刺激眼引起光觉，机械压迫或电刺激眼也引起光觉；而电刺激视、听、嗅等感觉器官时，则分别引起光、声、气味等不同的感觉。由此，他认识到每一个感官都有其特殊的感觉，而不同的感觉决定了不同感官的特有结构和功能，从而为感觉生理学研究奠定了基础。但他在解释感官为何具有感觉功能时，却得出感官具有不可知的“特殊神经能量”的错误结论，反映出认识事物的局限性。穆勒的《生理学手册》是19世纪一部最重要的生理学著作。作为德国最著名的生理学家，穆勒培养了许多学生，其中包括施旺、赫尔姆霍兹、微尔啸等。他创办的《解剖、生理和医学科学杂志》是当时德国最重要的学术刊物之一。

在神经生理的研究中另一位做出杰出贡献的科学家是英国人柏尔（S. Bell，1744—1842年）。柏尔是一位解剖学家和生理学家，同时也是一位著名的外科医师。1799年，柏尔进入皇家外科学院，后移居伦敦，教授解剖学，做外科医师，1836年回爱丁堡大学任外科学教授直到逝世。柏尔在神经生理方面最重要的著作是1811年发表的《脑的解剖新论》（*Idea of a New Anatomy of the Brain*）。书中首先提出了脊髓神经根法则，即脊髓前根是运动神经纤维，后根是感觉神经纤维，这两种纤维可以混合在一根神经内，它们只在和脊髓连接时才互相分离。后来，柏尔又指明某些神经为纯感觉的，某些为纯运动的，某些则为两种的混合体。这一分类同样被用在对脑神经的阐述上。柏尔指出：第五对脑神经（即三叉神经）具有运动与感觉两种功能，面神经是运动性的，所以当面神经受损伤时，可导致颜面瘫痪，称为柏尔瘫痪（Bell palsy）。柏尔通过观察认为两种纤维在结构和功能上存在的这种差异，一定在脑和脊髓的不同区域有着相应的联系，而这些不同的区域控制着感觉和运动的不同功能。柏尔提出的这种运动神经和感觉神经的差异法则是现代反射及反射弧概念的基础。柏尔认为，每种神经都有其特殊的性质或能量。他在进一步说明肌肉运动的控制离不开肌肉的感觉时，又发现了“交叉兴奋现象”。由于柏尔提出了许多神经生理学的基本概念，人们尊他为近代神经生理学的先驱。

在穆勒之后，生理学研究侧重于两个方面：一方面是应用物理学的观点研究生理过程，另一方面是用化学方法研究机体的代谢过程。后者的著名代表人物是法国生理学家伯尔纳。

伯尔纳出生在法国的一个贫苦的农民家庭，1834年进入巴黎医学院学习，1839年毕业。毕业时在参加考试的29人中，他名列第26名，显然他不是一位出色的学生，然而，在他逝世时，他已成为享誉世界的著名科学家，法国政府为他举行了国葬，以表彰他卓越的科学贡献。

伯尔纳的研究兴趣十分广泛。他研究了支配血管舒缩的神经，证明了交感神经的缩血管功能和鼓索神经（副交感神经的一个分支）的舒血管功能；他还提出了“内环境”及“内环境恒定”的概念，这一概念对现代生理学的发展具有重要意义。然而，伯尔纳一生中最辉煌的成就还是有关消化生理的研究。他通过实验阐明了唾液、胃液、肠液、胰液等一系列消化液在食物消化过程中的作用。他研究了糖原生成、输送、储存及代谢的全过程。1853年他用实验证明了血液输送糖到肝，并以糖原的形式储存于肝细胞内。在实验中，伯尔纳发现实验动物在连续数日不进食含糖食物的情况下，肝静脉中仍有高浓度的糖原存在，说明其他物质在肝也可转化成糖，从而发现了葡萄糖的异生作用。他还对神经系统对肝糖原形成的作用以及糖原与碳水化合物代谢的关系进行了研究，完成了著名的“伯尔纳糖刺激试验”（即糖耐量试验），证明了延髓存在血糖调节中枢。伯尔纳对糖原的一系列研究开辟了消化生理学的新纪元，因为阐明新陈代谢中各个复杂的途径以及调节它们的酶、激素和神经因素等，至今仍然是生理学一项庞大的未竟任务。1860年，伯尔纳因病回故乡休养，在此期间写成了《实验医学研究导论》一书，这本书是生理学史上里程碑式的著作（图4-6）。

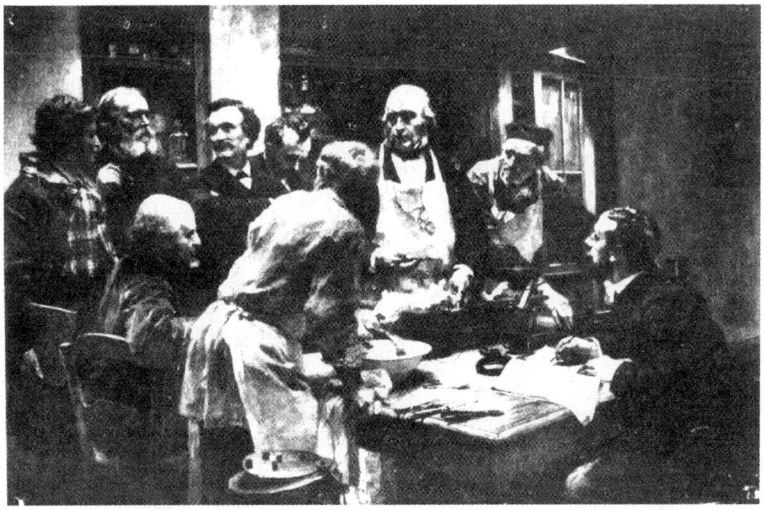

图4-6　伯尔纳在实验室工作

和其他基础医学学科相比，生物化学是一门较年轻的学科，直到1903年确立“生物化学”这一名词后，才成为一门独立学科。尽管如此，在19世纪，属于生物化学的许多基础性成果在学科成立以前就已经取得。

1824年，吉森大学（University of Giessen）的著名化学家李比希（J. Liebig，1803—1873年）建立了化学研究所，倡导以定量分析的方法研究生命体的化学组成。他通过检测摄入的食物、水、氧气与排出的尿素、水、二氧化碳等物质，推测出动物（或人）体内化学过程的大致情况。在他的鼓励下，研究人员对肌肉、肝等器官组织和血液、汗、尿液以及胆汁等体液进行了化学分析，测量有机体内食物、氧气消耗与能量产生之间的关系。李比希的工作奠定了生物化学的基础。

李比希的好友，德国化学家维勒（F. Wohler，1800—1882年）打破了过去认为有机化合物只能在有生命的动植物体内合成的定论，于1828年人工合成尿素。19世纪人们对生物催化剂——酶也逐渐有所认识。1835年，瑞典化学家贝齐里乌斯（J. Berzelius，1779—1848年）提出了催化学说，并建立了催化作用与催化剂的概念。此后，伯特兰（B. Bertrand，1815—1886年）等在研究生物氧化时发现，其作用过程也是酶促反应过程。1878年，伯特兰注意到酶促反应中还需要低分子物质（辅酶）的存在，为后来研究酶的化学本质提供了线索。19世纪还有一项成果，就是对核酸的初步研究。1868年，瑞士生化学家米歇尔（F. Miescher，1844—1895年）在从脓细胞中分离细胞核时，从核中提取出一种含磷量高且不同于蛋白质的酸性物质，次年米歇尔将它命名为"核素"。1889年，德国学者阿特曼（R. Altmann，1852—1900年）从核素中将蛋白质部分分离出去，保留了一种不含蛋白质的酸性物质，称为"核酸"。1894年，科塞尔（A. Kossel，1853—1927年）证明，核酸普遍存在于细胞中，而且在不同的细胞中含量不同，其后又搞清了核酸的主要成分是四种不同的碱基、磷酸和糖。科塞尔因上述工作获1910年诺贝尔生理学或医学奖。19世纪对组成人体最重要的物质成分——蛋白质的研究也取得了不少成果。1836年瑞典化学家贝齐里乌斯首次提出"蛋白质"一词。1842年，德国化学家李比希在《动物化学》一书中将蛋白质列为生命系统中最重要的物质。此后，科学家们对蛋白质的组成进行了一系列的研究，到19世纪末，组成蛋白质的22种氨基酸就被发现了13种。

以上这些成就都被认为是奠定生物化学的基础性工作，它们促进了20世纪生物化学的确立和飞速发展。

二、细胞病理学的建立

随着人们对有机体细胞认识的不断加深，以及光学显微镜技术的发展和完善，特别是细胞学说的建立，使形态学研究进入了一个更加微观的世界。代表这一进展的重要成果是细胞病理学的建立。1858年，德国著名的病理学家微尔啸（R. Virchow，1821—1902年）（图4-7）出版了《细胞病理学》一书。该书是1858年初他在新建成的柏林病理学研究所作系列讲座的讲稿集，全书约14万字，附有144幅精美插图。书中对细胞病理学的基本观点做了简明的阐述，即：所有的细胞均由细胞分化来的；所有的疾病是由生命细胞发生自动或被动的紊乱引起的；细胞之所以能发挥其功能，是因为其内部发生的物理和化学过程，显微镜能展现其中的某些变化；细胞结构的反常情况包括正常结构的退化、转化和重复。

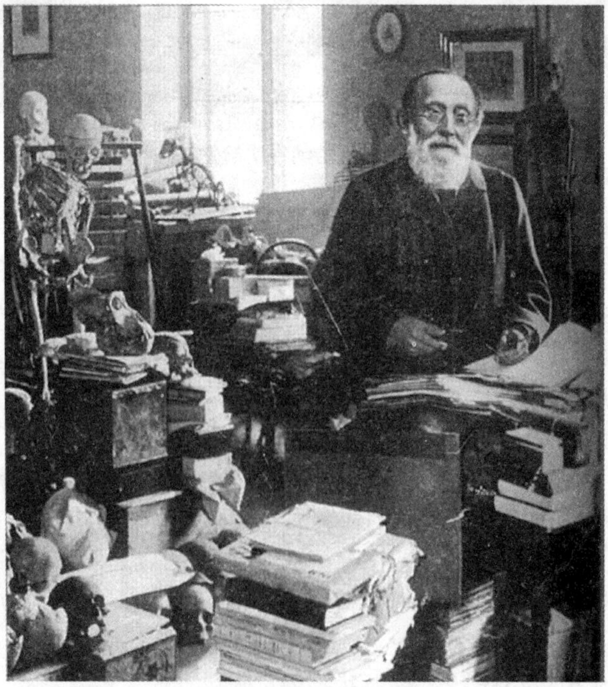

图4-7 微尔啸

微尔啸在创立细胞病理学的过程中，创造性地将显微技术和细胞学的成果应用于病理形态学研究，使人类对机体结构和疾病形态改变的认识由组织水平深入到细胞层次，从而确认了疾病的微细物质基础，充实和发展了形态病理学，开辟了病理学的新领域。

微尔啸对血液进行了广泛、深入的研究。他首次阐明了血栓性静脉炎中血块形成的病理生理学原理，发现血块的脱落可能形成危及生命的栓子（“embolus”一词即由他创造）。1847 年，他描述了一种白细胞疾病，称之为“白血病”（leukemia）。他还通过观察到胎儿和初生儿的有核红细胞，而证明红细胞也具有普通细胞的特征。微尔啸依据患白血病的患者脾和淋巴结肿大的情况，推测白细胞的生成涉及这两个器官。他还观察到肺炎等疾病一般也都伴有淋巴结肿大，更增强了他确信淋巴结就是白细胞的来源地。微尔啸还讨论了脓细胞的形成，但误认为脓细胞与结缔组织有关，这一错误不久被阿迪森所纠正，阿迪森证实了脓细胞是由白细胞形成的。

微尔啸的《细胞病理学》对多种细胞病理变化有详细的描述，他提出的细胞肿胀、脂肪变性、淀粉样变、发育不全、异位症、褐黄病及其他许多病理概念至今仍在沿用。当然，微尔啸的理论也存在一定的局限性。他在强调局部病变的同时，忽视了全身性反应，忽视了病理现象的发展过程，忽视了局部与全身的关系，这都是机械唯物主义在理论概括中的反映。他把细胞视为基本自主的生命单位，但否认神经系统在机体中的主导作用，是对细胞作用的过高估计。尽管如此，他在形态病理学方面的贡献仍然是杰出的，微尔啸在近代医学史上的重要地位应当得到充分的肯定。

三、实验仪器和实验方法的更新

主张用物理学观点研究生理学的科学家在 18、19 世纪发明了许多新的实验仪器并改进了实验方法，为生理学、生物化学等学科的发展奠定了坚实的基础。18 世纪末，意大利医学家伽伐尼（L. Galvani，1931—1798 年）在实验中观察到动物电现象。为了进一步研究生物电现象，1791 年伽伐尼设计了青蛙的神经肌肉装置，他将一根铜棒与一根锌棒分别接触蛙腿与脊索神经，当实验者将这两根金属棒之游离端接触时，立即引起蛙腿的收缩。伽伐尼又将蛙腿与脊索神经分别放置在铜箔上或浸在溶液内，当实验者用一根弯曲的金属棒的两端接触到铜箔或溶液时，也可引起蛙腿收缩。他的实验表明，将神经和肌肉以两种不同的金属连接起来，当这两种金属互相接触时，均可引起肌肉收缩。他认为蛙腿的收缩是由于神经肌肉组织呈现瞬时电流的缘故。当时人们认为这是一种“动物电”，称之为“流电”（galvanism）。但是，意大利巴维亚大学的物理学教授伏打（A. Vlota，1745—1827 年）对此提出了异议。伏打是以 1800 年发明伏打电堆（valtaic pile）而闻名的学者。他认为“流电”与动物没有任何关系，肌肉的收缩乃电流刺激的结果。伏打虽非医学家，由于他发现肌肉应用电流刺激后，发生类似破伤风样收缩，于是他首先试用电流治疗疾病，伏打的友人斯巴兰萨尼也应用电流治病，此可谓物理治疗学之始。直到 1845 年，柏林大学的雷蒙（Du Bois-Reymond，1818—1896 年）设计了一种灵敏的电流计（图 4-8），证明神经在受刺激时，沿着神经冲动的方向，确实发生了电位变化。雷蒙发明的感应电刺激器也在生理学教学实验中得到广泛的应用。1879 年希司（W. His，1863—1934 年）第一次记录到心脏电脉冲，证明心脏是人体内最强的发电机，伽伐尼的学说才得到令人信服的证实。

在德国，韦伯兄弟——E. 韦伯（E. Weber，1795—1878 年）、W. 韦伯（W. Weber，1804—1891 年）和 F. 韦伯（F. Weber，1806—1871 年）将物理学方法引进生理学研究，为德国生理学的发展做出了贡献。韦伯兄弟的功绩是应用精密的近代数学、物理学知识到生理学研究中，建立了身体器官功能的新方法。E. 韦伯和 W. 韦伯应用物理学的波动论于血流动力学的研究，描述了对脉搏波的速率测量，解释了脉搏波的形成及其传导，并完成了有关步行的机械学研究。

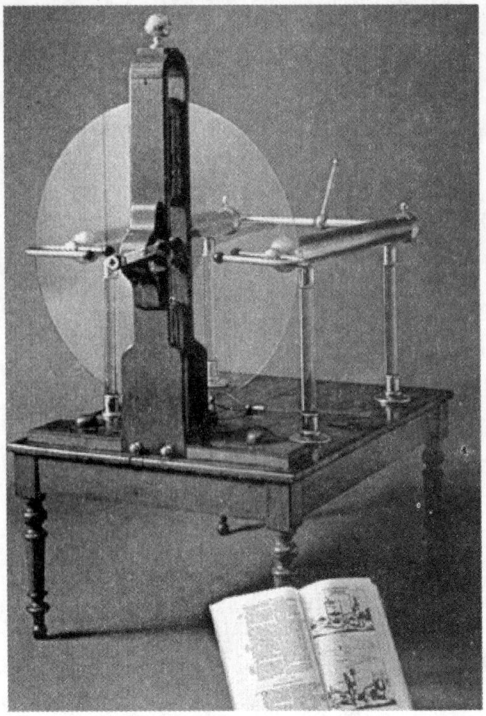

图 4-8 电流计

F. 韦伯对肌肉的弹力和收缩力进行了精细的物理学研究，他首次指出一般的感觉可以分为内脏的和肌肉的不同成分，并且测量了痛觉、热觉、压力觉和嗅觉。韦伯兄弟最重要的合作研究成果是首次应用电磁装置刺激迷走神经，使心跳变缓以至停止，刺激交感神经时则可促进心脏搏动加速，这个实验对研究血液循环有重要意义他们还证明了神经的作用，对中枢神经系统出现的抑制作用进行了创造性研究。这不仅有助于理解心脏的活动，而且开辟了神经生理学的新领域。

德国生理学家路德维希（FW. Ludwig，1816—1895 年）不仅在生理学研究方面做出了杰出贡献，而且也是许多生理学实验仪器的创制者。1846 年，他将气象学和物理学中使用的描绘记录法应用于生理学。他设计了用水银检压计在记纹鼓上记录血压变动的方法，为血液循环系统的研究创造了有利条件。记纹鼓后来成为生理学研究和教学的最常用仪器，如用烟熏纸记纹描记法描记呼吸曲线、血压和肌肉收缩等。

在研究手段上，19 世纪的分析生理学研究往往将实验动物的器官从活体上分离出来，在人工条件下研究其规律，所以不一定能完全反映机体的真实情况。19 世纪下半叶，出现了与分析生理相反的综合性生理学研究方法，即保持实验对象机体的完整，并在与外界环境统一的条件下研究其生理功能。在这方面做出杰出贡献的是俄国生理学家巴甫洛夫（I.Pavlov，1849—1936 年），他在消化生理和高级神经活动的研究中采用了这种综合性的研究手段，对后来的生理学发展产生了很大影响。

第四节 疾病原因：病原生物学的诞生

长期以来，人类对疾病原因探讨的主要依据的是对患者症候的观察及猜测。18 世纪以来，病理解剖学开始将疾病原因与人体器官的病变部位联系在一起。然而，为什么这些器官会发生病变？这一问题有待医学家们进一步的研究。

一、微生物学的建立

病原生物学包括微生物学、寄生虫学及其他传染病基础理论的确立等内容。19 世纪以前，人们对于有机物的腐败，以及传染病的发病原因了解不多。17 世纪的荷兰学者雷文虎克在显微镜下观察到一些微小生物，如细菌、螺旋体、滴虫等，但仍处于对观察结果进行客观描述的阶段，并没有进一步研究这些小生物和人之间的关系。直到 19 世纪，由于自然科学一些基本学科的不断进步和显微镜技术的逐步改进，研究工作才日益深入。

19 世纪，对微生物学做出奠基性贡献的学者之一是法国的微生物学家和化学家巴斯德（L. Pasteur，1822—1895 年）。巴斯德（图 4-9）早年毕业于巴黎高等师范学院，历任巴黎师范大学教授、里尔大学和斯特拉斯堡大学教授、巴斯德研究所第一任所长、法国科学院院士、英国皇家学会会员等职。在微生物学发展史上，巴斯德是一个里程碑，从他开始，微生物学由观察和描述阶段进入到培养和进行生理、生化研究的阶段。1856 年夏天，巴斯德在里尔大学任教时，应一些酒厂主的要求，帮助他们解决酒变酸的问题。为了弄清发酵过程，巴斯德不断地去制酒厂进行实地调查，同时以牛乳为对象，多次进行实验。巴斯德用化学研究中的实验方法研究微生物在发酵过程中的作用，这标志着实验微生物学的开始。通过调查和实验分析，巴斯德认为所有的发酵过程都是由微生物引起的，而腐败则是由有害微生物的侵入所造成的。经过多次试验，巴斯德发现当把酒加温至特定温度时，可杀死酒中的有害微生物而酒质不受影响，如此时将酒进行密封保存，则可在相当长的时期内不变质发酸。巴斯德的方法解决了当时威胁法国制酒业的最大难题，以后这个方法被称为“巴氏消毒法”，并被广泛应用于医学、酿酒等食品工业中。1862 年，在进一步研究有机溶液腐败变质的原因时，他巧妙地设计了 S 形曲颈瓶。当外界空气进入 S 形瓶时，空气中的尘埃和微生物黏附在 S 形管上而不能到达内部液体中，因此瓶内的液体不发生腐败。如果把曲颈瓶倾斜，让培养液通过长颈，或者把瓶颈打断，则不久培养液中就会充满微生物。这项实验证明有机培养液不能自己产生细菌，在经过消毒并一直屏蔽外界污染时，微生物不可能存在，一切细菌都是由已有细菌产生的，从而彻底打破了当时盛行的“自然发生说”。巴斯德的这些成果对医学科学意义重大，为近代消毒、防腐法提供了科学根据。

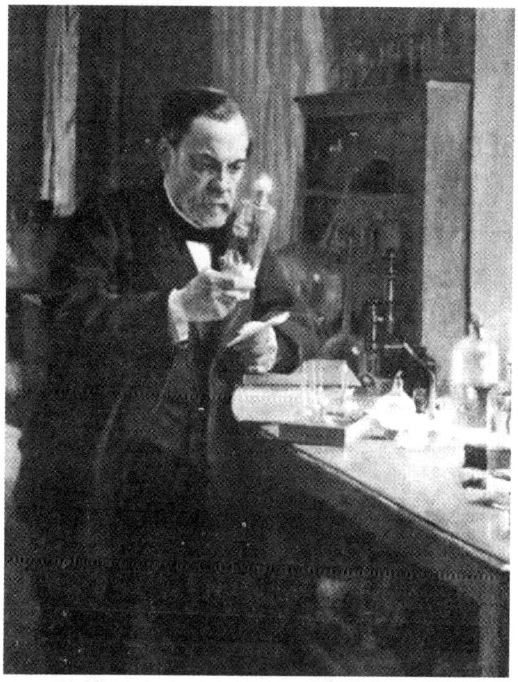

图 4-9　巴斯德

巴斯德将细菌与传染病联系起来，这对传染病学的贡献是很大的。早期关于疾病传染的概念，实际上同微生物并无直接关系，“传染”（contagion）一词是指通过接触而传病的一般概念。虽然巴斯德并不是第一个提出流行病是由“微生物”（germs）引起和传播的学者，但他通过实验证明了这个理论。从 1877 年起，巴斯德开始研究高等动物和人类的疾病。他首先研究了炭疽病，对该病的致病因子进行了上百次的纯培养实验，确认炭疽杆菌是牛羊炭疽病的致病菌。巴斯德还研究了鸡霍乱病，证明鸡霍乱和人类的霍乱病没有关联。

巴斯德关于细菌与传染病之间联系的研究为现代传染病理论的建立做出了巨大贡献。伴随着上述一系列研究，巴斯德在传染病的预防和治疗方面也取得了令人瞩目的成果（见本节“三、免疫学的发展”）。

在 19 世纪，对微生物学的发展做出奠基性贡献的另一位学者是德国细菌学家科赫（R. Koch，1843—1910 年）。科赫 1862 年考入哥廷根大学，先学习植物学、物理学和数学，后转学医学。毕业后科赫作为随军医生参加了普法战争，战争结束后，来到东普鲁士的一个小镇当外科医生。科赫发现当地的很多牛感染上了炭疽病，这促使他开始了细菌学研究。1880 年，科赫受聘到柏林帝国卫生局专门从事细菌学研究。1885 年任柏林大学卫生学、细菌学教授和卫生研究所所长，1891 年任传染病研究所所长，1897 年被选为英国皇家学会会员，1902 年被选为法国科学院国外院士。1905 年科赫获诺贝尔生理学或医学奖。细菌学研究的许多基本原则和技术都是由科赫奠定的，其主要功绩有：

第一，在细菌学研究的手段和方法上做出了突破性的贡献。1877 年，科赫发表了细菌显微技术方面的研究成果。他拍摄了第一张细菌的显微镜照片，是显微摄影法的开创人。之前，细菌的染色都是在细菌悬液中进行的，然后将这些染色的细菌悬液滴在玻片上并放在显微镜下检查。科赫首创了在玻片上制备干细菌膜并用亚甲蓝对其染色，细菌膜在空气中干燥后，用乙醇固定，染色后用盖玻片保护，这样制成的标本可永久性保存。科赫的这项技术使细菌标本资料能够保存积累，为研究工作提供了方便，一直沿用至今。在科赫发明的研究方法中最重要的要算固体培养基的“细菌纯培养技术”。在科赫之前，细菌的培养都是在液体中进行的，因此细菌的分离和纯化很难做到。科赫发明的固体培养基及其画线接种法使获得单一纯种细菌变得简单易行，这种技术使细菌的培养发生了革命性的变化。科学家们应用这一技术，在19世纪末和20世纪初短短的几十年时间，几乎已分离出所有的常见致病菌。

第二，发现、分离和鉴定了许多细菌。由于科赫掌握了当时细菌学研究的最先进技术，因此在细菌的分离鉴定方面是当时成就最大的科学家。他先后分离出炭疽杆菌、伤寒杆菌、结核分枝杆菌、霍乱弧菌、麻风杆菌、白喉杆菌、破伤风梭菌、痢疾杆菌、鼠疫耶尔森菌等许多病原微生物，但他的研究并未停留在细菌的分离和鉴定阶段，对传染病的发病原理也进行了全面的研究。1879年，科赫发表了里程碑式的文章《外伤感染的病因学》，将不同的细菌区别开来，将不同的疾病与不同的症状联系起来，从而解决了细菌是感染的原因还是结果的问题，为现代传染病学的发展做出了巨大的贡献。

科赫对炭疽的研究就是一个经典性的例证。那个时代，许多学者都研究过炭疽，如巴斯德做过许多实验证明炭疽是由细菌感染所致，但是由于他们均不具备培养纯化菌株的先进技术，因此病菌说仍然是一个有争议的问题。科赫则不同，他在研究炭疽时，首先在死于炭疽的动物尸体上取得带致病因子的材料，经过10～20代的转移培养，得到了纯细菌的培养物，对小白鼠、豚鼠、兔和羊进行接种试验，结果所有的试验都表明这些注射纯实验室培养的材料能传递炭疽。科赫首次提出证据，说明一种特定的微生物可以在动物身上导致某种特定的疾病，圆满地用病原学原理阐明了炭疽的发病机制。在此基础上，科赫提出了许多使动物和人免受疾病侵袭的预防措施。从炭疽的研究可以看出科赫进行的细菌分离和鉴定对医学的意义所在，即建立了一套现代微生物学研究的经典模式，极大地推动了刚刚兴起的微生物学领域的发展。

第三，提出了“科赫法则”。结核病是19世纪严重威胁人类生命的疾病之一，据统计当时全世界有1/7的人患有结核病，死亡率极高。1881年，科赫开始研究这个威胁全世界的疾病。1882年，在柏林生理学年会上他宣布分离出了结核分枝杆菌，并在此后证明了人类的结核病是由结核分枝杆菌感染所致。科赫在研究结核病的过程中，系统地提出了明确鉴定某种特有微生物是引起某种特定疾病的“科赫法则（Koch postulates）”，这是非常有价值的判断标准，疾病的细菌理论由此演变成一种学说，即以细菌来解释疾病的成因。由于科赫对结核病研究的这些成果，使他荣获了1905年的诺贝尔生理学或医学奖。

【小资料】

科赫法则

（1）这种微生物必须在某种疾病的每个病例中出现，恒定地同该疾病的病理症状有关。

（2）可以从寄主身上分离出这种微生物，并可以在培养基中得到纯培养。

（3）用这种微生物的纯培养接种健康而敏感的寄主，同样的疾病会重复发生。

（4）从试验发病的寄主中能再度分离培养出这种微生物来。

科赫在细菌学领域的开创性业绩为他赢得了许多荣誉，然而，他也因求胜心切草率地公布研究结果而饮恨终身。或许因为太急于攻克结核病的治疗难题，1890 年 8 月，科赫在柏林第十届国际医学大会上，将还没有完成实验的结核菌素（tuberculin）作为一种新型抗结核药向大会作了报道，医学界为这一成果欢欣鼓舞，许多医学家立即采用结核菌素作为结核病的治疗药物，结果导致不少人成为结核菌素的牺牲品。不久，进一步的实验证明结核菌素只能在结核病的诊断方面起作用，并无治疗价值。由于科学家的失误而导致科学研究中的失败，在著名的科学大师身上也是难免的。面对挫折，科赫并没有一蹶不振，而是认真地吸取教训，到埃及和印度进行新的微生物学研究，不仅发现了霍乱弧菌，而且成功地找到了霍乱交叉感染的途径和有效的控制方法。图 4-10 所示为科赫和助手在非洲研究采采蝇。

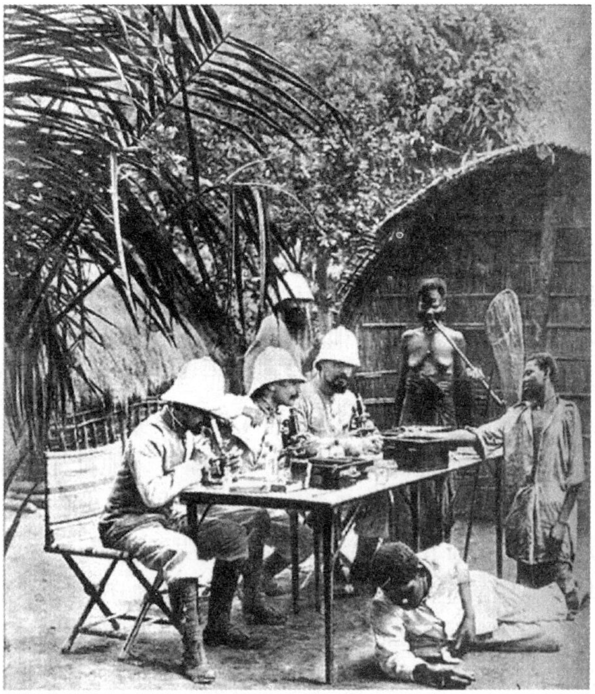

图 4-10 科赫与助手在非洲研究采采蝇

二、寄生虫病学的建立

人体寄生虫，如蛔虫、绦虫等在中国、希腊和罗马的古代医书中均有记载。古代印度和阿拉伯的医生也对黑热病等寄生虫引起的疾病有过描述。但是，真正对寄生虫进行专门的观察和描述则始于 17 世纪。首先在显微镜下对寄生虫进行观察和客观描述的人是雷文虎克。1681 年，他患腹泻时对自己的粪便进行了检查，发现了大量的肠梨形虫。1684 年，意大利医生雷迪（F. Redi，1626—1697 年）发表了关于家畜和野生动物体内若干蠕虫的调查报告。1773 年，丹麦生物学家米勒尔（O. Muller，1730—1784 年）第一次描述了在人类唾液和齿垢中观察到的毛滴虫。不过，这些都只是初步的观察和研究。

寄生虫病研究的长足进步发生在 19 世纪。由于显微镜的改进和细菌学的发展，传染病的各种病原体相继被发现，其中许多与寄生虫病有关。1835 年，法国医生欧文（R. Owen，1804—1892 年）发现人体肌肉中有旋毛虫幼虫寄生。1836 年，法国医生多恩（A. Donne，1801—1878 年）首次报道寄生于妇女阴道的阴道毛滴虫。1846 年，美国医生利迪（J. Leidy，1823—1891 年）发现猪肉中寄生旋毛虫幼虫。1851 年，德国学者比尔哈茨（T. Bilharz，1825—1862 年）于埃及进行尸体解剖时发现了埃及血吸虫，澄清了长期以来人体不明血尿的病因。1852 年，德国学者库奇梅斯特（F. Kuchenmeister，1821—1890 年）用兔体内的豆状囊尾蚴喂狗，获得了豆状带绦虫成虫，再用其卵喂兔获得了囊尾蚴。1855 年，他用同样的方法在人与猪之间进行了猪带绦虫的实验获得成功。这种应用动物模型进行实验的方法极大地推动了寄生虫病的研究。1857—1859 年，德国学者洛克卡特（Leuckart，1822—1893 年）和微尔啸同时各自完成了旋毛虫生活史的研究。1870 年，英国学者刘易斯（T. Lewis，1841—1886 年）在人的粪便中发现了结肠阿米巴。

从 19 世纪 70 年代开始，出现了一个特殊的研究领域：热带病医学，因为这些疾病经常发生在热带地区。这反映了殖民主义时期的特点，那时强大的武力正在征服地球上未开化的区域。殖民主义扩张时所遇到的一大难题便是疾病，如疟疾（来自意大利语“mala aria”，意为脏空气）。关于热带病的病因，传统的观点用“有毒的环境会导致疾病”来解释，认为炎热的气候容易使人发热，并易于产生腐败。关于热带病的新解释是在 19 世纪的最后 25 年间出现的，其先行者是曼逊（P. Manson,1844—1922 年）。曼逊是苏格兰人，1866 年作为海关医官赴远东地区。在中国厦门度过的 12 年间，曼逊研究了当地的象皮病。这是一种慢性损毁容貌的疾病，由于淋巴回流受阻导致外生殖器和四肢水肿。曼逊证实此病是由一种被称为丝虫的寄生虫通过蚊虫叮咬传播的。这是第一个被证明是以昆虫为媒介传播的疾病。

寄生虫病研究中最精彩的一幕是对疟疾的研究。这项研究历经近 20 年的时间，在地理上涉及了欧、亚、非三大洲，参加研究的学者有法国、意大利、英国等国的众多专家，最终在 19 世纪末才完全阐明该病的机制。第一次从疟疾患者的血液里观察到寄生物的是法国军医拉弗兰（A. Laveran，1845—1922 年），当时他在非洲的阿尔及利亚工作。1880 年，他发现当时被称为“黑血病”患者的血液中存在一种黑色颗粒，而且看见了过去不为人知的一种小体。他推测这些小体可能是“黑血病”的病原体。到 1884 年，拉弗兰积累了 480 例标本，将疟原虫在人体内的各个发育阶段的主要形态都描绘下来。1894 年，他推测蚊子可能是疟疾的传播媒介。在此后的 9 年中，意大利组织学兼病理学家戈尔基（C. Golgi，1843—1926 年）完成了人类血液系统中疟原虫发育周期各细节的研究工作，并阐明了患者发热高峰期与原虫裂殖生殖的相关性，认识到危害人类健康的至少有三种疟原虫，同时他还证实了奎宁对疟原虫的治疗作用。1890 年，他拍摄了第一张疟原虫照片，为疟疾的进一步研究创造了条件。1891 年，俄国学者罗曼诺夫斯基（D. Romanovsky，1861—1921 年）在研究技术上获得重要进展，他找到了一种新的染色法来证实血涂片上的疟原虫，这一技术解决了疟原虫观察困难的问题。罗氏染色法使任何一位拥有一台显微镜的医生都可以诊断疟疾。由于当时已有奎宁类药物能有效治疗疟疾，这种诊断方法为患者带来了迅速确诊和及时有效治疗的福音。

对疟原虫的流行病学调查是由在印度工作的英国医生罗斯（R. Ross，1857—1932 年）完成的。1892 年，罗斯在印度开始致力于疟疾研究。1894 年，曼逊使他相信疟疾是由蚊虫叮咬引起的，罗斯回到印度后决定验证这个假说。经过几年的努力调查，他在 1897 年首先证明了鸟类疟疾是由蚊子传播的。不久他又深入到非洲西部，在按蚊的胃肠道找到了人类疟原虫的卵囊，证实人类的疟疾是由按蚊传播的。此后他将自己的研究成果写成专著《疟疾研究》，书中提出了灭蚊是预防疟疾的有效措施。罗斯因此而荣获 1902 年诺贝尔生理学或医学奖。

在 19 世纪，经过众多学者的努力，寄生虫病学成为一门独立学科。1894 年，英国利物浦热带医学学校开设寄生虫学课程，由罗斯任教，同时还创办了《热带医学及寄生虫学》年刊，此后欧洲各国也先后创办了研究热带医学与寄生虫病学的院所，为 20 世纪寄生虫病学的发展奠定了基础。

三、免疫学的发展

免疫学是伴随病原微生物学发展起来的一门学科。人类对自身免疫能力的探讨甚至比病原学更早，这是因为人类在没有认识瘟疫原因之前，首先面临的是大量患者死亡的现实，治疗和预防是更优先的问题，这也反映了人类对复杂事物认识过程的曲折性。公元 4 世纪，中国人就用狂犬脑敷治狂犬咬过的伤口。16世纪中国人又发明了人痘接种术，这无疑是免疫学史上的一项创举。18世纪末，英国医生贞纳介绍了牛痘接种法预防天花的成功经验，然而，他对其中包含的科学机制却所知不多。关于人体免疫机制的研究开始于19世纪。伴随着微生物学的进步，医学家们才真正开始了免疫学这一全新领域的研究，其中三大领域的研究是19世纪免疫学发展的核心，这些领域的研究成果为20世纪免疫学成为医学发展的前沿学科打下了坚实的基础。

（一）关于人工减毒疫苗的研究

人工减毒疫苗的研究开始于巴斯德。1880年，巴斯德为了获得人工自动免疫，做了第一次推理性尝试，他在这方面的工作开始于一系列失败了的实验，当时巴斯德正在研究鸡霍乱的病理学。那年夏季，他经培养得到纯鸡霍乱的病原菌，将这种纯培养物注射入健康鸡的体内，成功地诱发了鸡霍乱病。暑假来临，巴斯德将没有来得及继续使用的这种菌的肉汤培养物锁入实验室，就去度假了。当他度假后回到实验室时，又将保藏了一个暑假的肉汤培养物继续注入鸡体进行实验，然而结果却与前面的实验相反，所有被注射的鸡都安然无恙。面临这一明显的失败，巴斯德重新设计了两组实验：第一组，他把从天然感染该病的鸡中重新分离的新菌株分别给从市场买来的新鸡和感染而未发病的鸡进行接种注射；第二组，他把实验室保存的旧培养物也分别给上述两种鸡进行接种注射。实验结果是，第一组中的新鸡生病死亡，而注射过旧培养物的鸡却没被感染，第二组中的两种鸡均未发病。经过对上述实验的认真分析，巴斯德证明：旧菌株不能使任何鸡生病是由于培养细菌的毒力减弱了，而新菌株不能使注射过旧菌株的鸡生病，是因为这种鸡产生了抵抗力的结果。在这一分析结果的基础上，巴斯德继续研究导致毒力降低的因素，发现了毒力降低与两次传代培养之间的时间间隔有关，时间越长，减毒程度越大。巴斯德在报道这一发现时特意提到，这一现象与90多年前贞纳的牛痘接种法的原理相似，这个悬而未决的问题终于被巴斯德解开了。巴斯德把鸡霍乱的这种减毒菌株称作“疫苗”，这一名称一直沿用至今。

巴斯德用公开实验成功地证实了炭疽疫苗的价值。1881年4月26日，他给24只羊注射了疫苗，3周后重复了一次，2周后，给实验组和未注射过疫苗的对照组同时接种了炭疽杆菌。6月2日，检查时发现，所有免疫过的羊都很健康，而对照组的羊则不是死去就是奄奄一息。1885年，巴斯德又发明了抗狂犬病疫苗，尽管当时还无法观察和分离病毒，但巴斯德还是用他出色的工作成功地预防了这种危险的疾病。到1885年为止，所有疫苗都是活的减毒制品，制造这种疫苗价格昂贵，花费时间又长。1886年，美国细菌学家沙门（D. Salmon，1850—1914年）和史密斯（T. Smith，1859—1934年）首次研制成功死疫苗，经实验证明和活疫苗一样有效，同时生产成本低，可进行标准化批量生产，而且能较长期保存，可以大批量地用于人和动物以预防各种传染病的传播。

（二）血清学研究和体液免疫理论的建立

减毒疫苗的成功使细菌学家们开始对这种免疫的获得是由什么机制形成的问题发生兴趣。最早的研究工作是1888年由英国细菌学家纳托尔（G. Nutall，1862—1937年）进行的。他把已知数量的炭疽杆菌加入到无细菌的血清中，观察到只要细菌数量不太大，就会被血清杀死。这一研究有两个特点，一是血清取自未经免疫的动物，因此，血清的作用是非特异性的；二是使用方法与现代相反，即血清量保持恒定，加入的细菌则是变量的。现代的方法是：细菌量是恒定的，然后用能杀死固定数量细菌的血清极限稀释度来表示结果。1889年，法国学者查林（A. Charrin，1856—1907年）等提供了特异性免疫血清的第一组试验。他们先用铜绿假单胞菌（绿脓杆菌）人工感染动物，当动物康复后取其血清。再将铜绿假单胞菌放入被感染和未感染的两种动物血清中，发现产生了不同结果，在被感染动物的血清中细菌培养后形成凝块并沉淀；在未感染的动物血清中，细菌培养后则呈弥散性生长。这是血清中存在特殊抗菌物质的第一个证据。

在上述研究的工作基础上，19世纪的最后10年间血清学和免疫理论得到了飞速发展。1890年，德国细菌学家贝林（E. Behring，1854—1917年）第一次报告获得了特异性免疫抗体，这是用梅氏弧菌豚鼠进行实验性感染研究的结果。此后，他与日本微生物学家北里柴三郎（1852—1931年）合作，在豚鼠中诱导出对破伤风和白喉毒素的人工自动免疫力，并进一步证明，通过注射取自免疫动物的血清，可以把这种免疫力被动转移给其他动物，使其在接受致死量的细菌后仍存活。这些研究为血清疗法奠定了基础，他们还为免疫动物血清中这种能中和毒素的特殊物质创造了“抗毒素”一词。在这项成果取得的第二年，即1891年，柏林的一家医院应用抗白喉血清治疗首例白喉患儿获得成功。此后，血清疗法逐渐流行，除了白喉外，科学家们还研制出了破伤风、肺炎、鼠疫、霍乱的抗毒素。1901年，为了表彰贝林在抗毒素血清疗法方面的贡献，瑞典卡罗琳医学院向他颁发了首届诺贝尔生理学或医学奖。

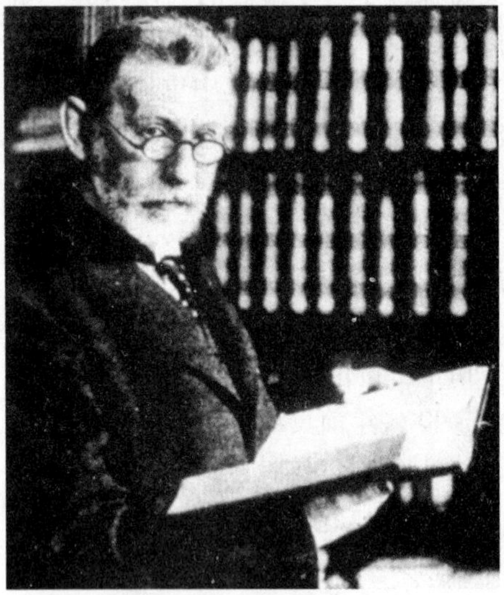

图4-11 埃利希

与贝林同时，德国医学家埃利希（P. Ehrhch，1854—1915年）（图4-11）通过血清学研究建立起体液免疫理论。埃利希一生的研究工作可以分为三个阶段。第一阶段为1878—1890年，主要研究各种染料对人体和病菌的作用，目的是找到能制服病菌的“神奇子弹”（魔弹），这也是他青年时代的构想。第二阶段为1891—1900年，主要从事免疫机制的研究和免疫理论的建立。第三阶段为从1900年到1915年逝世，主要研究化学疗法。埃利希对免疫学最重要的贡献集中在他第二阶段的研究上，他也因此荣获1908年度诺贝尔生理学或医学奖。

1891年，埃利希发表了他的第一篇以免疫学为主题的论文，论文中最重要的部分就是把贝林和北里柴三郎对破伤风和白喉的研究进行了科学的概括，从理论上阐明了主动免疫和被动免疫这两类免疫的普遍性意义，这是埃利希的第一个贡献。他在免疫理论上的第二个贡献是提出了有机体和周围化学物质（食物、药物等）结合的学说——侧链学说。他阐明了疟原虫对甲基蓝的亲和性，并运用费雪（E. Fischer）等有机化学家的立体化学思想，提出了“侧链”概念来解释抗原与抗体的作用机制。他认为抗原具有一种结合基或“侧链”，或称为“结合簇”，抗体是机体细胞受抗原刺激后产生的物质，抗体也具有侧链或结合簇，并能与抗原的结合簇作特殊的结合。他将抗体称为“受体”，并进一步推论机体细胞受抗原刺激产生受体后不断地进入血液，在血流中与抗原结合以保护机体。埃利希是最早应用化学反应解释免疫过程的人，也从分子视角提出了药理学上“魔弹”存在的可能性，这也是化学疗法的最终目标。他的第三个贡献是发明了为生产临床使用的标准化血清所必须的定量技术。1897年，埃利希发表了他的《白喉抗血清的标准化及其理论基础》的论文，提出“无毒限量”和“致死限量”两个定量概念，这两个概念连同一系列的标定技术使标准化的检验方法的建立成为可能，今天抗毒素血清的国家标准或国际标准都是从埃利希的最初创意发展而来的。

（三）吞噬现象的研究与细胞免疫理论的建立

吞噬现象在19世纪曾被许多研究人员注意到。1870年，朗罕（T. Langhans，1839—1915年）观察到白细胞具有清除伤口内红细胞的能力。1872年，德国病理学家勃契-赫斯费尔德（F. Birch-Hisschfeld，1842—1899年）发现注射到血流内的球菌被白细胞摄入。1876年，科赫也描述了接种到蛙背淋巴囊的炭疽杆菌可被囊内细胞所吞噬，同一现象在马身上也被观察到。1874年，丹麦病理生理学家帕纳（P. Panum，1820—1885年）提出吞噬现象可能是摧毁细菌的一种方式。然而这一系列的研究当时并没有引起人们的重视。

对吞噬现象进行深入研究，并由此建立免疫学理论的两大支柱之一的细胞免疫理论的是俄国生物学家梅契尼科夫（E. Metchnikoff，1845—1916年）（图4-12）。梅契尼科夫早年留学德国，并在那里完成博士论文，1868年回彼得堡并获动物学博士学位。1882年，他由于遭受沙皇的迫害而被迫逃亡意大利。在意大利，他继续研究腔肠动物和棘皮动物的消化系统，发现最原始的消化器官不是腔囊状或管状的，而是肠内细胞对食物的直接吞噬。他在实验中将玫瑰刺刺入透明的海星幼体内，观察到玫瑰刺周围聚集着变形细胞，他为这些吞食外来物质的细胞取名"吞噬细胞"，由此他推测高等动物体内也可能具有这种细胞，他在兔子身上的实验证明了这一推测，发现白细胞能够攻击和吞噬病菌。他把白细胞称作抗感染卫士。1883年，他建立了吞噬细胞理论，次年，发表了《机体对细菌的斗争》一书，震动医界。巴斯德对梅契尼科夫的研究产生了兴趣。1888年，梅契尼科夫应邀到巴斯德研究所继续研究工作。此后，法国成了他的第二故乡，他在此发展和完善了细胞免疫理论。1908年，他因此而荣获诺贝尔生理学或医学奖。

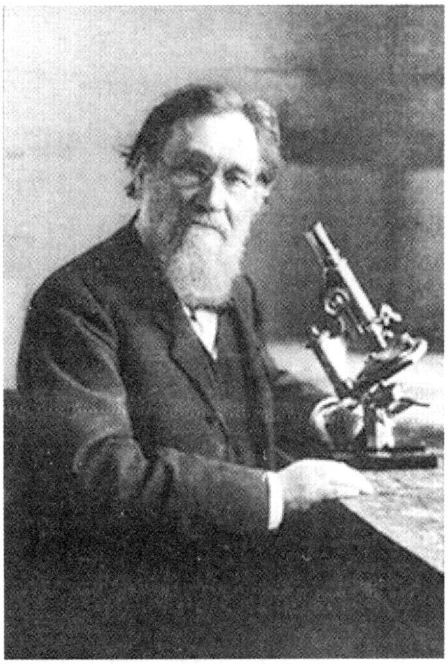

图4-12　梅契尼科夫

梅契尼科夫的细胞免疫学说在法国科学大会上获得一致好评，但与此同时，也受到了体液免疫学派的质疑。科赫对细胞免疫学说产生了怀疑，贝林和埃利希指出血清的免疫能力比白细胞更强。因为实验证明，免疫动物的血清能够破坏细菌，给动物输入免疫动物的血清可以使它们获得免疫力。1888年，巴斯德的两位学生鲁（E. Roux，1853—1933年）和耶森（A. Yersin，1863—1943年）也发现了滤过的白喉杆菌的培养液比白喉杆菌毒性更强。这提示引起疾病的白喉杆菌本身毒性并不大，而其制造的化学毒素具有强烈的致病作用。体液免疫和细胞免疫这两大学派相互论战了20多年，直到1903年赖特（A. Wright，1861—1947年）和道格拉斯（S. Douglas，1871—1936年）在研究吞噬作用时发现了被称为调理素的血清因子，证明在其辅助下白细胞才能发挥吞噬作用，从而使人们认识到这两种理论的互补作用，由此两大学派才统一起来。

第五节　预防医学的发展

有史以来，人类在生产、生活实践中积累了许多防病保健知识和经验，然而作为一门以广大公众为对象的预防疾病、保护健康的科学，即现代预防医学，应该说发源于工业革命的起始国——英国。预防医学从预防观点出发，研究人类健康和疾病的发生、发展规律，研究消除人体内外环境中对健康有害的因素和利用有益的因素，从而达到防止疾病发生，增进身心健康，提高劳动能力，延长人类寿命的目的。预防医学从它诞生之日起就具有明显的社会性，因此，预防医学与社会医学是两门不可分割的学科。预防医学和社会医学的兴起和发展是近现代医学科学发展的极其重要的标志之一。

19世纪以来，疫苗的诞生、抗生素的发明和应用、计划免疫的实施、环境的改善、健康教育的开展、医疗卫生服务的普及、人们生活水平的提高等多方面因素使许多传染病、寄生虫病和营养缺乏性疾病得到了有效防制，人类的预期寿命和总体健康水平得到了显著提高。这一系列医学成就被称为"预防医学的第一次革命"。

一、卫生调查与研究

预防医学和社会医学的创立与资本主义的发展密切相关。18 世纪下半叶，在工业革命的推动下，欧洲和北美出现了工业化、都市化的热潮。工业化社会的兴起使大城市和大工业中心迅速形成，农村人口大量涌入城市，城市人口骤增。与资本主义都市化相伴随的是拥挤的居住条件、恶劣的工作环境、肮脏的街道、周期性的饥馑、营养不良和食品污染以及流行病的广泛蔓延等一系列社会问题。恩格斯在《英国工人阶级状况》一书中深刻地揭露了英国各城市工人阶级生产和生活状况后指出："一个生活在上述条件下并且连最必需的生活资料都如此缺乏的阶级，不能够保持健康，不能够活得很长。"城市劳动阶层的这种恶劣生存状况逐渐引起了社会有识之士的重视，一些社会活动家积极开展对城市居民生活状况的调查研究，并提出了改善卫生条件、消除有害于健康的不利因素的建议。

1831 年，英国政府成立了卫生委员会，其他相应的卫生主管机构也陆续建立，这是世界上设立卫生行政机关的开端。1834 年，英国律师查德维克（E. Chadwick，1801—1890 年）被选为新济贫法委员会的秘书长，他在几位医生的协助下，对伦敦、曼彻斯特、格拉斯哥等城市的贫民窟进行了系统调查，研究了贫困、不良生活环境与疾病之间的关系。1842 年，他发表了《关于英国劳动人口卫生状况的报告》。这篇报告不仅分析了疾病的社会和经济代价，而且提出了改进贫民的卫生状况及限制工厂童工等多方面的建议。1854 年，英国卫生学家西蒙（C. Simon，1824—1876 年）公布了《论伦敦市的卫生状况》的报告，建议改善城市下水道，成立卫生检查机构，开业医应负有卫生责任，将防治疾病列为国家的主要任务之一。19 世纪中叶，欧洲空想社会主义者圣西门（Saint Simon，1816—1904 年）、傅立叶（J. Frourier，1768—1830 年）等社会活动家收集和公布了关于工人阶级状况的大量真实资料，为争取工人阶级的利益做了许多有意义的工作。

资产阶级在工人阶级和社会舆论的压力下，出于维护自身生存和生产发展的需要，也开始把兴办公共设施、建设城市供水排水系统、改善街道住宅、注重劳动卫生和实行防疫措施等问题提到了议事日程。正如恩格斯所指出的："霍乱、伤寒、天花及其流行病的反复不断肆虐，使英国资产者懂得了，如果不愿同自己的国人一起成为这些疾病的牺牲者，就必须立即改善自己城市的卫生状况。"19 世纪 30 年代，霍乱暴发，英国成立了研究霍乱的特别委员会。疫情造成的恐慌和破坏引起了英国民众的普遍不安，从而间接地促成了一系列重要的卫生改革。在这场疫情中，蜗居在贫民窟中的穷人成为最主要的受害者。公共卫生学的先行者因而坚信，环境卫生工程是解决疾病和健康隐患的出路。1840 年，英国国会对城市卫生尤其是工人住宅区的卫生状况进行了一系列的调查，并采取了许多加强城市卫生建设的措施。1847 年，英国利物浦任命了第一个卫生官，之后，其他城市也开始委任医学官员。1848 年，议会通过了第一部重要的国家卫生法——《公共卫生法》。1850 年，国家卫生局成立，有关童工、女工、孕妇、职业病和卫生保健的法规也逐渐颁布。1833 年，《工厂法》在英国生效，其中限定了纺织厂童工的工作时间，并指定了官员专门负责法规的监管、报告和执行。其他许多卫生法规也陆续被通过，如《清除污害法》《食品掺假法》《1866 年卫生法》等。1875 年，一部综合了多项卫生和卫生设施法规的卫生法问世，它使英国拥有了当时世界上最先进的国家卫生体系。

法国在 19 世纪初也成立了一批国家卫生机构：1802 年，在马赛省成立了欧洲第一个卫生委员会；1810 年，法国通过了一系列的调节工人劳动的法律，并成立了疾病自愿保险委员会；1822 年，法国成立了最高卫生委员会。由于受到霍乱和黄热病等瘟疫流行的触动，美国各城市从 19 世纪初开始任命长期负责隔离检疫的官员。1866 年，纽约成立了美国第一个市属卫生委员会。1869 年，马萨诸塞州建立了美国第一个州立卫生委员会。到 19 世纪末，美国大多数城市相继建立了各种形式的卫生机构。欧美的其他国家也先后采取了相应措施。虽然有的机构只是名义上的，但却牢固地确立了政府对公共卫生负有责任这一原则。

19世纪80年代以后，一些国家相继成立了卫生研究机构，如1885年在柏林、罗马和巴黎成立了卫生研究所，1891年成立了李斯特研究所，1899年建立了利物浦和伦敦热带病学校。这些机构在广泛开展卫生保健和流行病学调查的同时，也十分注重实验研究方法在预防医学和社会医学领域中的价值，从而促进了这些学科的形成和独立发展，有力地推动了现代预防医学和公共卫生的建立。

二、公共卫生学的建立

在19世纪，卫生学成为预防医学体系中一门最重要的学科，而数理化等基础学科的迅速发展更推动了卫生学研究方法的发展。实验卫生学的奠基人——德国学者皮腾科费尔（M. Pettenkofer，1818—1901年）完成了使卫生学成为精密科学的一些最出色的实验工作。皮腾科费尔具有良好的化学素养，通晓理化研究方法，对空气、水、土壤与人体健康的相关关系进行了实验研究。他还研究了住舍的取暖、通风、防湿、卫生设备、供水排水系统以及水源污染与霍乱、肠伤寒病流行的关系等问题，为现代实验卫生学奠定了基础。他与弗以特（C. Voit，1831—1908年）共同研究了人体的营养和物质代谢，测定了空气中二氧化碳的含量及其卫生学的意义，研究了住宅的通风与供暖设备。1882年，他与人合作出版的巨著《卫生学指南》堪称实验卫生学的里程碑。皮腾科费尔是现代卫生学的主要奠基人之一，他的研究为当时城市卫生状况的改善提供了科学依据，促进了预防保健事业的发展，但是，皮腾科费尔过于注重自然因素在卫生学方面的作用，忽视了社会因素的价值，存在一定的片面性。

这一时期，自然环境与疾病的关系也受到了人们的关注。芬克（L. Finke,1747—1837年）出版了第一部医学地理学专著。1830年，纽约医学会的一个委员会提出了“本洲医学地志学调查”的计划，指出医学地志学的主要对象是“确定气候、土壤、不同职业以及心身原因对疾病发生和发展的影响”。在这个时期，探讨自然地理学、地区自然学以及流行病和地方病的专著、期刊和文章陆续问世。

在劳动卫生学方面，许多卫生学专家对不同职业与疾病的关系进行了多方面的研究，如开展了对缝纫、烟草、火柴、炼铅等行业工人的职业病研究、职业中毒和粉尘的研究、肺结核对不同职业人群影响的研究等。德国学者洛伊布舍尔（R. Leubuscher，1822—1861年）根据这些研究提出了减少危险工作日、改进工作环境的卫生设备、采用无毒材料预防工业中毒等方面的建议。劳动卫生学在这一时期发展较快，逐渐从公共卫生学中分化出来成为独立的学科。

19世纪中叶以后，欧洲的一些国家开始关注学校卫生问题。从1890年起，伦敦教育委员会制订规划，委派官员和医生对小学新入学的儿童进行体格检查，并逐渐开展了定期复查。在20世纪初，许多学校陆续设立了保健护理站、诊疗所和校医院，对儿童的眼、耳、鼻、喉、齿等器官的病症进行预防和诊治。学校的取暖、照明和通风等条件也逐渐改善。

大规模的排污和公共卫生设施工程，以及公共场所环境的改善等一系列公共卫生运动在提高公众健康水平方面取得了显著成功。在这一时期，人们认识到，要调查研究社会生活状况与健康问题的关系，有赖于可靠的统计数据。于是，卫生科学研究工作开始向定量方向发展。数理统计方法随着这一时期人口、疾病、死亡、寿命调查的需要被引入了卫生保健领域。由于缺乏早期的人口普查资料，教区和家谱记录对于估计期望寿命及其他研究就显得特别重要，因为这些记录提供了出生与死亡之间的联系。前已述及，在17世纪，配第与格兰特根据伦敦教区出生与死亡的统计，于1662年写出了《对伦敦死亡表的自然与政治考察》，这是人口统计学的开创性著作。1786年，著名数学家拉普拉斯（P. Laplace，1749—1827年）提出了估计法国人口出生率的方法，提出了可信区间的概念，为概率论的建立和定量地分析群体卫生问题做出了重要贡献。

1798年，英国社会学和经济学家马尔萨斯（T. Malthus，1766—1834年）在他的《人口论》一书中首先提出了资本主义社会的人口问题。比利时的凯特莱把概率论引入人口统计研究，为人口统计的分析方法奠定了科学基础。英国的佛尔（W. Farr，1807—1883年）鉴于死亡统计中的混乱状况提出拟定国际统一的疾病分类表，他的建议得到了欧洲各国的普遍重视。英国自19世纪中叶以后，公民登记资料就十分准确，其中包括死亡原因和有限的社会经济数据。美国的马萨诸塞州也在19世纪开始实行登记制度，一些城市还出版了当地的丧葬记录。在联邦政府的敦促下，其他州也陆续开始采用登记制度。在统计方法上，平均数、正态曲线方程、相关和回归、卡方检验、方差分析等数理方法和实验设计基本原则先后被运用到卫生调查和医学研究中，对预防医学的发展和医学研究的进步起到了极大的推动作用。

三、传染病学和流行病学

传染性疾病的流行长期以来一直是人类健康和生命的最大威胁，尤其是在资本主义社会的发展早期，人口集中、城市管理不力、卫生设施落后更加剧了传染病的蔓延。鼠疫、天花、伤寒、霍乱等烈性传染病的暴发以及猩红热、水痘、麻疹、疟疾的流行造成了数以百万计的人病残和丧生。人们主要依靠中世纪以来沿袭的隔离方法控制传染病的流行，对于传染病的病因、传播途径和发病过程的科学理论尚未建立起来。

自希波克拉底时代以来，医生们就将传染病的出现归咎于大气因素。16世纪中期，帕多瓦大学教授伏拉卡斯特罗曾提出传染病的流行是由于某种“微粒子”（seminaria）自感染者移行到被感染者所致，但是他的观点并未被多数人接受。在17、18世纪，医学界盛行的观点认为，瘴气（miasmata）是导致疾病流行的根本原因。于是，传染论者与瘴气论者经历了长期的论争。19世纪40年代，包括德国化学家李比希在内的一些科学家提出，传染粒子和瘴气其实都是“酵素”，由能够自我复制的微粒组成。几乎与此同时，德国医学家亨勒（J. Henle，1809—1885年）发表了《瘴气与传染病》一书，把传染病的流行分为三类：①瘴气所致的流行病，即疟疾。②大多数常见的传染性疾病：他认为这些病最初是由瘴气所致，而后由活的微粒侵入人体内生长、繁殖，其行为与寄生物相似，还可以通过感染把疾病传至其他人。③梅毒与疥疮：这种病单独流行和传播。他还提出了关于疾病与寄生物之间因果关系的三条法则：寄生物在患者身上持续出现；寄生物可在异质混合物中被分离出来；分离出来的寄生物传染其他动物后，会复现该种疾病。在病原微生物和寄生虫学说形成之前，亨勒提出的这些原则对于医生诊断和鉴别疾病具有一定的价值。

这一时期，为了控制传染病的流行，许多医学家在传染病的病因、病原体、传播途径以及预防治疗措施方面做了大量的调查和研究工作。直至19世纪80年代，由于巴斯德和科赫等人在致病的生物体内发现了病原微生物，并证实它们就是传染病的病因，从而奠定了近代传染病和流行病学的科学基础。

由于微生物学、免疫学和药物学的进步，使人们对传染病与流行病的预防和治疗取得了很大进展。18世纪末贞纳发明了牛痘接种法；19世纪末，巴斯德发明了炭疽杆菌疫苗和狂犬病疫苗；1890年，莱特和哈夫金制成了预防霍乱和肠伤寒的特种疫苗；1889年，法国人鲁克斯在研究白喉杆菌和破伤风梭菌时发明了细菌毒素；1890年，德国医生贝林和日本学者北里柴三郎发明了白喉及破伤风抗毒素，制成预防白喉抗毒血清；1923年法国人卡尔梅特（L. Calmette，1863—1931年）和介林（C. Guerin，1872—1961年）发明了卡介苗，为新生儿结核预防提供了有效的方法。传染病的预防方面出现了一系列革命性的变化，大大增加了人类预防和战胜疾病的能力，使许多传染病得到了有效的控制，挽救了无数人的生命。

四、社会医学的兴起

社会医学是伴随着近代预防医学的出现而兴起的。人们很早就注意到，医学实践总是同一定人群的政治和经济条件紧密相连的，但从理论上对此加以总结却是在 19 世纪。1838 年，罗舒（IA. Rochoux,1787—1852 年）首先提出了“社会卫生学”（social hygiene）的概念，指出，“人类是凭借社会才能生存的一种社会动物”，将卫生学划分为个人卫生和公共（社会）卫生两大类。社会卫生学刚刚诞生时，关于这个学科的内容、性质一直存在着争论，常常与社会医学混用。通常认为，社会医学是医学的分支，主要研究各种社会因素对健康的影响，范围包括治疗和预防两方面，且侧重于理论方法上的探讨，而社会卫生学则是卫生学的分支，主要侧重于预防医学活动和改善人们的健康状况、卫生条件的实践活动。

盖林（J. Guerin，1801—1886 年）积极倡导社会医学，呼吁为了公众的利益采取相应的措施，建立新的社会医学体系。他把医学监督、公共卫生、法医学等学科归于一个有机整体——社会医学（social medicine），并把社会医学分为四个部分：研究人群的身体和精神状态以及其与法律、社会组织制度、风俗、习惯等的关系；研究健康和疾病的社会问题；研究增进健康、预防疾病的措施；制订治疗措施和其他手段来对付社会可能遇到的不良因素和其他情况。盖林把社会医学看成是当时卫生改革中最重要的一个问题，号召医生自觉地运用社会医学的观点去观察和解决社会的卫生问题。后来，人们将盖林称为“社会医学之父”。

在英国的大宪章运动中，激进的社会民主主义者倡导广泛的社会改革。面对当时霍乱流行严重的局面，人们认识到单凭医生和医院的努力是无法控制疾病流行的，必须采取社会措施才能解决一系列的卫生问题，必须从个体防治转向社会防治，从单纯的技术控制转向综合性的社会控制。英国随之开始制订有关保护母亲和儿童的卫生法规，建立规范化的城市供水体系。

效仿英国成功的经验，19 世纪中叶以后，德国的社会医学得到了迅速发展，许多医学界人士提倡进行卫生改革运动，旨在解决由工业化带来的一系列问题。这一运动的发起人和主要倡导者是德国著名细胞病理学家微尔啸、医学家纽曼（S. Neumana）以及精神病学家洛伊布舍尔等人，他们主要强调社会经济因素对健康和疾病的重要作用。1847 年，纽曼在《论公众保健和财富》一文中提出，“医学科学的核心是社会科学”。他认为一个民族健康是社会直接所关切并负有义务的事情，而社会环境和经济状况对健康和疾病起着十分重要的，而且往往是决定性的影响。1848 年，微尔啸也提出“医学是一门社会科学”的观点。他认为，流行病就是社会和文化失调的现象。微尔啸亲自到斑疹伤寒暴发流行区进行调查，认为它的流行既有生物因素和客观原因，也有社会、经济和政治原因，因此，单靠医疗保健，不搞社会预防是不够的。他还创办了《医学改革》杂志，积极推动医学改革，要求政府采取行动改革社会的卫生保健。微尔啸指出：每个穷人都有得到医疗保健的权利，这应当是民主国家宪法的组成部分。1849 年 4 月，纽曼起草了公共卫生法并提交给柏林内外科医师协会，积极倡导政府采取行动改善穷人的医疗保健。在工业卫生方面，工厂、矿山等危险的生产环境和恶劣的劳动条件使大批工人的身心健康备受摧残。洛伊布舍尔制订了一份工业卫生草案，强调用法律形式限制一定的工作时间等，严格规定企业医师的活动，建立起考核制度，尽快建立国家卫生部等。微尔啸等人发起的社会改革运动标志着社会医学在德国的建立。他们并没有把活动局限于学术圈内，而是积极从事政治活动并坚持不懈地宣传他们的主张。

虽然德国的医学改革没有达到预期的目的，但唤起了人们对改善社会卫生状况的普遍关注。在医学家和社会各界人士的努力下，限制工作日、禁止雇用 14 岁以下童工、保护孕妇、改善工作环境以防止职业中毒和事故等措施被政府逐步采纳。同时，德国还采取措施改善了卫生行政，加强了国家对卫生行政的管理和监督作用。1837 年，德国成立了卫生部，1867 年正式开始行使职权，这是德国统一公共卫生组织的开始。1860年以后，德国的公共卫生改革运动进入了一个新的高潮，医师和法官们联合起来，很多城市改善了供排水系统，同时兴建了许多大型的医院、专门的屠宰场，以及按照卫生条件设计的学校教学楼、洗澡设施等。1881年，德国颁布了“工人伤残、疾病、养老社会保险纲要”，1883年颁布了“疾病保险法”等，在世界各国中第一个建立起了健康保险制度。1899年，柏林举行了“社会服务工作年度训练”等活动，把社会服务性工作纳入卫生工作氛围。

除法、英、德之外，欧洲和北美各国的社会医学都有一定的发展。1865年，比利时军医迈勒（A. Meynne）提出了一个完整的社会医学体系模式。在他所著的《比利时医学地志》的第六章中，他分析了一些比较重要的疾病所涉及的因果关系和社会因素。《比利时医学地志》是这一时期社会医学方面的重要著作。在意大利，政府颁布了“抗疟法令”，政府划出疟疾区，统一管理奎宁药，由基层行政机构免费发放给患者。美国的马萨诸塞州也建立了卫生总理事会，负责监督涉及家庭、工厂、公共场所、浴室、疯人院、种痘与隔离、生命统计等多项事务。

随着城市社区生活的组织程度逐渐提高，除了专业卫生人员外，许多民间组织和志愿者也开始积极加入到社会卫生服务中来。他们主要针对社区卫生问题，或特定人群（如妇女儿童、老年人、黑人等）的福利和健康问题等做了许多工作。19世纪后期，随着传染病的控制逐渐步入正轨，婴儿的高死亡率成为备受关注的社会问题。英国和法国的一些民间组织创办了儿童保健门诊部。美国纽约的慈善家开设了向穷人提供免费或低价牛奶的站点，这个做法被美国其他城市效仿并很快传到西欧。后来，这些奶站逐渐演变成婴儿门诊和妇幼保健中心。

人们已认识到传染病的流行是对世界各国的共同威胁，公共卫生事业的成功需要整个国际社会的团结协作。1851年，欧洲各国在巴黎举行了第一次国际卫生学大会，制定了共同的检疫措施以防止鼠疫、霍乱和黄热病的传播。1892年，在威尼斯举行的国际医学会议制定了防止霍乱的国际公约。

19世纪，在微生物学、免疫学、卫生学和社会医学等学科的创立发展下，在各国政府和民众不同程度的参与下，预防医学无论是作为一门学科还是一项实践活动的初步格局就基本形成了。人们已认识到传染病的流行是对世界各国的共同威胁，公共卫生事业的成功需要整个国际社会的团结协作。

第六节 现代医学体系的形成

一、现代医学教育的奠基

在法国大革命所引发的诸多改革中，医学教育的改革颇为成功。1794年，通过立法，法国的医学教育被整合为单一体系。过去那种五花八门的专业、学园、学院、学校以及大学并存的局面已不复存在，取而代之的是在巴黎、蒙彼利埃和斯特拉斯堡建立起的三所新型“卫生学校”（不久后更名为医学院），并形成了以“医院医学”为特征的“法国学派”（French School）。“法国学派”强调临床教学的重要性。医学教育的改革者福克罗伊（A. Fourcroy，1755—1809年）提出：在新型的医学院里，学生们将“读得少而看得多、做得多”，旧的医学教育所缺乏的“实践这门技艺，如今将成为教学的主要内容”。

法国还率先建立了全日制带薪教师和国家奖学金制度，这意味着教授们及助手可以专门从事医学教学，外省的贫苦孩子能够通过考试或会考制度到巴黎求学。1802年，法国为杰出学生和新近毕业生在巴黎医院设置了实习期和实习医师的职位。此后，当实习医师成为今后行医的先决条件。在不到10年的时间里，法国的医学教育就已形成了自己的结构，这种结构贯穿了19世纪，其基本特征今日仍然可见。扎根于医院的法国医学教育体系极大地推进了临床教学的发展，并使法国成为当时欧洲医学的中心。

在19世纪上半叶，来自欧洲和北美的学生大量涌入法国。这些在巴黎学习的年轻人回国后，树立了法国医学的旗帜。伦敦、日内瓦、维也纳、费城、都柏林和爱丁堡的信徒跟随在法国人后面，强调物理诊断和病理的相关性，还经常带回法国人在基础科学，例如化学与显微镜方面的知识和技能。

依照法国的模式，各地的医学教育都变得更加系统化、科学化。在曾留学巴黎的教师力促之下，英国的医学教育颇受法国的影响，医学教育随之扩大。从1830年起，除了伦敦大学设立医学院外，一些著名的医院也建立了医学院，例如盖仑医院、圣玛丽医院、圣托巴斯医院，从而形成了一个较大的医学科学中心。19世纪下半叶，爱丁堡大学已成为当时世界第一流的医科大学。

在19世纪50和60年代后，日耳曼各国的医学得到迅速发展。在奥地利的维也纳，罗基坦斯基（C. Rokitansky，1804—1878年）访问巴黎后，将医院医学引入奥地利，并将病理解剖列为必修课程。他十分重视尸体解剖的教学，他本人就做过不下6万次的尸体解剖。在德国也开始了医学教育改革。不久之后，德国和奥地利的医学发展迅速赶上英国和法国。德国的医学教育不仅吸收了法国医学的长处，而且将临床教学与实验室的实际操作相结合。德国人提出，医学教育不仅是培养医生，而且应当培养既能从事临床工作，又能进行科学研究的医学科学家。这种教育与实验的结合，终于发展成为一种临床研究方式，它比单纯临床观察更为精密。在19世纪下半叶，德国成为了世界医学的中心。

在美国，正规的医学教育于18世纪就在大学的基础上兴起了，可是后来却被私立的医学校所压倒。这类学校大多采用“讲课、测验”填鸭式的一套方法，学期短、费用低，教授随意任命，没有学院间的联系，学生不参加考试也能获得学位。在19世纪80年代美国实行医师执业执照制度之前，任何人都可以自称为医生。这些医生一般在师傅手下担任三年学徒，师傅为他们提供书籍、设备，最后颁发证书。在当学徒的前半段时间，学徒阅读基本的医学教科书，后半段陪着师傅一起出诊。从18世纪中期开始，美国已设立医学院校，但院校的学制只有两年，第二年学生重复第一年的课程，有些学校连解剖课和实习的机会都没有，这些学校实际上是“文凭制造厂”，医学教育落后于欧洲半个多世纪，以至于美国学生多去往欧洲留学，如去爱丁堡、巴黎、维也纳和柏林等地的医学院学习。

19世纪末，美国开始医学教育改革。哈佛大学、宾夕法尼亚大学等开办了医预科，延长本科学习年限，从国内和国外请来优秀的教师，充分利用外国先进教学法以及国家大量的财政支持，这一切为后来医学教育的巨大发展提供了条件。1893年，约翰·霍普金斯医学院建立，并引入德国的教学 - 临床 - 科研模式，开创了美国医学教育的新局面。

二、医学团体、医学期刊的发展

19世纪，开始出现新型的医生社团和学会。它们承袭了古代学院派的科学倾向，但更为灵活，更易于接受新观点和新发现。医学会成为医学家、教师以及开业医生共同参与科学讨论的园地。

1832年创立的英国医学会（British Medical Association，BMA）每年都召开年会，交流临床经验和科学发现。英国医学会是全国性学会，在英国各自治领地都设有分会。1840年，英国医学会创办了《英国医学杂志》（*British Medical Journal*，*BMJ*，表4-2），该杂志与1823年创办的《柳叶刀》（*Lancet*）杂志一起有力地推动了英国医学的进步。《柳叶刀》杂志创办人瓦克利（T. Wakley）宣称，“柳叶刀应该是一种带有弓形窗体的刀子，这样光线可以从中穿越。它也应该是一种锋利的外科手术刀，可以切下杂质，我使用这个名称含有上述双重含义”。

表4-2 著名的四大综合性医学期刊

期刊名称	国家	创刊时间	备注	周期
英国医学杂志	英国	1840 年	隶属于英国医学会	周刊
美国医学会杂志	美国	1883 年	隶属于美国医学会	周刊
新英格兰医学杂志	美国	1812 年	1928 年起隶属于美国马萨诸塞州医学会	周刊
柳叶刀	英国	1823 年	不属于任何的医学或科学机构	周刊

1847 年，美国医学会（American Medical Association，AMA）成立（图 4-13），全国几乎所有的医生都是其会员。不过在 19 世纪之前，美国各地已成立了市医学会和州医学会。该学会出版的周刊《美国医学会杂志》（*Journal of American Medical Association*）对医学生活的各方面都有着重要的影响。在医学会起初的半个世纪里，它的主要任务是推动医学教育的改革。

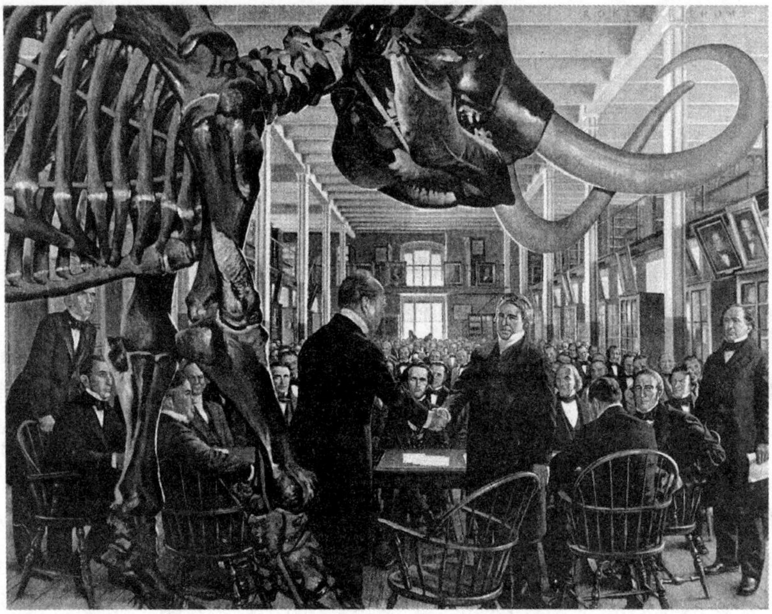

图 4-13 美国医学会成立

1812 年由约翰・柯川博士所创办了《新英格兰医学与外科期刊》，为季刊，1828 年改为周刊出版，同时更名为《波士顿医学与外科期刊》。1928 年，马萨诸塞州医学会以 1 美元的价格象征性地“购买”了这个杂志，并将其改名为《新英格兰医学杂志》（*New England Journal of Medicine*，*NEMJ*）。

此外，《美国医学科学杂志》（*American Journal of the Medical Sciences*）、《纽约医学杂志》（*New York State Journal of Medicine*）等都是最具影响力的医学期刊，大多延续至今。

德国、法国、意大利等欧洲国家也组织了自己的医学会，创办了医学杂志。1863 年，瑞士慈善家杜南在日内瓦创办了国际红十字会，得到了世界各国的支持。

虽然不同民族人民的思想和生活中必然会保留其原有的某些习性和文化倾向，有时甚至得到强化，但由于文化和医学期刊的广泛传播、通讯的日益便利以及政治变革所带来的各国人民频繁接触，这个时期西方医学的民族特性已大为减弱。重要的科学潮流在意大利和维也纳之间相互交汇，新兴观念和改进的技术从法国传到英国、意大利和德国，从德国传到了美国及世界各地。1867 年，第一届国际医学大会在巴黎举行，此后每两年举行一次，成为国际医学界交流的盛会。此外，医学各学科的国际会议也相继举行，并创建了一系列的国际医学组织，极大地推动了现代医学在世界各国的发展。

三、医学职业

作为一种关系到他人的健康与生命，并能知其隐私的职业，医学总是需要有一个可行的道德标准。早在古代就有《汉谟拉比法典》规范医生的行为。英国医生珀西瓦尔（T. Percival，1740—1804年）在1794年制订了一个医生的道德规范，1803年修订更名为《医学伦理学，或适用于内外科医生职业行为的基本准则与箴言学》（*Medical Ethics*，*or a Code of Institutes and Precepts*，*Adapted to the Professional Conduct of Physicians and Surgeons*）正式出版（图4-14），“医学伦理学”这一术语也是由他首创。《医学伦理学》后来成为美国医学会在1847年订立医学道德准则的依据。

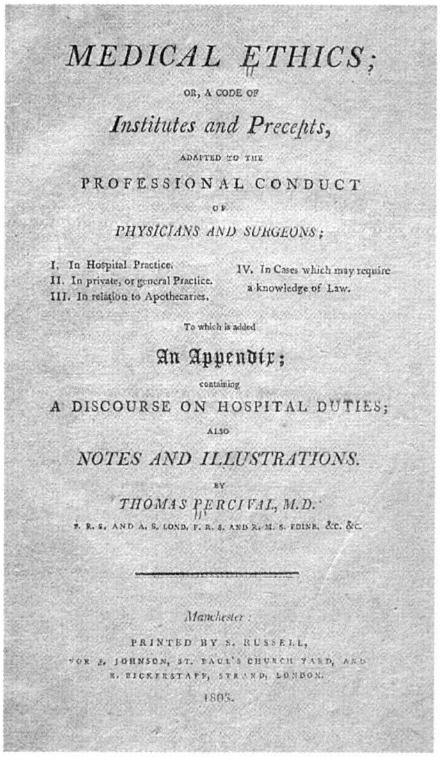
MEDICAL ETHICS;
OR, A CODE OF
Institutes and Precepts,
ADAPTED TO THE
PROFESSIONAL CONDUCT
OF
PHYSICIANS AND SURGEONS;
I. In Hospital Practice.
II. In private, or general Practice.
III. In relation to Apothecaries.
IV. In Cases which may require a knowledge of Law.
To which is added
An Appendix;
containing
A DISCOURSE ON HOSPITAL DUTIES;
ALSO
NOTES AND ILLUSTRATIONS.
BY
THOMAS PERCIVAL, M.D.
F. R. S. AND A. S. LOND. F. R. S. AND R. M. S. EDINB. &c. &c.
Manchester:
PRINTED BY S. RUSSELL,
FOR J. JOHNSON, ST. PAUL'S CHURCH YARD, AND R. BICKERSTAFF, STRAND, LONDON.
1803.

图4-14　珀西瓦尔所编写的《医学伦理学》

与其他行业一样，医学界也常有不道德的行为发生，但是高尚的医生总是真挚地对待患者和同行，有时毫不顾及经济上的损失。这些医生坚持履行他们替患者保密、不与同行争患者、对贫富患者一视同仁的誓言。因此，19世纪的医生在社会结构中处于一个重要的地位，他们受到政府和患者两方面的尊重：政府对他们委以重要职责，患者则越来越多地希冀医生的帮助，这反过来又影响着医生的社会地位和经济地位。在欧洲和北美，医生常常在国家文化和政治生活中起着重要的作用，他们常跻身于最高政治机构并成为文化潮流的领袖，在经济上他们也获得很大成功，许多医生已具有充足的收入和舒适的生活条件。

（张大庆　陈　琦　苏静静）

第五章　西方医学的传播及其对传统医学的影响

从世界历史进入近代以后，人类的医学体系发生了重大变化，伴随着欧洲的科学革命、工业革命和社会革命，西方医学也发生了革命性的变化。以自然科学为基础的近代西方医学，也称为科学医学（scientific medicine）或者是生物医学（biomedicine）迅速发展，涌现了大批杰出的医学家，取得了许多突破性成就。西方近现代医学的影响也急剧扩大，特别是在19世纪以后，在全球范围内加速传播，取得了主导地位，而其他国家、地区的本土传统医学，则被排挤到了边缘，成为民间医学、替代医学，甚至面临在本国被取消、灭绝的境遇。

第一节　西医的传播

医学的发展从来就不是孤立的，它始终与人类社会政治、经济、思想文化的变迁息息相关。西方近代医学在世界范围内的传播，是与欧洲各强国在近代获得的巨大进步相联系的，是欧洲文明所取得的世界霸权的一部分。它之所以取得全球范围内的人类医学体系的主导地位，固然是由于西方医学科学本身的诸多成就，也得益于以欧美文明为内容的所谓“现代化”世界潮流。

从文艺复兴开始，西方医学进入了新的时期。受到科学革命的影响，科学，特别是自然科学成为医学的核心。17世纪，欧洲发生了影响整个人类发展的社会革命，此后又经过工业革命，社会经济、政治、文化有了飞速的进步。欧洲列强在全球的殖民扩张，一方面给医学发展带来了新的社会需求和发展动力；另一方面，西方近代医学也随着欧洲文明全球化的步伐走向世界的各个角落。

一、西方医学的全球化进程

（一）工业革命与医学革命

18世纪，欧洲各国进入资本主义时代，纷纷开拓商品贸易，从而刺激了技术革命。1789年，瓦特制成改良蒸汽机，引领了机器生产代替手工生产的工业革命，资本主义生产力迅猛发展。至19世纪，英、法、德、俄、美等国相继完成了产业革命，促进了社会发展和生产关系的变革。

工业革命促进了生产力的飞速发展，带来了巨大的社会财富，城市人口迅速增长，随之而来的是对医疗保健和公共卫生的需求。同时，以精密机械制造业、化学工业为代表的现代化大工业生产也为医学发展提供了医疗器械、药品和实验室设备、药剂等必需品，成为了西方医学发展不可或缺的物质前提。西方近代医学取得的突破性革命成果离不开工业革命所提供的物质基础。在一定程度上，现代医学、现代医师是欧洲工业化社会的产物，新技术、新药物、新设备都离不开发达的工业文明，如阿司匹林等药物的合成，如果没有工业化大生产，根本不可能满足数以万吨计的社会需要。19世纪重要的新药的出现是有机化学工业发展的重要成果。许多临床诊断需要的精密器械，如照明装置、光学器械，也同样是工业产品。可以说，没有必要的工业基础，医学科学的重大发现是难以实现的。

西方医学科学走向世界也与工业文明的全球化紧密相连。19 世纪以后，落后于西方国家的世界其他国家，面对殖民压迫，为了生存与发展不得不走工业化的道路，引进西方国家的发展模式，西方医学的传播因此水到渠成。医疗器械、药品等工业产品也成为以西方主导的国际贸易的组成部分。这种巨大的物质实力上的差距，使得其他国家、民族的医学在与西方医学竞争时，不可避免地处于劣势地位。

（二）医学科学与殖民扩张

西方近代医学的传播与欧洲列强的海外殖民扩张有着密切的联系。近代医学的发展为欧洲殖民者的冒险活动提供了必要的生命保障。在殖民扩张进程中，疾病是欧洲殖民者致命的困扰（图 5-1），例如，非洲热带地区的疾病，曾经使非洲在 19 世纪末以前被称为“白人的坟墓”。此外，欧洲经济的发展离不开繁荣的海洋贸易，为了商贸、探险和军事扩张，需要船只长时间的远航，而不可避免地会使海员发生由于维生素 C 缺乏引起的坏血病之类的灾难，这些都需要医学的发展来解决。

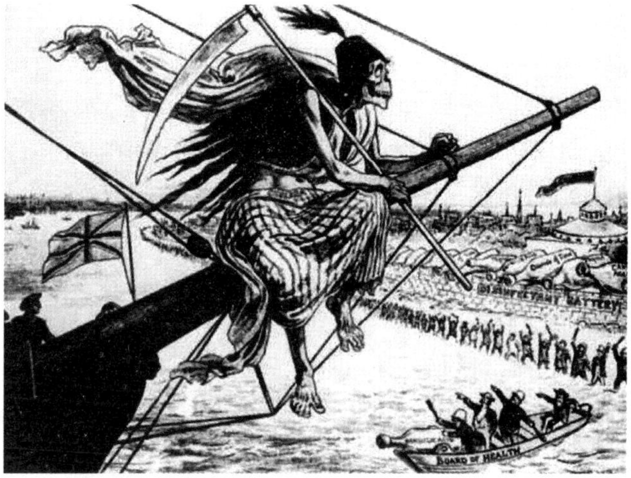

图 5-1 殖民贸易与瘟疫

另一方面，殖民者也将欧洲人的疾病，例如天花和麻疹，带给当地土著人。由于土著人对这些疾病没有免疫力，从而导致他们大量患病，当地人口数量急剧减少，甚至造成土著民族的灭绝和社会结构的解体，如美洲瘟疫肆虐导致印第安文明的衰落。对这些疾病的控制关系到殖民者统治的稳定，也成为西方医学亟待解决的问题，从而刺激了医学科学的研究与传播。

医生是欧洲殖民扩张队伍中的重要成员，他们照顾殖民探险者的健康，为殖民者提供必要的医疗服务。西方医生们在传教行医的活动中，常常通过教会或社会慈善机构募集资源，为当地患者提供免费治疗。当他们面临自己不熟悉的疾病时，也愿意与当地医生交流治疗经验，用当地的药物来改善治疗，同时丰富自己的储备。西方医学从这种交流中获益颇多，有时候本土药物和治疗方法也可能被欧洲人接受，通过交流进入到欧美地区。不发达国家、民族医生的生存虽然受到了西医的威胁，但他们中的开明者也往往愿意向西方医生学习医学知识，其中外科技术和合成药物更是被视为西医的特长。

同时，为了巩固和拓展在世界各地的殖民势力，欧洲各国也不断推动医学相关领域的研究。殖民者将欧洲的环境卫生和公共卫生措施引入殖民地和势力范围，并加强了对非洲、印度、东南亚和拉丁美洲地区疾病的研究，例如，一个新的医学分支——热带医学的创立和发展，就源于欧洲列强在本国和统治的殖民地建立了专门研究热带病的机构和实验室，从而推动了传染病和寄生虫病的医学研究迅速发展。而这些领域医学的新进展，特别是流行病学的主要研究成果，以及公共卫生理论与措施，对欧美各国的殖民统治起到了重要作用。

医学科学因其所具有的治病救人的社会效用，更易为后发展国家的人民所接受，拥有良好医技和医德的西方医生往往能够得到当地民众的爱戴。与武力与贸易相比，医学科学所形成的文化“软实力”，对于欧美强国在不发达国家扩大其影响有着不可低估的作用。西方医学在后发展国家所取得的成果也会回馈给欧美国家，同样促进了发达国家医学科学的发展。

二、西方医学在中国的传播

近现代医学科学作为西方先进文化的重要组成部分，在中国的传播不仅使中国卫生医疗体制发生了重大变革，还改变了国人的生活方式乃至思想观念。西方医学科学传入中国以后，由于它与中国传统医学是在不同的社会历史条件下产生和发展的医学体系，两者之间不免产生矛盾。从近代中国历史发展总体进程来看，西方医学，主要是近现代医学科学在华的传播是比较顺利的，最终为中国社会各界普遍接受，并从20世纪初开始，取代了中国本土传统医学的原有地位，成为中国现代医学的主体部分。

西方医学在中国的传播最早可以追溯到唐太宗年间传入的景教。景教（即聂斯托里派）是基督教的一个支派，据记载，唐代景教寺院的僧人多擅长医术，施舍医药，“病者疗而起之，死者葬而安之”。元代的回回药物院和广惠司等官方医疗机构中都曾经有基督教医生任职。出于传教的目的，罗马教廷派遣传教士来华，有的传教士也从事医学活动。

（一）传教士与中国近代医学

西方医学在中国的传播是与贸易和传教紧密联系的，其中传教士起到了主导作用。1514年，葡萄牙商船到达中国，之后他们从中国采购大黄、樟脑、桂皮等药材运回欧洲，中国商人也通过他们进口大量苏木、胡椒等香料药物。16世纪中叶，葡萄牙人在澳门设立的西式医院和麻风病院是近代西医输入中国的源头。明末，天主教传教士再次来华，最早的是意大利的利玛窦（P. Ricci，1552—1610年），他在《西国纪法》中介绍了西医的神经学说，指出记忆发生在人的脑部，这一观点在当时的中国知识界影响很大。

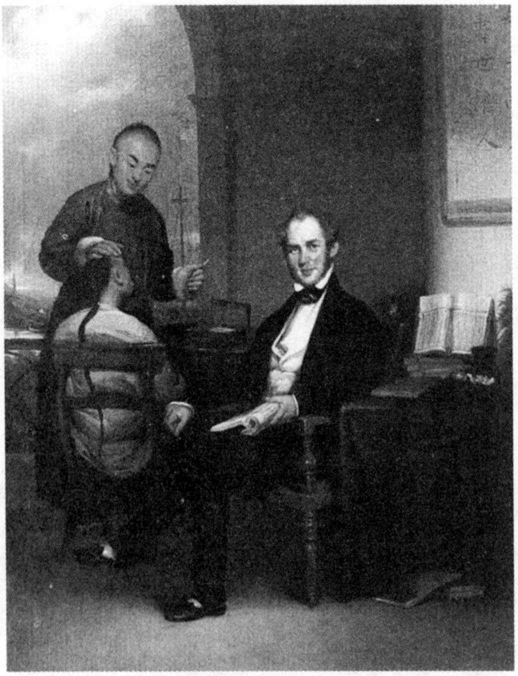

图5-2 伯驾

最早在中国行医的是瑞士传教士邓玉函（P. Terrenz，1576—1630年），他于明代天启元年（1621年）到达澳门行医，后来进北京翻译校阅了《人身说概》和《人身图说》两部西医解剖学著作。在康熙年间，传教士医生还进入宫廷，成为御医。但是，当时西方医学与中国医学相比并无明显优势，影响范围也很小。后来，由于清王朝奉行闭关锁国措施，西方医学更是一度式微，局限在广州一地。

1805年，英国东印度公司来华医生皮尔逊（A. Pearson）在广州施行贞纳种痘法，并招募了多名中国员工，向他们传授技术，这是西方近代医学技术在中国传播的开端。

英国传教士医生郭雷枢（T. Colledge，1797—1897年）最早建议英美教会派遣传教士医生作为来华传教的先遣队。美国传教士伯驾（P. Parker，1804—1888年）（图5-2） 于1834年到达广州，1835年在广州开办了“眼科医局”，

1842年，该医院重建，后改名为“博济医院”，成为在中国历史上最早的西医院。伯驾因为业绩斐然而被在华教会组织称誉为“以一把手术刀打开了中国大门”的传教士医生。

1838年外国各在华传教会组织成立了中华医学传教会（Medical Missionary Society in China），宣称自己的宗旨是：通过行医推动基督教慈善与服务；传播西方科学技术的好处；最重要的是培育信仰和友善，在异教徒地区引入基督的福音。这些传教士医生出于布教和慈善的目的，通常能够做到不分贫富贵贱一律施救，这对于当时缺医少药的下层民众很有吸引力，树立了良好的社会形象，有助于西方医学在中国的传播（图5-3）。

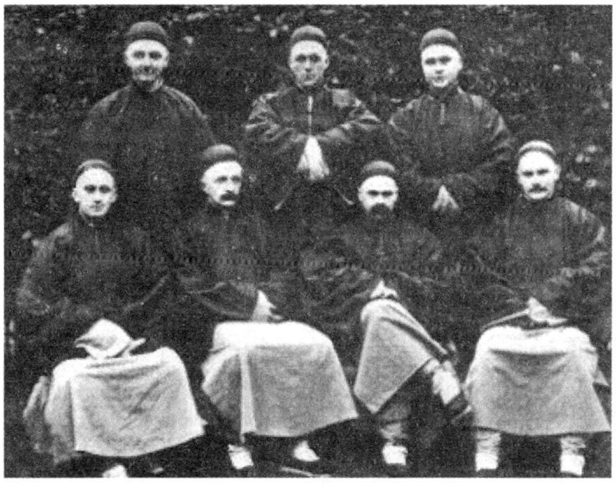

图5-3　清末的传教士医生

西方传教士还为中国培养了第一批本土西医，如广东人关韬拜伯驾为师，是中国近代第一位西医。关韬曾经于第二次鸦片战争期间在清军中任职，成为中国首位西式军医，后来在广州行医，以其医德与医技促进了西方医学在华传播。另一位广东人黄宽于1839年在澳门马礼逊学堂就读，1846年随美国传教士布朗赴美留学，1850年考入英国爱丁堡大学医科，1857年获博士学位以后回国行医，是中国第一个正规西医毕业生。

西方医学大规模输入中国是在鸦片战争之后。清王朝战败后，传教士的医学活动得到了不平等条约的保护，他们在广州、厦门、上海、宁波、福州五个通商口岸很快建立了教会医院。在华医学传教会还开办了医学校。第一所教会医学校是广州的博济医学校，创办于1870年，之后陆续开办的有苏州博习医院医学校（1883年）、上海圣约翰书院医学系（1896年）。这些医学院校规模比较小，培养学生人数不多。

20世纪以后，教会医学教育大为发展，1900—1915年，已建立了教会医学院校23所，护士学校36个，其中有影响的院校有广州夏葛女子医学校（1902年）、北京协和医学堂（1906年）、成都华西协和大学医学院（1910年）、长沙湘雅医学院（1914年）、上海震旦大学医学院（1903年）以及山东齐鲁大学医学院（1909年）等。

传教士医生在医学知识传播上也起到了积极作用。他们编译医学著作，出版中文医学刊物，合信（B. Hobson）翻译的《全体新论》《西医略论》《内科新说》和《妇婴新说》等西医著作对于中国医学界有很大的影响。1868年，嘉约翰（J. Kerr）在广州编印《广州新报》，1884年改名为《西医新报》，是中国最早的西医刊物。据统计，从19世纪50年代到辛亥革命前，有100余种西方医学译著在中国传播。

1886年，在华传教士医生成立了中国博医会（China Medical Missionary Association），该会是中国最早的西医学术团体，翻译出版各类医学书籍，传播西方医学科学成果，于1932年合并于中华医学会。1886年，该会在上海创办了《博医会报》。《博医会报》是当时中国唯一的西医学术刊物，把许多西方临床进展、诊断治疗的方法介绍到中国。

虽然这些外国在华传教会组织带有浓厚的宗教、殖民色彩，维护列强在华的利益，但它们为中国培养了不少西医人才，客观上对西医在中国的传播和发展以及中国的卫生保健事业起了积极作用。

（二）日本医学近代化与对中国的影响

日本是在近代崛起的唯一西方化殖民强国，日本医学的近代化道路对于中国也有很大影响。德川幕府初期（1603—1715年），荷兰医学开始传入日本，被称为“兰学”。1823年，德国学者西博尔德作为荷兰东印度公司的医官，来到长崎的荷兰商馆任职，他利用自己所擅长的外科、眼科技术，为日本人诊疗，并为日本医界培养了最早的西医队伍，成为日本西医教育的创始人。1858年，德川幕府下令：“探访各国所置，医术亦当兼学西洋”，从此解除了对西医的禁令。日本被美国以武力打开国门后，西方近代医学得到迅速传播。1868年“明治维新”后，日本政府决定引进西医作为现代化改革的一部分。在日本曾经非常兴盛的汉方医学就此没落，虽然没有被禁止，但不再受到政府支持。随着西医发展，汉方医学逐渐边缘化为民间医学。

1875年，日本政府颁布医师开业规则，所有未经医学校毕业的医师必须经过考试才准开业行医，而所有考试科目全系西医课程，这必将给汉医以致命的打击。1883年，政府颁布了医师考试规则和医师执照颁发规则，汉医学校被取缔。中日甲午战争后，中国开始注意学习日本崛起的先进经验，赴日留学生迅速增加，到日本学习近代化医学的人员也很多，鲁迅、郭沫若也在其中。日俄战争后，日本的国际地位大大提升，成为当时中国效仿的新榜样。清末，盛行从日本转口引进西医知识，其中，名医丁福保编著的《丁氏医学丛书》就翻译了日本医学书籍68种，受到了社会广泛欢迎。著名医史学家陈邦贤指出，日本“明治维新以后，医学为之一变，现已有登峰造极之势；中国要改良医学，设假道于日本，当较欧美为便利。”

日本政府以西方医学取代传统汉医的做法，对于中国近代医学发展影响很大。民国初年，北洋政府在参照日本学制制定的《壬子癸午学制》（1912—1913年）中，就效仿了日本政府的做法，把中医教育完全排斥在外，企图实行从教育上取缔、消灭中医的措施。积极主张废除中医的余云岫、汤尔和、褚民谊等人都曾经留学日本。

此外，日本在对华殖民侵略过程中也把医学教育作为重要内容，特别是在中国东北、台湾都有很大影响。其中，最具代表的是日本南满洲铁道株式会社（满铁）1911年在沈阳建立的南满医学堂，后来于1922年升格为满洲医科大学。该校名义上是与中国政府共同办理，办学的目的号称是要“普及医道”，自夸“对日中两国融合乃至文明的输入都起到了极大的推动作用”，在客观上也培养了一批中国当地的医学人才，对于东北医学的发展有所贡献，但实际上服务于日本在东北殖民地经营的需要。

（三）清末改革与近代医学

清朝末年，统治集团中的开明人士出于“经世致用”的目的，对西方科学技术产生兴趣。著名官员和学者阮元（1764—1849年）对“中西异同、今古沿革”就“旁稽载籍、博问通人”，被称誉为“博观古人之书，兼明西洋泰西之说”。晚清学界颇负盛名的桐城派大家吴汝纶，在致友人的书信中，对西医理论和诊疗方法深表佩服：“今西医盛行，理精凿而法简捷，自非劳瘵痼疾，决无不瘥之事。而朋友间至今仍多坚信中国含混医术，安其所习，毁所不见，宁为中医所误，不肯一试西医，殊可悼叹。”

受到鸦片战争失败的刺激，在“师夷长技以制夷”思想的指导下，清廷内部具有经世之学思想背景的开明之士发起了学习西学、自强图存的洋务运动。洋务派官员开始兴办新式学堂，向欧美派遣留学生，引进和传播西方近代科学技术，而具有巨大实用性的西方医学自然受到了他们的重视。

1865年，北京同文馆开办医科，聘请英国医生德贞任教，主讲解剖学、生理学。1881年，直隶总督兼北洋大臣李鸿章首先在天津开办医学馆，这是中国第一所官办医学校，1893 年改为“北洋医学堂”，后又改称“北洋军医学堂”。著名改良派思想家郑观应对西方医学非常赞赏，在所著《盛世危言·医道》中较全面地将中西医加以比较。他认为西方医学在关于人体脏腑器官的认识、诊断手法、药物炮制、外科器械等方面都胜于中医。他在《中外卫生要旨》（1890 年）一书中介绍了西方的公共卫生观念与管理制度。李鸿章也提出了汇通中西医的观点，指出：“倘学者合中西之说而会其通以造于至精极微之境，与医学岂曰小补！”戊戌变法时期，维新派非常强调学习西方医学对于中国社会发展的重要性。维新派思想家认为救国首先必须强民。他们强调要从身心两方面提高国民的素质，提出了医学救国的主张。梁启超指出：“不求保种之道则无以存中国。保种之道有二：一曰学以保其心灵，二曰医以保其身躯。”他提出发展医学是变革图强、追求人类社会文明进步的重要组成部分，“凡世界文明之极轨，惟有医学”；“医者，纯乎民事者也，故言保民，必自医学始。”康广仁在澳门创办的《知新报》特辟西医专栏，宣传医学维新论。刘桢麟在该报发表“富强始于卫生论”，称：“欲治天下必自治国始，欲治国必自强民始，欲强民必自强体始。强体之法，西人医学大昌，近日骎骎乎进于道矣。”光绪皇帝自己多次延请西方使馆医生，或懂得西医的中国医生入宫会诊、治疗。维新变法虽然失败，但是中国学习西方医学的大势依然。1902 年，袁世凯也在天津开办了“北洋军医学堂”。1903 年，清政府在京师大学堂添设“医学馆”，1906 年，改为“京师专门医学堂”。

（四）近代化中国医学科学体系的形成

自 20 世纪初开始，中国近代化医学科学体系逐渐形成，北京、江苏、浙江、湖北、河北、山西相继出现了许多国立、省立、私立医学校，为发展和壮大中国的西医队伍培养了大批人才。

1903 年清末教育改革中，中国传统医学式微、西方医学科学转为主流之局已现端倪。著名开明派重臣张之洞与张百熙在当年制定的“癸卯学制”中，将医科大学作为新学制的重要组成部分。虽然中国医学仍居 29 门医学科目之首，但是其他 28 门科目皆属西医门类。“中华民国”建立后，中央政府在 1912—1913 年颁布的新学制中，规定医学课程 48 门，药学课程 31 门，全部都是西医学科，中国传统医学就此被摒弃在国家医学教育体制之外。

1915 年，具有西医背景的中国医生们在上海成立了自己的学术组织——中华医学会，它以“促进医学科学在中国的传播，唤起民众对于公共卫生和预防医学的兴趣”为宗旨，下设生理、病理、解剖、微生物、内科、外科、妇产科、眼科、精神病、皮肤性病、医史等专业委员会，并同时出版了《中华医学杂志》。截至 1947 年，它在全国各地已有 30 多个分会，3000 余名会员。此外，其他主要医学团体有：由沈敦和等人在 1904 年创办了中国红十字会；1907 年，留日学生在日本东京发起成立中国药学会；中华护理学会的前身是中国护士组织联合会，1909 年由 8 位外籍护士在江西庐山发起成立，1922 年成为国际护士会的会员，1920 年发行《护士季刊》。这些学会和团体延续至今，团结了广大医务工作者，促进了医药学术的交流和繁荣。

中国医生也开始自己创办医学刊物，如中国国民卫生会出版的《卫生世界》（1907 年），梁慎余创办的《医学卫生报》（1908 年），陈继武创办的《卫生白话报》（1908 年），汪惕予创办的《医学世界》（1908 年），顾实秋主编的《上海医报》（1910 年），医药学会创办的《医学卫生报》（1910 年）等。

作为国家医学体系的主导部分，中国近代卫生管理制度自清末开始逐步建立起来。1905 年，清政府在巡警部下设立卫生科，这是中国政府第一个专管公共卫生的机构。1906 年巡警部改为民政部，设立卫生司，下设保健科、检疫科、方术科，管理国家医疗卫生事务。1907 年，清廷陆续制定新刑律、民法等法典，其中写入了医药卫生法规。1911 年，在著名医学家伍连德（1879—1960 年）（图 5-4）的倡导下，疾病预防制度在东北最早建立。当年 4 月，伍

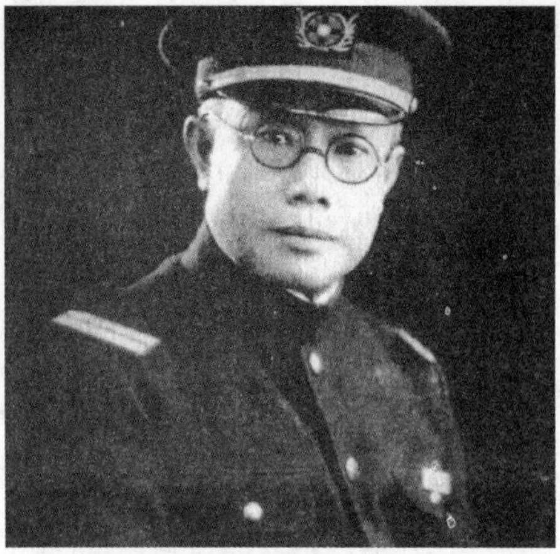

图 5-4 伍连德

连德在沈阳主持了国际鼠疫大会，这是我国历史上第一次国际学术会议，这次会议及其提议建立的北满防疫处对于公共卫生和预防医学在中国的创立具有重要的历史意义。

民国时期，1928 年 11 月，南京国民政府设立了卫生部，下设总务、医政、保健、防疫、统计五司，另设中央卫生委员会为设计审议机构，后来又陆续增设了中央医院、中央卫生试验所、西北防疫处、蒙绥防疫处、麻醉药品经理处、公共卫生人员训练所、海关检疫所等机构。同年 12 月，南京政府公布了《全国卫生行政系统大纲》，规定各省设卫生处，市、县设卫生局，各大海港及边境重要口岸设立海陆检疫所。自此中国国家卫生行政制度初步确立，比较完整的近代化医学体系基本形成。

第二节 传统医学的成熟与创新

明清是中国封建社会的晚期。八股取士的科举制度把一些读书做官无望的知识分子推入了医学领域。明清的文字狱使大批读书人也随之进入医学领域，这对医学队伍的文化素质和研究水平的提高起到了有利的作用。1405—1433 年，郑和率领庞大的船队七次下西洋，中外交流达到了空前的盛况，同时也促进了中国医药科技的发展。自 1492 年哥伦布登陆美洲，海洋的开通和欧洲大陆频繁的陆路交通，逐步将中国纳入世界经济秩序之内。明清两代的官方对于海上的基本心态是防御与封闭的。明代中期及清代康熙、乾隆、嘉庆时代社会相对的安定，中国人口大幅度增长，再加上人群疾病谱的变化，以及自然灾害和瘟疫的流行，促使医药界面对不断涌现的新问题不得不做新的思考，并采用新的对策。明代中叶，发生了中国与西方两大文明之间一次大规模的思想文化交流。西方的自然科学随着传教士来华传入中国。当时传入中国的有天文、历法、地图和火炮等技艺，同时也有西方的医学知识，包括解剖、生理等知识，还有关于世界的形成和思想方法等。徐光启、李之藻、方以智和梅文鼎、焦循等人都以诚恳虚心的态度研究西方自然科学，并积极地从事翻译。西方科学的传入开阔了中国人的眼界。中医学的发展也不能不受到影响。由于当时中国资本主义经济处于软弱、迟缓的萌芽状态，西方自然科学传入中国后所能起的作用也就有一定的限度。

科学技术的进步、明清的学风、明末清初的思想解放、乾嘉朴学的考据训诂分别从不同的方面对中医学术的发展和理论建构产生了深刻的影响。明清时期医学发展的特点是：①医学知识进一步普及。医药书籍的数量和质量呈现少有的盛况。②基础理论、中药、方剂和临床各科进入全面、系统的总结阶段。③医学理论和实践的创新主要体现在本草学、温病学以及解剖学的革新趋向。④中外医药的交流空前频繁。

一、药物学与方剂学的进步

（一）药物学的创新

明清时期的本草学著述有两大特点：一是数量多，其中以个人编著者占绝大多数；二是内容丰富，侧重面多种多样。有的不仅收载药物多，而且对药物性能、功效与治疗经验的叙述也更为详细。

1.《本草品汇精要》(1505 年) 共 42 卷，由明太医院院判刘文泰等奉命集体编撰。书中有 1358 幅工笔彩绘的药图，十分精美。本书不仅有重要的药学价值，而且有很高的艺术价值。

此书载药 1815 种，这是由政府编修的国家药典。药物分为玉石、草、木、果等 10 部，每部分为上、中、下三品，此书以药物分项解说，打破了以《神农本草经》为中心层层加注的传统格局，每药以功能主治为核心，其他项目诸如名、苗、地、时、色、味、性、气、制、禁、忌等则以此为中心逐项展开，这是药物论述方面的一大进步。书成后因彩图无法雕版印刷，加之政治上的原因，只能长期被封藏宫内。清代康熙三十九年（1700 年），由太医院吏王道纯等人摹造一部，并根据《本草纲目》增补了约 480 条内容，但也仅限于皇室陈设和使用。后因宫内失火，原稿本、摹本、校注本流落社会和海外，国内存有残本，其文字部分于 1936 年由商务印书馆刊行。该书摹本于道光末年曾被德贝斯主教在北京琉璃厂搜购，2002 年终于从意大利以拍摄全本形式回归中国，并以彩色影印出版。

2.《本草纲目》（1578 年）　作者李时珍（1518—1593 年）。李时珍，字东璧，号濒湖山人，蕲州（今湖北蕲春）人，出身于世医之家，年轻时科考三次落第，遂致力于医药。从嘉靖三十一年（1552 年）到万历六年（1578 年），历 27 年艰辛努力，三易其稿，成书 52 卷。这部巨著集古代本草学之大成，有诸多超越前人的创见 (图 5-5)。《本草纲目》特点如下：

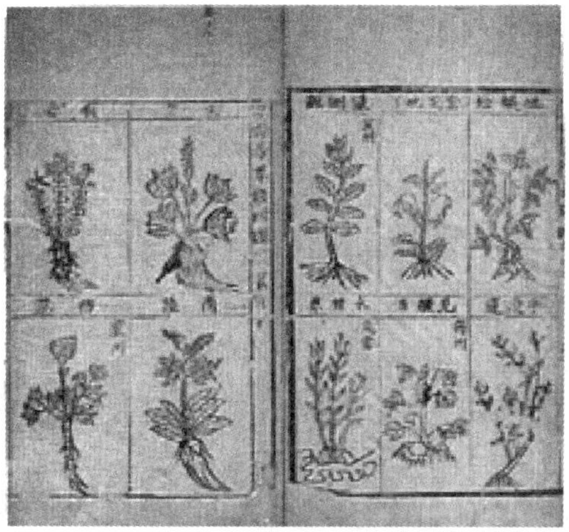

图 5-5 《本草纲目》插图

（1）总结了 16 世纪以前我国的药物学。《本草纲目》载药 1892 种，比宋代《证类本草》增加了 374 种，其中还包括了从亚、欧、非等国家和地区传入的一些药物。李时珍“书考八百余家”，认真总结前人经验，系统地进行文献整理，同时躬身实践，走出书屋，足迹遍及湖北、湖南、广东、河北、河南、江西、安徽、江苏等省，虚心向药农、农夫、樵夫、猎人、渔民请教，跋山涉水，亲自采访和考察，补充了许多新的药物资料。书中附药图 1109 幅，药方 11 096 首，对 16 世纪以前我国的药物学进行了全面总结，是我国药学史上的重要里程碑。

（2）先进的药物分类。李时珍按“物以类从，目随纲举”的原则，以部为纲，以类为目，将药物依自然属性归纳，把药物分为“水、火、土、金石、草、谷、菜、果、木、服器（日常用品）、虫、鳞、介、禽、兽、人”共 16 部为纲，在各部之下又分若干类。其基本原则是“从微至巨”，“从贱至贵”，从低等到高等，建立了古代先进的药物分类体系，书中以物种作为药物条目总纲，纲之下列目，纲目体系贯穿全书。这些创见对世界植物学乃至进化论都产生了积极影响。

（3）科学地论述了药物知识。《本草纲目》对药物的记述包括名称、产地、品种、形态、修制、性味、功效、主治、发明、附录、附方等。修制一项，不仅记载了前人和当时的药物炮制经验，还提出了自己多方面的见解。书中所积累的丰富的宝贵经验，至今仍是重要的炮制学参考资料。尤其是“发明”一项，主要是李时珍本人对药物观察、研究，以及实际应用的新发现、新经验、新见解，着重探讨了药性的疗效及用药要求。李时珍治学严谨、实事求是，不迷信古人，敢于“发现前人未到之处”。每一种药物之下，几乎都列有“正误”一条，他不回避矛盾，不论是经典还是一般性著作，只要发现错误，必定予以指出。书中对药物品种的考订精详，纠正了前人的许多错误，对实为两药而混为一物或本为一物而误为两药的，都一一进行了校订和修正。他的创造性“正误”大大提高了中国药物学的研究水平。

（4）批判了服石长生不死的荒唐思想。对以往记载服食水银、雄黄、金石可以成仙的说法，李时珍进行了严厉的批判：“血肉之躯，水谷为赖，何能堪此金石重坠之物，久在胃肠乎。

求仙而丧生，可谓愚也矣。”对《神农本草经》以及包括葛洪在内的炼丹家所提倡的服石、追求长生不死的观念进行了有理有据的分析和批评。他依据医学、药物学原理，指出其荒谬性，力图拨开宗教神学、迷信方术的迷雾，发展医药科学。

（5）丰富的自然科学资料。《本草纲目》辑录保存了16世纪以前大量的文献资料，许多古代佚书的资料幸由《本草纲目》得以记载而存留，甚为难能可贵。《本草纲目》不仅对药物学有巨大贡献，还反映了与人体生理、病理、疾病、卫生预防以及与药物形态、生态环境密切相关的大量自然科学知识。李时珍“脑为元神之府”的观点颇具创新意义，认识到了大脑在人的精神思维及中枢神经等方面的重要作用。《本草纲目》不仅是一部药物学著作，同时也是一部古代自然科学知识的百科全书式巨著，涉及植物学、动物学、矿物学、物理学、农艺学以及天文、气象等诸多领域。《本草纲目》从多个领域、多个方面大大丰富了世界科学宝库的内容。

《本草纲目》自1596年第1版刊行后，屡经再版，世代相传，对祖国医药学产生了深远的影响。由于本书卷帙浩繁，其后不少本草学著作以此书为蓝本，进行了补遗、节要、改编，使之方便实用。

《本草纲目》很早就流传到朝鲜、日本、越南、印度等国，先后被全译或节译成日、朝、拉丁、英、法、德等多种文字，在亚、欧、美等许多国家和地区产生了巨大影响。李时珍是国际公认的杰出科学家，他的著作和学术思想饮誉全世界。在东方，《本草纲目》被视为药物学宝典；在西方，《本草纲目》被看作博物学百科全书。达尔文曾多次引用《本草纲目》，并给予很高的评价。

在《本草纲目》之前，富有特色且影响较大的本草学著述有朱橚的《救荒本草》、兰茂的《滇南本草》、王纶的《本草集要》、陈嘉谟的《本草蒙筌》等。《救荒本草》（1406年）共4卷，载药414种。这是一部以解决灾荒饥饿，为群众提供代食品为目的的著作，既有药物学性质，又有植物学价值。朱橚为朱元璋第五子，他组织人将全国各地的400多种可食植物移植于园圃，密切观察，召画工绘制成图。这一园圃是继唐代太医署设药园之后的第一个实验性植物园，美国科学史家萨顿谈到中世纪的植物园时指出：“杰出的成就产生在中国”，当时指这一植物园。《滇南本草》（1476年）共3卷，载药400多种。本书将中医药与民族地区的医药知识融为一炉，既反映了云南地区和若干少数民族用药经验的地方本草特色，也为丰富中医药学宝库做出了出色的贡献。

3.《本草纲目拾遗》（1765年） 作者赵学敏（约1719—1805年），字恕轩，号依吉，钱塘（今杭州）人。《本草纲目拾遗》共计10卷，载药921种，其中《本草纲目》未收载的药物达716种，编写体例基本依循《本草纲目》，但删去“人部”，将“金石部”分为“金部”和“石部”，增加了“藤部”和“花部”。收载的新药有冬虫夏草、金钱草、雷公藤、鸦胆子等，还有一些外来药，如金鸡纳（金鸡纳皮）、日精草、香草等，还记载了一些西药如消强水等以及西方药露的制作工艺。该书明确认识到生物因环境差异会出现物种的变异，较早地提出了生物进化的观点，同时还记录了“三生萝卜”、改造珠参代辽参等人工培育的新植物品种。该书对《本草纲目》的一些错误认识进行了订正，总结了16世纪后到18世纪前近200年的中国药物学的新成就、新经验，是继《本草纲目》之后又一部具有较高学术价值与重要影响的著作。

4.《植物名实图考》（1848年） 作者吴其濬（1789—1847年），河南固始人，曾官至礼部尚书、巡抚、总督。该书收载药物1714种，将药物分为12大类，对所载植物的名称、产地、品种、形态、性味、功用（侧重于药用价值）均作了详细的叙述，绘制的植物图谱较为精细逼真，对各种植物名称和实物进行了严谨的考证，使名实一致。书中较广泛地收集了民间医药经验和知识，并纠正了以往本草著作中的一些错误，收载的植物药比《本草纲目》增加了500多种。该书为古代本草向近代植物学的发展做出了不小的贡献。

（二）方剂学的成熟

明清时期的方剂学在理、法、方、药研究与论述方面都日趋成熟，有关方剂的专书明显增多。一方面，大型的方剂学著作收集的方剂门类齐全，数量空前浩大；另一方面，为了临床实用和普及，涌现了不少切合临床实际的简约选本。

1.《普济方》（1406 年）　由朱橚与滕硕、长史刘醇等合作编撰。原书 168 卷，因流传中部分散佚的原因，至清乾隆年间编纂《四库全书》时将其收录，改编为 426 卷，分为 1960 论、2175 类、778 法，收方 61 739 首，原本尚有插图 239 幅。这部巨著集 15 世纪以前方书之大成，不仅对明以前的方剂进行了全面系统的收集整理和论证研究，还收录了大量传记杂说以及道藏、佛学等相关内容，保存了大量的古代医学文献，内容浩繁，字数近一千万，是我国古代最大的一部方书。本书辑佚搜遗，资料极为丰富，记载的各种病证也为研究明初及明以前的疾病史提供了可贵资料。20 世纪后期，人民卫生出版社曾两次排印，颇受医学界重视。

2.《医方考》（1584 年）　作者吴崑（1552—1620 年），安徽歙县人。该书计 6 卷，收载（除去重复及非方的）方剂 563 首，按病证分为 72 门，每证之后，先述病因及选方范围，次叙方名、组成、剂量、适应证，最后着重叙述方解，使医者既知方药组成，又晓方药配伍的机理，是一部全面进行方解的颇具特色的方论性专著。该书论述简明扼要、条理清楚、因证致用，有较高的临床价值。《医方考》成书后，连续刊印近 10 次，流传颇广。清代诸多普及医方之著作多受此书启迪。该书也有局限，存在一些如“同方异名”、“异方同名”、没有注明引用方剂的来源等不足之处，需在阅读时加以注意。

3.《医方集解》（1682 年）　作者汪昂（1615—1694 年），初为 3 卷，收载正方 380 余首，附方 488 首。作者摒弃传统按照病证进行分类的模式，改按方剂功效进行门类划分，总计分为 21 门，末尾附急救良方。每门首先提要述其治法涵义，然后每方依次述其适应证、药物组成、方义解释、附方加减等，并尽可能提供各医家对有关方剂的论述和实践经验。方解采录多家之言进行注解，作者自己的见解则采用“昂按”方式注明。该书切合实际、方论精当，刊行 300 余年间，有几十种版本广为流行，深受医者和患者欢迎。

其他方剂书诸如：明代施沛于 1640 年编撰的《祖剂》，详考方剂源流，并以一方源流为类进行注释和介绍，使医者很受启发；清代罗美的《古今名医方论》、赵学敏的《串雅》等也都是颇有特色、实用性较强的方剂学著作。

二、医学理论和实践的突破性成就

（一）温病学派的兴起

伤寒和温病是我国医学史上研究外感和传染病的两个重要学派，然而两者在病因认识、诊治思想和方法上有很大区别。《内经》和《伤寒论》虽然简要地论及一些有关温病的内容，但直至晋唐，温病在理论上仍隶属于伤寒。经宋金元的变革发展，温病逐渐从伤寒中分化，而系统的温病学说则是明清医家在医学发展史上谱写的最富创新意义的光辉一页。

明清时代，由于城市发展与人口密度的增加和集中，加之自然灾害和战争，引起疾病大规模的流行。严酷的社会现实迫使医学研究新问题，并及时做出回应。由此，温病学说应运而生。

宋金元数百年对温病的理论思考和临床实践，经过明清医家的创造性工作，凝结成新的理论成果。明末，温病学说以及温病学派创立的标志性作品——吴有性的《温疫论》问世。紧随其后，清代众多医家从基础理论、诊断和治疗方法等各个方面对温病学展开了广泛深入的研究，建立了温病学的辨证论治体系，温病学派日趋壮大。名医叶桂、薛雪、吴瑭、王士雄等人分别从不同角度，为温病学说的发展和成熟做出了突出贡献。

1. 吴有性　字又可，约生活于1580—1660 年，江苏吴县（今苏州）人。吴有性（图

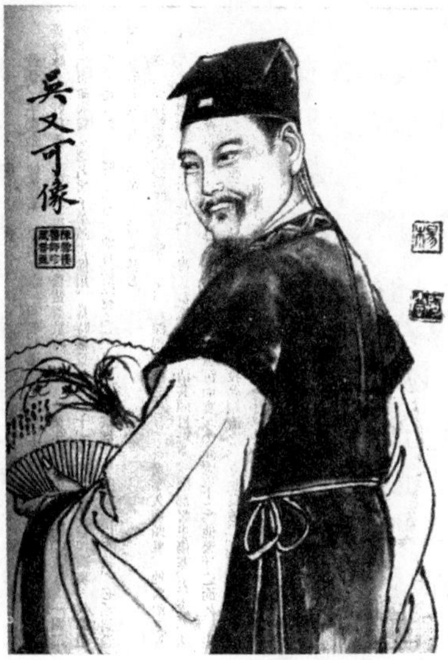

图 5-6 吴有性

5-6）生活于晚明战乱大疫之年，通过亲身观察和诊病施药，结合自己大量的实践经验，在继承前人有关温病论述的基础上，提出了关于温病的新的系统见解，于 1642 年编著《温疫论》，是为创建温病学说的奠基石。

《温疫论》对温病学的主要贡献有三：

（1）病因学：创立戾气之说。首先，作者强调指出："温疫之为病，非风、非寒、非暑、非湿，乃天地间别有一种异气所感。"戾气有杂气、疫气、异气、疠气等别称，含义虽略有差异，然均为自然界客观存在的一类特殊致病因素，与前人所谓六气、时气、伏气、瘴气等有质的区别。此说脱出了传统的"六气病因说"的窠臼。

（2）发病学：阐述了疫病的发病特点、感染途径和传染规律，提出"戾气"通过口鼻侵犯人体，突破了前人"外邪伤人皆从皮毛而入"的观点、吴有性指出温疫有强烈的传染性，而戾气种类不同，引发的疾病也不同；指出人类的疫情和禽兽的瘟疫由不同戾气所引起，致病各有特异，"然牛病而羊不病，鸡病而鸭不病，人病而禽兽不病，究其所伤不同，因其气各异也"，"有是气则有是病"，认识到病原致病的特异性问题。吴有性还敏锐地观察到很多外科疾患也是由戾气所致："疔疮、发背、痈疽、丹毒、夫发斑、痘疹之类……实非火也，亦杂气之所为耳"。

（3）治疗学：《温疫论》创立了一些独特的治疗温疫的原则，较为重要的有"客邪贵乎早逐"，主张温疫早期应用下法，必要时可反复应用。温疫初起，不用解表，亦不用双解，而是"开达膜原"，自创名方达原饮，为后世医家所重。他的"伤寒初起，以发表为主；时疫初起，以疏利为主"的观点，也别开生面。吴有性甚至设想，若能了解戾气的实质，从而发现反制此气的特殊物质，就有可能找到"一病一药"的特效方法。戾气是物质性的，其导致的疾病同样可用物质的药物治愈，可谓不同凡响的见识。

《温疫论》在细菌及其他致病微生物被人类发现之前约 200 年，对传染病的主要特点作了细致的分析和描述，对邪气的性质、入侵的途径、侵犯的部位、传染力的强弱、传变的方式、具体的治法等都有明确的阐述。他对"温"、"瘟"、"热"、"疫"这四个字的考证给后世很大的启发。清代医学家王清任认为，自古以来，医家能不引古经一语，自建所信而著书立说者，只有张仲景和吴又可二人。清代温病学家吴瑭读《温疫论》后，深为叹服，"观其议论宏阔，实有发前人所未发，遂专心学步焉。"《四库全书总目提要》称此书著成后，"瘟疫一证，始有绳墨之可守，亦可谓有功于世矣。"

2．叶桂（1667—1746 年） 字天士，号香岩，江苏吴县人，出身于世医之家。他不囿家学，在 10 年时间内，曾先后师从 17 位名医，博采众长，最终成为一代医学大家。顾景文、华岫云等名医均出自他的门下，吴瑭、王士雄、章楠等名家亦私淑于叶氏。叶氏终生忙于诊务，无暇著书，晚年由学生顾景文据其口授，整理成《温热论》，另有《临证指南医案》和《叶天士医案》等，也是由他的学生、门徒整理编撰而成。叶天士治学严谨，对仲景学说主张"师古而不泥古"，在六经辨证模型基础上，结合具体临床实践，认真分析研究温病的传染途径、发病部位及其特点，提出了独特的卫气营血辨证模型。

《温热论》是温病学发展史上的扛鼎之作，其主要成就：

（1）阐明了温病的发生、发展规律及其与伤寒的区别。指出："温邪上受，首先犯肺，逆传心包。肺主气属卫，心主血属营"。明确了温病的病因是温热之邪，而不是风寒之邪，对温病病因、感邪途径、发病部位和传变趋势作了简要概述，把温病与伤寒明确区分开来。

(2) 创立了卫气营血辨证论治纲领。提出“大凡看法，卫之后方言气，营之后方言血”的新理论，指出了温病的传变规律。根据病变浅深轻重划分为“卫、气、营、血”四个阶段，由此确立了温病辨证论治的总纲和治疗大法：“在卫汗之可也，到气才可清气，入营犹可透热轻气……入血就恐耗血动血，直须凉血散血。”在这一施治纲领的指导下，建立起相应的诊治要点和用药法则。

(3) 发展了温病的诊断和治疗方法。在察舌、验齿、辨斑、疹、白痦等方面作了大量阐明，多有前人所未论及者。叶氏对温病不同阶段确立了不同类型的治疗原则，如邪在卫分，提出“在表初用辛凉轻剂”；对于血分，强调凉血与散血并举；对于湿热，主张清热与祛湿兼顾，分消其势，则病势易解。他提出，“通阳不在温，而在利小便”，“救阴不在血，而在津与汗”，亦属别开蹊径。叶天士的学术成就突出体现在温病的辨治规律探索方面。与此同时，他在内伤杂病方面也提出了一系列新的学术见解，诸如脾胃分治、滋养胃阴、阴亏阳亢风动等理论，并深化了奇经辨治、久病入络的认识，对内科学做出了卓越的贡献。

3．薛雪（1681—1770 年）　字生白，号一瓢，江苏吴县人。薛雪出身于书香世家，自幼习诗文，工画兰，善拳勇，多才多艺，有多种诗文笔记传世。他精于医学，慧眼卓识，尤擅长湿热病的研究和治疗。代表作《湿热条辨》把湿热病的病因、病位、病机、病证、传变、证候分型及治法方药条分缕析，进行了全面的阐述，补充了叶天士未能论及的湿热病的辨治内容。书中分 35 条辨析湿热病的病因病机，提出湿热病的辨证论治要领，阐述了湿热病的各种临床表现、变化特点及诊治法则。他指出，湿热之邪从口鼻而入，多由阳明、太阴两经表里相传；湿热病的轻重与脾胃功能的盛衰密切相关。此书为湿热病专著，是温病学中对专门病证研究的先声。薛氏富有成效的探讨推动和深化了人们对湿热病的认识，对温病学的发展与成熟起到很大的促进作用。

4．吴瑭（1758—1836 年）　字鞠通，江苏淮阴人。19 岁时，因父病家贫，遂弃举子业，边在京师做佣工，边发奋刻苦攻医，四年后由于其侄因温热病死于误治，始注重温病。1798 年撰《温病条辨》。吴氏崇尚仲景，近则师承叶天士，又学习刘完素、王履、吴有性、喻昌等诸家论述。他一生经历多次温热病的大流行，亲眼目睹大规模的死亡，有刻骨铭心之痛。他采辑历代名贤著述，取精用宏，结合自己的临床治验和心得体会，将温病分为九种：风温、温热、温疫、温毒、暑温、湿温、秋燥、冬温、温疟，确定了温病学说的研究范围。《温病条辨》以心肺、脾胃、肝肾划分上、中、下三焦，对温病传变规律进行了新的概括。吴氏认为使用三焦，一可体现温病由上而下相传的要点，二可对疾病由浅入深定位，便于把握和预测。他创建的三焦辨证体系把温病传变与脏腑病机联系起来，补充和完善了叶桂的卫气营血辨证。两者的辨证方法，一纵一横，相得益彰。吴氏对三焦治法别具慧心，提出“治上焦如羽，治中焦如衡，治下焦如权”的学术观点，并确定了温病的治疗原则：清络、清营、育阴等。他在温病不同阶段使用的治疗方剂颇具匠心：在卫用银翘散、桑菊饮，入气服白虎汤、承气汤，在营施清营汤、清宫汤，入血则饮犀角地黄汤。为温病学说的理、法、方、药系统化做出了突出贡献。他创立的一系列方剂诸如桑菊饮、银翘散、羚翘解毒丸以及若干清热养阴名方等，至今仍是临床常用方剂。

5．王士雄（1808—1867 年）　字孟英，号半痴山人，浙江海宁人。他出生于医学世家，名医王学权是他的曾祖父。王氏少年时即潜心习医，手不释卷，其书斋名曰“潜斋”。他勤于实践，临证治病，屡起沉疴，很受欢迎。王氏著述颇丰，《霍乱论》和《温热经纬》是其代表作。《霍乱论》对霍乱的病因、病机、辨证、防治等问题进行了系统论述，指出时疫霍乱多由饮水恶浊所致，故应采取疏通河道、广凿井泉等卫生预防措施，颇具科学眼光。《温热经纬》（1852 年）一书集温病学说之大成，“以轩歧仲景之文为经，叶薛诸家之辨为纬”，博采《内经》《伤寒论》、叶桂、薛雪、余霖、陈平伯等有关温病的论述，以按语方式表达自己的观点。

他对暑邪的认识颇有新意，在伏气温病的论述中，把温病分成新感和伏邪两类，强调两者的不同，见解独到。此书资料丰富，是一部有关温病学说论述的汇编，也是诊治温病的重要临床参考书。

温病学说是明清医家根据时代特点，实事求是、勇于创新的伟大成果，它与伤寒学说互为补充，使中医学对外感热病的理论、诊断与防治向着更为完善的方向发展。

（二）人痘接种术的发明

天花是一种烈性传染病，在历史上给人类造成巨大伤亡。公元3世纪，天花由战争而传入中国，葛洪《肘后方》称之为“虏疮”。学者考证为汉代马援征交趾（今在越南境内）时从越南传入中国。明清时，我国的人痘接种法成为对其治疗最有效的措施（图5-7）。中国何时开始种痘，其说不一。朱纯嘏《痘疹定论》（1713年）提出宋真宗时峨眉山人为丞相王旦之子种痘成功，但较为可信的资料是1727年俞茂鲲的《痘科金镜赋集解》，说明代隆庆年间宁国府太平县有“种花者”，并有1741年张琰《种痘新书》的旁证支持，因此，人痘接种法最迟在16世纪已经展开。

从据清代医家张璐《张氏医通》和吴谦《医宗金鉴》记载，明清时期的人痘接种法共有四种形式：

1．痘衣法　将天花患儿内衣让未病者穿上，以冀传染接种，但成功率低。

2．痘浆法　用棉花蘸染天花患者所出痘疮的浆液，然后将棉花塞入未出天花者的鼻腔内，使其获得免疫力，但传染后症状较重，后被淘汰。

3．旱苗法　取处于痊愈期天花患者的痘痂研细，用银管吹入未患者的鼻腔内，此法难于掌握，故可靠性不高。

4．水苗法　把上述研细痘痂用水调匀，用棉花蘸后塞入未患者鼻腔内，以红线系之，免被吸入或咽下，六个时辰（12小时）后取出。此法最为安全可靠，“为种痘之最优者”。

痘浆法、旱苗法和水苗法从应用途径来讲均为鼻苗法，而从对痘浆或痘痂的处理方法来讲又都为“生苗法”，亦被称为“时苗法”。这种用“生苗”或“时苗”接种所出之痘，因症

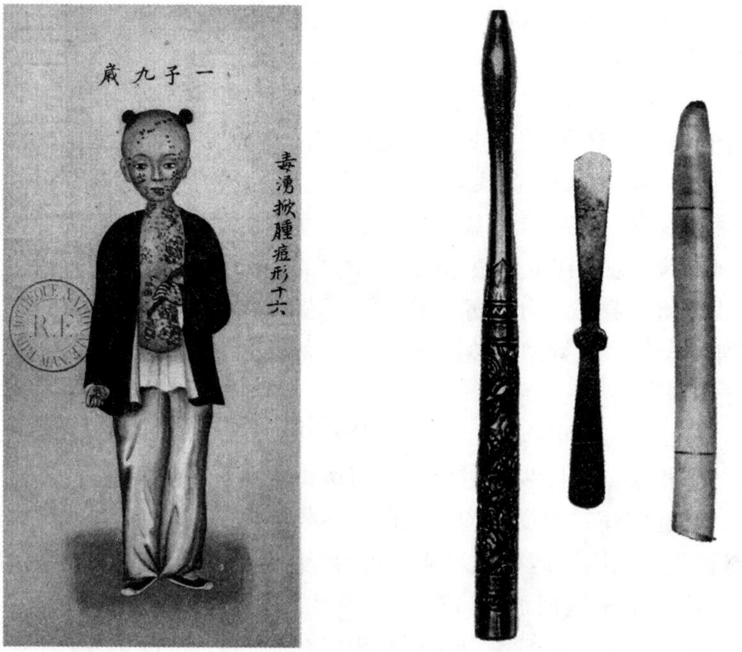

图5-7　接种了人痘的幼童与接种工具

状较重，颇多危险。鉴于此，后来医者把患儿痘痂研粉为“种苗”，递相传种，精加选炼，以此降低毒性，使种痘更加安全，谓之“熟苗”。即通过对菌种的选择、保存、培养，产生最可靠、最安全的苗种“丹苗”，以保证人痘接种安全有效。据载，当时成功率可达 95% 以上。种痘术有效地预防了天花，清初，在康熙皇帝的支持下得到更大范围的推广。清代中期，种痘术变得更加成熟和完善。

人痘接种术很快引起世界其他国家的注意与仿效。1652 年，人痘接种术由戴曼公传至日本。1688 年，俄罗斯派人到中国学习痘医。1721 年，人痘接种法传入英国，接着又传入欧洲大陆，尔后又传到美洲。1790 年，人痘接种术在朝鲜获得成功。

18 世纪末，在中国人痘术的基础上，英国人贞纳发明了牛痘术，并在欧洲开始推广。1805 年，东印度公司外科医生皮尔逊来到澳门行医，将牛痘带到中国，接种者不多，浆种失传。1810 年，洋商剌佛从菲律宾再次将牛痘种带到中国，得到了广东十三行洋商的支持，洋行会馆委托邱熺种痘。1817 年，邱熺著成《引痘略》一书刊行，于是牛痘由广东逐渐传遍全国。

人痘接种术是我国的伟大创造，它不仅是牛痘发明前预防天花的有效方法，更重要的它是人工免疫法的先驱。18 世纪，法国的大思想家伏尔泰在他的名著《哲学通信》中高度评价了人痘接种术，他热情洋溢地写道：“我听说一百年来中国人就有这种习惯，这是被认为全世界最聪明最讲礼貌的一个民族的伟大先例和榜样。”人痘接种术无疑是世界医学史上最辉煌的篇章之一。

（三）解剖生理学的探索

中医有关人体解剖学的知识，在《内经》中已有记载，但由于封建礼教的束缚及诸多历史原因，我国的人体解剖学长期没有多大进展，并且其中有些错误认识，以讹传讹，历代沿袭。明清时期，这种状况引起人们的重视。明代王肯堂的《证治准绳》提出正骨科医生需要了解人体骨骼的解剖结构知识。17 世纪末，法国人巴多明用满文叙述人体解剖学，因刊印时遭到满清宫廷保守派的反对，其译稿只好收存宫内，束之高阁。王学权 1808 年著《重庆堂随笔》，书中介绍了西医解剖、生理知识，其曾孙王士雄对西医解剖、生理学知识也在医著中多有论及。对解剖学做出切实成绩并推动解剖学进步的当属王清任。

王清任（1768—1831 年），字勋臣，河北玉田人。他在医疗活动中体察到人体解剖学的重要，认识到人体解剖要同中医学理论和临床实践结合起来。他发现前人医著中对人体脏器的描述多有错误，因而积四十余年之功，著成《医林改错》（1830 年）。该书刊行后，即“名噪京师，不胫而走”。王清任强调“业医疗病，当先明脏腑”，“著书不明脏腑，岂不是痴人说梦？治病不明脏腑，何异于盲子夜行？”当为中医学史上振聋发聩之言。他批评自古良医无一全人，在于医家著书立说弄错了人体脏腑。他以大无畏的胆识和胸襟，冲破封建礼教的严密禁锢，顶住种种非难和攻击，投身于人体解剖学的观察研究活动，纠正前人医著中的错误。他没有常规的解剖室，只能在义冢墓地以及刑场上解剖，所剖视的也只能是被犬食余下的童尸和刑杀之后的尸体，可见其艰难困苦的程度。他“不避污秽，每日清晨，赴其义冢，就群儿之露脏者细视之”，“十人之内，看全不过三人，连视十日，大约看全不下三十余人”。通过长期观察，王清任绘制了人体内脏图形并以文字叙述脏器的生理结构。他指出：“人胸下膈膜一片，其薄如纸，最为坚实。”在中医学史上第一次正确描述了膈肌。他改正了前人“脾闻声则动”、“肺有二十四孔”、“尿从粪中渗出”的错误认识，并明确肯定了脑主宰思维记忆的功能，说：“灵机记性，不在心在脑。”他还描述了主动脉、颈总动脉、腹腔静脉，及全身血管之动静脉区分、气管两个分支插入两肺、胆总管及其开口、视神经等。

《医林改错》集王氏一生实验研究和临床心得于一体，概括起来，其学术成就主要有：其一，提出脑髓说，把脑作为一个独立的功能单位，这是对“肾脑说”和“心主神明说”的突破性的发挥。其二，认识到大脑活动是生命的重要指征，王清任指出：“脑髓中一时无气，不但无灵机，必死一时；一刻无气，必死一刻。”表明了王氏对大脑作用的深层认识。其三，观察到运动神经交叉的现象，正确地指出：“凡病左半身不遂者，歪斜多半在右；病右半身不遂者，歪斜多半在左”。于是，他大胆地提出“人左半身经络上头面，从右行，右半身经络上头面，从左行，有左右交叉之义”的假说。《清史稿》指出：“清代医书多重考古，当道光中始译泰西医书，王清任未见西书，而其说与合”。其四，提出运用动物实验作比较的方法，开展比较解剖学研究，以弥补人体尸体解剖数量上的不足，进一步弄清一些人体结构上的悬念和模糊认识。此外，王氏对癫狂、癫痫病机的认识提出了脑气与脏腑之气不接的论断，对胎儿发育过程的认识和描述都与现代医学的认识基本一致，至今仍对中医临床有重要的指导意义。

由于王清任的人体解剖条件很差，他观察的尸体内脏多残缺不全，因而他在书中的记录和描述也存在一些错误。然而，王清任冲破种种束缚，以严谨的态度勇敢探索人体解剖的科学创新精神，给后人以极为深刻的启迪。王清任的杰出贡献在医学史上占有重要地位，英文版《简明大不列颠百科全书》仅收入两位中国医学家，王清任为其一，恐怕也并非偶然。

三、中医临床各科的充分发展

（一）内科

明清内科的特点主要是：围绕医学理论与古代医家经典学说及医疗经验，出现不同学术流派的论争；不少医家对内科病证论治进行总结，医著空前增多。内科温补学派的主要代表为明代的薛己、张介宾、赵献可。他们反对刘完素、朱丹溪以寒凉药攻伐肾阳的主张，强调温补肾阳在治病与养生方面的重要性。而清代的医家则对温补学派的医学主张提出了强烈的反对意见，学术争鸣十分热烈。

薛己（1488—1558年），字新甫，号立斋，江苏吴县人。他的著述甚多，其《内科摘要》是我国医学史上第一本以内科命名的书籍，其学术思想注重脾胃虚损，重视肾中水火与脾胃的关系，主张脾肾并举，力主温补，以补中益气汤和肾气丸为治。薛己兼通内、外、妇、儿、眼、口齿等科，他的许多医著后被编辑为《薛氏医案》。

张介宾（1563—1640年），字景岳，号通一子，浙江山阴（今属绍兴）人。他针对朱震亨“阳常有余、阴常不足”的观点，提出了“阳非有余”、“真阴不足”以及“人体虚多实少”等论点，主张温补肾阳，慎用寒凉与攻伐方药，创制左归丸、右归丸，加强补肾之力，对后世产生较大影响。他编撰的《景岳全书》（1640年），共64卷，包括医论、论治、各家评议、治则方药、作者观点见解等。张景岳提出五行互藏、五行颠倒的观点，认为五行之中，每一行兼具其他行的属性；五行颠倒则不同于传统生克顺序的生克联系，旨在说明脏腑之间联系的多样性。他对卒中中风与外感中风的区分颇具临床价值。与他同时代的著名学者黄宗羲称张氏“作古方八阵，释古人立方之意。作新方八阵，析之某药，为某经之用，不相凌夺……介宾博学，于医之外，象数星纬，堪舆律吕，皆能究其底蕴”。张介宾可谓一代奇才。

力倡温补的又一位医家为赵献可。赵献可字养葵，浙江鄞县人。他十分推崇薛己的温补学说，尤其发挥命门学说，强调“命门之火”的重要。其代表作《医贯》（1617年）把保养“命门之火”的论点贯穿于养生与治疗等诸多问题之中。赵献可过分强调温补命门，不免失之偏颇。

清代徐大椿（1693—1711年）、陈修园（1753—1823年）对温补派的医学主张持反对观点，抨击温补派使用辛热峻补。徐大椿特撰《医贯砭》一书，对赵献可的温补命门说给予猛烈攻击。陈修园仿效徐大椿，撰写《景岳新方砭》，对张介宾的温补学说进行激烈的批评。两人的评述对纠正滥用温补的偏向有一定意义，但言辞难免意气用事，其观点也失于片面。

明清时期有关内科的综合性著述主要有：

（1）虞抟的《医学正传》（1515年）：论述病证近百种。作者推崇朱丹溪，论病每以朱丹溪观点及其方剂冠首，次则选刘完素、张从正、李杲和作者本人及其他医家之方。其书并不尽囿于朱丹溪，每有作者独到见解。书中对肠痈的叙述与近代西医阑尾炎的描述基本相同。

（2）王纶的《明医杂著》（1549年）：王纶通过对内科学术思想的总结，主张外感法仲景、内伤法东垣、热病用完素、杂病用丹溪，对内科理、法、方、药的发展有一定指导意义。

（3）王肯堂的《证治准绳》（1608年）：作者以十年之功编撰而成，包括杂病、类方、伤寒、疡医、幼科、妇科共六科，又称为《六科证治准绳》。其中《杂病证治准绳》论述黄疸、咯血、便血、腹泻、眩晕、头痛、狂、癫、痨风、目痛、雀盲等各种内科杂病。对狂、癫、痫病证的鉴别有很高的临床价值。全书以证治为主，每证引《内经》《伤寒杂病论》及金元医家学说，结合已见论述，内容丰富，条理清楚，议论持中，选方精审，颇为临床医生所喜爱。

（4）龚廷贤的《寿世保元》（1615年）：共10卷。卷一介绍诊断、用药基本知识，其余各卷分述内、外、妇、儿各科病证的诊治，并对急救、杂治、灸疗以及一些疾病的预后都有论述。龚氏论内伤病多有新见，对中风的防治，其论述颇为精当。本书还记载了"延年良箴"等老年病学的内容。

（5）缪仲淳的《先醒斋医学广笔记》（1622年）：涉及内、外、妇、儿各科证治。书中对外感热病及内科杂病治疗的见解有不少独到之处，最著名者即所论吐血治疗三要法——"宜行血不宜止血；宜补肝不宜伐肝；宜降气不宜降火"，再如，认为"阴无骤补之法"，"阳明以津液为本"，慎用苦寒降火及汗、下两法，擅长用石膏及白虎汤治疗阳明及暑病温病等，颇多发明，有其独到之处。

（6）明末秦景明的《症因脉治》（1641年）：全书编撰整理历时30年。此书评价前人证因误治及证因各别治法的不同，依次叙述各病。每个病证首分外感和内伤两大类，然后再分述其症、因、脉治，并有方药的加减运用。书中对中风、咳嗽、呃逆、胃脘痛、腹痛、便秘、泄泻、呕吐、黄疸等常见病记述颇详，有较好的实用价值。

（7）李用粹的《证治汇外》（1687年）：参考历代医家论述，结合自己经验，记述了80余种病证的辨证论治。其特点是对每个证候的定义和病因都从理论上进行分析综合，书中引文和方剂均有出处，作者本人之言则标为"汇补"。本书推重朱丹溪关于气、血、痰、郁的论述，并以此为基础加以发挥。

（8）明末李中梓的《医宗必读》（1637年）：也是内科学的一部名著，其书明白晓畅，较详细地论述了医学源流及医生应有的知识、脏腑经络的生理病理及35种内科杂病的诊治用药。清代尤怡的《金匮翼》（1768年）论内科杂病，简明清晰，切于实用。林佩琴的《类证治裁》（1839年）主要结合作者自己的临床经验，讨论各种病证的诊治，酌以介绍其他医家的论述，其书也颇具特色。

明清时期内科学发展的另一特点，是在内科专病治疗上，于虚劳、痨瘵论治者为多，两者慢性迁延，多年不愈，属内科难治之证，故引起医家重视，出现一批反映不同医家经验的文献。龚居中的《红炉点雪》（约1630年）为诊治痨瘵专著。明绮石《理虚元鉴》（约成书于明末）是虚劳诸书中影响较大者。胡慎柔《慎柔五书》（约成书于1636年）亦是关于虚劳证治专著。书中将虚损和痨瘵区别，各立专篇论述，以脉验证，因证立法，由法定方，后世治虚劳者多宗之。

此外，专论内科杂病较著名的专书还有：卢之颐的《痎疟论疏》（1657年）是总结前人有关疟疾经验的专书；熊笏的《中风论》介绍养阴清热治疗中风的经验；喻昌《医门法律》中关于腹水症状及其病因论述颇为精到；王清任的《医林改错》（1830年）甚有建树，他在内科疾病的治疗中，强调补气活血与活血逐瘀两个原则。他创立的补阳还五汤、血府逐瘀汤、膈下逐瘀汤、通窍活血汤对治疗各种瘀血症疗效显著，至今仍被广泛应用于中风后遗症和冠心病等病症的临床治疗。

（二）外科

明清外科主要成就有三：一是日益重视外科理论的探讨，形成不同的流派；二是发明了一些外科手术与伤科医疗用具；三是对外科诊疗经验进行了较为系统的总结，并出现了认识和防治麻风与梅毒病的专著。明清外科学的多种学术流派主要围绕疮疡脓肿是否应切开引流，或仅用药物内治，或手术治疗等展开争论。一些医家反对刀针手术，主张保守治疗，强调疮疡外发皆本于内。主张外科内治的医家有汪机、陈士铎、王洪绪、高秉钧等，他们用温药内托以治寒疽等法提高了外科内治的水平，而陈实功、王肯堂、申拱辰、祁坤、顾世澄等医家主张内治与手术并重，并以他们的多种外科手术技能及外用丹药的经验和成就，为外科学的发展做出了重要贡献。

以明代陈实功《外科正宗》（1617 年）为代表，称为"正宗派"。陈实功（1555—1636 年），字毓仁，号若虚，崇川（今江苏南通）人。陈氏对一百余种外科常见病症作了较为系统的论述。每一病症之下，先述病因病理，再述症状证候，次论诊断治法，接着分析成功或失败的病案病例，最后选列处方。在外科治法上，强调内外并重，"消、托、补"三法结合，内服药与外治法兼施。外治常用腐蚀药，或用刀针去腐、放脓、扩疮引流，使毒外出，并设计一些简单有效的器械以提高外科水平。陈氏在前人的学术成就基础上颇具创造性。他的书中记述了多种外科手术疗法，如痈疽切开引流、鼻息肉摘除术、脓胸穿刺排脓术、骨结核死骨剔除术、咽部异物剔除术、气管及食管吻合术、气管缝合术、截趾术、下颌关节脱臼手术复位等，对痔漏采用枯痔、洗痔、熏痔、脱管、挂线等一整套行之有效的外治方法。该书最早对颈部恶性肿瘤的原发与转移进行了详细记载，对良性和恶性肿瘤的鉴别和认识颇有独到见解。陈氏治学严谨务实，与当时的空疏学风形成鲜明对照。《外科正宗》影响广泛而深远，在中医外科史上占有重要地位。

以王惟德《外科证治全生集》（1740 年）为代表，称为"全生派"。王惟德，字洪绪，江苏吴县人。他把外科病证分为阴阳两类，认为痈为阳、疽为阴，反对寒凉清火法治疗阴证，主张阴证当以"阳和通腠、温补气血"为法，并创制"阳和汤"、"犀黄丸"等名方以治阴证。他用于消肿散结的小金丹疗效确切，现今的小金片就是小金丹减味制成，但他反对用刀针和腐蚀药治疗痈疽等外科疾患，当属片面。

以高秉钧《疡科心得集》（1805 年）为代表，称为"心得派"。高秉钧，字锦庭，锡山（江苏无锡）人。高氏强调"虽曰外科，实从内治"，常从内科角度论述和治疗外科疾病，如疔毒走黄，采用紫雪丹、至宝丹及犀角地黄汤等。

这一时期对外科疾病的认识和手术治疗有很大进步。王肯堂《疡医证治准绳》（1608 年）记载了多种外科手术的方法，其中许多是中医外科史上的最早记载，如气管吻合术、耳廓外伤整形术、唇舌外伤整形术，以及头颅、肩胛、颈部、胸腹、腰、臀、脊柱等外伤的急救手术与药物。祁坤《外科大成》（1665 年）对已溃脓肿的排脓法与近代西医纱布条引流术相似。申头垣《外科启玄》（1604 年）描述的"羊须疔"，就是近代西医所记载的面部"危险三角区"疖子所引起的败血症。顾世澄《疡医大全》（1760 年）所记病症十分丰富，为后世保存了许多珍贵资料，特别是手术资料，如唇裂修补术、断指 / 趾再植术、断鼻再植术等。

较早的麻风专书是沈之问撰著的《解围元薮》（1550 年），为经其祖孙三代相继努力而成。书中着重论及麻风的传染性与预防方法，记述了较丰富的防治方药，如介绍大枫子治疗麻风，纠正了以往认为多服大枫子将致失明的误解。薛己的《疠疡机要》（1529 年）也是较早论述麻风的专书，书中论述麻风的本证、变证、兼证、类证的证治与方药，并有验案介绍。

较早的梅毒专书是陈司成的《霉疮秘录》（1632 年）。梅毒大约于 15 世纪或稍前从国外经广东传入我国，最初称为"广疮"。因其外观似杨梅，又称"杨梅疮"。本书认识到此病主要由性传染，还可间接传染及遗传。书中述及梅毒的预防方法，记述了梅毒不同阶段的临床症状，提出了用丹砂、雄黄等含砷的药品进行治疗，这是世界医学史上最早应用砷剂治疗梅毒的记载。

（三）骨科

治疗骨关节外伤的学科，明代叫接骨科，清代改为正骨科或伤科。清代以前虽有不少正骨门派，但著述不多。门派之间互相保密，不轻易传人，也可能因正骨手法技艺性较强，难于诉诸文字。薛己的《正体类要》（1529 年）是明代骨伤诊治的代表作之一，书中介绍了正体主治大法，以及跌扑损伤治验、坠伤金创与烫伤等治验及诸伤方药，用药以补气血肝肾、行气和血为主。他认为，治疗骨折不能单纯依靠手法，调理气血、脾胃、肝肾的“平补法”对治伤十分重要。

宋元时期涌现大量治伤接骨方剂，多为流落江湖行医之人或居山隐士所据有。明代异远真人《跌损妙方》记录了少林寺派的治伤经验和秘方。明末清初的《陈氏秘传》所载内容与此书类似。清代尚有无名氏的《少林寺秘传应验跌打损伤奇方真本》等书刊行。

由于战争的需要，清政府对骨伤科较为重视，《御纂医宗金鉴》以较大的篇幅编撰了《正骨心法要诀》（1742 年），对传统正骨理论与技术进行了较为系统的总结。《正骨心法要诀》根据《内经》等医籍有关骨度、经络理论，结合骨伤科临床，先论正骨手法及经义，总结归纳出骨折整复摸、接、端、提、按、摩、推、拿八字手法，介绍内治杂证法，并附竹帘、夹板等器械图解，改进多种固定器具，并绘有多种治疗骨损伤的用具图。全书图文并茂，内容相当丰富。胡廷光《伤科汇纂》（1815 年）收集整理清代以前有关伤科文献，详细地阐述了各种损伤的证治，记载了骨折、脱位、筋伤的检查、复位法，附录不少治验医案，并介绍了大量伤科处方及用药方法。钱秀昌的《伤科补要》（1808 年）以《医宗金鉴・正骨心法要诀》为基础，结合平日所积经验，增阙拾遗，以图补而为特色。书中较详细地论述骨折、脱位的临床表现及诊治方法，并载有医疗器具固定图说、周身各部骨度解释、伤科脉诊及大量方剂。高文晋的《外科图说》（1834 年）绘有外科手术图谱，为了解清代手术器具提供了重要资料。江考卿的《江氏伤科方书》（1840 年）、赵廷海的《救伤秘旨》（1852 年）分别以经络学说为依据，按穴治伤，按穴位加减用药，其治疗方法和方药也各具特色，《救伤秘旨》记载了少林派技击家的骨伤诊治技术和方药。

（四）妇产科

明清时期的妇产科积累了不少新经验，现存有 100 余种专篇、专著，较著名的有：薛己的《女科撮要》（1529 年），载 30 论，收验案 183 则，学术上注重脾肾，长于温补；万全的《万氏妇人科》（1549 年）论述了 90 余种妇产科常见病证，论理精当，所列方药多为家传秘方和作者多年临证经验方，并附有验案，简明实用；王肯堂的《女科证治准绳》（1607 年）以宋代《妇人大全良方》为基础，广集历代 50 多位医家的有关论述及方药；武之望的《济阴纲目》（1620 年）将妇产科病证分为 13 门，每证有论有方，加以注释，所用方剂既有经方、时方，又广集单方、秘方，便于临床应用；张景岳的《景岳全书・妇人规》（1640 年）主张妇女以血为主，首重调经，强调补脾滋血养肾；萧埙的《女科经论》（1684 年）列妇产科病证 163 种，引证各家论述，对妇产科知识的普及做出了贡献。

《傅青主女科》（1827 年）是清代妇产科名著，系后人将傅青主有关女科病证的证治经验和其他医家论述辑录而成。傅山（1607—1684 年），字青主，号朱衣道人，阳曲（山西太原）人。他博览经史百家，工于诗文书画，擅医，同时也是一位始终保持民族气节的坚强斗士，在中国文化史和思想史上都有很高的声誉。《傅青主女科》详论带下、血崩、种子、妊娠、正产、小产、难产等病证，全书 162 方，处方药味精练，理法严谨，用药简易平和。傅氏对妇科的见解颇具创意，如提出“带下俱是湿证”，对“肝郁”进行了辨证立论，提出平肝和胃理脾的治疗方法，用“生化汤”治疗产后诸疾的加减变化等。他所创制的完带汤、易黄汤、清经散、两地汤等均为妇科名方。此书成于康熙年间，道光七年（1827 年）才首刊于世，先后刊行 60 余次，影响甚巨。

亟斋居士《达生篇》(1715年)专论产科，以简要而通俗的文字记述了产前事宜，产后要旨，毓胎避忌以及胎产、临产、产后等诸病的治疗方药和调养方法。特别提出临产时的“睡、忍痛、慢临盆”六字诀，可谓经典之论。本书广为流行，先后刊行版本达130余种。

(五)儿科

明清儿科名家多为世医，薛铠、薛己父子为医，万全数世家传，夏鼎两代行医“七十余年”，这些家学深厚的儿科医家积累了十分丰富的治疗经验。

薛铠撰有《保婴撮要》(1566年)，后由其子薛己整理增补刊行。《保婴撮要》重视乳母对婴儿身体与健康的影响，强调“保婴之法，未病则调治乳母，既病则审治婴儿，亦必兼治其母为善”。

《万密斋医书十种》，撰著者万全(1495—1580年)。万全，字事，又名全仁，号密斋，湖北罗田人。万全出身于世医之家，祖父、父亲都精于儿科。万全总结了祖辈及自己的医疗经验，所撰《万密斋医书十种》中的“育婴秘诀”以及《片玉心书》《幼科发挥》《痘疮心法》《处玉痘疹》等，专为儿科立论。万全认为小儿气血未定，易寒易热、肠胃软脆、易饥易饱，主张“调理但取其平，补泻无过其剂”、“当攻补兼用，不可偏补偏攻”。书中记述了急、慢惊风的病因各有3种，并观察到瘫痪、失语等惊风的后遗症，认为“疳证虽有五脏之不同，其实皆脾胃之病也”。万全以三代世医经验，总结了100多首验方，玉枢丹最早出于此书。此外，书中对婴幼儿的护理与疾病的预防也有不少正确的论述。

王肯堂的《幼科证治准绳》(1607年)以五脏为纲，论述儿科各种疾病，并突出了麻、痘、惊、疳四大症，内容非常丰富。书中还记载了婴儿先天性肛门闭锁的开通手术。同时，对儿科文献的整理也是本书特色之一。

夏鼎的《幼科铁镜》(1695年)所载多为夏氏家传儿科经验，以“望颜色、审苗窍”辨脏腑的寒热虚实为特色，反对指纹望诊。治疗除药物外，亦喜用推拿、灯火、艾灸等法，以“祛邪”为其特色。

陈复正的《幼幼集成》(1750年)是一部集大成的儿科名著，汇集、整理了清代以前的儿科理论与临床经验。该书对儿科病证的治疗主张“保元扶正，慎施攻伐”，以“顾护元气，扶补脾胃”为要务。陈氏认为，小儿惊风主要为小儿伤寒所致之痉病，还有杂病致搐及竭绝脱证等三种，总称为“搐”，并分论其证治，颇有见地。书中还创立了不少适合小儿的外治法，如按摩、热敷贴药、针挑、刮痧、磁锋疗法、吹药、密导等。在诊断方面，对指纹的诊断价值有较为中肯的评价。书中还记载了不少民间经验，颇为实用。

庄一夔《福幼编》(约1777年)是一部辨治小儿慢惊风专书，以温补见长。庄氏认为：急惊风与慢惊风相反，急惊风小儿壮实，多为实热，治宜清热；慢惊风则气血不足，虚极生风，多属虚寒，应治以温补。本书曾经多次刻印，现存刊本200余种。

(六)五官科

1．眼科　现存中医眼科专著主要成书于明、清两代。早期著名眼科专著如《眼科龙木论》《银海精微》约为宋元间人编集，刊行于明代。

倪维德的《原机启微》(1370年)是现存较早的眼科专著，书中将眼病按病因分为“风热不制之病”等18类，论眼病附方46首，所载方剂，如黄连羊肝丸、拨云退翳丸、羚羊角散等，一直为后代医家推崇。

王肯堂的《证治准绳·七窍门》(1602年)对肉眼结构如神膏(玻璃体)、神水(房水)、神光(视功能)的形态和功能均有论述，弥补了前人对肉眼认识上的不足，列眼病178证，尤以对黑睛、肉眼和眼外伤等病证的认识有较高水平。

《审视瑶函》(1644年)又名《眼科大全》，为傅仁宇、傅维藩父子编撰，此书是一本有较大影响的总结性眼科专著。书中对眼科理论、辨证方法和用药心得等均有阐发，对眼科针灸、针拨内障、割胬肉攀睛手术以及眼药的制备都有详细介绍。全书396方，部分为傅氏自制，如驱风散热饮子、坠血明目饮、正容汤等，均为眼科名方。

黄庭镜的《目经大成》(1741 年)，共 3 卷 23 万字。卷首载眼科理论。卷二为论症，症因脉治，纲目井然。卷三为类方，载眼科方剂 229 首，并收外治方 19 首，颇切实用。书中对金针拨障术记载甚详，很有临床价值。

《银海指南》成书于清代嘉庆年间，由名医顾锡生编著。此书着重从病因病机和脏腑认识眼病，详细叙述了六淫、七情的眼部表现，气、血、痰、食、郁和脏腑在眼病中的重要地位，遣方用药注重补益肝肾，治有章法，用药灵活。

2．耳鼻咽喉科

《口齿类要》(1528 年)：薛己撰著，论述喉舌口齿诸病，附有验案，简明实用，是现有咽喉口齿专书中较早的著作。

《喉科秘书》(1667 年)：尤乘撰著，论述了喉证的基本要点和治疗原则，介绍了口、牙、舌、颈、面、腮等部位常见病的证治及有效方药，其治法、方药均切合临床实用。

乾隆年间，著名喉科专著《喉科指掌》《重楼玉钥》问世。此时喉痧、白喉流行，专论喉疫的《喉白阐微》《疫痧草》《白喉全生集》《白喉忌表抉微》《痧喉正义》《白喉条辨》等数十种著作先后刊行，其中以郑宏纲的《重楼玉钥》(1838 年) 成就和影响最大。

郑宏纲 (1727—1787 年)，字纪元，号梅涧，安徽歙县人，其《重楼玉钥》简要介绍了咽喉部解剖生理，着重论述了白喉、烂喉痧等急性疫喉的证治与预后，同时详细分辨了喉证表里虚实的诊断鉴别，记载用压舌板检查咽喉，他的养阴清肺汤是治疗喉症的著名方剂。

(七) 针灸

明清时期出现不少针灸总结汇编性著作，也有一些专论经络腧穴的著作，如徐春甫的《经穴发明》，李时珍的《奇经八脉考》等。综合性医书中也有一些重要的针灸等内容，如楼英的《医学纲目》、朱橚的《普济方》、张景岳的《类经图翼》，其学术价值有些方面甚至超过针灸专书。明代医家重视针刺手法的研究，形成了多种复式补泻手法。灸法在清代有较大发展，由艾柱烧灼法转向艾卷温热灸法，后又在艾卷中加进某些药物，辨证施灸。明清出现大量针灸歌赋和简便易行的灸法，是针灸普及的趋向。

明代徐凤的《针灸大全》以介绍历代针灸文献资料为重点，并编选了一些短小精悍、实用性强的针灸歌赋，有很高的文献价值。汪机的《针灸问对》(1530 年) 据证列法，法随证变，特色较为鲜明，而代表明代针灸学成就的著作当推高武的《针灸聚英》和杨济时的《针灸大成》。

高武 (16 世纪初)，字梅孤，鄞县 (今浙江宁波) 人。高武学问渊博，曾考中武举。晚年精研针灸，曾设计铸造男、女和儿童铜人各一座，作为定穴标准。《针灸聚英》是一部针灸的汇编著作，引录文献十分丰富，并结合自己的经验详细论述了进针的方法和进针后的各种辅助手法，以及各种手法的具体应用、治疗作用，以及用这些手法组成的复合手法，如烧山火、透天凉。全书记载内、外、妇、儿各科疾病 113 种，此书是腧穴主治病证的一次全面总结。

杨济时 (1552—1620 年)，字继洲，浙江三衢 (今衢县) 人。祖父曾任职太医院，他由儒入医，于嘉靖、隆庆、万历三朝任医官达 46 年。他在祖传《玄机秘要》基础上，结合自己的临证经验，于 1601 年编撰《针灸大成》。此书全面总结了明以前的针灸学经验，选穴简要，重视补泻手法，论述了经络、穴位、针灸手法与适应证，介绍了应用针灸与药物综合治疗的经验，且兼及导引、按摩和药物治疗。此书至今有各种版本 50 多种，并被译成德、法、英、日等文字，在国内外影响很大，受到世界上许多国家的重视。

清代中期，统治者以“针刺、火灸、究非奉君之所宜”，于 1822 年下令“针灸一科，着永远停止”，使针灸疗法受到很大冲击，但在民间仍广泛流传应用。

(八) 推拿按摩科

明代前中期，太医院将按摩科设为医政十三科之一，按摩术得到长足发展。明代以按摩术与导引相结合，形成了一套较为系统的养生学体系。《臞仙活人心法》（朱权撰）、《医学入门》《医学正传》《本草纲目》等著作都收录了不少按摩手法。明隆庆年间（1571 年），太医院改组，取消了按摩科，按摩术不得不改变受术对象，而转向婴幼儿，此后涌现了大量儿科按摩文献。这一时期按摩有两个显著的特点：一是按摩逐渐演称为推拿，二是形成了小儿推拿的独特体系。1601 年，我国第一部小儿推拿专著《小儿按摩经》问世，作者署“四明陈氏”。此后龚云林的《小儿推拿方脉活婴秘旨全书》（1604 年）刊出，简称《小儿推拿秘旨》，“推拿”一词首见于此书。该书以民间“推筋”、“掐惊”等手法为基础，升华为较系统的小儿推拿按摩术。书中记录了作者丰富的临床经验和见解，以歌诀形式写成，易懂易记，流传颇广。周于蕃的《小儿推拿秘诀》（1605 年）则详细介绍了“身中十二推拿法”的穴位和功效，绘有周身穴图。这些著作从辨证、手法、穴位、治疗等方面，使按摩推拿逐步独立完善，自成体系。按摩推拿在养生方面的应用也相当突出，《遵生八笺》《保生秘要》《医门广牍》《医学入门》《古今医统》等大量医籍均述及按摩推拿。

清代医学分科数次变动，太医院未设置推拿专科，但无论在理论总结和临床实践上仍然得到了一定的发展。清代许多医家继承创新，著述迭出。张振鋆的《厘正按摩要术》介绍的“胸腹按诊法”为其他医书所少见。骆如龙的《幼科推拿秘书》、熊应雄的《小儿推拿广意》、钱怀邨的《小儿推拿直录》、夏云集的《保赤推拿法》以及推拿专书《推拿易知》《推拿指南》《推拿捷径》等不仅促进了小儿推拿按摩的发展，也推动了推拿按摩的整体进步。而《医宗金鉴·正骨心法要旨》则对正骨推拿手法进行了总结，提出了手法操作的要领，对骨伤、脱位的手法诊治，不仅有整复作用，同时有康复价值。吴尚先的《理瀹骈文》（1864 年）也将推拿列为外治方法，使膏摩、药摩得到较大发展。

（九）养生

中医气功与养生学起源很早，在长沙马王堆汉墓和江陵张家山汉墓出土的帛简医书中，就有《导引图》《引书》《却谷食气》《养生方》等气功养生文献。道教产生之后，以养生研究为目的的道士更加关注导引气功。明清时期，中医养生学体系进一步丰富和完善，气功养生学著作林林总总，择其要者简述如下：

1.《修龄要旨》（1442 年） 作者冷谦，字启敬，武林（今浙江杭州）人，精音律，擅绘画。该书注重季节气候与健康长寿的关系，用按摩与导引结合方法防病治病。书中以歌诀形式通俗地介绍了四季养生、起居调摄、延年益寿等方法，书中记载的叩齿、运目、掩耳等八段锦、十六段锦导引法，以及“嘘、呬、呵、吹、呼、嘻”六字延年诀，至今在健身防病中还有一定影响。

2.《遵生八笺》（1591 年） 撰者高濂（1573—1620 年），字深甫，钱塘（浙江杭州）人，工诗曲，通医理，擅养生。该书 19 卷，分为 8 目：清修妙论笺、四时调摄笺、起居安乐笺、延年却病笺、饮馔服食笺、燕间清赏笺、灵秘丹药笺、尘外遐举笺等。该书汇集了明以前的养生文献，以养生保健为主体内容，旁及山川游历、花鸟虫鱼、琴棋书画、笔墨纸砚及文房器玩鉴赏等知识修养。全书从身心调摄、卫生保健、气功修炼以及艺术游乐、性情陶冶等各个方面详细论述了养生延年、益寿却病的知识和方法，对研究古代的老年医学有一定参考价值。

3.《寿世青编》（1667 年） 撰者尤乘，吴县（江苏苏州）人，先儒后医，师承李中梓。书中提出修养性情是“却病良方、延年好法”，所载“十二段动功”、“小周天法”在民间流传颇广。作者重视食疗，认为“食疗不愈，然后用药”，提出睡眠要“先睡心，后睡眼”。该书的养心、养肝、养脾、养肺、养肾学说，为五脏调养的完善做出了一定贡献。

4.《老老恒言》（1773 年） 作者曹廷栋，嘉善（浙江嘉兴）人。全书五卷，书中在提出“养静为摄生首务”的同时，又十分重视动以养生的重要作用。本书讲了八段锦、华佗五禽戏、天竺按摩诀等多种导引法，并创“卧功、坐功、立功三项”，以供老年锻炼之用，强调了动静结合的重要性。书中载有散步专论。作者针对老年人脾胃虚弱的特点，编制药粥配方百余首，可谓集食养保健粥之大成。

明清养生学强调静养心神。有关导引养生术的著作也很流行，特别是明末清初由陈玉廷创造，经杨露禅等发展的太极拳，成为后世民间经久不衰的健身方法。把养心、养形、食疗、药物结合进行全面综合调理的思想，也在这一时期形成。除上述养生学著述之外，较有影响的还有万全的《养生四要》(1549 年)，该书从寡欲、慎动、法时、却疾四个方面论述养生之道和方法，提出养生需要屏嗜好、适寒温、顺翕张、调滋渗，故名“四要”。周履靖的《赤凤髓》(1578 年)以图文并举的方式，介绍了内功、动功、五禽戏、八段锦等。陈继儒编撰的《养生肤语》(1606 年)，论述气功导引在养生和治病上的作用。陈修园的《平人延年要诀》(1803 年)以及石成金的《石成金生秘诀》、清宫内府所藏《卫生汇录》等书也有一定的影响，

四、医学文献整理、研究与医学书刊出版

(一)医籍的整理和研究

明清时期，综合性医书与医学丛书、全书、类书大幅度增加。八股文和文字狱迫使大批知识分子钻故纸堆，考据训诂之风兴起，医学界也不例外，出现大批经典医籍注释的著述。

明清统治者对知识分子采取了恩威并施的办法，一方面对抗拒者实行文字狱开杀戒，另一方面加以怀柔，提倡文教学术，编撰群书，这样可以把大批知识分子置于中央政府直接控制之下，使其埋头于短简陈编注疏之中，无暇多问政事。这一时期，涌现了一大批规模远逾前代的综合性医书与医学丛书、全书、类书。这一时期丛书、类书的特征是：一是穷搜博征各种医学著作，对医药学遗产的保存有重要意义；二是以较为精细的分类体例，使之构成一个有秩序的医药知识整体。

1．综合医书、类书和丛书　明代官刻刊印有规模的医书有 30 余种，《普济方》已如上述。现有规模最大、体例较为完善的类书是清政府诏修的《古今图书集成》，其中《医部全录》520 卷，约 950 万字。《医部全录》分类辑录了自《内经》至清初 120 余种医学文献，内容包括医学理论、各科病证、方剂药物、医史传记等，是迄今类书中收录医学最多者。

清太医院判吴谦奉诏“御纂”的《医宗金鉴》有 90 卷，分为伤寒、金匮、临床各科等 15 种。伤寒和临床各科“心法要诀”为全书精华所在。全书较系统地反映了中医学术体系，注重临床，立论平正，通俗简明，便于初学，是具有教材性质的普及性医学丛书，深受习医者的欢迎。

此期民间私刻本(或有官宦资助)医书十分活跃，不少医家穷数十年之功，成一家之言，反映了医学的社会需求和医家的不懈追求以及中医学术的总结发展新趋向。

明代楼英编纂的《医学纲目》(1565 年)共 40 卷，采录《内经》以来历代医籍，结合己见，分为十部，论及阴阳脏腑、诊法治法、寒热虚实、刺灸、调摄、各科证治以及运气等。全书资料广泛，纲目清晰。

王肯堂编辑的《证治准绳》(1602—1608 年)，以临床治疗为主，分为杂病、类方、伤寒、女科、幼科、疡医六科，书中每一病证先述历代医家治验，然后阐明作者见解，“博而不杂，详而有要”，切于实用，颇具影响。

嘉靖、万历年间徐春甫编辑的《古今医统大全》100 卷是一部 140 万字的综合性医学巨著，全书采录了历代医书及经史子集约 390 余部中的有关资料，分门别类，参以己见，“合群书而不遗，折诸家而不紊，舍非取是，类聚条分。”此书对养生、老年医学的阐述有重要价值。

此外，戴思恭的《证治要诀》、龚廷贤的《万病回春》、缪希雍的《先醒斋医学广笔记》、张璐的《张氏医通》等属于综合性医著中较有影响者。薛己的《薛氏医案》16 种，以及沈金鳌的《沈氏尊生书》、陈修园的《南雅堂医书全集》是为比较著名的医学丛书。大批医家的各类医学著作纷纷涌现，反映了明清中医学术的繁荣兴旺。

2．古典医籍的考证与注释 对医籍经典的分类研究、注释和发挥注意结合临床，是这一时期经典医籍考证注释的特色。

(1)《内经》：马莳撰《素问注证发微》和《灵枢注证发微》(1586年)，两书将《内经》重新分卷并加以全面注释，对原文篇名进行诠释，并按照内容类别分为若干节段加以注释。书中广泛引证张仲景、王叔和、杨上善、王冰、李东垣、张元素、朱丹溪、张子和等10余位医家之言，博采众长；采用互证和相互比照，兼顾相互关联；结合临床实际，彰显经文对临床实际的指导意义。其对《灵枢》的注释尤显功力，为现存最早的全注本。

吴崑撰《素问吴注》(1594年)，书中对《素问》校勘二百多处，并在每篇篇首均有对该篇内容主旨的描述，起到了导读的作用。该书注释详略得当，用语清晰简练，医理诠释贴切实用，多有新见。该书补全元起、王冰、林亿诸家注释之未备，是诸多《素问》注本中的佼佼者。

张景岳的《类经》(1624年）是研究《素问》《灵枢》的一部大型著作。本书将《内经》原文全部拆散，重新归纳，分为摄生、阴阳、脏象、脉色、经络、标本、气味、论治、疾病、针刺、运气、会通共12大类，390篇，32卷。这种分类方法使内经的学术体系更为明确清晰，对后世产生较大影响，张景岳另有《类经图翼》和《类经附翼》(1624年)，为《类经》续编，对言不能尽意者，另详以图，再加翼说。

李中梓由博返约，对《内经》摘要提玄，于1642年编成《内经知要》，此书简明精悍、条理清晰，非常有益于初习医者，推动了《内经》的普及，在医界有很大影响。

清代张志聪撰《黄帝内经素问集注》和《黄帝内经灵枢集注》(1672年)。两书乃张氏会同其16位同道、12位门人一起研读《内经》的成果总结之作，体现了集体的智慧。注本采诸家之长，因此谓之“集注”。注文用随文串解的方式以经释经，对经文中的许多疑难问题进行了阐明，贴近临床，切合实用。

《内经》的节注本有汪昂的《素问灵枢类纂约注》(1686年)，其他尚有薛雪的《医经原旨》、沈又彭的《医经读》、陈念祖的《灵枢素问节要浅注》等。有关《内经》医论方面的代表作有：明代盛寅的《医经秘旨》(1418年)、清代黄元御的《素灵微蕴》(1830年）以及清代江之兰的《医津一筏》(1833年)。其他还有清代罗美的《内经博议》阐述发挥等著作以及张琦的《素问释义》和胡澍的《内经校义》等。

(2)《伤寒论》：明清时期，《伤寒论》的研究著作达到100余种。

方有执撰《伤寒论条辨》(1593年)。方氏将《伤寒论》原文重新编排，去除“伤寒例”篇，将太阳病篇以风伤卫、寒伤营、风寒两伤营卫进行分类，从而发展了孙思邈“三纲鼎立”之说。方有执力持《伤寒论》错简重订说。明末清初喻昌在方有执基础上著《尚论篇》(1648年)，使“三纲鼎立”之论确立完善。其后，张璐、黄元御、吴仪洛、周扬俊、程应旄、郑重光等均遵此说，名之为三纲编次派，也称之为错简重订派。

明末清初张遂辰等反对方有执、喻昌“错简”之说，认为王叔和编次的宋本《伤寒论》皆仲景原文，所谓“三纲编次”是举一而废百，认为《伤寒论》原书编次不可增减、不可移换。张氏循成无己《注解伤寒论》之原本，结合诸家注释及已见编成《张卿子伤寒论》(1644年)一书。遵其说者有其弟子张志聪、张锡驹，陈修园主张分经审证，也与其说契合。

另有研究伤寒者，不讨论原文编次问题，而从方证角度研究运用《伤寒论》，使之更加切合临床。清初柯琴著《伤寒来苏集》(1674年)，以方为纲、归纳脉证，有很高的学术价值。

尤怡的《伤寒贯珠集》(1729年)，将《伤寒论》的治法分为正治法、权变法、斡旋法、救逆法、类病法、明辨法、杂治法等，颇为切合临床实际应用。

徐大椿的《伤寒论类方》(1759年）把《伤寒论》113方分为桂枝汤、麻黄汤、葛根汤、柴胡汤等12类方。在主方下列同类方，并附注文和方药加减。徐氏认为随证立方可据临床实际灵活变化。

研究《伤寒论》著作的还有王肯堂的《伤寒证治准绳》（1604 年）、周扬俊的《伤寒论三注》（1677 年）、张志聪的《伤寒论宗印》《伤寒论纲目》《伤寒论集注》（1683 年）、钱璜的《伤寒溯源集》（1707 年）、黄元御的《伤寒直解》（1756 年）、陈念祖的《伤寒论浅注》（1803 年）、《伤寒医诀串解》（1856 年）、日本人丹波元简的《伤寒论辑义》（1801 年）等。

（3）《金匮要略》：清代徐彬撰《金匮要略论注》（1671 年）。该书注重脉证辨析，通过引经释义，阐发已见，试图揭示病证的发病规律。此为《金匮要略》较早的注本之一。尤怡的《金匮要略心典》（1726 年）在编集前贤观点的基础上，结合已见，阐发原文经义，改正原文之误，删略后人增加内容，审慎注释原文。作者忠实原著，治学严谨。该书是后世研究《金匮要略》的一个范本。

日本人丹波元简的《金匮玉函要略辑义》（1806 年）广辑赵以德、徐彬、沈明宗、魏荔彤、尤怡、吴谦等医家注释，运用乾嘉朴学研究方法，校勘训释原文，对后世研究和考证《金匮要略》有重要的参考价值。

其他尚有清代程林的《金匮要略直解》（1673 年）、沈明宗的《金匮要略编注》（1692 年）、魏荔彤的《金匮要略方论本义》（1721 年）、吴谦的《订正仲景全书金匮要略注》（1742 年）等。

（4）《神农本草经》：《神农本草经》自成书有过多种传本，南北朝之后，原书失传。南宋王炎辑录《本草正经》3 卷，也相继失传。明清考据学渐趋兴盛，产生了一批辑复注疏《神农本草经》的著作，卢复所撰《神农本经》是《神农本草经》的最早辑本。清嘉庆年经孙星衍辑录的《神农本草经》是现有最好的辑复本。

明末缪希雍撰《神农本草经疏》（1625 年），对药学经典进行理论阐释，其后，逐渐形成一个以《本草经》为药学研究基础的热潮，诸如张璐的《本经逢原》（1695 年）、姚球的《本草经解要》（1724 年）、徐大椿的《神农本草经百种录》（1736 年）、张志聪的《本草崇原》（1767 年）、黄元御的《长沙药解》（1832 年）、陈修园的《本草经读》（1803 年）、邹澍的《本经疏证》、顾观光的《神农本草经》（1844 年）4 卷、日本森立之的《神农本草经》（1854 年）等，可谓层出不穷。

（二）诊断、医案、医学入门书的出版

明代的诊断学强调四诊全面应用的必要性，在望诊、问诊、脉诊上均有系统论述。八纲辨证的纲领在明代也发育成熟

1．望诊　16 世纪下半叶，申拱辰著《伤寒观舌心法》。申氏擅外科，临床经验丰富，注意舌的观察，亲自绘出 135 种舌图，运用分经、运气等理论，把舌和证联系起来。申氏对舌诊的总结充实了望诊内容，使之成为临床诊断学基础理论之一。名医张璐之子张登撰《伤寒舌鉴》（1668 年），描述了舌质与舌苔的深浅、润燥、兼杂、偏全以及不同的形态，绘制了 120 幅图谱，并附以文字说明。汪宏的《望诊遵经》（1875 年）特别强调望诊在诊断中的重要地位，全书论及望诊方方面面，堪称望诊之大全。

2．问诊　李梴的《医学入门》（1575 年）列举了问诊事项 56 条。徐春甫强调四诊合参，重视问诊，认为："医者不可不问其由，病者不可不说其故"。李中梓谓："凡至病家，未诊先问，最为要法"。张三锡将李梴的 56 问简化为 26 问。张介宾增加了妇科、儿科的内容，又简化为 10 问，编成"十问歌"，要而不繁，简而切当，易记易行，为后世遵行。

3．脉诊　明清脉学著作甚多，一些类书、全书、方书、本草、临床专著也常兼及脉学。现存脉学著作有：李中梓的《诊家正眼》（1624 年）、王执中的《东垣先生伤寒正脉》、吕复的《切脉枢要》、吴洪的《诊脉须知》和《诊脉要诀》、王道纯的《脉诀四言举要》、李延昰的《脉诀汇辨》、张璐的《诊宗三昧》、黄宫绣的《脉理求真》、周学霆的《三指禅》等，林林总总有数十种，影响最大的当为李时珍的《濒湖脉学》（1564 年）。《濒湖脉学》摘取诸家精华，分详 27 种脉，对同类异脉鉴别，各种脉象主病，既能博考，又能精研，编成歌诀，便于诵习。

4．八纲辨证　八纲辨证是中医临床的指导性原则，它的内容可追溯到《内经》和《伤寒论》。明初楼英在《医学纲目》(1565年）中明确地提出八纲，指出诊病必先分气血、表里、上下、脏腑之分野，再查虚实寒热的辨证二步。1477年，王执中在《东垣先生伤寒正脉》指出："虚实、阴阳、表里、寒热八字不分，杀人反掌"。1584年，方隅在《医林绳墨·伤寒》中说："虽后世千万方论，终难违越矩度，然究其大要，无出乎表、里、虚、实、阴、阳、寒、热八者而已"。1587年，龚廷贤的《万病回春》把"表、里、虚、实、寒、热、邪、正"归为八要，作为纲领。1609年，张三锡的《伤寒六要》提出阴阳、表里、寒热、虚实辨证八法，"气血痰火，尽该于中"。1624年，张介宾在《景岳全书》中明确指出，诊病施治，必先审阴阳，阴阳是医道之纲领，又强调："六变者，表里、寒热、虚实是也，是即医中之关键。明此六变，万病皆指诸掌矣。"

明代医案著作渐多，著名的有汪机的《石山医案》、孙一奎的《孙文垣医案》，以江瓘编辑的《名医类案》(1591年）影响最大，此书开选编古人医案于一书的先河。所选名医医案以内科病案为主，兼及各科，辨证精详，治疗效验，多为后世所推崇。清代医案著作更多，不下百余种，叶天士的《临证指南医案》最为知名，言简意赅，给人启迪。其他的有尤怡的《静香楼医案》、徐大椿的《洄溪医案》、薛雪的《扫叶庄医案》、程文囿的《程杏轩医案》等，还有魏之秀的《续名医类案》、俞震的《古今医案按》等，都是较有影响的医案著作。

明清时期的科举制度使大批读书人求仕之路受阻，进而由儒入医，深入浅出的医学入门书也随之大量刊行，促进了医学知识的普及。这时期的医学入门书代表作有李梴的《医学入门》(1575年)、陈嘉谟的《本草蒙筌》(1565年)、汪昂的《汤头歌诀》(1694年）和《本草备要》(1694年)、程国彭的《医学心悟》(1732年)、陈修园的《时方歌括》(1802年)《医学三字经》(1804年）和《医学实在易》(1844年）等。

（三）医学团体与医学刊物

1．最早的民间医学团体——"一体堂宅人医会"　宋元时期文人结社活动比较普遍，但未出现医生结社。明代隆庆二年（1568年）或稍前，徐春甫（1520—1596年，安徽祁门县人）受当时儒门"文会"之风的启发，以其在太医院为官的便利以及口碑，召集在北京行医的医家成立一个民间医学团体，取名为"一体堂宅人医会"。医会成员共计46人，多为当时医界名流。徐氏同乡者21位，其他人分别来自江苏、河北、湖北、四川、福建等地的客京名医。《一体堂宅人医会录》就医会的办会宗旨、会规会款以及医学箴言等进行了明确的规定。医会以"宅心仁慈"为立会宗旨，以诚意、明理、格致、审证、规鉴、恒德、力学、讲学、辨脉、处方、存心、体仁、忘利、自重、法天、医学之大、戒贪鄙、恤贫、自得、知人、医箴、避晦疾等22项为会规会款。医会的宗旨主要是提倡会员间探讨钻研医学知识，切磋提高医疗技能，崇尚医德修养，会员间形成真诚相待、患难共济的同事关系。

"一体堂宅人医会"是我国医学史上最早的民间医学学术团体，不仅对中医从业人员的医德医术的提高具有积极意义，作为一个有完整宣言和章程的科技学术团体，在科学技术史上也有着十分重要的意义。

2．最早的中医杂志——《吴医汇讲》　18世纪末期，苏州医家唐大烈编辑出版《吴医汇讲》，从1792年刊出第一卷，至1801年共出11卷，每卷合订一本，先后将苏州、无锡、常熟、太仓等地共计41位医家的91篇文章收集编排，陆续在杂志上进行出版。内容广泛是其特点。登载文稿涉及医学多方面领域，不拘题材，要求"发前人所未发"，立意要新，提倡学术民主，选编文章不以年龄、资历分先后，按来稿早晚定次序，每篇文章有作者简介。《吴医汇讲》及时推出不少很有学术价值的文章，促进和推动了当时的医学学术交流，如叶桂的《温证论治》、薛雪的《日讲杂记》等均是由此刊登出版的。《吴医汇讲》以定期或不定期的出版发行方式，不间断发表诸多作者的学术文章，在较大范围交流，具备了杂志的基本特征，当属我国最早具有杂志性质的医学刊物。

第三节　世界传统医学的演变

一、欧美国家的传统医学

古代西方各国都以传统医学疗法治病，自文艺复兴以来，特别是1543年意大利维萨里发表《人体的构造》之后，西方医学虽然摆脱了古代医学传统，开始了近代医学的历程，但在长达400余年中，仍然以自然治愈力和天然药物为主。19世纪下半叶到20世纪40年代，陆续发明了激素、维生素、抗生素三大类药物，使得化学合成药最终取代天然药物，成为除手术之外西医治病的主要手段。19世纪下半叶以来，西方医学出现了重大转折，传统医学在欧美大部分国家失去了法律保护，被认为是非正统医学，而近代医学则在欧美各国的卫生保健体系中取得了正统地位。尽管如此，西方固有的传统医学仍然在欧美一些国家流行，受到民间保护，成为当地群众自我保健和医疗的手段。

（一）草药的使用

西方具有使用草药的悠久历史。据考古发现，欧洲从新石器时代就开始用草药治病，古罗马在公元前8世纪就已栽培八角茴、芫荽等药用植物。希波克拉底、盖仑、阿维森纳、基督教修道院医生都曾采用过大量的天然药物治病。11世纪，欧洲大学兴起后，许多大学的医学院开设了药用植物学，建立了药用植物园。1640年，金鸡纳树皮从秘鲁传入西班牙，很快作为退烧的特效药传遍欧洲，1672年，吐根用于治疗痢疾，1535年，中国的土茯苓传入欧洲，被用于治疗梅毒，中国的大黄、当归更是闻名遐迩，大黄被收入1914年版的英国药典，当归则被德国怡默克药厂于1899年制成流浸膏，称作“优美露”（Eumenol），畅销世界各地。

时至今日，很多欧洲人和民间医生仍把草药治病视为医疗保健的一部分。在意大利山区，植物药知识作为世袭财富代代相传，佛罗伦萨一家有数百年历史的新圣玛丽亚药店经营“祖传秘方”配制的成药，得到了意大利文化部的保护，由于疗效确切而受到包括王室在内的社会各界的器重。米兰有数家草药店，照方配药，既有本国草药，又有进口的植物药。英国在20世纪40年代曾建立了一所草药医学学院，草药师受到国会法律的保护，但1968年颁布的“药品法”（Medicines Act，1968年）对草药师及草药制品实行了控制。总之，在20世纪，大部分欧洲国家使用草药治病，规模很受局限，更没有进入主流医学，取得合法地位。

（二）自然治愈力

19世纪以前，希波克拉底学派的自然疗治愈力的思想在治疗学中占统治地位。这种学说被后世的临床学家，如17世纪的西登哈姆、18世纪的布尔哈夫继承，因此医生的治疗原则是提高身体的自然治愈力。当然，与此相反的观点也大有存在，拉什和霍夫曼不承认自然治愈力，主张积极的治疗性干预是必要的，对慢性病患者尤当如此。维也纳医学家则信奉布尔哈夫的学说，把希波克拉底的原则作为治疗的基础；法国的医学家倾向斯塔尔的期待观点，遵循自然疗能法则；皮尼尔建议医生巧妙地利用自然治愈力的疗效，并且能够区分治疗有危险的疾病与治疗简单、收效快的疾病，德国和意大利的医学家也有这种倾向。美国的怀特（E. White，1827—1915年）、克里格（JH. Kellogg，1852—1943）认为可以通过自然治愈力，如新鲜空气、阳光、锻炼、纯净水、适当休息、良好膳食、健美身姿等恢复和保持健康。

（三）水疗法

18世纪治疗学显示出重视自然治愈力的倾向，天然矿物水治疗得到响应，这些方法在中古时代曾被巴拉塞尔萨斯赏识。18 世纪由于化学的进步，可以对矿物水做进一步分析，阐明矿物水的适用范围，水疗法在 18 世纪重又恢复了希波克拉底时代的地位。霍夫曼曾从事过这方面的工作。此外，希里罗（Cirillo）推荐冷水浴，使冷水浴成为英国的时髦疗法。佛洛尔（J. Floyer）写下《关于在英国适当使用热浴、冷浴和温浴的研究》（*Inquiry into the Right Use of the Hot，Cold and Tempelat Baths in England*）。19 世纪，美国的休（J. Shew）、特尔（R.Trall）和尼古拉斯（MG. Nichols）等人是水疗法的积极倡导者。在美国和英国，水疗法疗养院遍布各地。在德国，哈恩（JS. Hahn，1664—1742 年）创立了一套冷水疗法，即依靠冷水浴和饮水治疗。一直到 20 世纪，法国国家卫生保险体系中都包括了温泉疗法等水疗法。

（四）顺势疗法

早在公元前 400 多年，医学之父希波克拉底曾提出："通过相同者，疾病产生；通过相同者，疾病被治愈。"这段话的真谛无人知晓。1790 年，"相同者能治愈"的理论被德国医生哈尼曼挖掘出来，并发展成顺势疗法（homeopathy）的基本理论。

哈尼曼（F. Hahnemann，1755—1843 年）1755 年 4 月 10 日出生在德国迈森镇。哈尼曼家庭生活非常富有，父亲是一位画家。父亲希望儿子接受最好的教育，成为出色的哲学家。1775 年 5 月，哈尼曼进入德国著名的莱比锡大学医学院。哈尼曼不愿意接受家庭的援助，他通过给低年级医学和药学专业的学生讲法语课和英语课来保证自己学习和生活的经济来源。在这里他学习到了丰富的化学知识。1777 年哈尼曼转入维也纳大学，1779 年毕业后，开始了医生生涯。1790 年，他把库仑（Cullen）的著作《草药治疗》译成德文，书中描述了秘鲁的金鸡纳树皮可以治愈疟疾，认为金鸡纳树皮有收缩纤维和苦味道的特性，能够增强胃的功能，哈尼曼不同意这种见解。为了找到真正的答案，他开始在自身做实验。他每天服用两次金鸡纳树皮，持续多日，竟然出现了类似疟疾的症状：全身骨痛、忽冷忽热、心跳加快、极度疲乏。停止服药后，症状不再出现，他从实验中得出结论：金鸡纳之所以能治愈疟疾，是由于它所产生的人工疾病与疟疾患者的症状完全相同。1805 年哈尼曼在新作《出自经验的医学》（*Practical Medicine Through Experience*）一书中强调，首先，相似原则是顺势疗法的关键，相似治疗并不意味着火还要用火攻，那样会引起更大的火灾，本意是指在同一水平寻找相似的刺激物，用它刺激机体的抵抗力而发挥抗病的作用。其次就是药物剂量，一个受损器官只需要少量的相似药物就可治愈。依据他的观点，大剂量的药物需稀释后方可应用。哈尼曼发现用 1∶99 的比例稀释药物，再稀释 3 次后仍能产生与原药物相同的疗效，但若继续稀释，药效就会完全消失。而令人震惊的是，当他偶然将这些失效的稀释液用力震荡 100 次后，药效奇迹般地恢复了。更让人不解的是，稀释和震荡的次数越多，药效反而会变得越来越强。多次稀释的药液已无化学元素或物质的浓度非常低，这样的药物是否还能有效曾经引起长期争论，哈尼曼实验了约 100 种药物，无一例外地验证了"无穷稀释和振荡后作用加强的规律"（图 5-8）。

哈尼曼总结出顺势疗法关于疾病与健康的三个核心观点：第一，生命活力来源于精神动力；第二，情感是维持健康的重要因素；第三，身体反映的症状是疾病最表层、最低级的表现。因此，疾病的治愈过程应从心灵反映到身体，治疗过程要保持最佳的精神状态，治疗的目的是使患者自由地享受健康。

在美国，赫尔坎贝（W. Holcombe）、戴维斯（AW. Davis）、赫林（C. Hering）等人使用和推广了顺势疗法。20 世纪初，美国约有 40 所顺势疗法医学院，还有顺势疗法医院、诊所、学会、杂志和专业医生。但到了 20 年代，顺势疗法渐趋衰落。然而时至 20 世纪末，随着整体主义和选择医学的兴起，顺势疗法再度唤起人们的热情。然而，对于顺势疗法的理论与实践依旧充满着争议。

（五）按脊疗法

美国医生斯蒂尔（AT. Still，1828—1917 年）创立了整骨疗法。斯蒂尔认为运用机械杠杆

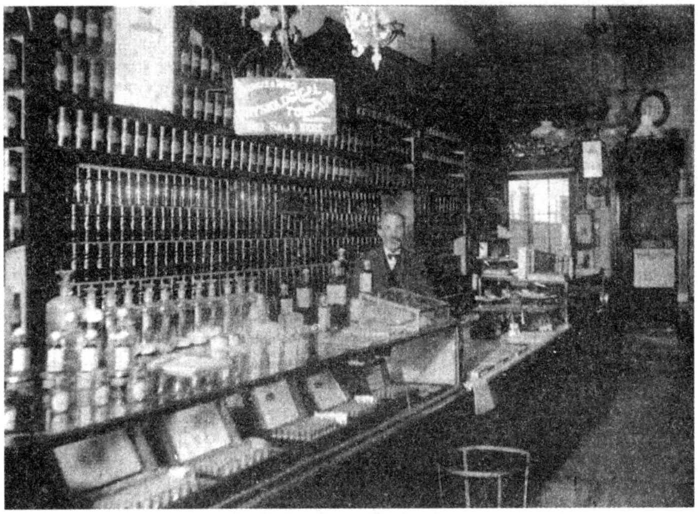

图 5-8　顺势疗法的药铺

原理操纵骨骼，可以释放施加在神经和血管上的压力。1892 年，斯蒂尔开办了美国整骨疗法学校。1885 年，美国医生佩尔默（D. Palmer，1845—1913 年）偶尔用旋推棘突复位的方法治愈了一位聋哑患者和一位心脏病患者。经过多年的临床总结，他提出了系统的按脊理论。他认为脊柱是人体的控制器，一旦大脑和躯干之间的“精神冲动”出现传导障碍，则可能导致许多疾病，而通过旋转脊椎及手法复位，就可以治愈。这套与近现代医学大相径庭的理论刚刚发明，即遭到美国医学会的强烈抨击。1897 年，佩尔默创立了第一所按脊学院和诊所，1910 年，成立了美国按脊学会，1926 年，成立了国际按脊学会。美国医学会终于在 1978 年宣布：放弃按脊疗法是一种“迷信”的说法，美国政府也正式确认：“按脊疗法将在所有国家的健康保险计划里占有不可忽视的地位。”按脊疗法取得很大成功，并逐渐发展为一个学派，只使用脊柱调整方法被称为“纯粹派”，在使用脊柱调整方法的同时也采用按摩、营养性治疗、灌肠法、药物治疗的则称为“混合派”。目前，按脊疗法已扩展到 100 多个国家，据说对 60 多种疾病有确切的疗效。

此外，温泉、泥疗、盐浴、拔罐、放血、针刺等古代已有的传统疗法始终在西方国家的民间流传使用，只是难以取得合法地位，缺少正规的教育机构，无法大规模培养人才。

二、亚非拉国家的传统医学

（一）日本、朝鲜

以古代中医学为基础的传统东方医学存在于韩国、日本、泰国、越南及蒙古等国家和地区，因各自的环境、人种、民族特点及历史的差异而发展也各不相同。尽管如此，朝鲜、日本及中国在临床应用及文献方面仍有许多相似之处。

1. 日本　自隋唐时期始，日本派出大量留学生、留学僧来中国，经过学习和模仿的漫长阶段，至江户时期，逐渐形成了带有日本特色的汉方医学。明治时代汉方医学被废止，它只好在西医中有祖传、师承、研究的医药学家中流传。第二次世界大战结束后，日本汉方医又趋复兴，其中以古方派为代表的汉方医学得到了迅速发展，形成了目前以《伤寒论》处方制剂为主的汉方医学。进入 20 世纪 80 年代后，汉方医学发展迅速。据统计，目前日本从事汉方医学为主的人员有 15 000 人左右，从事针灸推拿的医务人员约有 10 万，从事汉方医药研究人员近 3 万。有汉方医学专业研究机构 10 多个，有 44 所公立或私立的药科大学或医科大学的药学部也都建立了专门的生药研究部门，还有 20 余所综合性大学设有汉方医学研究组织。在汉方医学教育方面，文部省正式下文成立世界上第一所正规的针灸大学，使汉方医学开始纳入国家教育行列。近年来由于汉方医学的迅速发展，临床使用汉方药日趋增加。据《日经》杂志问卷调查，目前日本有15万人取得了医师资格，其中69%的临床医师使用汉方制剂。长期以来，日本汉方药材大约有85%依赖进口（主要来源于中国）。目前在日本市场上可见的由我国直接生产、输入或经日方重新包装销售的产品有近100多种。

2．朝鲜 19世纪末，西方医学传入朝鲜，但由于朝鲜政府采取东、西医两种医学并存的政策，因此，东、西两种医学体系各自独立发展，形成了东医学、西医学两大系统并立之势。第二次世界大战后，朝鲜半岛分为南、北两个国家，南部为大韩民国（韩国），北部为朝鲜。韩国改东方医学为“韩医”，朝鲜仍称其为“东医”。朝鲜是世界上正式将传统医学列为法定医疗体系的少数几个国家之一。目前，朝鲜从中央到各道（相当于省）的中央医院以及市、郡的治疗、预防机构都设立东医科。为了更好地开展东医学的研究工作，朝鲜建立了国家东医科学研究院及一些研究所，此外，还在各医学研究机关增设东医研究室。在全国范围内，广大的保健工作人员，包括东医、西医以及药剂师都参加了继承与发扬东医学遗产的研究工作。朝鲜以评定资格的方法，授予全国各地的东医以国家医师资格。随着朝鲜东医工作的不断发展，朝鲜东医学界与世界各国尤其是与中国开展了各种学术交流活动，如曾先后选派了一些东医干部到中国的广州、南京、北京等中医院校进修学习中医学。朝鲜使用的草药主要来源于野生和人工栽培，草药的栽培符合世界卫生组织的良好农业规范（Good Agriculture Practice，GAP）标准，栽培面积逐年增长，品种已达到500多种。但由于地域的限制，朝鲜有一部分常用草药依赖进口。

（二）印度

印度传统医学历史悠久，阿输吠陀（Ayurveda）医学代表了印度传统医学的主要特色。该学说强调三元素理论，认为气、胆、痰是构成生命的三种基本要素。气与神经系统和思维密切相关，胆与代谢和消化有关，痰与黏液相关。阿输吠陀医学善于用草药给人治病，使用的药物有600种之多，而且在很多药物的用法上与中药治病相似，如用苦瓜降血糖、用浠蒹草治疗关节痛、用夹竹桃治疗心脏病。龙葵、荷叶、莲心、大蒜、洋葱、冬瓜、海葱都被用作治病的药物。在药物的剂型方面有汤剂、散剂、膏剂、片剂等。瑜伽术（Yoga）是阿输吠陀派的一种治疗方法，功能与中国的气功相似。瑜伽术的本质是一种养生健身术，形式上有静坐、瑜伽硬功和瑜伽体操等不同功法，瑜伽术与中国的气功一样，有“意守”的动作，要求意念意守眉间、鼻尖、胸间或下腹部，并且配合头颈、四肢、胸腰段等部位难度很大的动作。对瑜伽术的研究结果表明，瑜伽静坐可以使基础代谢率降低，儿茶酚胺分泌减少，缓解神经和肌肉疲劳，对高血压、慢性肾病和神经官能症作用较显著。

尤那尼（Unani）医学是从希腊传入的一种医疗方式，治疗上是以味甘的草药治病，认为这种性质的草药对于内分泌疾病很有效果。悉达（Siddha）医学的特点是用矿物药治病，其中又以汞剂为最常用的药物。因为是用矿物药治病，所以悉达（Siddha）医学拥有专门的炼丹炉。

印度传统医学中还有一些特殊的治疗方法，比如油疗法和蒸汽疗法。油疗法是用植物油涂抹全身皮肤，治疗时患者仰卧、裸身，将眼睛和下腹用布遮盖，治疗者在患者的前额、胸腹和四肢烧油，再配合全身按摩1～2小时，治疗结束后用温水冲洗全身，该方法对治疗头痛、腰痛、坐骨神经痛等疾病疗效显著。蒸汽疗法是患者躺在木板制作的治疗箱内，只有头部暴露在治疗箱外，治疗者向木板箱内通入热蒸汽，熏蒸若干时间。蒸汽疗法的适应证很广，呼吸系统病和代谢性疾病都可用这种方法治疗，采用这种方法的患者通常是现代医学无法治愈的患者。

传统印度医学的研究者对植物药的热情很高，他们认为植物药副作用小，有效而且安全，优点比现代医学的西药多。现代流行的西药虽然起效快，但是药物的不良反应也伤害了患者的身体，因此他们宁可使用见效慢而副作用少的传统植物药。著名的降血压药物利舍平是从印度草药蛇根草的根部研制成的，20世纪50年代利舍平的出现曾经轰动一时，使人们对从植物药中发掘新药充满了信心。

近年来，印度卫生行政部门对传统医学逐渐重视起来，传统医学在印度的政治地位也相应地得到提高，全国共有传统医学院校100多所。设立在印度北方邦首府勒克瑙的印度中央药物研究所是印度规模最大、设备最先进的研究机构，这个研究所在传统植物药的研究方面投入了大量的人力、物力和财力。该研究所建有一个规模庞大的动物室，其中新建的猴房可以容纳1000多只猴子。因为猴子与人类比较接近，所以研究所倾向于用猴子进行各种医学实验研究。对于传统印度医学的研究，印度多采用现代科学的方法研究，并且在孟买建立了印西医学结合协会。

（三）非洲

非洲传统医学同样具有悠久的历史，是非洲文化宝库的一个重要组成部分，很多国家都有自己的传统医药。在多数非洲国家，医疗卫生事业较为落后。当前非洲大陆80%的人口仍使用传统医药，传统医药在保护人们身体健康方面发挥着重要的作用。多数非洲国家往往是传统草药医师、巫医与现代医疗手段并存，而以现代医学为主导。城市医院多靠聘用外籍医师负责治疗，而乡间、林牧与矿区主要靠巫医从事诊治，当地传统草药医也较普遍，但无系统医学知识。多数国家推行公费医疗制度，患者就医往往不需要付款，但因医疗卫生网点和必要的设备均明显不足，实际医疗水平低下，使得缺医少药状况难以扭转。

非洲的传统医学将宗教的概念和民间医生所掌握的有关病因、分类、诊断治疗以及对人体解剖学和生理学知识融合在一起，对于一些药材也有一套炮制和使用技术。这些医疗手段虽然可能说不清道理，但都以非洲的社会文化和宗教的基本原则为基础，并通过口头相传而延续。非洲的传统医学医生的医疗活动常为宗教仪式或占卜，或与草药治疗混合使用。由于非洲传统医学医生与现代科学相距太远，因此非洲的医疗卫生机构只能默许他们为人治病。语言的力量在非洲传统医学中占有相当重要的地位，甚至可称为非洲传统医学的一个特色，如巫师的“咒语”和使人产生幻觉的鼓声。非洲许多国家在长时间的生活中积累了一些使用本地草药治疗疾病的经验。非洲草药可以用于人体的各个部位，包括口服剂、灌肠剂、吸入烟气、阴道制剂、经尿道给药的液体制剂、皮肤制剂以及用于眼、耳、鼻的洗剂和滴剂。1955年埃及颁布草药法规，草药产品被列为处方药、非处方药、自我医治用药和饮食补充剂进行管理。《埃及药典》是埃及的国家药典，包含了草药的药材标准，具有法律效力。

1960年以来，中国援非医疗队活跃在许多国家，这在一定程度上改善了当地的医疗条件，也为他们培养了一批医疗卫生人员。不少非洲人了解了中医、中药与针灸，或者屡受其益，为中医药在非洲的发展打下了基础。非洲各国的中医教育尚未形成自己的体系。中医师多由中国和其他亚洲国家培养。自1960年代起，来华学习中医者已逾千人，几乎遍布非洲的55个国家和地区。

（四）拉丁美洲

拉美传统医学有着悠久历史和独特优势，特别是民间草药。代表性国家有巴西、墨西哥、秘鲁、智利等。拉丁美洲种族众多，为热带地区，自然条件优越，气候潮湿，雨量充足，是植物资源丰富的地区。拉丁美洲有草药5000种，仅墨西哥就有2500种，大部分为南美热带植物。墨西哥是美洲大陆印第安人古老文明中心之一，闻名于世的玛雅文化、托尔特克文化和阿兹台克文化均为墨西哥古印第安人创造。占墨西哥总人口的10%的印第安人仍然保持着世袭下来的传统医药，他们利用天然植物、动物和矿物给人防治疾病。尽管传统医药学在城市或富人阶层人群中不受到重视，但是在印第安人居住区以及社会经济水平不高的人群中使用传统医药的人还是比较普遍的。墨西哥国家卫生部卫生计划与发展司下设传统医学处，负责传统医学管理、政策制定、科研培训、传统医药运用等。目前墨西哥只有瓦哈卡及恰帕斯州卫生部门设有传统医学管理机构，因为这两个州的印第安人数量较多。墨西哥医疗市场除传统的印地安医药外，中医尤其是针灸在墨西哥也十分普遍。

（五）大洋洲

作为一个以欧洲移民后裔为主的发达资本主义国家，澳大利亚以现代医药为常规医疗保健手段，传统医药与顺势疗法、按脊疗法、自然治愈力等被列为补充与替代医学范畴。在澳大利亚的传统医药有中医药、印度印药和澳洲土著民间医药。中医药为澳大利亚传统医药的主流。中医药是19世纪中叶随淘金潮流入澳大利亚的。20世纪70年代之后，中医尤其是针灸才开始被正规引入澳大利亚，但范围局限，直到近十年才得以迅速发展。澳大利亚原住民有较好的民间医学基础，有药用植物1500种，大部分为温带和寒温带植物。

中医药（含针灸）和当地土著民间医药是新西兰的两种传统医药，其中对中医药的认同度又显著高于土著民间医药。印度医学、希腊－阿拉伯医学在这里没有十分明显的影响力。但传统医药在新西兰一直处于“不认不禁”的法律状态，传统医药的行为尚不受相关医事和药品法规管制。

巴布亚新几内亚及太平洋三大群岛（密克罗尼西亚群岛、美拉尼西亚群岛和波利尼西亚群岛）各国家和地区以太平洋土著人占人口的绝大多数（90%以上）。现代医药是这些国家和地区的常规医疗保健手段，但土著民间医药仍在比较广泛地使用，特别是在农村和偏远山区。据统计，斐济接受民间医药的人达到60%～80%。这里的民间医药仍处在经验疗法和巫术混杂的时代，植物药和手法治疗是重要的民间治病方式。这些国家和地区有专职的民间医生。除了当地民间医药外，在人口较多的岛国还有少量中医针灸医生开业行医，如巴布亚新几内亚、斐济、萨摩亚等。

第四节 传统医学的困境

一、“中医危机”的由来

中医药学是在中华民族传统文化的土壤中萌生、成长的。中医药学在发展过程中，不断汲取当时的哲学、文学、数学、历史、地理、天文、军事等多种学科知识的营养，同时又融进了中华民族优秀传统文化的血液，而成为传统文化不可分割的一个组成部分，因此，中医药学在这种传统文化氛围中能够自然地得以普及。在古代，上自帝王将相、下至走卒贩隶，各个阶层或多或少都能知医识药，由儒从医者、由官行医者更是不胜枚举。“秀才学医，笼中抓鸡”，一方面形象地道出了具有传统文化知识背景的人学习中医相对容易之现象，另一方面也说明了中医与传统文化的密切关系。

自从1543年意大利的维萨里发表了《人体的构造》之后，西方医学与欧洲古老的传统医学开始决裂，走上了近代医学的历程。经过300多年的积累，近代医学在有关人体解剖、生理、病理研究方面取得了很大的进步。尤其是19世纪下半叶，医学家在显微镜下发现了细菌和其他病原微生物，发明了免疫制剂，使得人类对病因的认识有了突破性的进展，对疾病的防治有了充分的信心。短短几十年的研究工作，为20世纪上半叶现代医学的产生奠定了坚实的基础。在西方国家殖民化的过程中，东方一些国家的传统医学，如印度、阿拉伯医学，已日益衰落。日本经过明治维新之后，有着上千年历史的汉方医学也被政府取消，代之以西医。整个世界都处于近代化潮流的冲击，传统医学中最具有实力的中医也陷入了困境之中，面临着危机和挑战，不断在寻找新的出路。

中医学作为中国的传统医学，数千年来一直被人们所信奉，因其疗效显著，其有效性也一直被人们认为是毋庸置疑的。应当说中医曾为中华民族的繁衍生息做出了不可磨灭的贡献。然而在近代，由于中国不断遭受西方的入侵，社会危机不断涌现。在这样的大背景下，中国社会各个方面都发生了新的变化。出于救国救民的需要，中国的有识之士开始了向西方学习的进程，在这个进程中不得不面对如何处理本民族文化和外来文化的问题。中医危机就是在这样的大环境中产生的。

近百年来，中医的发展出现了危机，甚至曾面临被取缔和消灭的境地。从历史环境中看，中医的危机从根本上说就是中国传统文化的危机。伴随着新文化运动，中国的传统文化遭到猛烈的抨击，作为传统文化一部分的中医药学也不可避免地遭到前所未有的批判。在这样的语境下，中医成了“失语的中医”，丧失了自己的本体地位。

最早对中医提出质疑的是浙江儒学保守派人士俞樾，1879年他写了《废医论》，对中医提出了激烈批评。在俞樾所处的时代，中医在中国还处于绝对的统治地位。“五四运动”时期，西方思想大规模传入中国。这一时期的文化名人对中医大都持批判态度，梁启超、陈独秀、胡适、鲁迅、傅斯年、吴昌硕等都有类似的言论，如鲁迅在《呐喊》自序中就称“中医是有意或无意的骗子”。

1927年在“科学化”、“现代化”思潮的影响下，以《大公报》为平台，中国的知识分子们就中医展开了一场“科玄之争”。在这场争论中，人们开始拿着“科学”这把武器来质疑中医。在这场论战之后，中医在普通人心中不可动摇的地位已开始变化。

北洋政府时期，政府在制定大学教程时，就把中医排斥在教育体系之外。1929年南京国民政府以中医不科学为由通过了《废止中医案》，后因社会各界的激烈反对而被迫取消。但在医生注册条例中规定：中医医生只能注册为“医士”，只有西医医生才能注册为“医师”。

在20世纪30年代，中医面临着严峻的制度层面的存废危机。南京政府对发展中医持消极不作为态度，中医为求生存牵扯了大量的精力。1934年，湖南省卫生试验处制定了《湖南省卫生十年计划》，该计划规定，“首先撤除省城各校中医，学生不得服用国药，一律改为西医西药……”面对危机，当时中医界也做出了一些反应，社会各界对政府在制度上不断排挤中医的做法也提出了不同意见。1935年，在国民党的四届五中全会上，通过了冯玉祥等人提出的《政府对于中西医应平等待遇案》，但关于“医药卫生等机关应添设中医”、“应准中医设立学校”等内容，政府一直不予公布。后因抗日战争的爆发，该议案根本没有得到落实。1935年，余云岫提出“废医存药”的观点，即认为中药的确是有疗效的，但中医的理论是不科学的，要求废除中医的诊疗思想，废阴阳五行、三部九候等理论。

新中国成立后中医的生存状况一度出现转机，但20世纪50年代初，有关中医的争论仍未中断。1954年毛泽东提出“中国医药学是一个伟大的宝库，应当努力挖掘，加以提高”。卫生行政部门根据中国当时的实际情况，制定了扶持中医药的发展，中医在国家体制内得到了承认。这一时期国家提出了卫生工作的三原则，即“预防为主、面向工农兵、团结中西医”。在计划经济体制下，由于国家“团结中西医”政策的引导，使中医的问题暂时隐藏在体制内。

二、传统医学的变革

清朝晚期，西医和近代科学大规模传入中国，在这种与东方文明完全不同的知识体系面前，有的人采取民族虚无主义的态度，一概否定中国的传统文化，而“洋务派”在对待中西医关系的问题上，还是采取了较为慎重的态度。李鸿章在1890年为《万国药方》所作的序中，虽然极力推崇西医的优点，但也提出应当“合中西之说而会其通，以造于至精极微之境”，这是最早关于“中西医汇通”的提法。另一位洋务派首领张之洞则提出了一个著名的口号：“中学为体，西学为用”，并且将其作为废科举、兴学校、引进西学的指导思想。这种改良主义的观点深深影响了中医队伍中有改革精神的人。

（一）中西医汇通派

早在17世纪下半叶，最早接受西医学的中医王宏翰（？—1700年）就在《医学原始》（1688年）中，从胚胎生理学的角度，阐述过中医的命门学说。19世纪初，王学权（1828—1910年）在《重庆堂随笔》中，肯定了《人身说概》《人身图说》中的西医解剖学成就，认为当："信其可信，厥其可疑。"陈定泰的《医谈传真》（1844年）、罗定昌的《脏腑图说证治要言合璧》（1882年，又名《中西医粹》）均引用了西医所绘的脏腑图，并与王清任以及中国古传脏腑经络图相比较。

唐宗海（1846—1897年），字容川，四川彭县人，少年时习儒，因为父亲患血症屡治不效，故兼研医学，1884年著《血证论》，光绪十五年（1889年）中进士，以医鸣世，遍游天下。1892年著《中西汇通医经经义》两卷，主要摘录《内经》条文，详加注解，间或引用西医知识，解剖图则取自西医书，并以《医林解错》相印证，认为"西洋剖视，只知层析，而不知经脉；只知形迹，而不知气化。与中国近医互有优劣"，主张"损益乎古今"、"参酌乎中外，以求尽善尽美之医学"。他将自己的5种主要著作合称《中医汇通医书五种》，并经官方批准刊印，广为流传，使得中西汇通的思想在中医界产生了很大影响。总的来说，他有厚古薄今、重中轻西的倾向，因此，很难客观地评价中西医的长处和不足。

朱沛文，字少廉，又字绍溪，广东南海县人，出生于中医世家，少年时随父学医，因为西医传入广东较早，故能系统地读到西医书籍，并能到西医医院观察人体解剖，经20余年努力，撰成《华洋脏象约纂》（1892年）。该书将《内经》《难经》《医林改错》中有关的人体解剖和脏腑图像内容，与西医生理解剖知识和图谱相互参照，论述了五脏六腑的形态、部位、功能，眼、耳、鼻和骨骼的结构和功能，以及十二经脉、气血营卫的生理作用等。他认为：中医"精于穷理而拙于格物"，西医"长于格物而短于穷理"，力图客观地看待两种医学，并且主张："通其可通，而并存其异"，这种观点无疑是公允的、实事求是的。

恽铁樵是中医界第一个站出来与"废止中医论"的主要人物余云岫展开论战的人，由于他知识渊博、学贯中西，对两种医学的本质特征都有深刻的理解。他指出："西医之生理以解剖，《内经》之生理以气化"，"盖《内经》之五脏，非解剖的五脏，乃气化的五脏"，"故《内经》之所谓心病，非即西医所谓心病，西医之良者，能愈重病，中医治《内经》而精者，亦能愈重病，则殊途同归也。如云治学不讲解剖，即属荒谬"，"谓治学不讲四时、寒暑、阴阳胜复之理，即属荒谬"，"西洋医法以病灶定名，以细菌定名，中国则以脏腑定名，以气候定名，不可强合而为一也"，因此，"今日之中西医皆立于同等地位"。在当时的条件下，他能够敏锐地认识到：西医的理论是建立在解剖的基础之上，着重研究的是病灶、细菌，而中医的理论是建立在对人体功能状态的考察方面，着重研究的是人与自然的关系。这些论断精辟地揭示了中西医不同的本质特征，对于中西医汇通，乃至于对现在的中西医结合，都有一定的启发作用。

同时，作者还列举了四点理由，论述治学不应以《内经》为止境，认为吸取西医之长，与西医化合，是中医改革的必由之路："居今日而言医学改革，苟非与西洋医学相周旋，更无第二途径"，"中医而有演进之价值，必能吸取西医之长，与之化合"。作者在自己的医疗实践和著作中，努力兼采中西医之长，并以临床实际效果为标准，取得了一定的成功，如他写的《保赤新书》，分析疾病时采用西医为主，治疗疾病则采用中医处方为主，说理清楚、疗效突出，实用价值很高，为时人所称道。

张锡纯（1860—1933年），字寿甫，河北盐山县人，近代杰出的中医临床家、教育家、理论家。他终身未脱离临床，又勤于著述，一生成就收录在共计80余万字的《医学衷中参西录》中。他力举的"衷中参西"的医学思想是十分明确的：即以中医理论和治疗方法为本，并参考西医的知识和药物，藉以提高自己的学识和临床治疗水平。在学术研究和临床治疗中，他始终如一地做到了这一点，例如，他在研究高血压中风时，参考了当时的西医知识，认为脑充血就是《内经》中的“大厥”：“气之与血，并走于上，则为大厥，气复反则生，不复反则死”。从西医要用降压的方法治疗，领悟到中医应平肝潜阳，引气血下行，发明了“镇肝息风汤”，从理论到临床，弄清了“中风”的发病机制，找到了有效的治疗方法。他在书中收载了许多当时的西药，介绍了每种药的用途，在开中医药处方时，偶尔也参用西药，以提高疗效。他尝试将中西药合在一起，组成新药，例如，中药石膏清里热的作用很大，但解表发汗之力不足；西药阿司匹林发汗退热很快，但作用不持久。他把两种药按比例配在一起，取名“石膏阿司匹林汤”，并用于临床，获得了预期的疗效。这种用药的思维方法已被目前的中西结合临床所继承和发展。

张锡纯对中医传统理论也有新的发展，如，他提出：“凡人元气之脱，皆脱于肝”，他发明用大剂量的山茱萸等收敛肝阳，以挽回元气之脱，为中医临床提供了一条治疗危急重症的新思路。他所创制的方剂多达100余首，大部分仍在临床使用，疗效很好。他喜用生药、香药，且大剂量用药，这有利也有弊。他留下的大量医案体例完善，内容详尽，辨证明晰，方药齐全，对后人很有参考价值。他在沈阳创建了“立达中医院”，在天津开办了国医函授学校，对扩大中医影响和培养中医人才做出了贡献。可以说，他是近代最有影响的中医临床家。

（二）中医科学化思潮及其影响

继中西汇通派产生后，在中医界相继有人提出过“改良中医”、“中医科学化”、“创立新中医”等主张，这些人出自中医阵营，站在维护中医利益的立场上，面对着国民党顽固坚持“废止中医”政策的压力，急于借助近代医学知识来改良或改造中医，促使中医体系变革，早日实现“科学化”。提出“中医科学化”口号的一派医家不仅目标明确、人数众多，而且至今仍有很大影响。最早明确提出这个口号的是丁福保（1874—1952年），他是一个通晓古今中外多种知识的博学家，他在医学方面的成就主要表现在编译出版了大量中西医书，多达160余种，对传播医学知识贡献很大。他还创办了中西医学研究会和医学刊物。1939年，他在为《国药新生》创刊号写的发刊词中说道：“中西医药沟通之呼声逾四十年，吾人主张沟通中西医应自中医科学化始亦四十年”，“然所谓科学化者非仅徒脱空言，必求之实际。即医说必循生理、病理学之正轨，方剂须循理化学、生物学之原则”，“至少限度，吾新中医界在理论方面应接纳传染病学说、内分泌说、维他命说，在治疗方面应采取各种特效疗法”。很明显，他认为中西医沟通的前提是中医向西医看齐，才能实现中医的科学化。

这个时期，许多著名中医都赞同“中医科学化”的主张，如陆渊雷、谭次仲、施今墨、时逸人、高德明、叶橘泉、杨医亚、何云鹤、梁乃津等。这些人在学术上有很高的造诣，为继承与发展中医作过许多贡献，有的在新中国成立以后，还担任过中医界、中医教育界的领导职务。大部分主张“中医科学化”的人认为：中医的经验是宝贵的，但是理论不科学，应当用当代科学方法来整理中医，使得它的理论系统化、科学化、经验集中化、实验化、药物化、生理化、化学化等。

在近代历史潮流的冲击下，有古老传统的中医应当改革、提高、进步，提出“中医科学化”的主张，本来是无可厚非的，但在20世纪上半叶，中医正处于极大的危机之中，“废止中医派”正是以中医不科学为由，试图消灭中医，加上当时中医在临床疗效方面，与西医相比，仍然占有较大的优势，更由于西医人数较少，大部分疾病的治疗仍要由中医担负。种种因素，使得“中医科学化”的口号，没有得到中医界的广泛拥护。

（殷平善　王　勇　杜　华　陈　光）

第六章　现代医学的发展

20世纪是一个科学的世纪，是人类科学地认识世界、运用科学技术改造世界的世纪。它以孟德尔遗传定律的再发现为开始，以人类基因组图谱绘制完成而达到高峰，凸现出生命科学和现代医学发展的强劲趋势。20世纪也是我国现代医学的确立与发展时期，尤其是中华人民共和国成立后，我国的现代医学体系逐渐完善，医学技术和医疗保健迅速发展。20世纪下半叶，传统医学也日益受到世界各国的关注，传统医学作为现代医学的补充已获得共识。

第一节　科学技术革命对医学的影响

在20世纪，医学科学取得的成果比以往任何一个时代都要多，医学的学科门类也从过去的寥寥几门增加到目前的百余门，而且学科之间的分化和综合还在不停地发展，研究领域也在不断地开拓和扩展，医疗保健的现代化程度日新月异。现代医学之所以能取得如此重大的进步，一个重要原因就是现代科学技术的许多重大成果不断地在医学上得到应用和推广，从而导致现代医学的面貌从基础到临床、从理论到应用都发生了重大的变化。

现代物理学革命、现代化学的变革以及现代生物学革命是推动现代医学发展的主要动力。在20世纪，现代医学逐渐建立起比较完善的知识体系，源自物理学和化学的实验和定量的研究方法逐步被应用到医学研究领域，医学的研究对象也由原来的宏观向微观发展，为全面深入到分子水平做好了准备。在DNA双螺旋结构发现之后，分子生物学逐渐成为人类认识自身和疾病本质的主要工具。

一、现代物理学革命

随着物理学的发展，牛顿经典物理学的一些缺陷被物理学家关注。19、20世纪之交，开尔文（L. Kelvin，1824—1907年）指出经典物理学的上空有两朵乌云，一朵乌云是迈克尔孙-莫雷实验，它证明绝对静止的空间是不存在的，而牛顿力学的前提是物体的运动与空间和时间没有关系，即时间和空间在牛顿那里是绝对静止的；另一朵乌云是高温物体辐射形成的光谱分析，即黑体辐射问题，经典物理学不能解释光谱分析中所发现的现象。这两个发现使得经典物理学在新的实践面前无能为力，原有的严密的体系出现了漏洞。从20世纪初到第二次世界大战结束，现代物理学经过近半个世纪的深入发展形成了以量子论、相对论和核物理这三大分支为主流的现代物理学体系。这三大新兴分支的兴起和发展不仅从根本上改变了经典物理学的历史面貌，而且对生物医学的发展有明显的推动作用。

（一）相对论

迈克尔孙-莫雷实验的结果使得当时物理学界对经典物理学产生了部分怀疑。1904年庞加莱（JH. Poincare，1854—1912年）预言必将产生一种全新的动力学，他还指出了新动力学必须包括的内容：惯性随速度增大而增大；光速成为极限速度；新的力学中包括旧的力学。第二年爱因斯坦便写成了《论运动媒质的电动力学》的论文，提出了狭义相对论，同年他还完成了有关质能关系式的论文，即$E=MC^2$，这个关系式成为核物理学和粒子物理学的基础。相对论揭开了现代物理学革命的序幕。1915年爱因斯坦又提出了广义相对论。

（二）量子论

量子论是现代物理学革命的三大杰出成就之一。量子论从20世纪初期由普朗克（M. Plank，1858—1947年）和爱因斯坦等人最初创立，到20世纪20年代末期由海森堡（W. Heisenberg，1901—1976年）和薛定谔（E. Schrodinger，1887—1961年）等人基本完成，其间主要经历了旧量子论和新量子论这样前后相继的两个历史发展阶段。在现代科学史上，一般把从普朗克能量子假说的提出到康普顿实验的完成这一时期称为旧量子论的发展时期。在旧量子论的发展时期，形成量子论的三大理论假说，即普朗克能量子假说、爱因斯坦光量子假说和玻尔的原子结构的量子假说。此后，密立根实验和康普顿实验又成为证实量子论的两大判决性实验。这样，经过前后近25年的努力，旧量子论已经得以稳固地建立起来。

以玻尔为代表的旧量子论虽然在理论上取得了很大成功，但旧量子论只能适用于氢原子这种只有一个核外电子的原子谱线分析，而在用于氦原子这种有两个核外电子的原子谱线分析时，却陷入了理论危机。法国青年物理学家德布罗意（L. de Broglie，1892—1987年）建立的物质波假说为量子论摆脱理论危机开辟了道路。在这一理论背景之下，德国物理学家海森堡和奥地利物理学家薛定谔分别建立了量子论的矩阵力学和量子论的波动力学。这两种理论出现之初是互不相容的。到了1926年3月，薛定谔在批判海森堡的矩阵力学的同时，也对这种理论作了认真研究，薛定谔意外地发现，这两种力学在数学上完全等价，在处理微观客体的运动力学现象时同样有效。与此同时，奥地利物理学家泡利（W. Pauli，1900—1958年）也发现了这两种力学的完全等价性和同等有效性。两种力学的等价性的发现标志着量子力学创立工作的基本完成。由于薛定谔的波动力学方程采用了更为物理学家所熟悉的微分方程，所以后来通常把薛定谔的波动力学方程称为量子力学的基本方程。

从20年代末和30年代初起，量子论开始进入一个新的发展阶段。这个新的发展阶段的主要标志是量子论开始向物理学、化学乃至生物学的基础理论的许多分支渗透，从而孕育并产生出物理、化学和生物学中的许多重要的基础理论。从20年代末至今，量子论仍可以说是现代科学史上最多产的理论。

（三）核物理

与量子论和相对论不同，核物理主要属于现代物理学革命时期的实验物理学成果。伦琴在1895年发现的X线、贝克勒尔（AH. Becqueral，1852—1908年）和居里夫妇在1896—1898年发现的放射性和放射性元素、汤姆逊（JJ. Thomson，1856—1940年）在1897年发现的电子，可以看做是实验物理学领域直接拉开现代物理学革命序幕的三大杰出发现。核物理的发展是以原子物理的发展为前提的，因此，可以把现代物理学革命时期的核物理学史划分为下述两个发展阶段：即以原子物理学为主体的发展阶段和以原子核物理学为主体的发展阶段。从汤姆逊发现电子的1897年起，到卢瑟福（E. Rutherford，1871—1973年）最初实现人工核反应的1919年之前为止，这一阶段即是以原子物理学为主体的发展阶段。原子物理学在这一阶段所取得的主要成就，是原子核的发现以及由此引起的原子结构模型的变革。从卢瑟福最初实现人工核反应的1919年起，到美国研制成功原子弹的1945年为止，这一阶段即是以原子核物理学为主体的发展阶段。核物理学在这一阶段所取得的主要成就包括人工核反应的实现、核结构模型的建立、中子的发现、重核裂变的发现以及轻核聚变的发现。核物理的发展为核医学的建立奠定了基础。

二、现代化学的变革

在现代物理学革命的同时，现代化学也发生了相应的变革。限于篇幅，本文只对与医学发展关系较为密切的分析化学、有机合成化学、生物化学等分支进行介绍。

（一）分析化学

分析化学在19世纪初期即已成为一个相对独立的基础化学分支，但直到20世纪初期，由于现代物理学革命成果的渗透，分析化学才在光学分析、电化学分析和色层分析方面发生相应的科学变革，并因此形成现代分析化学的基础。与此同时，吸收光谱分析也取得了相应的进展。在电化学分析方面，电解分析、电容量分析、极谱分析和库仑分析等主要电化学分析方法也在这一时期有了显著发展。特别是极谱分析法的兴起，可以说是电化学分析在这一时期内取得的最重大成就。在色层分析方面，俄国植物学家茨维特（1872—1919 年）在 1906 年发明的色层分离技术可以说是现代色层分析法的发端。1931 年，奥地利化学家库恩（R. Kuhn，1900—1967 年）进一步发展了色层分析法，此后，离子交换分离法、分配层析法、电泳层析法等新的色层分析法的问世又进一步推动了色层分析法的发展。至此，分析化学的现代基础在 20 世纪初期基本形成。

（二）有机化学

有机合成是在 19 世纪初期即已兴起的有机化学的一个重要分支。20 世纪初期，有机合成化学的发展主要体现在两个方面：原料路线和产品结构。在原料路线方面，美国化学家威尔逊（T. Willson，1860—1915 年）于 1892 年发明了以石灰和煤为原料在电炉中加热制取电石这一新的生产工艺，从而使乙炔的工业化生产得以实现。乙炔是塑料、橡胶、纤维、树脂以及其他有机合成的基本化工原料，从此“电石 - 乙炔”这一新的原料路线建立起来了，这使得近代有机合成中的原料主角——煤焦油被逐渐取代，而 20 世纪初期在有机合成的原料路线上所发生的这场变革又直接推动了产品结构的变革。在化学产品方面，主要是在合成染料、合成农药、合成医药这三大领域取得了长足的进步。其中，以“606”（砷凡纳明，为治疗梅毒的药物）和“914”（新砷凡纳明）的合成为先导，以磺胺药和抗生素的合成为主体的合成药物的发展对现代医学具有重要意义。

（三）生物化学

生物化学虽然早在 19 世纪中期已经出现萌芽，但作为一个相对独立的化学分支，直到 20 世纪初期才进入全面兴盛的发展时期。关于生物能的研究是生物无机化学与生物有机化学交叉的一个重要领域，众多的生化学家对腺苷三磷酸（adenosine triphosphate，ATP）的结构和功能进行了深入的研究。1929 年，德国生化学家罗曼（K. Lohmann，1898—1978 年）等发现了 ATP。1941 年，美籍德国化学家李普曼（F. Lipmann，1899—1986 年）初步揭示出 ATP 在生物能中的中心环节作用：即 ATP 是生物所特有的贮存和传递生化能的分子。ATP 的结构和功能的发现在现代生物化学史上具有重要意义，因此被英国著名生化学家希尔（A. Hill，1886—1977 年）称为肌肉生理研究史上的一次革命。

生物有机化学是 20 世纪初生物化学的一个重要分支。它的基本研究对象是生化中的有机生化问题，如蛋白质、核酸、碳水化合物、生物碱等生命物质的基本成分、结构及功能问题。其中以蛋白质为主要研究对象的蛋白质化学和以核酸为主要研究对象的核酸化学，是 20 世纪初期生物有机化学发展史上成就最突出的两个分支。

在蛋白质化学方面，生物化学家在 19 世纪中后期即认识到氨基酸是蛋白质的基本成分，并在 19 世纪末以前已经发现了 12 种氨基酸，但探讨蛋白质的结构则是开始于 20 世纪初。1902 年，德国生化学家费舍尔（E. Fisher，1852—1919 年）和霍夫迈斯特（F. Hofmeister，1850—1922）同时提出了蛋白质结构的多肽链学说，这一模型假说认为：蛋白质的结构是多肽链结构，即蛋白质分子是由许多氨基酸以肽键为化学键连接起来的长链。以这一模型假说为理论基础，费舍尔在 1907 年首次成功地合成了 18 肽的长链，为多肽链假说提供了初步的实验证据，更为重要的是，它的成功终于使人类在蛋白质的人工合成道路上迈出了第一步。尽管如此，由于当时大多数生化学家深受蛋白质是一种胶体的传统理论影响，因此科学界仍然拒绝接受费舍尔等人提出的多肽链假说。直到 1925 年，当德国高分子化学家施陶丁格（H. Staudinger，1881—1965 年）证明天然橡胶大分子是一种长链聚合物之后，大多数蛋白质化学家才逐渐改变对费舍尔假说的态度，开始接受蛋白质是多肽链的结构理论。继费舍尔等人之后，英国著名生化学家桑格（F. Sanger，1918年—）在1945年开始测定牛胰岛素的多肽链中的氨基酸的结构顺序。虽然桑格等人直到1953年才最终弄清牛胰岛素的结构，但他们在1945年所创用的测定牛胰岛素的实验方法对于后来蛋白质化学的发展具有重要意义。

在核酸化学方面，尽管瑞士生化学家米歇尔（J. Miescher，1844—1895年）早在1869年就发现了核酸，但直到20世纪初，核酸化学家才在有关核酸的成分、类别和结构方面取得重要进展。首先，在核酸的成分方面，德国生化学家科赛尔（A. Kossel，1853—1927年）等在20世纪初最先发现：组成核酸的基本成分是四种不同的碱基、磷酸和糖。其次，在核酸的类别上，科赛尔的学生，美籍生化学家列文（P. Levene，1869—1940年）等于1930年在美国最先识别出核酸的两种类型：一种是核糖核酸，另一种是脱氧核糖核酸。再次，在核酸的结构上，列文等人在1930年发现，核酸是由核苷酸组成的，而核苷酸则是按碱基、核糖和磷酸的顺序组成的。虽然列文当时以此发现为基础提出的错误的“四核苷酸假说”曾对后来进一步揭示DNA的结构起过阻碍作用，但列文对核酸类型的识别和对核酸结构的初步研究为此后分子生物学的诞生奠定了直接的实验基础。

三、现代生物学革命

20世纪初，当现代物理学革命蓬勃发展时，现代生物学革命也在兴起之中。这场革命的主体是现代遗传学的兴起，而生物进化论的变革和神经生物学的兴起则是它的两翼。20世纪50年代后的现代生物学革命则是以分子生物学的兴起为主体的。这里只对现代遗传学、神经生物学和分子生物学的发展史做简单介绍。

（一）现代遗传学

现代遗传学的兴起是在分子生物学兴起之前。现代遗传学的兴起和发展大体上经历了四个阶段，即以孟德尔定律的重新发现为主要标志的个体遗传学发展阶段；以摩尔根学派的兴起为主要标志的细胞遗传学发展阶段；以比德尔学派的兴起为主要标志的生化遗传学发展阶段；以艾弗里小组的发现为主要标志的细菌遗传学发展阶段。

1866年，孟德尔（GJ. Mendel，1822—1884年）以其进行了8年的豌豆杂交实验为基础，发表了《植物杂交实验》这一实验报告。在这篇杰出的实验报告中，孟德尔论述了他的两大杰出发现：其一，植物的每一种遗传性状都由一对遗传因子所控制，这对因子中的一个因子来自父本，另一个因子则来自母本，这即是后来通常所说的孟德尔因子的发现。其二，控制遗传性状的因子在其杂交后代中遵循一定的分离规律和组合规律，这即是后来通常所说的分离定律和自由组合定律。孟德尔的这两大发现无疑是生物学史上具有划时代意义的杰出发现。但是，由于种种原因，孟德尔的研究在当时并未受到应有的重视。

1895—1899年，荷兰生物学家弗里斯（H. Vries，1848—1935年）以月见草、罂粟、曼陀罗等为实验材料，德国生物学家柯伦斯（C. Correns，1864—1933年）以玉米为实验材料，奥地利生物学家丘歇马克（S. Tschermark，1871—1962年）以豌豆为实验材料，分别同时进行了类似于孟德尔的豌豆杂交实验的育种实验。通过上述实验，他们三人同时“重新发现”了早已为孟德尔发现过的遗传因子和遗传定律。在互不知晓的情况下，弗里斯以《论杂交种分离的规律》为题、科伦斯以《杂交分离的孟德尔定律》为题、丘歇马克以《豌豆的人工杂交》为题，在1900年大体同时发表了他们的实验报告。这样，现代生物学革命就以孟德尔定律的重新发现在1900年正式拉开了序幕。1902年，英国胚胎学家贝特森（W. Batson，1861—1926年）最先创用“遗传学”这一学科名称。1909年，丹麦植物学家约翰逊（W. Johannsen，1857—1927年）最先把孟德尔因子称为基因。在此期间，遗传学在理论遗传学和实验遗传学两方面得到了迅速发展。在理论遗传学方面，弗里斯创立的突变理论和约翰逊创立的纯系理论是这一

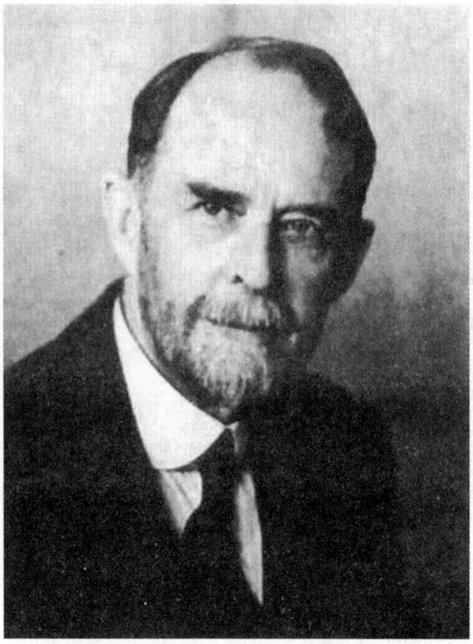

图 6-1 摩尔根

时期的两项突出成就。而在实验遗传学方面取得的最重大的成就，可以说集中表现在染色体行为与孟德尔因子行为的平行关系的发现上。德国细胞学家鲍维里（T. Boveri，1862—1915 年）与美国细胞学家萨顿（W. Sutton，1877—1916 年）各自独立地发现了这一关系。

鲍维里和萨顿虽然发现了染色体行为和孟德尔因子行为之间的平行关系，但在解释这种关系时却遇到了困难。这是因为每一种生物细胞中的染色体数目都远远少于其遗传性状的数目。在这个问题上，美国细胞学家和胚胎学家摩尔根（TH. Morgan，1866—1945 年）（图 6-1）及其研究小组做出了卓越的贡献。1905 年摩尔根开始以果蝇为实验材料进行了实验遗传学研究，以进一步探讨弗里斯的突变理论，以及萨顿等人发现的染色体行为与孟德尔因子行为的平行关系问题。通过对果蝇的白眼和红眼性状在遗传过程中的表现所进行一系列实验，摩尔根在 1910 年发表了有关基因连锁定律发现过程的实验报告，随后其助手之一的斯图提万德（A. Sturtevant，1891—1971 年）在 1913 年发表了果蝇的 X 染色体基因连锁图。自此之后，基因连锁和互换定律就被称为遗传学的第三定律。基因连锁和互换定律的发现以确凿的实验表明：基因是在染色体上。1915 年，摩尔根及其助手斯图提万德、布里奇斯、穆勒等人共同发表了遗传学史上的一部划时代著作——《孟德尔遗传学机理》。1919 年，摩尔根发表了另一重要著作《遗传的物质基础》。1926 年，摩尔根发表了现代遗传学的奠基性著作《基因论》。正是在这些著作中，摩尔根学派建立起了作为现代遗传学理论基础的基因论，这是摩尔根学派对理论遗传学的重大贡献，为现代遗传学的发展指明了方向。

在摩尔根学派的一系列重要论著发表之后，以染色体行为和基因行为为实验基础的细胞遗传学便迅速成为现代遗传学的主流。由于摩尔根学派的染色体理论的核心是基因理论，而基因理论又确认基因是有机的化学实体，所以揭示基因的生化机制成为当时遗传学家和生化学家共同关注的中心课题。在这一领域，以美国遗传学家、生化学家比德尔（G. Beadle，1903—1989 年）为代表的生化学派进一步推动了现代遗传学的发展。比德尔与另一位生化学家泰特姆（E. Tatum，1909—1975 年）通过对链孢菌孢子突变的研究后得出结论：孢子突变是由酶引起的一种生化突变，酶就是受基因控制的有机化学实体，每个基因都控制着一种酶的合成，而每种酶又控制着一定的生化反应，这就是比德尔提出的“一个基因一个酶”的假说。尽管这种假说存在缺陷并在后来被很大程度地修正了，但包括这一假说在内的生化遗传学却为后来分子生物学的兴起奠定了直接的生化遗传学基础。

在生化遗传学发展的同时，与生化遗传学密切相关的细菌遗传学也在迅速发展之中，而且正是在细胞遗传学与生化遗传学相互促进的基础上，美国细胞遗传学家和生化遗传学家艾弗里（O. Avery，1877—1955 年）及其学派最先做出了染色体中的脱氧核糖核酸 DNA 即是基因的物质载体这一重要发现，该发现首先源于 20 世纪初生物化学的迅速发展，特别是源于这一时期蛋白质化学与核酸化学的迅速发展。美籍俄国生化学家列文（P. Levene，1869—1940 年）及其实验小组在 1903 年对于核糖核酸（ribonucleicacid，RNA）和脱氧核糖核酸（deoxyribonucleicacid，DNA）这两种核酸的识别，对于推动遗传学的发展具有重要意义。此外细菌遗传学的初步发展，如 1928 年，美国医学家格里菲斯（F. Griffith，1877—1941 年）对肺炎球菌研究也对这一发现起了一定的促进作用。艾弗里及其小组把生化遗传学与细菌遗传学结合起来，通过对肺炎球菌的实验研究，得出了基因就在DNA分子上，DNA就是基因的物质载体的结论。

综上所述，经过个体遗传学、细胞遗传学、生化遗传学和细菌遗传学这样前后相继的四个发展阶段，以摩尔根学派为主要标志的现代遗传学的实验基础和理论基础已经建立起来。特别是作为这一时期现代遗传学发展终结的艾弗里学派的细菌遗传学的实验成果，更为分子生物学的兴起奠定了直接的实验基础，它表明，现代生物学革命史上一个以分子生物学的兴起为主要标志的历史新阶段即将到来。

（二）神经生物学

神经生物学的兴起从19世纪后期开始，一些生物学家开始对神经系统的结构进行显微观察，结果发现神经细胞不仅是组成神经系统的单元，而且神经细胞本身还有细胞体、树状突和轴状突等细微结构。根据这一发现，人们开始把由这三部分组成的神经细胞称为神经元。瑞士神经解剖学家希斯（W. His，1831—1904年）在1889年最先提出了神经系统结构的基元理论，即后来通常所说的神经元理论。这一理论认为，神经系统是由为数众多的独立的神经细胞构成的。西班牙神经组织解剖学家卡哈尔（S. Cajal，1856—1934年）为神经元理论的确立做出了重要贡献。继卡哈尔之后，谢灵顿（L. Sherrington，1857—1952年）对卡哈尔发现的神经细胞之间的复杂结构进行了研究。1897年，谢灵顿最先把细胞交界区的复杂结构命名为突触。1905年，显微解剖学家赫尔德最先观察到了突触小体。由于卡哈尔等人的不懈努力，同时也由于一些显微解剖学家相继观察到突触小体的存在，到了30年代初，神经元理论才为神经生物学家普遍接受。

神经元的发现和突触的发现可以说是神经元理论建立的两大实验依据，而神经元理论又是此后神经传导理论和大脑功能学说的基础。因此，神经元理论在科技史上被视为20世纪初期神经生物学发展的起点。

在神经传导方面，主要是两大理论（电流递质理论和化学递质理论）取得了显著的进步。德国生理学家杜布依雷蒙（E. Dubois-Reymond，1818—1896年）早在1848年就曾观测到神经组织的电流。1902年，杜布依雷蒙的学生，德国神经生理学家伯恩斯坦（J. Bernstein，1839—1917年）进一步提出了膜电位假说。1924年，德国著名神经病理学家柏杰（H. Berger，1873—1914年）从当时的心电研究方法中受到启发，设想可以把用于心电研究的心电图记录仪转用于脑电图的观测。经过几年的努力，柏杰终于在1929年成功地记录下了第一张精神病患者的脑电图。同年，他发表了神经生物学史上第一篇人体脑电图的论文，此后，柏杰又对脑电记录仪作了进一步改进，在他儿子头部记录到了第一张正常人的脑电图。1933年，美国生物物理学家科尔（K. Cole，1900年—）和生物学家柯蒂斯（H. Curtis，1906年—）等人对乌贼神经组织进行了电阻实验，这一实验使伯恩斯坦在20世纪初提出的膜电位假说初步得到证实。脑电图的发现和膜电位的证实可以说是这一时期在神经传导的电流递质方面取得的两大重要进展。从此之后，神经传导的电流递质研究以及脑电学便成为神经生物学中一个引人注目的新兴分支。

在化学递质方面，1905年，英国剑桥大学的青年神经生理学家埃略特（T. Elliott，1877—1961年）在实验中发现，用电刺激交感神经所引起的反应与肾上腺素的作用非常相似。基于这一实验发现，埃略特大胆地提出了肾上腺素可能是神经传导的化学递质的假说。1921年，奥地利神经生物学家洛伊（O. Loewi，1873—1961年）为研究神经传导递质而进行了著名的蛙心实验，并提出在神经传导中有两种化学递质存在。继洛伊之后，美国哈佛大学的神经生物学家坎农（W. Cannon，1877—1945年）在1931年证实，交感神经的化学递质是甲基肾上腺素。英国神经生理学家戴尔（H. Dale，1875—1968年）等人在1932年证明，迷走神经的化学递质是乙酰胆碱。这两种重要化学递质的发现不仅奠定了神经传导递质研究的基础，而且也为后来其他化学递质的发现提供了科学借鉴。

大脑功能的研究，特别是人体大脑功能的研究，是现代神经生物学的核心。虽然人类在古代和近代对大脑功能已进行过长期的探索，但作为大脑功能研究的实验和理论基础直至20世纪初才真正建立起来。奠定大脑功能学说的三大基石是神经系统反射学说的建立、大脑功能定位学说的建立以及脑电活动规律的发现。

早在17世纪，法国著名科学家和哲学家笛卡儿就曾提出过有关神经功能现象的反射概念，不过笛卡儿的反射概念主要是一种哲学猜测，并没有确凿的实验基础。直到19世纪，一些神经生理学家才开始就笛卡儿的假说进行实验研究，并且取得了初步成果。在19世纪中期，英国神经生理学家谢灵顿、俄国神经生理学家谢切诺夫和巴甫洛夫（图6-2）等人建立了神经系统的反射学说。谢灵顿的贡献主要是：在1892年描述了运动神经通道，在1894年证实了肌肉中感受神经的存在，在1898年基本弄清了脊髓后根的皮肤分布。以这些实验发现为基础，谢灵顿在1906年出版了《神经系统的整合作用》这一重要著作，比较全面地阐述了他的反射学说。谢灵顿的反射学说是以感觉神经元、运动神经元和中间神经元连接起来的反射弧概念为理论起点的，其主要内容是整合作用理论，即：一个个体的神经综合，从其外表来看，似乎是共生器官的聚合，但实际上是反射动作的协调。几乎与谢灵顿同时，俄国神经生理学家谢切诺夫也在研究神经系统的反射问题。不过，谢灵顿的研究重点是脊髓这一中枢神经系统的低级部位的反射功能，而谢切诺夫的研究重点则是大脑这一中枢神经系统的高级部位的反射功能，虽然谢切诺夫生前未能建立起有充分实验基础的大脑反射学说，但他却为大脑反射学说的建立奠定了初步的理论基础。俄国著名生理学家巴甫洛夫继承和发展了谢切诺夫的大脑反射学说。巴甫洛夫早年的生理学研究方向是血液循环生理学和消化生理学，从1902年起转入神经生理研究。巴甫洛夫将消化生理实验和神经生理研究结合起来，建立起有关大脑功能的条件反射学说。巴甫洛夫的条件反射学说不仅初步揭示了大脑功能与大脑活动的基本规律，而且初步揭示了物质与意识的内在联系，因此它为现代脑科学的兴起奠定了最初的理论基础。

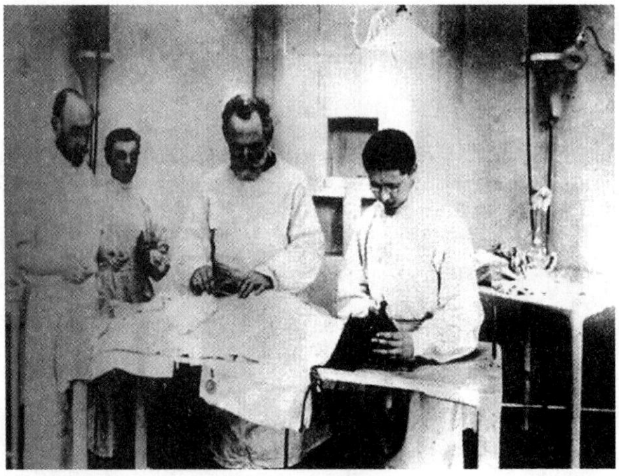

图6-2 巴甫洛夫

继神经系统的反射学说建立之后，大脑功能定位学说也建立起来。大脑功能定位研究始于19世纪初。1811年，奥地利医学解剖学家加尔（F. Gall，1758—1828年）曾根据他对人脑的解剖研究，提出过最初的大脑功能定位假说，即认为大脑皮质的不同部位分管身体各部位的感觉。1861年法国医学解剖学家布洛卡（P. Broca，1824—1880年）在对两名失语症患者进行大脑解剖时，发现其大脑皮质确有相应的缺损，这说明大脑皮质确有相应的语言区存在。布洛卡发现的这一与语言有关的区域后来被称为“布洛卡三角区”。布洛卡三角区的发现曾给定位假说以有力的支持。20世纪初年，德国神经外科医生福斯特（O. Foerster，1873—1941年）

最先把电刺激法引入大脑功能定位研究。继此之后，加拿大著名神经外科学家潘菲尔德（W. Penfield，1891—1976 年）在 1928—1947 年运用电刺激法对近 400 例开颅手术的清醒患者的大脑皮质进行了定位研究。在此期间，潘菲尔德首次获得了大脑皮质功能定位的系统实验证据，并绘制出了第一张大脑皮质功能定位图。这样，有关大脑功能定位关系的大脑功能与皮质定位学说也就在 20 世纪 40 年代基本建立起来。

（三）分子生物学

分子生物学兴起于 20 世纪 40 年代初期，由于现代物理学革命向各学科领域的全面渗透，同时由于现代化学变革的深入发展，使得现代物理学与现代化学的科学思想、科学理论及其科学方法进一步向生物学渗透。作为这两大学科向生物学渗透的结果，一是推动了生物物理学的兴起，二是推动了生物化学的发展。再加上现代遗传学中的信息学派、生化学派和结构学派这三大学派的形成，共同构成了分子生物学革命兴起的直接条件。

在生物物理学方面，以丹麦著名理论物理学家玻尔和奥地利著名理论物理学家薛定谔为代表，曾相继有一大批物理学家转入现代遗传学研究，并因此开创了生物物理学这一新兴的边缘学科分支。特别是薛定谔（E.Schrodinger，1887—1961 年），他是分子生物学兴起的理论开拓者之一。1945 年，薛定谔出版了《生命是什么？》（图 6-3）这一现代生物物理学的奠基性著作。在这一著作中，薛定谔以量子力学为理论基础，从理论上论证了基因结构的稳定性和突变发生的可能性，并首次提出了著名的基因大分子假说。这一假说认为：基因大分子是由同分异构体的连续体构成的非周期性晶体，这种晶体中含有数量巨大的以排列组合形式构成的遗传密码。薛定谔的这一著作出版之后，立即在现代遗传学界产生了极大的反响。薛定谔的这部著作被人们赞誉为“唤起生物学革命的小册子”。

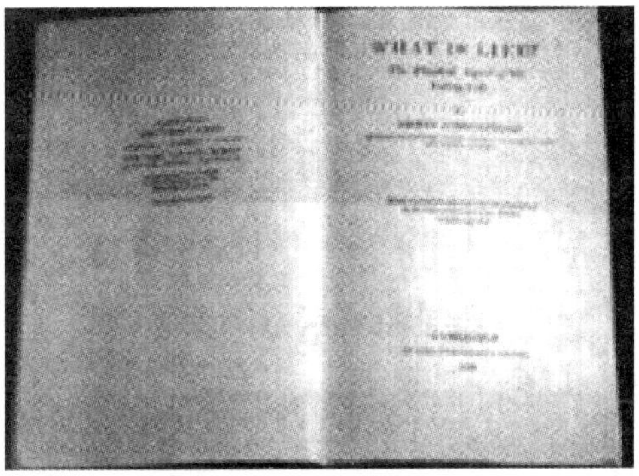

图 6-3 《生命是什么？》

在生物化学方面，以美国著名化学家比德尔（GW. Beadle，1903 年—）和泰特姆（EL. Tatum）人为代表，从化学转入现代遗传学研究，并因此开创了生物化学中的生化遗传学这一新兴的学科分支。

由于现代物理学和现代化学通过生物物理学和生化遗传学这两个新兴的边缘学科迅速向现代遗传学领域渗透，在现代遗传学领域相继形成了三个著名的学派：信息学派、生化学派和结构学派。

信息学派的主要代表人物是著名的量子物理学家玻尔、薛定谔以及美籍德国物理学家德尔布吕克（M. Delbruck，1906—1981 年）。玻尔从其量子力学理论的互补原理出发，认为在遗传学中不可能存在与已知的物理定律和化学定律完全不相容的特殊的生物学定律，生物学定律也不可能简单地还原为物理定律和化学定律，而应当在物理定律、化学定律和生物定律之间建立起一个互补的理论框架，只有这样才有可能真正揭开遗传的实质。德尔布吕克认为：由于有生命系统与无生命系统存在着很大差异，因此，基因分子虽然具有传统的物理和化学中的分子的某些特征，但它们可能不是传统的物理和化学中的那种分子。薛定谔则认为，基因分子是一种非周期性晶体，在基因分子的这种非周期性晶体中含有以原子或原子群的排列组合方式为基础的微型密码，这些微型密码可能正是基因的遗传信息。由于薛定谔的基因信息论最具有代表性，因此这一学派则以“信息学派”著称。

生化学派的主要代表人物是美国著名生化遗传学家比德尔、泰特姆、莱德伯格（J. Lederberg，1925 年—）等人，其主要理论是比德尔和泰特姆等人提出的“一个基因一个酶”的理论假说。

结构学派的主要代表人物是美国著名化学家鲍林（L. Pauling，1901 年—）、英国化学家佩鲁茨（M. Poruze，1914 年—）和肯德鲁（J. Kendrew，1917 人—）等人。该学派主要以结构化学为理论基础，特别是以蛋白质的构型分析为实验基础，认为以蛋白质为代表的生物大分子都具有其专一构型，由于这一学派根植于结构化学而长于结构分析，因此这一学派即以“结构学派”著称。

上述三个学派的基因大分子理论虽然各有特色，但却都有一个共同点，就是都试图推动物理学和化学与遗传学的进一步相互渗透和相互结合，以揭示基因的实质。正是这三个学派的相互切磋和彼此渗透，直接推动了分子生物学的诞生。

（四）DNA 双螺旋结构的发现

早在 20 世纪 50 年代初，一批生物物理学家和生物化学家已在 DNA 的分子结构研究中取得不少成果，这些成果主要来自英国和美国两组科学家的努力。在英国，晶体学家威尔金斯（M. Wilkins，1916 年—）于 1950 年曾取得过 DNA 分子晶体结构的一些分析数据及实验照片。此后，英国女晶体学家弗兰克林（R. Franklin，1920—1958 年）也曾在 1951 年独立地获得过类似的实验照片和分析数据。在美国，著名化学家鲍林在 1952 年已基本弄清了 DNA 的晶体结构，并从理论上提出了 DNA 分子的三螺旋结构模型假说。此外，奥地利生物化学家查可夫（E. Charguff，1905 年—）也在 1952 年测得 DNA 分子中的四种碱基的含量及其两两相对的实验数据。在此基础上，查可夫最先提出了碱基配对的概念，查可夫所提出的这一概念曾给沃森（J. Watson，1928 年—）和克里克（F. Crick，1916 年—）以直接的理论帮助。

1951 年年底，沃森和克里克通过分析英、美两国结构学派化学家的有关实验成果，提出过 DNA 分子的第一个分子结构模型。这个结构模型与鲍林后来在 1952 年提出的结构模型类似，是一个三螺旋结构模型。提出这个模型之后，沃森和克里克请英国晶体学家威尔金斯（MHF. Wikins，1916—2004 年）和弗兰克林 (R. Frankin，1920 年——）予以鉴别。弗兰克林以其实验数据对沃森和克里克的三螺旋结构模型进行分析之后，指出他们在该模型中把 DNA 分子中的含水量少算了一半。于是，沃森和克里克的第一个有关 DNA 分子结构的结构模型假说因与实验数据不符而宣告失败。

沃森和克里克在认真总结了第一个结构模型假说失败的教训之后，从 1952 年初开始，进一步对有关实验数据进行了深入系统的分析。当年 5 月以后，他们得到了威尔金斯、弗兰克林、鲍林等人的详细的实验报告，并从查可夫（E. Chargatf，1905—2002 年）那里获得了碱基配对的概念。此后又经过近一年的努力，终于在 1953 年 4 月提出了双螺旋结构的 DNA 分子结构模型（图 6-4）。

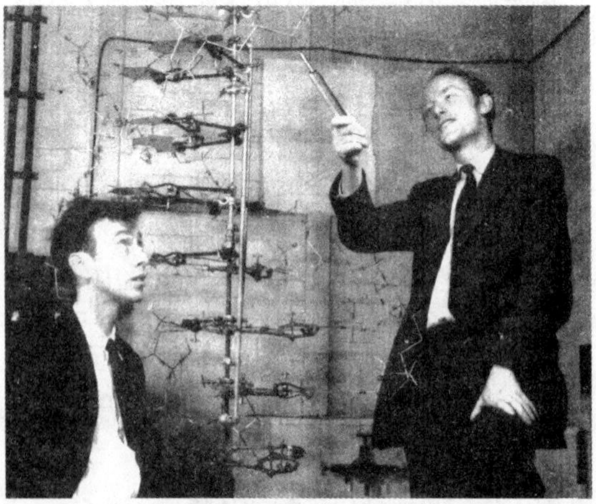

图 6-4 沃森和克里克研究出的 DNA 分子双螺旋结构

1953 年 5 月，沃森和克里克以《核酸的分子结构》为题，在英国的《自然》杂志上发表了他们的研究报告。在同期《自然》杂志上，还发表了威尔金斯和弗兰克林等人有关 DNA 分子结构的实验报告。同年夏，沃森和克里克在美国冷泉学术讨论会这一当时遗传学领域的最高学术会议上报告了他们的理论研究成果。

后来，由于隧道扫描电镜的发展，人们得以用这种最先进的表面观测仪对 DNA 的结构进行观测。1989 年初，美国劳伦斯 · 利弗莫尔国家实验室（Lawrence Livermore National Laboratory，LLNL）的研究人员首次直接观察到 DNA 分子的双螺旋结构，从而使沃森和克里克提出的 DNA 分子的双螺旋结构模型获得了最直接的实验证据。

（五）遗传密码与中心法则

早在 1945 年，薛定谔就在其《生命是什么？》这本论著中提出了遗传密码的概念假说。1953 年沃森和克里克作了有关 DNA 分子的结构模型报告之后，遗传密码的破译问题即成为分子生物学界新的中心课题。

美籍俄国物理学家伽莫夫（G. Gamov，1904—1968 年）通过对四种核苷酸与氨基酸的相互关系的分析，在 1956 年提出了一个有关遗传密码的假说。这一假说的基本论点是：遗传密码的四种核苷酸中的任意三种核苷酸排列组合成任何一种氨基酸的三联体，也就是说，每种氨基酸都是四种核苷酸中的某三种核苷酸的三联体，因此，伽莫夫提出的这一假说通常也被称为遗传密码的三联体假说。

1961 年，克里克等人以噬菌体的突变体为实验材料，试图进行基因的重组实验，并试图以此揭示遗传密码的结构顺序及其翻译机制问题。克里克等人的实验虽然未能实现最初预定的进行基因重组这一目的，但他们的实验却初步证实了伽莫夫所提出的三联体假说：即遗传密码确实是四种核苷酸中的任意三种核苷酸组成的三联体形式，有些氨基酸确实可能有几个密码。

1961 年，美籍德国生化学家尼伦贝格（M. Nrenberg，1927 年—）也在实验方面取得重大突破。尼伦贝格与德国生化学家马太在美国国家卫生研究院实验室进行有关实验时，发现苯丙氨酸的遗传密码就是核糖核酸上的尿嘧啶，即是尿嘧啶的一个三联体。在确认上述发现之后，尼伦贝格等人又以尿嘧啶提取液的自我复制与蛋白质合成实验进一步证实了上述发现。

苯丙氨酸的遗传密码的破译立即轰动了生物学界乃至整个科学界。自此之后，其余氨基酸的遗传密码的破译实验在许多实验室竞相进行。到 1963 年，20 种氨基酸的遗传密码已全部被测出；到 1969 年，64 种遗传密码的涵义全部被破译。

在遗传密码的破译之后，基因通过什么途径来传递遗传密码信息的问题即成为分子生物学新的中心课题。这一新的中心课题的初步解决的结果，直接导致了遗传中心法则的发现。早在伽莫夫提出遗传密码的三联体假说之初，克里克就曾在 1957 年提出过遗传中心法则的假说。这一假说的基本内容是：在 DNA 和蛋白质之间，RNA 可能是中介物，遗传密码的传递途径可能是 DNA—RNA—蛋白质。到了 1958 年，克里克又进一步发展了这一假说，认为在作为模板的 RNA 和蛋白质之间，可能还有一种中介物。根据这一发展，克里克认为遗传的中心法则是：DNA 把遗传信息传给中介物 RNA，RNA 再通过另一中介物调节和控制氨基酸进行蛋白质的合成。克里克认为，遗传信息的这一传递过程是不可逆的。

克里克的遗传中心法则假说提出之后，不久即为美国的一些生化学家所证实。他们在实验中发现，克里克所预言的 RNA 和蛋白质之间的中介物是一种转移核糖核酸（tranfer ribonucleic acid，tRNA），而且每一种氨基酸都有相应的 tRNA。

1961 年，法国分子生物学家雅可布（F. Jacob，1902 年—）和莫诺（J. Monod，1910—1979 年）在实验中发现，在 DNA 与蛋白质之间的第一种中介物，是一种被称为信使 RNA（messenger ribonucleic acid，mRNA）的多核苷酸链。

克里克提出的遗传中心法则假说及其两种中介物相继被证实，使人们在 20 世纪 60 年代基本弄清了 DNA 通过两种中间受体调节和控制蛋白质合成的全过程。这样，一个有关 DNA 和蛋白质之间的遗传密码信息的传递过程与传递规律的基本法则即遗传的中心法则，被完全揭示出来。此后，美国生化学家特明（H. Temin，1934 年—）和巴尔蒂摩（D. Baltimore，1938 年—）在 1970 年各自独立地发现了逆转录酶，这一发现修正了克里克在其中心法则中提出的不可逆性理论，从而使遗传中心法则更加完善。

（六）生物大分子的合成

在遗传密码破译问题提出之后不久，美籍印度化学家柯拉那（H. Khorann，1922 年—）即于 1958 年开始进行 DNA 的人工合成研究。经过数年的努力，柯拉那在 20 世纪 60 年代相继合成了四种核苷酸的三联体的 64 种可能的遗传密码。这一实验成就不仅对当时遗传密码表的问世起了重要作用，而且直接推动了核酸的人工合成研究。

在核酸的人工合成研究取得初步进展时，蛋白质的人工合成研究也在 60 年代中期取得重大进展。1965 年，以纽经义（1920 年—）为首的中国的一个生化实验小组最先合成了一种具有生物活性的蛋白质，即一种含有 51 个氨基酸的牛胰岛素。在此稍后，欧美也有两个生化实验小组成功进行了同样的合成。此后，又有一些蛋白质相继被人工合成。

以牛胰岛素为代表的一些蛋白质的人工合成的成功，反过来又推动了核酸的合成研究。1972 年，柯拉那实验小组成功地合成了酵母丙氨酸 tRNA 的基因，即一个含有 77 个核苷酸的 DNA 长链。1976 年，他们又成功地合成了第一个具有生物活性的基因——大肠埃希菌酪氨酸 tRNA 前体基因，即一个含有 206 个核苷酸的 DNA 长链。1981 年，上海生化研究所也成功地实现了酵母丙氨酸转移核糖核酸的合成。与此同时，日本的一个生化小组也进行了同样的合成。

当前，核酸和蛋白质的某些大分子的人工合成研究仍在迅速发展之中。生物大分子的人工合成正在进一步推动分子遗传学以及整个分子生物学的发展。

此外，现代生物学还取得了其他一些成就，例如在细胞生物学领域，以细胞膜结构的研究、染色体和线粒体的研究等为代表的亚细胞结构研究使人类对生命结构的认识更加深入；兴起于 20 世纪 50 年代，建立在分子生物学基础之上，在细胞水平和分子水平直接改造生物物种及其功能的生物工程技术陆续在基因的重组、复制、剪切等方面取得突破，从而为医学研究提供了有力的手段。

（七）基因学与人类基因组计划

人类基因组计划（human genome project，HGP）于 1990 年正式启动，其主要内容包括：人类基因组遗传图、物理图和序列图的绘制；发展与之相应的技术以及有关的伦理、法律和社会问题研究。中国于 1999 年 9 月加入人类基因组计划，负责测定人类基因组全部序列的 1%，也就是第 3 号染色体上的 3000 万个碱基对，使中国成为继美、英、日、德、法之后第六个国际人类基因组计划参与国。1998 年 5 月，一批科学家在美国罗克威尔组建 Celera 遗传公司，目标是到 2001 年绘制出完整的人体基因图谱，与国际人类基因组计划展开竞争。1999 年 12 月 1 日国际人类基因组协会宣布，他们完整地译出了人体第 22 对染色体的遗传密码，这是人类首次成功地完成人体染色体基因完整序列的测定。2001 年 2 月 12 日，人类基因组研究的两大组织——国际人类基因组协会和美国 Celera 公司分别宣布完成了人类基因组的测序，并分别在英国《自然》（*Nature*）杂志和美国《科学》（*Science*）杂志上公布了人类基因组精细图谱及其初步分析结果。其中，政府资助的人类基因组计划采取基因图策略，而 Celera 公司采取了“鸟枪策略”。至此，两个不同的组织使用不同的方法都实现了他们共同的目标：完成对整个人类基因组的测序工作，并且，两者的结果惊人地相似。2003 年 4 月 15 日，参与这项跨世纪研究的科学家们共同宣布，整个人类基因组测序工作正式完成。这一成就为人类生命科学开辟了一个新纪元，它为我们提供了最全面、完整的基因组信息，对生命本质、人类进化、生物遗传、个体差异、发病机制、疾病防治、新药开发、健康长寿等领域，以及对整个生物学都具有深远的影响和重大意义，标志着人类生命科学一个新时代的到来。

第二节 现代医学体系的建立与完善

由于现代科学技术的推动，现代医学已发展为精密、定量、高度分化与综合的庞大科学知识与技术体系。随着自然科学和社会科学的发展，医学学科之间互相促进、互相渗透的趋势增强，医学与其他科学之间的互相交叉、互相渗透、互相联系增多，从而形成了现代医学比较完整的科学体系。

本节按照传统的分类方法，即基础医学、临床医学、预防医学和特种医学的顺序介绍现代医学的体系结构及其主要特点。

一、基础医学

基础医学的主要研究内容可大致划分为三个方面：人体形态结构研究、人体功能研究和疾病原因及机制的研究。

（一）人体形态结构研究

形态学的发展主要经历了从正常结构到异常结构，从大体水平到微观水平的过程。形态结构的研究是从解剖学开始的。医学的发展不断向形态结构研究提出新的要求，因而解剖学的研究范围也在逐渐扩大与深入，例如：按各系统（如消化系统、呼吸系统等）研究该系统器官的形态结构称系统解剖学，对各系统还可分别有骨学、肌学、内脏学等；按各局部（如颈部、胸部、上肢、下肢等）研究各器官在该局部的位置、毗邻和联属等关系的称局部解剖学；研究不同年龄人体形态结构特征的称生长（或年龄）解剖学；应用X线来研究人体形态特征的称X线解剖学；结合体育运动研究人体形态结构的则称运动解剖学等。

研究手段的进步也促进了形态研究的进步，很多新学科都是在新技术的促进下产生的。早先研究解剖学主要是用刀剖割和肉眼观察，根据研究对象的不同而分为动物解剖学和植物解剖学等，研究人体结构的即称为人体解剖学。随着科学技术的发展，研究形态学的手段也不断改进，对形态学的知识也不断丰富，逐渐超出了肉眼观察所得的知识范围，因而分化出了一个又一个新的学科，如随着显微镜的发明，运用显微镜观察器官组织的微细结构，才有显微解剖学的形成，其中研究组织结构的称组织学，研究细胞形态结构的则称细胞学，又如随着电子显微镜的发明，放射性核素的应用和新技术的发展，从而使研究细胞内的超微结构成为可能，从而有超微组织学、组织化学等新学科的形成，另外，还有从事于研究由受精卵发展到成体的过程中形态结构的发生解剖学或胚胎学等。

广义地讲，这些学科都是研究生物体的形态构造，应该都属于解剖学，但其内容宏大，各有独特的范围，故已独立成新的学科，从解剖学中分出去了。现时常称的解剖学，实际上是指狭义的解剖学，即指用肉眼观察大体形态的大体解剖学。不过，分科只是适应开展研究的需要，它们又是不可截然分割的，特别是胚胎学的研究，既包括微体形态，也包括大体构造。

另外，形态学的研究与功能研究并不是完全分离的，早期的解剖学研究常和生理学联系在一起。即使现在，生理学不但以解剖学为基础，而且是互相促进的。功能解剖学则是从功能的角度研究器官结构的形态。解剖学与病理学的关系也是如此，它们既互相依存，又互相促进。

近年来，传统的形态学研究由于不断与物理等其他学科进行交叉，同时不断向功能研究渗透，又产生了一些新的研究领域，例如应用生物力学研究骨骼，结合流体力学研究血管形态等，因此，对形态学的研究绝不能停止在肉眼观察，而应注意广泛联系功能，同时注重学科交叉，才能更加深入地研究形态。

（二）人体功能研究

18—19世纪，物理学、化学和生物学等基本学科的迅速发展，科学实验和研究手段日益先进，使与人体功能研究有关的生理学、生物化学等取得了一系列成果，由此确立了这两门学科在基础医学中的作用和重要地位。

人体生理学的形成和发展与医学有着极其密切的关系。人类在与疾病的长期斗争中，积累了关于人体功能活动的知识。我国两千多年前的医书《内经》就描写了经络、脏腑、营卫气血等生理学理论。古希腊医书中也同样有他们的生理学概念的描述。19世纪法国著名的生理学家伯尔纳曾指出："医学是关于疾病的科学，而生理学是关于生命的科学。所以后者比前者更有普遍性。这就是为什么说生理学必然是医学的科学基础。一个医师要研究生病的人，要用生理学来阐明和发展关于疾病的科学"。人体生理学作为一门重要的医学基础理论课，不只是因为"不了解正常功能就不能理解疾病"，而更重要的是，医生在长期的临床实践中将遇到许多新问题，而认识和处理这些新问题则常常要求助于生理学的理论和其方法。

人体生理学是一门自然科学，关于人体功能活动规律的任何理论和假设，都只能从实际观察中来，而且必须通过设计完善的实验来检验、修正和发展，这样，人们对人体生理功能的认识才能日益深入、日益精确。17世纪初生理学的实验研究主要是利用物理学与化学的基本方法与技术对生物体进行观察；此后生理学的方法又随着数、理、化等基本科学及其应用技术的发展而提高。但直到20世纪中叶，生理学还主要是研究各器官的功能及其调节的器官生理学。在器官水平的生理学研究中，所用动物实验的方法大体上可分为慢性实验与急性实验两大类，而急性实验又可分为在体（in vivo）与离体（in vitro）两种。慢性动物实验方法主要是在无菌条件下对健康动物进行手术，暴露要研究的器官（如消化道各种造瘘手术）或摘除、破坏某一器官（如切除某一内分泌腺、破坏迷路等），然后尽可能在接近通常生活的情况下，观察所暴露器官的某些功能，观察摘除或被破坏某器官后所产生的功能紊乱等。这种实验方法便于观察某一器官在正常情况下的功能活动以及它在整体功能活动中的地位，但不便于具体分析这一器官的生理特性以及与其他器官之间的具体关系。急性在体实验方法是在无痛条件下剖开动物，对某一两个器官进行实验观察。这种方法比慢性实验法简单，易于控制条件，有利于观察器官间的具体关系和分析某一器官功能活动的过程与特点，但这与正常生活情况下的功能活动仍有差别。急性离体实验方法是从动物体内取出某一器官（如心脏）或某组织（如肌肉、神经），置于适宜的人工环境中，使之在数小时或稍长的时间内能保持生理功能。这种方法有利于排除其他因素影响，观察某一器官、组织的基本生理特性，但不一定能代表它在正常机体内的情况。

近年来，由于基础科学和新技术的迅速发展，人体生理学的研究有了很大的进展。一方面，研究深入到细胞各亚微结构的功能和细胞内生物分子的各种物理和化学变化。这种细胞、分子水平的研究主要是利用了细胞分离和培养技术、生物电子学技术、超微量测定、电子显微镜、组织化学、放射性核素技术等。这部分研究可称为细胞与分子生理学。由于这类实验研究不仅阐明了有关器官、组织功能活动的原理，更重要的是可以阐明生命活动的基本规律，对于研究其他生理学课题都有指导作用，所以常称之为普通生理学。另一方面，对整个人体功能活动的研究也有了很大的进展。人们在劳动、运动时，或处于高空、高原、潜水等条件下，人体功能活动特征和变化以及人体与环境的关系，各功能系统之间的相互关系等，都是研究人体生理学的主要着眼点。进行这些整体水平的生理学研究，首先要使用不伤害人体的观测技术，其次要同时处理多方面复杂因素的影响。长期以来，由于这两个问题不能解决，整体水平的生理学研究成效不大。近年来，由于生物电子学的发展，遥控、遥测、体表无创检测等技术日益完善，特别是电脑技术的应用，使各种特殊条件下的人体生理学研究有了很大进展。

20世纪生物化学研究可分为两个阶段，首先是实现了对人体主要物质代谢的动态研究，其次是全面研究了各种生物大分子在人体生命活动中的作用，例如，在营养方面，研究了人体对蛋白质的需要及需要量，并发现了必需氨基酸、必需脂肪酸、多种维生素及一些不可或缺的微量元素等。在内分泌方面，发现了各种激素。许多维生素和激素不但被提纯，而且还被合成。在酶学方面萨纳（Sumner）于1926年分离出尿酶，并成功地将其结晶。接着，胃蛋白酶及胰蛋白酶也被相继结晶。这样，酶的蛋白质性质就得到了肯定，对其性质及功能才能有详尽的了解，使体内新陈代谢的研究易于推进。自此以后，生物化学工作者逐渐具备了一些先进手段，如放射性核素示踪法能够深入探讨各种物质在生物体内的化学变化，故对各种物质代谢途径及其中心环节的三羧酸循环已有了一定的了解。第二次世界大战后，特别从20世纪50年代开始，生物化学的进展突飞猛进，对体内各种主要物质的代谢途径均已基本搞清楚，所以，这个时期可以看做对物质代谢的动态研究阶段。

20世纪下半叶，除在研究代谢途径时所使用的放射性核素示踪法之外，还建立了许多先进技术及方法，例如，在分离和鉴定各种化合物时，有各种各样敏感而特异的电泳法及层析法，还有特别适用于分离生物大分子的超速离心法；在测定物质的化学组成时，可使用自动分析仪，如氨基酸自动分析仪等；甚至在测定氨基酸在蛋白质分子中的排序时，也有自动顺序分析仪。还有不少近代的物理方法和仪器（如红外线、紫外线、X线等各种仪器），用以测定生物分子的性质和结构。在知道生物分子的结构之后，就有可能了解其功能，还有可能用人工方法合成。除此之外，生物化学家也常常采用人工培养的细胞及繁殖迅速的细菌作为研究材料，并用现代的先进手段，不但把糖类、脂类及蛋白质的分解代谢途径弄得更清楚，而且还将糖类、脂类、蛋白质、核酸、胆固醇、某些固醇类激素、血红素等的生物合成基本上已搞明白；不但测出了某些有生物学活性的重要蛋白质的结构（包括一、二、三及四级结构），尤其是一些酶的活性部位，而且还测出了一些DNA及RNA的结构，从而确定了它们在蛋白质生物合成及遗传中的作用。体内构成各种器官及组织的组成成分都有其特殊的功能，而功能则来源于各种组成的分子结构；有特殊功能的器官和组织无疑是由具有特殊结构的生物分子所构成。探索结构与功能之间的关系正是现时期的任务。所以，可以认为生物化学已进入以研究生物大分子功能为主的阶段。

（三）疾病原因和机制的研究

随着显微镜的不断改进，新的病原体不断被发现，人们对于微生物与人类疾病关系的认识也在不断深入。

免疫学是伴随病原学发展起来的一门学科。近代以实验为基础的免疫学的建立开始于18世纪，而对免疫机制的研究则开始于19世纪。19世纪免疫学研究的三大领域是：关于人工减毒疫苗的研究；血清学研究和体液免疫的建立；吞噬现象的研究与细胞免疫理论的研究。这些领域的研究成果为20世纪的免疫学研究打下了坚实的基础。病原学和免疫学与医学实践的关系极为密切，将在下一节中加以论述，此处从略。

二、临床医学

在现代医学的结构与体系中，临床医学属于应用科学的范畴，这是因为临床医学需要在基础医学所取得的知识基础上诊治患者。然而还应看到，不仅基础医学的研究目的是为了认识人体的生命活动的奥秘，发现其中的规律，临床医学同样也担负着重要的认识生命活动的任务。

回顾医学史我们可以看到，几乎一切人类疾病都要靠临床医学（而不是基础医学）来发现，一切疾病在活体上的表现及其变化规律也是靠临床医学来确认的——即使在基础医学已有相当规模的今天也不例外，如20世纪70年代在美国对军团病的发现，80年代对获得性免疫缺陷综合征（acquired immune deficiency syndrome，AIDS）的发现等，都是如此。在临床上首先发现了这些新的疾患，确定了它们是未知的特殊的病种，再由基础医学去深入研究其本质，而且人们对疾病的临床表现的认识也总是先行于对疾病的病因、发病机制等基础医学的认识。事实上，临床工作中已经发现的许多疾病的表现规律往往难以及时得到基础医学的解释，医学对这类临床上用已有的知识无法解释的现象进行深究，往往能导致理论上新的发现。

由此可见，临床医学的性质既属于应用科学，又不是单纯的应用科学，它在疾病的科学发现中起着重要的作用。这样，从事临床工作的医生就不应把自己的工作视为简单的重复性劳动，而应看到自己所肩负的科学发现的责任，应该使自己在应用已知理论治病救人的同时，不放过一切科学发现的机会，做探索未知世界的先锋。

（一）临床分科的细化

现代临床医学体系形成主要是对传统体系的细化。细化的标准各不相同，从而形成了今天临床医学庞大而纷杂的结构状况。一般来说，临床医学主要是按照以下标准划分：治疗手段、治疗对象、解剖部位、病种等，此外，各类辅助诊断医学也是临床医学的重要组成部分。

按治疗手段建立的学科有人们最熟悉的内科学、外科学、理疗学、放射治疗学、核医学、营养治疗学、心理治疗学等。按治疗对象建立的学科有妇产科学、儿科学、老年病学、围产期医学、危重病人医学等；这种分类方法对患者较便利，因其不受治疗手段的限制，也便于对疾病进行全面系统的观察研究，因此对临床医学的发展有一定好处。按人体的系统或解剖部位建立的学科包括口腔科学、皮肤性病学、眼科学、神经病学、耳鼻喉科学、内分泌学等。按照解剖部位设立学科，可使研究的目标更为集中，有利于这些专业的发展。但是这类学科在研究与应用中特别要注意整体观念，因为局部的病变往往是全身疾病的表现，如只见局部而忽略整体，就会出现认识和处理上的差错。

内科与外科的一些内容还在不断地按照人体的解剖生理系统形成专门化的分支学科，如血液病学、骨科学、泌尿学、神经外科学、麻醉与止痛等，其中大多数学科已有专门的学会、学术刊物与研究机构。近年来，国外还把内科消化系统与腹部外科以及病理、放射诊断的力量组织在一起，建立新的消化系专科（包括胃、肠、肝、胆、胰的疾患）。国内也有此类专门的研究机构，如心血管疾病研究所。按病种建立的学科有传染病学、结核病学、肿瘤学、精神病学等。这类学科研究的对象只是一种或一组疾病，这些疾病多半涉及多个系统，其诊断与治疗又往往需要综合利用内、外、妇、儿科，甚至预防医学等多个学科的知识与技术。这些疾病对社会的危害比较大，有的还需要采取隔离措施，因此医学界常常组成专业化的队伍来研究其防治；某一方面的经验积累多了，加以系统化，便成为一个学科。所以这类学科的建立通常是因地制宜的，并无一定之规。这类学科的建立有利于综合各学科的知识与技术，攻克一些严重威胁人类健康的疾病。

医技科室以前称为辅助诊疗科室，是指应用特殊、专门的诊疗技术和设备，辅助临床诊断和治疗疾病的医疗技术科室，主要有临床病理学、检验学、放射诊断学、放射性核素及超声诊断学等，其中病理学和检验医学又被称为桥梁医学，这是强调它们对于基础医学和临床医学来说有重要的意义。

（二）外科学的发展

在医学史上，20世纪可以被看做是外科的世纪。随着病理解剖学、麻醉学和无菌术的发展，与外科有重要联系的许多进步迅速发展起来。从19世纪下半叶起，外科医生将其注意力从肿瘤和感染转向阻塞或狭窄，最为重要的是消化道、呼吸道和泌尿道的狭窄。这些阻塞可以经造瘘和切开得到缓解甚至治愈。这种新的手术包括气管切开术和对癌肿所致肠梗阻的姑息术。胃肠道、甲状腺、乳腺、骨骼和血管手术的常规进行使得外科更加安全可靠。随着直肠癌的根治、疝的根除和急性阑尾炎以及慢性结肠疾病的治疗等多种新方法的出现，腹部外科也有了发展。在20世纪初期，人体几乎所有的空腔脏器可做外科手术。

除了医学本身的进步之外，现实需求也推动了外科手术技术的进步。两次世界大战给人类带来了巨大的灾难，各种先进武器造成的战伤也锻炼了外科医生们的技术，他们需要处理各种复杂、严重的创伤，在实践中摸索出了多种处理复合骨折的方法，从而推动了骨科的发展。大型手术对输血的需求也促成了血液库和血浆库的兴建。1938年西班牙内战时期医生发明了储存血液的技术以及通过输液瓶间接输注给患者的技术。这些技术在第二次世界大战中得到完善，输血技术至此变得安全起来。药物学的进步也为外科手术提供了保障。磺胺类药物、青霉素等一系列抗生素的发现和制造为外科学的发展开辟了一个新时代。有了抗生素，以前存在很大感染风险的病例也可以通过外科手术治疗，例如肺的手术。

20世纪50年代，外科学进入一个新的迅速发展时期。各种新技术在外科学中得以应用，外科治疗也从以切除为主转向关注重建。20世纪中期的低温麻醉和体外循环技术为心脏直视手术开辟了道路。60年代显微外科技术的发展推动了创伤、整复和器官移植外科的前进。70年代以后外科疾病的诊断和治疗更是有了显著进步，超声、核素扫描、计算机断层扫描术（computer tomography，CT）、磁共振（magnetic resonance，MRI）、数字减影血管造影、正电子发射断层显像等检查和影像的三维重建技术不仅可以准确地确定病变的部位，而且能帮助确定病变的性质。对免疫排斥研究的进展解决了器官移植的一大技术障碍。1954年美国外科医生梅里尔（J. Merrill）在波士顿对一对同卵双胞胎之间进行的肾移植获得了成功，患者的健康状况得到改善，并存活了8年，这是人类首例器官移植成功的案例。外科医生开发了许多技术以控制和重建心、肺、肾和体液平衡的功能。1959年首例人工器官移植手术成功实现，瑞典医生森宁（A. Senning）将一台心脏起搏器移植入患者体内。60年代以后，医学界陆续发现了许多有临床实效的免疫抑制药物，使得器官移植取得了重大突破，器官移植的种类也越来越多，肾移植、肝移植、肺移植、心脏移植等在全球多个国家开展起来。近年来，微创外科学开始兴起，1987年法国医生莫雷（Mouret）首次采用腹腔镜做胆囊切除术，自此微创外科技术快速发展，成为21世纪外科发展的主要方向之一。

（三）循证医学的兴起

随着人类社会的发展，要求人们在医学实践中不能单凭临床经验或过时和不够完善的理论知识办事，而必须遵循科学原则和依据处理医学的问题。1971年，英国医师科克伦（A. Cochrane）提出："由于资源终将有限，因此应该使用已被恰当证明有明显效果的医疗保健措施"，以后他进一步提出，"应根据特定病种与疗法，将所有相关的随机对照试验联合起来进行综合分析，并随着新的临床试验的出现不断更新，以便得出更为可靠的结论"。在此基础上，加拿大学者萨克特（D. Sackett）于1992年提出了循证医学（evidence-based medicine，EBM）的概念，即遵循证据的医学。

循证医学是遵循科学证据的临床医学，它提倡将临床医师个人的临床实践和经验与客观的科学研究证据结合起来，将最正确的诊断、最安全有效的治疗和最精确的预后估计服务于每一位患者。其核心思想是任何医疗决策的确定都应基于客观的临床科学研究依据。循证医学的实施步骤包括：①从患者存在的问题提出临床上面临的要解决的问题；②收集有关问题的资料；③评价这些资料的真实性和有用性；④在临床上实施这些有用的结果；⑤进行后效评价。

临床医生在为每个患者进行诊断、治疗决策时，应尽量使用当前最佳的研究证据。获得"当前最佳研究证据"的途径有：①自己和同事的经验；②教科书和杂志；③学术会议的信息；

④文献综述；⑤系统评价；⑥定期更新的电子系统评价。其中系统评价是循证医学的重要组成部分，也是寻求证据最常用、最有效的一种方法。

中国循证医学中心自 1996 年 7 月正式在四川大学华西医院开始筹建，1997 年 7 月获卫生部认可，1999 年 3 月 31 日，经国际循证医学协作网指导委员会正式批准注册成为国际循证医学协作网的第 14 个中心。

（四）医院与医生的社会地位

医院在诞生之初，并不像现在它在社会中那样重要。最初的医院是为无家可归的人提供庇护和治疗的场所，众多患不同疾病的患者挤在一间病房里，医院内感染非常普遍。在过去几个世纪里，医院改变了它的性质，从简陋的茅屋发展到现代医学的神经中枢，在社会上愈来愈引人注目。一个地区的整体医疗水平如何，与这个地区建立完备的医院的数量以及医院床位的数量有密切的关系。

在现代医疗中，实验室检查和其他各种检查手段必不可少，只有医院才能提供这些检查。随着医学技术的发展和医院的建设，医疗空间已经从患者家里转移到医院，这也导致了另外一个问题，那就是医疗费用的上升。在许多国家，医疗费用呈现出飞涨的景象。不同的国家对医疗费用的上涨采用不同的应对手段。美国商业医疗发达，商业医疗保险在美国人的生活中必不可少。英国则选择建立国家卫生服务体系（National Health Service，NHS），欧洲的很多国家也通过政府提供医疗保障来维持医疗制度的运行。以英国为例，第二次世界大战使英国的医院组织发生转化，在战争期间大量的平民受伤，政府不得不向人民准备医疗站以便照料这些伤员。英国政府颁布应急方案，规定所有医院都有照料伤病员的任务，这些医院也因此获得了补偿。这个方案带来了两个结果：医院开始依靠政府拨款，并在国家计划方案内彼此之间更好地协调与合作。在国家卫生服务体系建立之初，英国有 900 余所私人医院，后来它们中的大多数以房屋自有和土地国有的方式被吸收进国家卫生服务体系。

第二次世界大战之后医院迅速发展，在全世界大多数国家里，医院都是现代化医疗服务的场所，为患者提供现代化的医学治疗。高技术、干预性的治疗也要求不同学科之间的技术密切配合，而医院集聚了不同科室的专科医生，这为治疗疑难杂症提供了方便。医院在当今社会中发挥着重要的作用，当然它也因医疗费用和过度医疗等行为而招致众多的批评。

在现代社会，医生是一个具有较高社会地位的职业，尽管在不同的国家，医生的社会地位存在差别。在 20 世纪，随着外科学的进步，外科医生在医学界受到重视，而不再像之前的几个世纪那样其地位远低于内科医生。随着医学分科的发展，不同学科的医生有各自的专业领域，为患者提供不同的医疗服务。医疗费用上涨的一个重要来源便是医务人员开支的上涨，医生的收入在大多数社会中都处于比较高的水平。在现代社会中，医生这个职业的形象也比较复杂：一方面他们是救死扶伤的白衣天使，同时很多人又把他们视作攫人钱财的恶魔，但又羡慕他们的高收入和高超医术。尽管社会对医生这个行业有复杂的看法和众多的批判，医生在社会中的地位和作用仍毋庸置疑。

三、预防医学

预防医学是医学的重要分支，但它成为现代医学相对独立的组成部分，只有 100 多年的历史。从 19 世纪开始，预防医学和保障健康的医学决策已逐渐成为部分西方国家立法和行政的问题。一些先进的社会事业家开始从事工人阶级的社会调查，促成卫生设施的建立。他们搜集并公布了关于工人阶级生活和工作状况的真实材料，同时也开展了环境卫生学以及流行病方面的工作。英国于 1818 年设立了卫生总务部，规定了一些预防疾病的法令。此后不久，英国发生了霍乱大流行，死亡大约 6 万人。后来发现，霍乱的传染媒介是饮用水，于是采取措施清洁水源，有效地控制了霍乱进一步流行。1856 年，英国的大学中第一次开设了公共卫生课程，使预防医学从医学中独立出来，建立起一套比较完整的理论和方法，使公共卫生成为一门新兴的学科。从此时开始，预防医学进入了以环境卫生为主的阶段。

（一）瘟疫防治的手段

19 世纪末 20 世纪初，病原微生物和寄生虫的发现，“病因—环境—宿主”疾病流行模式的建立，以及维生素等必需营养成分的发现，为传染病、流行病和营养缺乏病的防治奠定了科学基础。20 世纪上半叶，人们认识到疾病的发生、发展是破坏了宿主、环境和疾病三者之间的相互平衡，因此要求在改善环境的同时，还要求保护宿主，控制病因。由于免疫、杀菌、灭虫等技术的进步，广泛开展预防接种、疫源地消毒、消灭病媒昆虫、传染病患者隔离等措施，明显地降低了传染病的发病率和死亡率，同时，通过定期体检，能早期发现、早期诊断和治疗疾病。由于对营养缺乏病的认识加深，并防治得法，降低了各种疾病和营养不良的病死率，从而提高了个人和人群的健康水平。这一阶段预防医学的主题是个人预防。前述的以环境卫生为主的阶段和个人预防阶段也可以称为预防医学的第一次革命，其主要目标是防治急、慢性传染病和寄生虫病。

近代人口在全世界的流动比古代世界要大得多，疾病也更容易从一个地区传播到另一个地区，这对人类造成不小的威胁。在 19 世纪后半期，一些发达国家，如英国、法国、美国等陆续建立起卫生检疫制度。卫生检疫制度对于疾病的传播，特别是烈性传染病的传播起到比较好的控制作用。这些国家也纷纷建立起卫生行政机构。在 20 世纪，卫生检疫制度在全球各个国家和地区建立并发展起来。尽管对很多疾病人类目前仍没有彻底的治疗方法，但是卫生机构和检疫制度使得这些疾病对人类的影响得到了一定的控制。WHO 成立以后，它致力于在全球范围内进行医疗卫生的普及和疾病的防治，特别是对落后国家和地区提供大量帮助，对人类防控疾病和瘟疫做出了巨大贡献。人类在 20 世纪 70 年代消灭了天花，脊髓灰质炎、麻风等在全球绝大多数国家和地区也被消灭。

（二）现代人类疾病谱的演变

从 20 世纪 50 年代开始，随着药物学的进步和多种疫苗的研制成功，许多疾病特别是烈性传染病得到了控制，人类的疾病谱构成发生了改变，心脏病、脑血管病、恶性肿瘤和意外伤亡（车祸、自杀等）成为主要死因，这些疾病的特点是不可逆转、多因引起、老年多见、病程较长、不易根治、用传统的药物和手术等方法疗效不佳。用对付急、慢性传染病的办法难以减少它们的发生。概括起来，这些疾病主要是饮食、行为习惯和环境（社会环境为主）不良所致，多数属于生活方式引起的疾病，单纯用生物医学手段难以解决，必须用社会、心理和行为等措施，并动员社会各种力量才能有效防治。预防医学的重点就从医学（生物）预防进入社会预防阶段。这时人们的认识从生物层次深入到社会层次，也是从分析到综合、又从综合到系统认识的飞跃。这次改变被称作预防医学的第二次革命。

20 世纪 70 年代以后，预防医学又出现了新的发展重点，这就是社区预防。生活方式类疾病和地方性疾病在现代疾病谱中的地位日益突出，新的烈性传染病的暴发对人类社会带来巨大冲击，通过社区预防，可使人们加深对这些疾病特征和防治手段的了解，从而减少发病率。社区预防是预防医学第二次革命的深入发展。

（三）现代预防医学的特点

现代的预防工作包括三个层次：初级预防指预防疾病的发生，也就是中医的“未病先防”；二级预防着重于对疾病的早期发现和早期治疗，其目的是预防病程绵延，预防病情恶化，预防传染病波及他人以及预防并发症和后遗症，这相当于中医的“既病防变”；三级预防则着眼于康复，力求减轻疾病的不良后果，预防后遗症的发展。后两级预防实际上包含了治疗的内容。

由此看来，治疗和预防两者是互相交错的，彼此存在着渐变过渡的关系，临床医学和预防医学各有侧重。

四、特种医学

（一）康复医学

康复医学是20世纪中期出现的一个新的医学学科，它是一门以消除和减轻人的功能障碍，弥补和重建人的功能缺失，设法改善和提高人的各方面功能的医学学科，也就是对功能障碍进行预防、诊断、评估、治疗、训练和处理的学科。体育疗法是现代康复医学的重要内容和手段。康复医学是由理疗学、物理医学逐渐发展形成一门新学科，又称第三医学（临床医学为第一医学，预防医学为第二医学）。在现代医学体系中，已把预防、医疗、康复相互联系，组成一个统一体。

康复医学开始于第二次世界大战之后，原以残疾人为主要服务对象。现代康复医学是近半个世纪以来蓬勃发展起来的，它的发展是人类医学事业发展的必然趋势，也是现代科学技术进步的结果。第二次世界大战导致了大量伤员的出现，为了使伤员尽快恢复，康复工作人员在物理医学的基础上综合采用了多种学科疗法和手段，如物理治疗、心理治疗、作业治疗、语言治疗、假肢、矫形支具装备等，大大提高了伤员的康复效果。20世纪70年代以后，康复医学在医疗、科研、教育等方面有了快速的发展。世界各地先后建立了集运动治疗、作业治疗、语言治疗、心理治疗、康复医学工程为一体的大规模的康复中心。社区康复新途径的提出使康复服务的范围更为广泛了。1970年国际康复医学学会（International Rehabilitation Medicinc Association，IRMA）成立，促进了世界范围内康复工作者的交流。

康复医学主要涉及利用物理手段（包括电、光、热、声、机械设备和主动活动）以诊断、治疗和预防残疾和疾病（包括疼痛），研究使患者在体格上、精神上、社会上、职业上得到康复，消除或减轻功能障碍，帮助他们发挥残留功能，恢复其生活能力、工作能力以重新回归社会。康复医学的着眼点不仅在于保存伤残者的生命，而且还要尽量恢复其功能，提高生活质量，使其重返社会，过有意义的生活。

我国康复医学事业虽然起步较晚，但发展很快。我国残疾人康复工作始于20世纪50年代，以伤残军人疗养院、康复医院、荣军疗养院等为载体。我国康复事业的蓬勃兴起是在20世纪80年代以后，并开始从原先的经验医学过渡到循证医学。1984年3月，中国残疾人福利基金会成立。1986年4月，中国残疾人福利基金会康复协会（后改名为“中国残疾人康复协会”）成立。1988年3月，中国残疾人联合会成立；同年10月，中国康复研究中心成立。在中央和地方各级部门的领导下，从白内障复明、小儿麻痹矫治、聋儿语训的“三项康复”，扩展到“低视力康复”、“精神病防治康复”、“智力残疾康复”以及社区康复工作、残疾人用品用具供应服务等，再到目前各类残疾人康复全面推进，机构建设和社区康复齐抓共管，康复工作与社会各个领域的工作相结合，使超过千万的残疾人得到了不同程度的康复。

（二）运动医学

运动医学是医学与体育运动相结合的一门学科。运动医学研究与体育运动有关的医学问题，运用医学的技术和知识，对运动训练进行监督和指导，防治运动相关疾病，并研究医疗和预防性体育运动，以达到增强人民体质、保障运动员身体健康和提高运动成绩的目的。运动医学的内容主要包括：①运动医务监督。研究运动者的健康状况、运动能力及其影响因素，研究和解决运动性疾病的防治、疲劳的消除、运动与环境、运动员选材、运动员自我监督和体育运动竞赛的兴奋剂等问题。②运动损伤。研究运动损伤的发生规律、机制、防治措施和伤后的康复训练等问题。③运动营养学。研究合理利用食物以满足人体需要，以提高运动能力。④医疗体育。研究运用各种体育手段防治伤病，特别是常见病的体育疗法。

作为一门完整的、有理论基础的独立学科，运动医学在20世纪30年代才正式建立起来。奥林匹克运动会的恢复、医学和运动生理学等的进步促进了运动医学的发展，1928年成立了国际运动医学联合会。20世纪50年代以来，运动医学发展较快，欧美一些国家建立了许多运动医学中心和运动医学研究所，不少大学也开展了运动医学的临床工作和科学研究，个别大学还开展了教学工作。

中国的运动医学是20世纪50年代发展起来的。从1955年起，全国很多体育学院与医学院陆续建立起运动医学教研室。1958年国家体委建立了体育科学研究所，所内设立运动医学研究室。1959年北京医学院（今北京大学医学部）建立了运动医学研究所，全国部分地区也相继成立了运动医学研究机构。1978年中国运动医学会成立，并于1980年加入国际运动医学联合会。中国运动医学具有中西医结合的特色，受到了国际体育界人士的重视。

（三）法医学

法医学是应用医学及其他自然科学的理论与方法，研究并解决立法、侦查、审判实践中涉及的医学问题的一门科学。法医学为制定法律提供科学依据，为侦查、审判提供客观的实验证据。法医学分为基础法医学和应用法医学两部分，前者研究法医学的基本原理、基础理论与技术，后者是运用法医学的理论和方法，解决司法、立法和行政管理上的有关问题，包括受理诸如伤害、死亡、交通事故、亲子鉴定等案件的医学鉴定、医疗纠纷等与法律有关的医学问题，以及脏器移植、现代生殖技术所涉及的法律和社会问题。另外，通过对非正常死亡的尸体检验，有助于发现传染病等疾病，明确中毒和灾害事故的原因，实施有效的防治及行政处理。

法医学的实践和著作最早在中国出现。在《礼记·月令》中记有瞻伤、察创视折、审断等，可谓是法医学实践的开始。我国最早的法医学著作是南北朝时期徐之才所著《明冤实录》。真正在法医学历史上产生巨大影响的古代法医学著作是宋慈1247年写成的《洗冤集录》，他根据历代法医知识和当时执法经验著成此书。该书记有人体解剖、尸体检查、现场检查、某些机械性死伤原因鉴定、尸体腐败征象、影响条件和发展过程以及缢死、溺死的特征，并列举了许多自杀或谋杀的毒物以及有关急救或解毒方法等。《洗冤集录》被翻译为英、德、法、俄、日、朝、荷等19种文字，成为各国审理死伤案件的重要参考书，在世界法医史上产生了巨大影响。

西方法医学始于法国外科医生巴累（A. Pare，1510—1590年），他于1575年出版了欧洲第一部法医学著作《报告的编写及尸体防腐法》。意大利医生保罗·查克其亚（Paulo Zacchia，1584—1659年）在1621年编著的《法医学问题》（*Quaestiones Medicolegales*）一书中第一次将法医学这个学科命名为“Medico-legales”。该书主要涉及的问题有：年龄、妊娠、分娩中死亡原因、活产、子女双亲的相似性、精神损害、毒物与中毒、性功能、生育能力、诈病、传染病、创伤、致残、医疗过失等。查克其亚被称作“欧洲法医学之父”。

随着法医学的发展，法医学教育开始兴起。德国莱比锡大学米歇里斯（J. Michaelis）自1650年开始首次在大学开办法医学讲座。1785年布拉格大学医学系首设法医学教授的职位，这是对该学科予以承认的标志。1795年，巴黎卫生学校设立了法医学专业，制定了教学计划，有了法医学教科书，从此法医学在大学教育中有了自己的学科和专业。

在中国，1912年“中华民国”政府颁布的《刑事诉讼律》第120条和第121条规定准许解剖尸体，这在中国的法律上为首次。1913年颁布的《解剖规则》第2条明确规定“警官及检察官对于尸体非解剖不能确知其致命之由者，指派医士执行解剖”。法律允许尸体解剖是我国古代法医学与现代法医学的分水岭，也成为现代法医学发展的重要基础。

1915年北京医学专门学校（今北京大学医学部）开设了法医学课程，这是我国大学中最早的法医学教育。1934年我国第一部法医学杂志《法医月刊》创刊。中华人民共和国成立后，卫生部在50年代和90年代两次颁发了《解剖尸体规则》，规范了法医学尸体解剖的对象、目的和原则。50年代初，南京中央大学医学院（今南京大学医学院）和中国医科大学先后开办了法医学师资进修班，为各高等医学院校开设法医学培养了师资人才。1979年，我国部分医学院校招收法医学本科生。1985年，国家决定在医学院校增设法医学必修课。1985年10月中国法医学会成立，并于1986年创刊《中国法医学杂志》。

（四）军事医学

军事医学是运用一般医学原理和技术，研究军队平时和战时特有的卫生保障的科学，其成果通过卫生勤务的实施，达到维护部队健康、提高野战医疗和防疫水平、巩固与增强部队战斗力的目的，因此，军事医学实际上包含了临床医学和预防医学两方面的内容。

在古代，各个国家的军队中就有卫生组织和医生为官兵医伤治病，但在很长时期内军队的医学处于经验医学阶段，19世纪以后才上升为科学的军事医学。现代军队在作战和训练中常常遇到许多社会上少见的医学问题，需要专门研究解决，这就促进了军事医学的发展。军事医学实践的效果主要取决于两个因素：医务人员所掌握的医学知识和军队救治战场上受伤士兵的组织机构。就组织机构而言，到19世纪末世界上主要大国的军队中基本上建立起了这样的一个系统，这也是现代军队卫勤体系的初始形态。到20世纪上半叶，这样的卫勤体系又继续完善。

20世纪人类经历了两次世界大战。第一次是从1914年7月到1918年11月，死亡约1000万人，伤2000万人；第二次世界大战从1939年9月到1945年9月，死亡4000万人，伤5000万人。这两次世界大战无疑给人类造成了极大的灾难，但又使得外科，尤其是战伤外科有了较大的发展。在此基础上，为战争服务的军事医学逐渐变得成熟起来。

军事医学的发展动力主要来自于战争的需要。常规武器的发展和新式武器的出现产生了性质或程度不同于以往的创伤，需要研究治疗和防护的方法，提高救治率，例如，弹速增快加重了伤情；集束弹导致多处伤；燃烧弹造成大批严重烧伤；核武器扩大了杀伤范围，增加了辐射损伤和复合伤；出现了强毒性的神经性毒剂伤和生物战剂等。军事装备的改进对操纵人员提出了特殊的体格和心理上的要求，需要从医学上研究选拔这类兵员的特殊条件。战争规模的扩大，导致更多的重伤员需要快速后送，要求大力研究战伤病理和战伤外科学，实施最合理的分级治疗，使伤员死亡率降到最低。野战的特殊条件要求研制轻便、适用、便于携带的医疗技术设备，以适应部队机动作战的需要。军种、兵种增多，以及军事作业种类、强度不同，需要解决各种不同的营养标准与战时应急口粮、野战饮水卫生等问题。

19世纪以后，一般医学与科学技术的发展为军事医学的迅速发展创造了条件。19世纪以前对细菌学的知识极少，缺乏预防战伤感染和传染病的有效办法。20世纪初，虽然牛痘苗以及霍乱、伤寒疫苗已广为使用，也有了奎宁防治疟疾，但战争中传染病依然较为普遍。在以后的20多年中，医药学有了极大的发展，抗生素、新鲜血液保存技术、对创伤早期清创和延期吻合术及石膏封闭疗法的使用使死亡率大大降低。第二次世界大战美军伤死率降为4.5%，并且几乎消灭了破伤风，控制了虱媒传染病和疟疾，第一次在战争中出现病死少于战伤死亡的情况。第二次世界大战后，随着抗生素品种增多、创伤弹道学的知识增加、显微外科的发展，加之直升机等先进转运手段的应用，使伤口感染率、截肢率和伤死率都进一步下降。

我国一贯重视军事医学的建设。建军初期，就在红军的卫生学校中设置了战伤外科和部队多发病防治的课程。抗日战争和解放战争时期进一步加强了战伤外科训练。新中国成立后，军事医学有了较快的发展，先后建立了军事医学科学院和军医大学，以及航空医学、海军医学和创伤外科学等专门科研机构。我国已建立的军事医学学科有：卫生勤务学、战伤外科学、军队卫生学、军队流行病学、军队药材供应管理学、核武器伤防护医学、化学武器伤防护医学、生物武器伤防护医学、军事航空医学、军事航海及潜水医学等。

第三节　对生命和疾病认识的深化

一、病原微生物的新发现

进入 20 世纪，由于显微镜的改进，使比细菌还小的微生物也被展现在人们眼前。1905 年肖丁（F. Schaudinn，1871—1906 年）和霍夫曼（E. Hoffmann）在梅毒性下疳的分泌物中发现了梅毒螺旋体。1911 年日本人野口英世（1876—1928 年）完成了梅毒螺旋体的人工培养；1913 年他将急性脊髓前角炎的病原体分离并培养成功；1918 年他在南美黄热病患者的血液中发现了一种特殊的微生物，认为这种微生物就是黄热病的病原体，把这种病原体进行人工培养，并做动物试验，获得了治疗血清；他晚年着手研究眼的颗粒性结膜炎，并分离出一种特殊细菌。

最早发现病毒的人是俄国的伊凡诺夫（Ivanov），1892 年他在研究烟叶黑斑病的过程中发现了滤过病毒。洛塞弗（Loseffler）和弗拉斯（Frasch）在 1898 年研究动物“口蹄疫”时发现了这种疾病的病毒。由于这种病原必须寄生在其他生物体上，因此研究起来非常困难，直到 1931 年才有人将这种病毒在鸡卵内培养成功。1935 年成功地用鸡卵培养了牛痘疫苗，不久在澳大利亚用鸡卵培养了流行性感冒病毒，并制成了流感疫苗。20 世纪全球范围内有多次流感大流行，如 1918—1919 年全世界因流感而死亡的人数达 2000 万，但直到今天人类尚没能找到有效的办法制止流感发生。

第一次世界大战期间，斑疹伤寒和战壕热曾肆虐一时。1915 年塞尔维亚近 31 万人死于斑疹伤寒，1917—1921 年间前苏联发生 2500 万例斑疹伤寒，在法国北部的军队中战壕热的发病数约占各类疾病总数的 1/3。第二次世界大战期间，侵苏德军中再次发生战壕热，东南亚、西太平洋战场发现数万恙虫病患者。欧洲及近东战场多次暴发 Q 热流行。可见立克次体病与战争关系密切。人类在 20 世纪初期才逐步认识到立克次体和立克次体病。

第一个被证明的立克次体病是美国落基山斑点热。1916 年美国人立克次（H. Ricketts 1871—1910 年）将落基山斑点热患者的血液接种到豚鼠及猴子体内，使动物获得感染，同年他证实蜱很可能是这种疾病的传播媒介；1907 年立克次发现安氏革蜱存在自然感染，蜱卵可传递病原体；1910 年立克次与怀尔德（R. Wilder）一起通过交叉免疫试验将落基山斑点热与斑疹伤寒区别开来。在热带病研究方面，除了上文提到的野口英世以外，1900 年在北美军队占领古巴的时候，也有人详细研究过黄热病。美国人芬利（C. Finlay）证实蚊子是黄热病传播的中间媒介，并用携带黄热病病原体的蚊子叮咬人诱发出黄热病的事实证明了这一点。热带传染病除了黄热病以外，疟疾也很常见。疟疾（malaria）一词原出于意大利，是“瘴气”的意思。早在希波克拉底的著作中就提到了这种疾病，以后也陆续有人记载。17 世纪人们知道用金鸡纳治疗疟疾，但直到 19 世纪末以前，人们并不知道疟疾的病原体。1880 年法国医学家拉弗朗（C. Laveran，1845—1922 年）发现疟疾是一种寄生虫病，后来英国人曼逊（P. Manson，1844—1922 年）提出疟疾是通过蚊子传播的，以后证实传播疟疾的蚊子是疟蚊。此外常见的热带病还有睡眠病，在非洲流行广泛，以后发现这种病的病原体叫冈比亚锥虫。1901 年福德（R. Forde）发现睡眠病患者的血液中含有的病原体为冈比亚锥虫，1903 年布鲁斯（D. Bruce）等人确定采采蝇是睡眠病的传播媒介。

19 世纪末至 20 世纪初，大部分致病细菌和病毒已被人类发现。在人们的努力下，许多病原微生物引起的疾病得到了有效的控制。然而在 20 世纪 70 年代中期后，随着军团病、艾滋病、莱姆病、埃博拉出血热、西尼罗病毒病以及最近出现的SARS等新传染病的出现，一些新的病原体又被陆续发现。环境的变化、交通的便利增加了病原体在世界范围内传播的机会和速度，也不能排除恐怖分子用生物武器人为制造致命病毒的威胁。病原微生物对人类的挑战永无休止，我们不能放松警惕。

今天对传染病的认识已不局限于研究特异性病原体导致的传染病，还包括条件致病菌造成的传染病，可以说完成了对传染病认识的一次革命。进入20世纪90年代，美国的科学家已经注意到这个问题，如美国的“疾病控制中心”（Center for Disease Control）改名为“疾病控制和预防中心（Center for Disease Control and Prevention）”，并成为政府的正式机构，标志着对疾病预防认识的深化和提高，也是当前控制传染病流行的需要。

自从1928年弗莱明在实验室中分离出青霉素以来，人类和细菌就开始了一场竞赛，这是一场领先者不断变化的比赛。在青霉素广泛使用以后的第5年，医师们发现了不易被青霉素攻破的葡萄球菌，而医药学家们又发现了新的抗生素，这些新的抗生素再一次控制了细菌，但是后来出现了能够抵抗最新药物的细菌突变体。20世纪80年代以前，人们认为已经征服了几乎所有的传染病，但是医学界宣布胜利还是太早了。如今每一种致病的细菌都有几种突变体，能够对许多种抗生素产生抗药性，例如，目前，全球因结核病死亡的人数近300万，现在由耐药结核菌株引起的结核病占新病例的七分之一。

细菌在耐药方面的进化符合达尔文的进化论，正如羚羊为了逃避狮子的追捕，而一代更比一代跑得快，细菌为了避免被抗生素消灭，耐药细菌也越来越多。突变体不仅可将细菌的抗病基因传给后代（一个细菌可在24小时留下约1677万个后代），而且还可影响到其他细菌。总之，抗生素的使用引起了生物学史上史无前例的进化和改变。

传统的与人类机体有关的微生物学是以研究病原学的观点为指导思想，已有100多年的历史。长期以来，人们只看到微生物的致病作用，没看到微生物的生理作用。近几年由于微生物学的发展，人们逐渐认识到正常微生物存在的普遍性、必需性和重要性。从本质上看，在正常情况下微生物对人体是有益的、必需的，致病性是偶然的。有学者从生态学出发研究人体与微生物的生态平衡和失调作用，提出防病治病的目的应是扶正祛邪、校正生态失调、保持生态平衡的观点。微生物的致病性取决于宿主、环境和微生物自身三个方面。抗菌直接消灭病原菌，同时也消灭了正常的微生物菌群，而现在的观点是一方面是设法培养自身的抗体，另一方面借助正常生物菌群之间的拮抗作用间接消灭病原菌，也正是中医所说的“扶正祛邪”观点的一部分。传染病的新动态和对致病细菌的新认识也说明过去单纯重视外因的观点是不正确的，外因通过内因才起作用，在对传染病认识的过程中更证明了这个哲学观点的正确性，单纯的外因论是不能正确解决疾病问题的。

二、维生素的发现与对病因认识的深化

维生素的发现是20世纪医学发展的重大成就。维生素不仅是维持机体健全所必需的一类低分子有机化合物，而且作为某些系统中的重要组成部分，在机体代谢中起着重要作用。由于维生素大部分不能在体内合成，必须由食物供给，如果供给不足就会发生诸如坏血病、脚气病、夜盲症、巨红细胞性贫血等疾病。维生素可分为脂溶性维生素和水溶性维生素两大类。脂溶性维生素有维生素A、维生素D、维生素E、维生素K；水溶性维生素包括维生素B_1、维生素B_2、维生素B_6、维生素B_{12}、泛酸、烟酸、生物素、叶酸、胆碱、维生素C。维生素的发现使人类认识到另外一种与感染性疾病的病因迥异的疾病——营养缺乏性疾病，使医学界对人类疾病的发病机制的认识又深化了一步。此外，维生素的发现还促进了营养学的迅速发展，对增强人类体质、增进健康产生了巨大的推动作用。

历史上早就有对各种维生素缺乏症的描述和记载。如公元7世纪，我国《诸病源候论》一

书记载了“雀目”症。在孙思邈所著的《千金要方》中记述用猪肝治疗夜盲。脚气病是以大米为主要食物的国家的常见病。《千金要方》还记载了用谷白皮（米糠水）治脚气病。18 世纪中叶，苏格兰医生林德（J. Lind，1716—1794 年）发现食用柑橘和柠檬能治疗航海中船员经常发生的坏血病（维生素 C 缺乏症）。一个世纪以后，1891 年日本海军高木兼宽将军由于让他的船队从单调地吃大米改为更多样的膳食而避免了脚气病的发生。20 世纪初，由于生理学和生物化学的进步，人们已经知道蛋白质形成细胞组织，碳水化合物和脂肪供给人体所消耗的能量，矿物质形成骨骼，认为这四种物质是维持生命的必需物质。1888 年兰宁（Lunin）指出仅仅喂酪蛋白、乳脂、乳糖及乳渣不能使试验中的小白鼠生长，而且在几个星期后小白鼠死亡，然而，当时无人相信这一看法。

1895 年，艾克曼（C. Eijkman，1858—1930 年）被荷兰政府委派到荷属东印度的殖民地去调查脚气病的原因。由于当时巴斯德的细菌理论已得到普遍承认，艾克曼设想脚气病也是一种细菌引起的疾病。由于偶然的原因，饲养人员用精白米喂鸡，结果鸡都得了脚气病，而换用通常的饲料后，鸡的脚气病不治而愈。艾克曼注意到这个情况，亲自用鸡做实验。最后证实脚气病是由于吃了去稻壳的精白米而引起的。稻壳中有一种可以防止生脚气病的物质，但是他没有把这种未知物质分离鉴定出来。

1906 年，英国生物化学家霍普金斯（F. Hopkins，1861—1947 年）通过实验发现仅用蛋白质、碳水化合物和脂肪老鼠不能维持生命。1912 年试验仅用酪蛋白、蔗糖、淀粉、猪油和盐喂老鼠，不久老鼠即发育停止而死亡。但是如每天加入少量牛乳喂老鼠，则老鼠发育极好，因此他认为牛奶中存在一种“辅助的食物因子”。艾克曼和霍普金斯的工作确认食物中含有某些对生命必需的微量物质。

从食物中分离出上述微量的物质是维生素研究的真正开始。1912 年，日本的生化学家铃木岛村和大岳从稻米壳中提取出一种抗脚气病的物质。同年波兰出身的美国化学家冯克（C. Funk，1884—1967 年）从一吨稻壳中提炼了 16 盎司（1 盎司 =28.35 克）的结晶粗制品。从酵母中也可以制备出同样的化合物。由于这种化合物被证明是一种胺，冯克就将它命名为生命胺（Vitamine）。

1913 年，美国化学家麦科勒姆（E. McCollum，1879 年—）和戴维斯（M. Davis）在黄油和蛋黄中发现了另一种生命必需的脂溶性微量因子。麦科勒姆把它叫做“脂溶性物 A”，而把抗脚气病因子叫做“水溶性物 B”。1920 年英国生化学家德拉蒙德（J. Drummond）将这两个名词改为维生素 A（vitamin A）和维生素 B（vitamin B）。

自此，维生素的研究取得巨大进展。1913 年麦科勒姆报告用奶油、蛋白和鱼肝油治愈了眼干燥症。1929 年英国生化学家穆尔（T. Moore）用含胡萝卜素的食物喂养大鼠，发现肝内贮藏有维生素 A，由此知道胡萝卜素可以转变为维生素 A。1937 年美国化学家霍姆斯（H. Holmes）从鱼肝油中得到维生素 A 的晶体。1938 年美国的沃尔德（G. Wald）证明食物中维生素 A 缺乏会导致视黄醛供应不足，使视网膜上视紫红质含量降低，从而产生夜盲。

1930 年人们知道维生素 B 是包含多种成分的一种复合体，按字母排列从 B_1 到 B_{14}，然而其中有些被证明不属于维生素，还有一些 B 族维生素是以化学名称来命名的。常见的 B 族维生素包括维生素 B_1、B_2、B_6、B_{12} 和泛酸、烟酸、叶酸和生物素等。维生素 B_1 是由艾克曼发现的，缺乏维生素 B_1 能引起脚气病。1933 年，美国化学家威廉斯（R. Williams）经过 20 年的艰苦研究，分离得到维生素 B_1，并阐明了其化学结构。因其含有硫原子，又称为“硫胺”。1936 年，威廉斯和克莱因（Cline）合成了硫胺。本世纪初惠普尔（G. Whipple，1878—1976 年）发现促使实验狗制造血红蛋白速度增快的食物是肝。1926 年，波士顿的医生迈诺特（G. Minot，1885—1950 年）和墨菲（W. Murphy，1892 年—）给患者吃动物肝脏，治愈了恶性贫血。1948 年立克斯（Riekes）等从肝浓缩液中分离出微量的红色结晶化合物维生素 B_{12}。1955 年，英国化学家霍奇金（D. Hodgkin，1910 年—）测定了维生素 B_{12} 的结构。随后美国的伍德沃德历时 11 年之久，合成了维生素 B_{12}。

维生素 C 又称抗坏血酸，维生素 C 有多种作用。1928 年美国化学家圣·乔其（A. Szecnt—Gyorgyi，1893—1986 年）从卷心菜中分离得维生素 C。1933 年美国匹兹堡大学的金（C. King）确定了维生素 C 的结构。20 世纪 70 年代有人报道维生素 C 能预防和治疗动脉硬化症以及能降低血液中胆固醇含量，并有防治感冒和预防癌症的功效。美国化学家鲍林（L. Pauling）著文说明用大量维生素能防治感冒，于是全世界维生素 C 销售量猛增。但也有人提出异议，认为过量服用维生素 C 会造成贫血，如果一旦停用，或仅服用普通剂量，也可能得维生素 C 缺乏症。

维生素 D 的主要作用是促进钙的吸收及骨骼形成。1913 年，美国的麦科勒姆及其同事在鱼肝油中发现了维生素 D。1921 年麦科勒姆指出，即使食物中缺乏维生素 D，如果经常晒太阳也不会患佝偻病。1926 年英国的生物化学家罗森海姆（O. Rosenhelm）和韦伯斯特（T. Webster）发现阳光能将钙化醇转变为维生素 D。

三、血型的发现与输血

输血的方法在 18 世纪已有人考虑过，当时是把动物的血输入人体，当然不可能成功。后来有人大胆地进行人体之间的血液输入，有时能获得成功，有时则造成受血者突然死亡。直到 20 世纪初，人类才解决了输血问题。

1901 年美籍奥地利人兰德茨坦纳（K. Landstemer，1868—1943 年）发现了血型，认识到人体存在三种不同的血型，即 A 型、O 型和 B 型。1902 年他又发现了 AB 型血型。兰德茨坦纳指出不同血型的人相互输血可能会造成凝血现象，导致死亡；O 型血的人给别人输血，却很少发生凝集现象；AB 型血的人，无论接受 A 型、B 型还是 O 型人输的血，都不会发生凝集现象；如果 AB 型血的人把血输给 A 型、B 型或 O 型血的人，则都会出现凝集现象。兰德茨坦纳的发现为输血安全奠定了基础。

最早把兰德茨坦纳的血型理论用于指导临床输血的人是卡雷尔（A. Carrel，1873—1944 年）。1906 年他曾把输血者的动脉连接在受血者的静脉上，获得了成功。1914 年其他一些学者发现在血液凝集时，如果加入枸橼酸钠就可防止血液凝固。由此人们引申出一种新的输血方法——间接输血法，也就是把血抽出后注入到容器里，然后加入枸橼酸钠，再把血液输入到受血者体内。枸橼酸钠的抗凝作用解决了血液储藏问题，前苏联、美国等国家根据这一原理先后建立了血库。1937 年列宁格勒输血研究所和美国芝加哥的医院中都有自己的血库。20 世纪 40 年代以后，血库在许多国家普遍建立，通常采用分型的血液加入柠檬酸葡萄糖的混合物，在冷藏的条件下保存血液的方法，储备血液以供急用。第二次世界大战中，出于救治伤员的需要，输血技术被广泛采用。

四、激素的发现与现代内分泌学的发展

内分泌生理学是 20 世纪建立和发展的新领域，其所取得的一系列成果为机体功能调节理论的丰富和发展提供了重要依据。随着现代科学技术的发展和引入，内分泌领域的研究进展成为医学科学的前沿领域之一。

（一）激素的发现

内分泌学的建立起源于对人体内各种激素的发现与研究。1902 年，英国生理学家贝利斯（W. Bayliss，1860—1924 年）和斯塔林（E. Staling，1866—1927 年）首先从小肠黏膜提取液中发现了一种能够促使胰分泌的微量物质，即促胰激素，从此揭开了对这类微量物质研究的序

幕，也正是这两位科学家最早采用了“激素”（hormone）一词。

1895 年，德国化学家鲍曼（E. Baumann，1846—1896 年）发现甲状腺内有一种含碘的有机化合物。1914 年，美国的生化学家肯德尔（E. Kendall，1886—1972 年）经过多年的工作，从数吨牛的甲状腺体中分离并提取出 0.23 克含有 65% 碘的结晶物质，称之为甲状腺素。不久，甲状腺素的功能也被阐明。1926 年，英国生化学家哈林顿（C. Harington，1897—1972 年）进一步分析出它的化学成分是酪氨酸的衍生物。1927 年，英国化学家巴杰（G. Barger，1878—1939 年）又成功地人工合成了甲状腺素。甲状腺素成为日后临床治疗甲状腺功能减退的有效制剂。

1899 年，德国医生冯・梅林（Joseph von Mering，1849—1908 年）和俄国出生的同行明可夫斯基（O. Minkowsky，1858—1931 年）通过对狗的实验证实胰功能的低下与糖尿病密切相关。1909 年，法国生理学家梅耶尔（J. Meyer，1878—1934 年）将推测的胰腺激素命名为“胰岛素”。1920 年，加拿大学者班丁（F. Banting，1891—1941 年）（图 6-5）在多伦多大学的英籍生理学家麦克劳德（J. Macleod，1876—1935 年）的帮助和指导下，与另外两位助手贝斯特（C. Best，1899—1978 年）和柯利普（J. Collip）一起对胰岛素进行了提取、鉴定和制备。此后，又经美国生化学家艾贝尔（J. Abel，1857—1938 年）等人的努力，对胰岛素进行了结晶。20 世纪 50 年代到 60 年代，人们又对胰岛素进行了氨基酸序列分析和人工合成的研究工作。1945 年，英国的生化学家桑格（F. Sanger，1918 年—）等人开始研究胰岛素的化学结构，经过 10 年努力，1955 年完成了胰岛素所含 51 个氨基酸的序列分析。在胰岛素化学结构确定以后的 10 年，各国科学家都开始致力于人工合成的工作。从 1958 年到 1965 年，中国科学家经过 8 年的艰苦工作，终于第一个成功地人工合成了牛胰岛素。

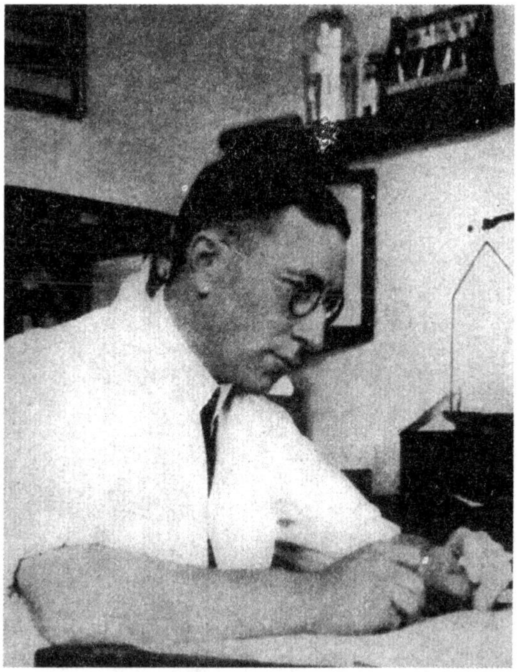

图 6-5　班丁

有关性腺的功能已久为人知，但真正对其有效成分进行提取和分析则是 20 世纪的事。1923 年，美国科学家艾伦（E. Allen，1892—1943 年）和多伊西（E. Doisy，1893—1986 年）在卵泡液中发现了雌激素。此后，人们又在羊水、胎盘和孕妇尿中也发现雌激素的存在。1930 年前后，美国生化学家科克（F. Koch，1876—1948 年）又从睾丸中发现雄激素，从 20 世纪 20—30 年代，对性激素的提取和结晶工作也取得了很大成绩。1929—1930 年，多伊西分离雌激素成功。德国的生化学家布泰南特（A. Butenandt，1903 年—）也几乎在同时提取和纯化了雌激素，这一成就是在极其艰难的情况下取得的。当时的德国政府认为他研究性激素是妖言惑众，下令禁止他的研究活动。但他毫不动摇，没有经费就自己筹措，不能公开就偷着试验。1931 年，他与其合作者应用隔离法从 15 000 升尿中提炼出 15 毫克雄激素。1933 年，他前往波兰的格但斯克研究所讲学，并应聘担任该所所长。1934 年，他在波兰成功提炼了孕酮（黄体酮），为后来试验口服及注射避孕药奠定了基础。布泰南特于 1939 年获诺贝尔化学奖，但由于德国政府的阻挠，他于 1949 年才领到奖金。

20 世纪 30—40 年代是甾体激素研究的鼎盛时期。1855 年，英国医生艾迪生（T. Addison，

1793—1860 年）发现了一种可以导致人多种系统功能紊乱的致死性疾病，后被发现该病与肾上腺皮质功能减退有关，因此称该病为艾迪生病。1927 年，哈特曼（F. Hartman）提取出肾上腺皮质激素。从 30 年代起，美国科学家亨奇（P. Hench，1896—1965 年）和肯德尔（EC. Kendall，1886—1972 年）以及瑞士籍波兰学者莱希斯坦（T. Reichstein，1897 年—）等人先后从上千吨的牛肾上腺组织提取和纯化了 30 余种肾上腺皮质激素。到 50 年代，世界上有 9 个重要的实验室从事这方面的研究工作，到 70 年代末 80 年代初，分离出的肾上腺皮质激素已多达 50 余种，其中的可的松、氢化可的松等已被开发为药物，进行临床治疗之用。

对脑垂体作为内分泌腺的研究开始于 20 世纪初，在这方面做出开拓性贡献的是阿根廷科学家豪塞（B. Houssary，1887—1971 年）。1907 年，当他还在大学攻读学位的时候，就对研究脑垂体产生了兴趣。1911 年，豪塞关于脑垂体激素对动物新陈代谢影响的博士学位论文被评为当时该领域水平最高的研究和总结。1923 年，在加拿大的斑廷和麦克劳德发现胰岛素的第二年，豪塞进行了一系列与垂体功能研究相关的实验。他采用手术方法先后摘除了狗和蟾蜍的脑垂体，发现均产生类似切除肾上腺的效应。在实验中，他先将试验狗的胰腺摘除，使狗引起糖尿病，再切除病狗的垂体或腺垂体（即垂体前叶），则狗的糖尿病得到缓解，再注入足够量的脑垂体提取液，又引起糖尿病。豪塞的上述实验证明了垂体必定分泌某些物质，调节和控制着其他激素的分泌。从 20 世纪 20 年代，人们开始尝试提取垂体分泌的各种激素，但由于垂体太小，所含激素量极少，为提取工作带来很大困难。1943 年，美籍中国生化学家李卓浩（1913—1987 年）和美国学者埃文斯（H. Evans，1882—1971 年）等从上万个垂体中提取出促肾上腺皮质激素，大大促进了该领域的工作。

在激素的发现中，最激动人心的是 20 世纪后半叶对神经激素的认识。20 世纪前半叶，人们一度认为脑垂体是调控体内各种激素分泌的中枢，但也有人对此有不同的看法，如 1939 年英国内分泌学家哈里斯（G. Harris）在发现垂体门脉系统后，曾提出下丘脑可能产生某些化学物质，并经门脉系统输送到垂体，以控制其功能的假说。自 1954 年起，美籍法国生化学家吉尔曼（R. Guillemin，1924 年—）等用组织培养法证实了脑垂体前叶只有与下丘脑的提取物一起培养时，才会产生促肾上腺皮质激素。此后，对下丘脑产生的这类对激素分泌起调节作用的物质的分离工作开始进行。1957 年，美籍波兰生化学家沙利（A. Schally，1926 年—）与吉尔曼合作了 5 年，认识到下丘脑的激素含量极小。1962 年他们分道扬镳，开始领导各自的实验室进行激素的分离工作。到 1968 年，吉尔曼的实验室共动用了 530 多万头羊，提取了重达近 50 吨的羊脑组织，最后分离得到 1 毫克促甲状腺素释放因子。自 1969 年起，沙利实验室集中精力分离促黄体素释放素，他们分离了近 30 万头猪的下丘脑，但只得到了 11 毫克极微量的促黄体素释放素。不久，他们请到了两位客座日本化学家，在他们的帮助下，通过使用新的分析方法，终于鉴定了促黄体素释放素的化学结构。到 1976 年，经过 20 多年的奋斗，吉尔曼和沙利两个实验室在前后几十位科学家的参与下，共分离、鉴定了三种神经激素，即促甲状腺素释放因子、促黄体素释放素和生长激素释放抑制素。他们终于获得了这一来之不易的成功。

（二）现代内分泌理论的建立和发展

20 世纪，在内分泌学领域，伴随着对各类激素的发现和鉴定，有关内分泌在人体功能调节方面的理论概念也不断地更新和完善。

1．化学信使理论概念的提出　1902—1905 年，英国科学家贝利斯（Bayliss）和斯塔林（Starling）自小肠黏膜提取液中发现了促胰液素，同时深入研究了这种分泌物质的作用方式，证明了在没有神经系统参与的情况下，胰通过分泌激素实行对机体的化学调节，并进一步推论，人体中某些腺体可释放化学因子，此类因子进入血液循环并远距离调节靶器官和组织。这一推论首次明确提出了激素在人体中起化学信使作用的理论概念；从而使人们认识到激素是调控人体各种生理功能的重要微量化学物质，内分泌系统是除神经系统之外另一调控人体功能的重要系统，从而激发了人们进一步研究这一系统的热情。

2．激素作用理论的进一步发展　在贝利斯和斯塔林提出“激素”概念时，他们只观察到激素的激活作用。1915 年，阿奇博尔德（Archibald）曾预言“将会发现兴奋性和抑制性两种类别的激素”，这就意味着激素对人体各种生理功能的调节存在正、负两种作用方式，这一有关激素调节功能的理论假说很快就被一系列的研究发现所证实。当然，抑制作用不是通过所谓抑制激素，而是通过负反馈作用来实现的。20 世纪 60 年代发现的神经激素的调节作用就是十分生动的例证。

3．神经内分泌概念的确立　传统上，人们一直认为神经系统与内分泌系统是两个并无关系的截然有别的部分。神经细胞通过电冲动传递着电信息，而激素则是通过血液循环以化学递质的方式传递着化学信息。1928 年，这一传统概念被中国学者朱鹤年打破。他在研究美洲袋鼠时，首次提出室旁核具有内分泌特征。德国学者沙勒（E. Scharrer）也证实神经元可分泌激素，并于 1954 年著《神经分泌》一书，于是产生了神经内分泌（neuroendocrine）的新概念。然而，神经内分泌理论真正的确立是在 50 年代到 60 年代对人体下丘脑神经激素的揭示，为此而做出重要贡献的两位学者吉尔曼和沙利也荣获 1977 年度诺贝尔生理学或医学奖。

4．第二信使学说的阐明　1956 年，美国科学家萨瑟兰（E. Sutherland，1915—1974 年）在从事与糖代谢有关的酶和激素的研究中发现了环腺苷酸（cAMP）。1958 年，他进一步确定了该物质的结构式。同年，华盛顿大学的李普金（美籍华裔）成功地进行了化学合成，验证了这一结果。1957—1962 年，萨瑟兰等人发表了一系列研究报告，对 cAMP 在激素调节过程中的作用进行了深入探讨，提出了第二信使理论，继而从分子水平上阐明了激素的作用机制。萨瑟兰也因此荣获 1971 年度诺贝尔生理学或医学奖。

5．异位内分泌现象的阐释　20 世纪初，有人已观察到异位内分泌现象。1928 年，布朗（W. Brown）发现患支气管肺癌的女性患者出现男性汗毛增生及糖尿；1931 年，莱顿（O. Leyton）报告患胸腺癌的 11 岁男童伴有后来称之为库欣综合征的一系列性早熟和糖尿病的症状。

1932 年，著名神经外科医师库欣（H. Cushing，1869—1939 年）详细描述了库欣综合征。此后，人们不断地发现肿瘤与库欣综合征有密切关系。直到 60 年代，由内分泌学家利德尔（G. Liddle）和米多尔（C. Meador）等人进行的大量实验证明：两者的关系是肿瘤并发库欣综合征，而不是库欣综合征好发肿瘤，其原因是肿瘤组织可以分泌促肾上腺皮质激素，从而刺激肾上腺增生并分泌大量糖皮质激素。1963 年，利德尔等总结了前人的观察和自己的实验研究，详细阐明了上述关系，并首次提出了异位内分泌的理论概念，从此为内分泌学研究又开辟了一个新的领域。

6．激素分泌与输送的多方式、多途径理论　自 20 世纪 50 年代以来，随着内分泌学研究领域的不断扩大，又派生出旁分泌、自分泌、胞内分泌以及循环分泌等新的分支，以往对激素的认识已被新的研究成果不断打破。1962 年，皮尔斯（A. Pearse）等研究了神经内分泌中的胺前质摄取与脱羧（amine precusor uptake decarboxycation，APUD），提出了弥漫性内分泌的概念。1981 年，日本学者宫坂（K. Miyasaka）报道胰腺酶也可透过细胞基质和侧膜，进入细胞间隙，进而弥散入血，因此有人称内分泌学进入了弥散内分泌学新时期。1980 年，特拉克（N. Track）等人证实胃泌素、胰多肽等胃肠激素除进入血液循环外，也可沿细胞间隙释放到胃肠道里，因此，提出了内、外分泌并存的概念。现代科学已经证明，内分泌与外分泌之间没有不可逾越的鸿沟，这已是不争的事实，此外，现代内分泌学的进展还证明：传统上一直认为不可能有分泌功能的一些组织和器官具有分泌激素的能力。20 世纪 70 年代末 80 年代初发现的心钠素，是继肿瘤组织和神经组织被发现分泌激素之后，又一个突破性的发现。经典理论认为心脏只是一个动力泵，但 1979 年，加拿大病理学家迪・博尔德（de Bold）根据形态学研究的一些成果设计实施于一系列实验，无可辩驳地证明了心房组织存在一种利尿、利钠的因子。1983

年，博尔德终于从大鼠的心房组织中分离、纯化出心钠素。1984年，美国、日本及加拿大的科学家又从人的心房组织中分离、纯化出心钠素，同年又成功地进行了人工合成。这一切都说明激素分泌的现代理论在不停地更新发展，一个多方式、多途径的激素分泌、输送的新理论体系在逐渐丰富起来。

五、免疫学的发展

早在16世纪我国就发明了人痘苗预防天花，1789年英国医师贞纳又发明了牛痘苗，为预防传染病提出了人工免疫的可能性。19世纪80年代，巴斯德减毒菌苗的发明为实验免疫学建立了基础。20世纪后，一系列预防菌苗研制成功，对于控制许多传染病取得良好效果。在20世纪初期得到推广的是血清疗法，20世纪中后期比较引人注意的是脊髓灰质炎疫苗和乙肝疫苗被研制出来。

19世纪90年代贝林（E. Behring，1854—1917年）和北里柴三郎（1852—1917年）又将被动免疫法用于临床。但在免疫学发展的过程中，由于抗感染免疫概念的影响，使人们对机体免疫性的认识存在很大的片面性。1907年多纳特（Donath）和兰德茨坦纳（Landsteiner）在阵发性血红蛋白尿患者身上发现了抗自身红细胞的抗体。1938年多梅什克（Domeshek）发现自身溶血性贫血时，提出自身免疫可能是极为平常的现象。1942年孔斯（Coons）发明了免疫荧光技术之后，可以证明患者血清内自身抗体的存在。自1945年免疫耐受现象被发现之后，免疫学逐渐从抗感染免疫的经典概念中解脱出来。

1945年欧文（Owen）发现自异卵双生的两只小牛个体内存在着抗原性不同的两种血型红细胞，称之为血型细胞镶嵌现象。这种不同型血细胞在彼此体内互不引起免疫反应的现象称为天然耐受。同时他提出一个重要问题，为什么在胚胎期接受异型抗原刺激，不引起免疫反应而产生免疫耐受现象呢？1949年伯纳特（Burnet）从生物学角度提出一种假说，认为宿主淋巴细胞有识别自己和非己的能力。1953年麦德维尔（Medawer）用遗传系不同的纯系小鼠的淋巴细胞注入另一纯系胚胎鼠内，小鼠出生后可接受供体的皮肤移植，不产生移植排斥现象，成功地进行了人工诱导耐受实验。自此，经典免疫学的观点受到严峻挑战。1958年伯纳特在人工诱导耐受成功的启发下，又提出关于抗体形成的细胞系选择学说，其基本观点是把免疫耐受现象建立在生物学基础上。但是免疫耐受现象为更复杂的机制所引起，不只是免疫细胞系被排除，因此近年来又提出一些对其进行修正或在内容上发生重大变化的学说。

1956年怀特贝克（Whitebeky）建立了多种自身免疫损伤的动物模型。50年代发现胸腺与免疫有关，免疫球蛋白的结构也得到阐明；1965年克莱因（Klein）和怀特（White）发现了淋巴细胞和B淋巴细胞；1966年克莱曼（H. Claman）和他的同事证明必须借助这两种细胞的合作才能产生抗体，这一事实说明细胞免疫和体液免疫共同构成机体的免疫系统；1975年英国剑桥大学的科赫尔（Kohher）和米勒斯特（Milstein）发明了制备单克隆抗体的方法，为免疫学开辟了广泛的前景。这些成果以及从天然耐受现象的发现到细胞选择学说的提出，使免疫学从抗感染免疫的概念发展为生物机体对自己与非己的识别，阐明了免疫抗体的多样性来源于免疫细胞基因的多样性和可变性，免疫系统与神经、内分泌系统内的递质、激素、免疫因子、受体等大分子密切相关，从而对人体的整体功能达到了更深刻的认识，免疫学已经成为影响生物学与医学的重要基础学科之一。1971年，世界免疫学会一致认为免疫学应从生物学中分离出来，独立成科，它包括免疫化学、免疫生物学、免疫遗传学、免疫病理学、临床免疫学、肿瘤免疫学和移植免疫学等。

第四节　中国现代医学的发展

1949年中华人民共和国成立后，政府对发展新中国的卫生事业做出了一系列重大决定。1949年9月，中国人民政治协商会议的《共同纲领》第48条规定："提倡国民体育，推广卫生事业，并保护婴儿和儿童的健康"。1950年8月，第一届全国卫生工作会议确定了以"面向工农兵，预防为主，团结中西医"作为发展中国卫生事业的指导方针，体现了新中国卫生工作的基本策略。1952年，在第二届全国卫生工作会议上，国务院总理周恩来总结了1951年反对细菌战而组织的爱国卫生运动的经验，提出了"卫生工作与群众运动相结合"的原则。这样，连同以前三条，形成了指导中国卫生事业发展的四项卫生方针。1953年12月，第三届全国卫生会议总结了新中国成立后卫生工作的经验和教训，强调了团结中西医问题，要求落实党的中医政策，消除轻视和歧视中医的现象。

1949—1966年期间，国家先后召开了关于防疫、妇幼卫生、工业卫生、医学教育等专业性全国会议，颁布了一系列的卫生法规和条例，基本形成了一套符合中国实际的发展卫生事业的方针政策。1966—1976年的"文化大革命"运动阻碍了国家经济和社会发展，也使卫生工作受到严重干扰。党的十一届三中全会后，社会主义现代化建设进入新的历史时期，卫生事业也走上新的发展道路。1979年制定了新时期卫生工作的具体方针和任务：第一，预防为主的方针；第二，坚持中医、西医、中西医结合三支力量都要大力发展、长期并存的方针；第三，卫生工作的重点放在农村，同时做好工矿和城市的医疗卫生工作，解决好八亿农村人口的防病是当前中国医疗卫生工作的重点；第四，加强卫生工作的科学管理、经济管理和行政管理；第五，采取多种形式和途径搞活基层卫生工作。城乡医疗卫生机构可以国家办、企业办、集体办，也允许少数个体开业行医。

改革开放后，我国的卫生事业有了很大发展。随着经济发展、科技进步以及人民生活水平的提高，人民群众对改善卫生服务和提高生活质量的要求也随之增高。1997年2月，中共中央、国务院制定了关于卫生改革与发展的决定，提出了新时期卫生工作的方针：以农村为重点，预防为主，中西医并重，依靠科技与教育，动员全社会参与，为人民健康服务，为社会主义现代化建设服务。2009年，"中共中央国务院关于深化医药卫生体制改革的意见"指出全面启动新一轮医改。改革的基本理念是把基本医疗卫生制度作为公共产品向全民提供，实现人人享有基本医疗卫生服务。

一、现代医疗卫生体系的建立与发展

（一）卫生行政体系及疾病防控体系的建立

卫生行政体系的建立和健全是医疗卫生事业发展的重要保证。中华人民共和国成立后，全国自上而下地组建了各级卫生行政机构。1949年11月1日成立中央人民政府卫生部，1954年11月10日改为中华人民共和国卫生部，领导全国的卫生工作。全国各省、区、市、行政公署、县分别成立了相应卫生行政机构。各级卫生行政管理系统的建立在领导、组织、推动各项卫生工作上起了重要作用。为了有效地发动群众，组织有关部门和地区的力量，开展卫生工作，1952年起在党中央和国务院的直接领导下，首先成立了中央爱国卫生运动委员会。随后中共中央和国务院还相继成立了其他卫生机关，这些部门有：国家计划生育委员会、中共中央地方病防治领导小组、中共中央血吸虫病防治领导小组（中央血防领导小组和地方病领导小组自1985年起撤销，有关防治工作由卫生部直接领导）及国家医药管理局等。1986年12月经国务院批准成立国家中医管理局。2013年卫生部和国家计划生育委员会合并为国家卫生和计划生育委员会。

（二）医疗保健制度

新中国成立不久，在国家机关中实行了公费医疗制度，1952 年起逐步扩大到全体国家工作人员、革命残疾军人、高等学校学生、国家机关退休人员。从 1949 年到 1996 年，全国卫生机构总数从 3670 个发展到 18.88 万个，全国 2000 多个县（旗）普遍建立了医院，55 000 多个乡都有了卫生院，89% 的村建立了卫生室（站）。为了贯彻预防为主的方针，全面开展预防工作，从 1954 年起，全国从省、市到地、县，先后建立起卫生防疫站和妇幼保健系统。这样，一个遍布城乡的医疗预防、卫生防疫、妇幼保健的网络已基本建成。

新中国成立初期，在 2100 多个县里，只有 1300 个县级卫生院，且设备简陋、技术落后。而县以下的广大农村，除了少数开业医生和百余个卫生所外，无任何医疗机构。为了改变农村缺医少药的状况，1950 年起，首先着手建立和健全县（旗、自治县）级医疗卫生机构。从 1953 年起，逐步将县卫生院分立为县医院、县卫生防疫站和县妇幼保健站（所），部分县逐步设立了中医院、县卫生进修学校、药品检验所以及专科防治所，并将县、区、乡的开业医生组织起来，成立联合诊所。在农村培训了卫生员和接生员。在 60 年代末至 70 年代初，形成了以县级卫生机构为中心的县、公社（乡）、大队（村）农村三级医疗保健网。

改革开放以来，我国农村三级保健网经历了整顿、建设、改革、发展、提高的过程。中国农村三级医疗保健网的建立和发展是中国卫生事业的一大创造，它在医疗、防疫、妇幼保健、地方病防治、计划免疫、卫生宣传等各项工作中发挥了巨大作用，为世界卫生组织在广大发展中国家推行初级保健计划提供了有益的经验。然而，1980 年代中期以来，我国农村卫生事业发展缓慢，不能满足广大农民的需要。2005 年国务院开始启动新一轮的医疗改革，在农村地区推行新型农村合作医疗，到 2010 年已经基本覆盖全国农村居民。

总体上看，新中国成立 60 多年以来，我国已从根本上改变了城乡卫生状况，提高了人民的健康水平。居民主要健康指标为：总死亡率从 25‰ 下降到 6.2‰，婴儿死亡率从 200‰ 降到 13‰，平均寿命从 35 岁上升到 73.5 岁，在发展中国家居于前列。

（三）医学教育

旧中国的医学教育事业非常落后，解放时全国高等医药院校仅有 38 所，中等医药学校也只有 124 所，且主要集中在大城市。大多数学校设备简陋，专业甚少。中华人民共和国成立后，政府接管了所有的医药院校，并对原有院校的布局进行了调整。1953—1957 年第一个五年计划期间，全面、系统地进行了教学制度、内容、方法、组织等方面的改革，统一了各级医学教育的培养目标、教学计划和教学大纲。1957 年，全国高等医药院校的专业设置发展到 6 种，中级卫生学校的专业发展到 11 种。1962 年全国高等医药院校已发展到 50 所，中医学院 18 所，医学专科学校 15 所，中级卫生学校 229 所。各级学校结构渐趋完善，学制渐趋统一，教学质量日益提高。十年动乱期间，医学的教育结构和学制被打乱，医学教育遭到严重破坏。“文化大革命”结束之后，医学教育得到恢复并有了新的发展。1978 年医学院校恢复研究生制度，并向国外派出留学人员。1979 年起接受外国留学生。1981 年根据学位条例，正式招收并授予高等医药院校的硕士和博士学位。截至 2012 年，全国共有高等医学院校 200 余所。

（四）医学研究及成果

新中国成立以后，医学科学研究工作发展也很迅速，新建了从中央到地方的一批医学研究机构。全国性最高学术机构为中国医学科学院（1950 年成立中央卫生研究院，1956 年改为中国医学科学院）、中国预防医学科学院（现名为“中国疾病预防控制中心”）及中国中医研究院等。现有医学学术团体 13 个，与医学有关的团体有 25 个。中华医学会于 1915 年成立，是我国最大的医学职业团体。至 2013 年中华医学会已有 83 个专科学会，学会出版了 123 种医学、科普等期刊。此外，全国性的重要医药学术团体还有中国药学会、中华中医药学会、中国中西结合医学会、中国生理学会、中国解剖学会、中国防痨协会、中国生物医学工程学会等，这些学术团体为发展我国的卫生事业、提高医学科学水平、推动各学科的研究起到了积极作用，并与国际学术团体开展了广泛的学术交流。

二、疾病防治的主要成就

中华人民共和国成立以后，医疗卫生事业蓬勃发展。严重危害人民生命和健康的传染病、寄生虫病和地方病得到了有效的控制，各种疾病的诊疗技术有了显著进步，医学研究取得了巨大的成绩，有些领域已步入世界先进行列，中医药与中西医结合事业也得到了极大的发展，成为我国医疗卫生事业的重要组成部分。

（一）疾病防治

旧中国传染病、地方病危害十分严重，其中天花、霍乱、鼠疫、血吸虫病、疟疾、性病及结核病尤为猖獗。新中国成立初期，西方一些人士曾断言，疾病问题将是人民政府难以解决的严重困难之一。然而，在我国政府和广大医务人员的共同努力下，贯彻“预防为主”方针，采取专业队伍与群众相结合，防治与科研相结合的原则，从而在短期内消灭或者基本消火了霍乱、天花，控制了人间鼠疫、斑疹伤寒、性病及五大寄生虫病（血吸虫病、疟疾、丝虫病、黑热病和钩虫病），有效地降低了各类儿童传染病、地方病的发病率及病死率。

血吸虫病在中国已有两千多年的流行历史，新中国成立初期流行范围达200多万平方公里，波及12个省、自治区、市的348个县，患者达1100万以上。1950年毛泽东发出“一定要消灭血吸虫病”的号召，中共中央成立血吸虫病防治领导小组，加强各级党委对血吸虫防治的领导（图6-6）。以专业血吸虫防治队伍为骨干，在广大群众积极参加和有关部门的密切配合下，经过长期不懈的努力，取得了巨大成绩，并促进了其他寄生虫病的防治和研究工作。

疟疾在新中国成立初期每年发病人数约有3000万，流行县、市达1800多个。经30余年的防治，发病率已大大下降，重点流行省、区（如苏、鲁、豫、鄂及华南诸省）的发病率大多下降至1‰以下。此外，丝虫病、钩虫病、黑热病等的感染率显著下降，有的已基本消灭。

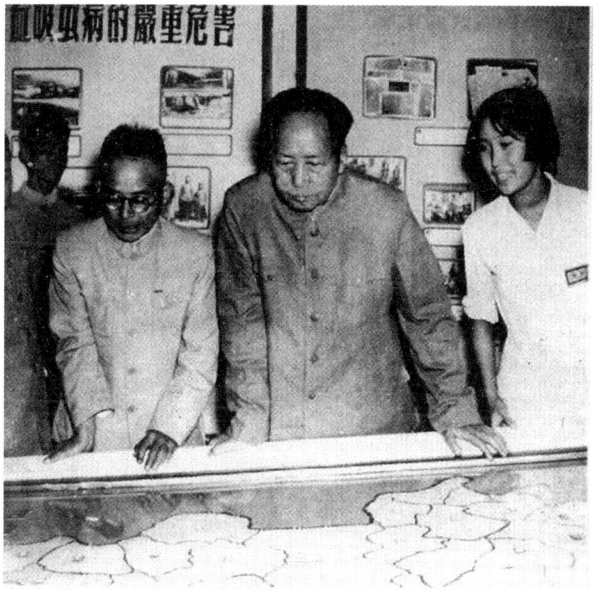

图6-6　毛泽东参观血吸虫防治展览

我国有70余种地方病（指局限在某些地区发生的疾病），危害严重且影响较大的有：克山病、大骨节病、地方性甲状腺肿、地方性克汀病和地方性氟中毒等。新中国成立后，国家把地方病的防治研究列为卫生工作的重点，1960年成立北方防治地方病领导小组（1981年改称防治地方病领导小组），流行区的省、市、自治区及州、县、旗均设立了相应机构。经过多年努力，我国的地方性甲状腺肿已被基本控制和消灭，基本查明了克山病的流行范围和人群发病特点，发病率已明显降低。大骨节病、地方性氟病等的控制也取得了良好效果。

新中国成立后，儿童传染病的防治取得了巨大成就。1960年起，我国先后研制成了脊髓灰质炎减毒活疫苗和麻疹减毒活疫苗。进入70年代，在全国推广使用、实施计划接种，1981年，我国加入世界卫生组织全球扩大免疫规划，所用制品包括麻疹疫苗、脊髓灰质炎疫苗、卡介苗、白百破混合制品（白喉类毒素、百日咳菌苗、破伤风类毒素）。经1982年冷链试点，1985年起执行第二期冷链计划，到1986年已在3亿人口的地区普遍施行，使儿童相应传染病的发病率明显下降。

病毒性肝炎是我国重点防治的传染病，疫苗接种是控制病毒性肝炎的一种有效措施。1981年我国开始研制乙肝疫苗，1985年获得成功。由于血源性疫苗产量有限、价格较贵且有潜在的安全隐患，医学家们正在探索疫苗制备的新途径，如基因工程疫苗、多肽疫苗等。

新中国成立初期，由于急性传染病、结核病及寄生虫病等的发病率、死亡率较高，相对而言，心血管疾病及肿瘤处于次要地位。40年后，经过大规模的除害灭病工作，人民生活改善，使急、慢性传染病逐步得到控制，病死率降低，而心血管疾病和肿瘤的患病率及死亡率相对上升，全国人口的死因构成也发生了很大变化，过去以传染病、寄生虫病以及新生儿、婴幼儿疾病为主要死因，现逐渐转变为以脑血管疾病、恶性肿瘤、心脏病为主。据1996年卫生部卫生统计信息中心的死因分析，城市居民的前三位死因是：脑血管病、恶性肿瘤和心脏病；农村居民的死因顺位是：呼吸系统疾病、脑血管病、恶性肿瘤。

70年代以后，我国已开始重视疾病谱和死亡率的变化及其对医疗卫生工作的影响，先后开展了对脑血管病、癌症、心血管病的调查，基本摸清了我国15种常见恶性肿瘤的发病情况，绘制出《中华人民共和国恶性肿瘤地图集》，反映了占世界人口1/4的中国恶性肿瘤的分布情况，受到国际重视。我国通过对心脑血管疾病的普查，明确了各种心脏病的构成发生明显变化，风湿性心脏病的发病率已明显降低，而冠状动脉粥样硬化性心脏病的发病率则显著升高。

（二）医学技术的发展

随着医学技术的迅速发展，疾病的诊断、治疗水平也有了大幅度的提高，如1978年采用标记抗原参入火箭电泳自显影技术进行肝癌的早期诊断，获得了较好效果。80年代后，各种高新技术的诊断仪器设备应用于临床，提高了临床诊断的准确性，如CT、MRI。20世纪80年代中期开展起来的基因诊断技术发展迅速，从遗传病扩大到对传染源、恶性肿瘤及其他疾病的诊断，临床上应用聚合酶链反应技术进行基因诊断已成为常规。

1．外科学的成就　我国临床外科的进展很快，特别是断指再植和大面积烧伤治疗方面处于世界领先地位。自1958年上海瑞金医院抢救烧伤面积为89%、Ⅲ度烧伤面积为23%的患者后，即突破了以往烧伤面积超过80%即不能抢救存活的旧框框，并在休克的防治、烧伤感染与免疫、创面处理与皮肤保存、营养与代谢等方面积累了宝贵的临床经验。1963年上海第六人民医院陈中伟等成功地接活1例完全断离的右前臂，首次报道了断肢再植的成功经验。断肢再植对显微外科的发展起了推动作用，显微外科的发展又推动了临床各科的发展。现在显微外科已被广泛地应用于整形外科、骨科、眼科、神经外科、心血管外科、泌尿外科、普外科、胸外科、妇产科和肿瘤外科，使许多在肉眼下不能进行的手术取得成功。现在我国已成功地进行了断指（趾）、肢体病段切除再植、游离皮瓣移植、游离肌肉移植、游离带血管和带骨移植、游离大网膜移植、骨髓移植、各种修复再造等。1984 年上海市第六人民医院骨科创造性地施行了桥式交叉游离腓骨和游离背阔肌组合一期修复左胫骨骨缺损和皮肤缺损，这种不同组织相结合的治疗新技术为我国创伤外科大块复合组织缺损的治疗开辟了新途径，使我国显微外科从单个组织移植发展到组合移植的新阶段。

20 世纪 70 年代末，我国已开始器官移植工作，虽然时间上晚于其他国家，但发展十分迅速，目前，国际上所有类型的器官移植我国都能施行，移植存活率也不断上升。1992 年，哈尔滨医科大学成功施行心肺移植。90 年代以后，腹腔镜手术在我国相继开展起来。由于腹腔镜手术具有切口不明显、患者痛苦较小、术后恢复较快等特点，因而具有广泛的发展前景。目前我国的腹腔镜手术已被应用于腹部外科、泌尿外科、妇产科等领域，胸腔镜手术也被应用于临床。

2．其他临床学科的成就　近年来，我国妇产科学增加了不少新的内容，目前除原来的产科和妇科临床工作外，又增添了计划生育、优生学、围产医学、防癌普查以及两病（子宫脱垂和尿瘘）防治等很多新内容。妇科病的普查使宫颈癌的患病率有了明显的下降，两病基本得到了控制，70 年代围产医学的建立是产科最大的进展，这是提高人口素质和做好优生的一项极为重要的措施。1977 年建立了产前或遗传咨询门诊，有效地减少了畸形儿的出生，妇科肿瘤和功能性疾病在诊断和中草药的应用方面也取得了不少成绩。1984 年，上海第二医学院首次利用人工授精技术治疗不育症取得成功。此后，国内有 17 个省、市开展了此项技术，11 个省、市建立了精子库。1984 年，北京医科大学（今北京大学医学部）开展了体外授精技术的研究。1985 年我国第一例试管婴儿在北京大学第三临床医院降生，显示了我国生殖技术已步入世界先进行列。生育控制技术是国家重点发展项目之一。1972 年，上海研制成功 V 形宫内节育器，这种宫内节育器使用方便、避孕效果好。1982 年，非甾体类男用避孕药棉酚投入临床应用，效果亦佳。此外，输精管注射绝育法也为计划生育提供了新途径。

新中国成立前我国儿科学的发展较慢，近些年来发展则较为迅速。在儿童保健方面，由于广泛、有效地开展了儿童保健工作，使婴儿和儿童的死亡率迅速下降。在新生儿疾病方面，由于建立了新生儿的特殊监护，使死亡率明显下降。产前诊断和新生儿遗传代谢病的筛查工作在 70 年代末业已开展，从而对智力低下儿的防治起了重要作用。20 世纪 80 年代以后，产前诊断的技术有了新的发展，提高了诊断水平。

三、医学研究的主要成就

（一）多种疫苗的研制

新中国成立初期，医学研究的重点是解决危害人民健康最严重的各种疾病的技术，如各类疫苗的研制。1957 年，汤飞凡等分离出我国第一株麻疹病毒。20 世纪 50 年代末，医学家们开始研究麻疹的人工自动免疫，于 1964 年筛选出高度减毒的麻疹病毒，可作为麻疹活疫苗。60 年代我国还研制成功脊髓灰质炎疫苗，这些成果为我国控制传染病奠定了基础。

（二）基础医学的研究

20 世纪 70 年代以后，我国的基础医学研究进入蓬勃发展时期，在诸多领域开展了卓有成效的工作。

1．神经科学　神经科学是 70 年代后期发展起来的一门跨学科的高度综合性的学科。它建立在神经解剖学、神经生物学、神经化学、神经药理学、心理学、行为科学以及临床神经病学等学科发展的基础之上。美国神经科学学会对神经科学的定义是：“神经科学是为了了解神经系统内分子水平的、细胞水平的和细胞与细胞之间的变化过程，以及这些过程在中枢神经系统内的整合作用而进行的研究。”

神经系统研究的发展不仅对医学本身，而且对现代先进技术如信息处理加工、计算机、机器人及自动控制系统等领域的理论和设计也有重要影响。我国1979年成立了神经病学研究所，广泛应用各种精密仪器对中枢神经介质和内分泌素进行研究，近年来又研究了与针麻镇痛有关的神经生理。中国科学院上海生理研究所张香桐教授领导的实验室在针麻原理神经机制的研究方面取得重大的突破。实验证明针刺镇痛是通过激发脑内与调节痛觉有关的神经结构，同时发现针刺时还可引起脑内神经递质释放的改变。由于此项业绩，张香桐教授获得茨列休尔德奖金。1984年，中国科学院上海生理研究所视觉生理研究组成功地鉴定了视网膜中接受绿色和蓝色信号的神经细胞，现定名为G/B型水平细胞，这是我国视觉生理研究领域里的一项新进展，它对科学家们进一步了解色觉的机制起到重要的作用。

2．分子生物学　分子生物学在我国虽然起步较晚，但1965年在世界上首先人工合成了胰岛素，并在其晶体结构的研究上走在世界前列。1982年又在该领域取得了重大进展，在世界上首次人工合成转移核糖核酸，标志着我国在人工合成大分子方面居于世界先进行列。经证实，合成的转移核糖核酸结构与天然的核糖核酸完全一致，生物活性高。这项成果为揭示生命本质提供了一个有力的手段。

近年来，我国在基因工程干扰素的研制和临床应用方面也取得了较大的进展。经实验证明，合成的干扰素和自然干扰素一样，具有抗病毒活性和抗肿瘤细胞活性。随着分子生物学的发展，它的影响已渗透入各学科，从而促进学科的研究到了分子水平并相继建立起新的学科分支，如分子生理学、分子病理学、分子免疫学、分子遗传学、分子药理学等的研究在我国陆续展开，并取得了一定的成就，如国家“863”计划已设立了人类重大疾病相关基因的分离、克隆、结构与功能的研究，为疾病防治提供了新的途径。

3．生物医学工程　我国人工器官的研究始于20世纪50年代，如人工血管、人工心肺机、人工肾等。我国对人工心脏的研究始于1966年。早在20世纪60年代，我国就研制了硅橡胶球形瓣膜，植入人体最长已达17年之久。1976年和1977年又分别研制成牛心脏瓣膜和猪主动脉瓣的生物瓣膜，并取得了较好的临床效果，患者症状得到明显改善，瓣膜损毁率、感染率及在不同抗凝条件下血栓栓塞率都很低。我国50年代就开始了人工心肺机的研究，现在已能进行第三代人工心肺机的研究，取得了较大成就，并在临床医疗中发挥了重要作用。我国人工血管的研究始于50年代，以用尼龙和卡普龙制成的人工血管为多。1957年我国用蚕丝研究成独特的真丝人造血管，并取得较好的临床效果。人工血液的研究始于1974年。1980年首次将氟碳化合物代血液试用于临床获得成功，迄今临床已试用数十例，研究工作尚在进行中。我国人工肾研究已有20余年的历史，但多为平板型人工肾，目前在国外已基本被淘汰，改向高效、小型、经济、安全等方向发展。我国自1978年以来人工肾研究也开始向小型化迈进。总之，我国人工器官的研究从无到有，发展至今已有了一定基础，在临床治疗中已取得初步成效。

4．免疫学　新中国成立以来我国贯彻了预防为主的方针，提高了生物制品的质量和数量，很快基本上消灭了许多传染病。随着免疫学不断渗透到各个医学领域，现代免疫学已发展为包括许多新兴学科如免疫化学、免疫生物学、免疫遗传学、免疫病理学、临床免疫学、肿瘤免疫学与移植免疫学等多个分支学科的独立领域。近年来，中国预防医学科学院病毒研究所以我国特有的痘苗病毒天坛株为材料，采用重组DNA技术构建了不同类型的痘苗病毒基因表达载体，并将其用于基因工程疫苗研究，成功地表达了甲型肝炎、乙型肝炎、EB病毒等30多种病毒抗原和免疫活性蛋白，为应用重组痘苗病毒开发生物技术奠定了基础。

（三）预防医学

在贯彻预防为主的方针指导下，国家通过大规模地开展疾病的防治工作，对传染病、地方病、流行病、多发病进行了大量的调查研究与防治，开展了计划免疫，使各种疾病的发病率有了大幅度的下降。在环境卫生、劳动卫生、食品卫生、学校卫生、放射防护及卫生教育等方面做了大量工作。1971—1984年，先后对我国五大水系、177条河流、5个湖泊、6个海湾的水质和 221 个城市的空气质量进行了系统调查，积累了大量数据，为我国的环境保护工作提供了科学依据。

卫生学方面的科研成果是多方面的，全国开展了食品卫生、营养卫生、劳动卫生和职业病、环境卫生和妇幼儿少卫生等方面的研究。在 1973—1975 年，对 29 个省、市、自治区的全部 1800 多万死亡病例情况，对各类死因、死亡率等 10 多万个数据进行了详尽分析，反映了我国人口死因构成及其分布规律，对我国人口健康水平做出了科学的评价，为研究我国人口变动、居民健康发展趋势、卫生事业管理、疾病病因研究及重点疾病的防治提供了重要数据。近年来，预防医学各科工作获得了加强，一些新兴学科蓬勃发展，如社会医学、卫生经济学、卫生管理学、医学社会学等方面都开展了研究工作，填补了我国许多学科的空白，促进了我国医学的全面发展。

（罗长坤　彭　坚　史如松）

第七章　现代医学技术的重大成就

20世纪以来的现代科学技术革命直至目前仍在持续着，已经并正在改变着整个世界的面貌。医学科学在这场革命的带动下，从基础理论研究到临床诊疗各个方面都发生了深刻的变化。近100年来，医学取得的成果比以往任何一个时代都多。本章以20世纪医学领域所取得的重大技术成果为线索，简要地回顾技术对医学发展的影响。

第一节　疾病诊断与治疗上的主要技术进步

一、物理诊断技术的发展

现代科学技术在医学上的应用直接改变着医学各个领域的面貌，特别是一些重大技术成果的引进、应用和推广，为现代医学的发展提供了强大的研究和应用手段，尤其是物理诊断技术获得了飞速发展。

1895年物理学家伦琴发现X线，并指出这种射线的穿透能力强于其他光线。当时伦琴在他的实验室里进行阴极射线的研究，偶然发现了这种射线，由于不清楚射线的本质，故命名为X线（图7-1）。为纪念发现者，后来也称之为伦琴射线。到1912年，德国物理学家劳厄（M. Lanu）作X线晶体衍射时，才发现X线与普通光线具有相同的性质，也是一种电磁波，从而明确了X线的本质。在外科领域中，X线首先被应用于骨骼系统的观察。美国医学家坎农（W. Cannon，1871—1945年）在1898年发现用铋或钡配合X线检查可以清楚地观察到动物的食管，以后X线被普遍应用到全身各器官的检查中，并成为诊断学不可缺少的内容，直到今天仍在影像学诊断中起着重要作用。

1917年数学家拉顿（Radon）用数学方法证明了任何物体都可以从其投影的无限集合来重建图像。1969年英国工程师豪斯菲尔德（GN. Hounsfield，1919—2004年）首先成功地设计了一台由X线断层扫描、电子计算机与电子显示装置组成的诊断仪器，并对一位疑有脑瘤的女性患者进行检查，结果在荧光屏上不仅显示出脑瘤的位置，还清楚地显示出肿瘤的形态与大小。这一成果使在场的科学家为之震惊。1971年世界上第一台CT研制成功（图7-2），从此CT被广泛用于临床。

磁共振成像（MRI）是继CT之后又一项重大的发明。1926年乌兰贝克（Uhlenbeck）首先提出原子核有自旋，并产生磁矩。1946年布洛克（Block）和珀塞尔（Purcell）分别发现将有自旋的原子核放置于静磁场中，并施加一定频率和强度的射频脉冲，脉冲停止后，原子核会发出相同频率的电磁波，后来这一现象被应用于波谱学。1971年达马迪安（Damadian）提出利用这种现象所得信号可区别癌组织与正常组织。自从20世纪60年代末电子计算机成像技术发明后，立即有很多人用磁共振进行成像的研究。1972年劳特勃（Lauterbur）应用梯度磁场法得到一个水模型的质子磁共振二维图像，成为世界上第一个磁共振图像。磁共振成像技术于1982年开始应用于临床。此后在十多年时间内各国学者逐渐积累了丰富的经验（图7-3）。

【小资料】

X线的发现

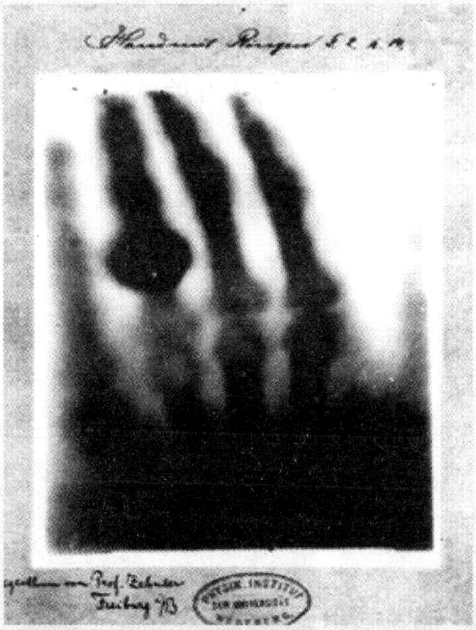

图 7-1 伦琴利用 X 线拍摄的夫人指骨片

1895 年，德国物理学家伦琴发现了 X 线。同年，他为他的夫人用柯达胶片拍摄了第一张人的指骨 X 线照片。次年，柯达公司进入了商用 X 线摄影领域，并开发了第一种专用 X 线摄影胶片。

【小资料】

CT 的发明

最初由南非数学家多马克（左）作出了数字图像重构的数学理论公式，后由英国电气工程师豪斯菲尔德（右）根据多马克的理论公式于 1971 年制成第一台 CT。

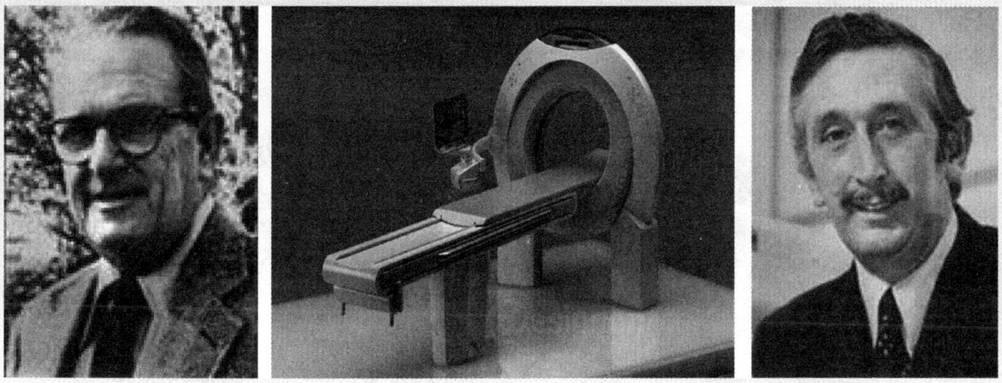

图 7-2 CT 的发明

超声诊断起源于 20 世纪 40 年代。1942 年奥地利杜西克（K. Dussik，1908—1968 年）开始使用 A 型超声装置用穿透法探测人脑。1949 年获得了头部包括脑室的超声图像，但此种透射法并未达到实用阶段。其后各国许多学者开始研究超声诊断。1952 年美国医生豪里（D. Howry，1920—1969 年）等开始研究超声显像法，先用 B 型超声仪作肝标本的显像，其后又开展颈部和四肢的复合扫查法。1952 年怀尔德（J. Wild，1914—2009 年）首次成功地获得乳腺的超声声像图。1954 年瑞典爱德勃尔（I. Edler，1911—2001 年）首先用超声光点扫描法诊断心脏疾病。1955 年报告探测二尖瓣狭窄获得特异性回声图。其后，欧美等有多人用 M 型超声诊断多种心血管疾病。继多普勒（CJ. Doppler，1803—1853 年）（图 7-4）发现多普勒效应之后，人们将这一领域广泛用于声学、光学等领域。首先将多普勒效应原理应用于超声诊断的是日本的里村茂夫。1957 年里村茂夫与吉田常维等开始多次发表连续式 D 型超声诊断的文章，认为从超声频移的信号中可以判断心脏瓣膜病。20 世纪 60 年代末有人开始试用脉冲式 D 型超声。到 20 世纪 80 年代初彩色多普勒开始兴起。

【小资料】

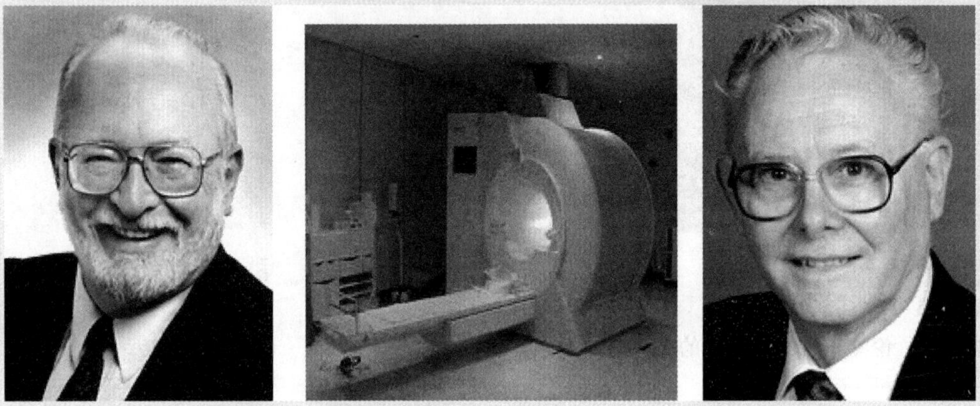

图 7-3　磁共振

1973 年，劳特布尔（PC. Lauterbur，1929—2007 年）通过实验发现，在外部交变磁场作用下，物体的原子核能吸收能量，再释放能量。利用这种特性，可以再现物体的形状。曼斯费尔德（P. Manstield）证明，对上述变化用数学分析法获得数据，利用高速计算机可实现快速制图成像。

【小资料】

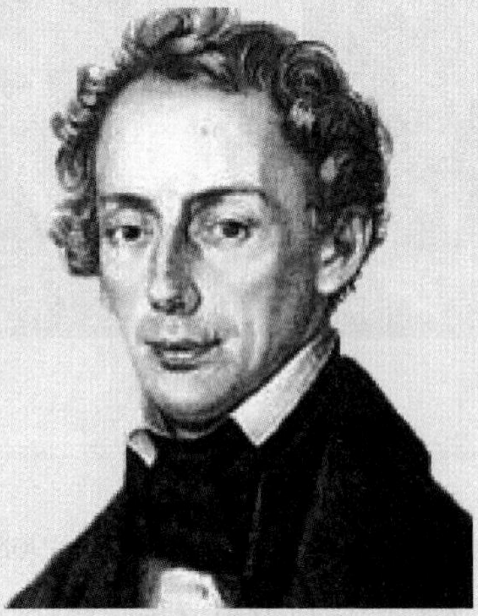

图 7-4　多普勒

超声诊断技术的发展

20 世纪 40 年代初，A 型超声
20 世纪 50 年代初，B 型超声
20 世纪 50 年代末，M 型超声
20 世纪 60 年代末，D 型超声
20 世纪 80 年代初，彩色多普勒
21 世纪，三维立体影像。

1898 年居里夫妇成功地提取出镭元素，不久镭也被应用到医学中。第二次世界大战以后，意大利物理学家费米（E. Fermi，1901—1954 年）发现人工放射同位素对诊断和治疗肿瘤有效，将放射性同位素注入人体内，通过扫描器观察，根据同位素在靶器官蓄积的多少，就可判断出肺、脑、肝、骨骼、甲状腺等部位的肿块。这是将同位素应用于医学诊断的开端。

1901 年荷兰生理学家爱因托文（W. Einthoven，1860—1927 年）发明了石英丝心电电流计，真实地记录了人体心脏电活动的电流（图 7-5），从而开创了人体心电图记录的先河。此后他对心脏电活动的记录进行了更深入的研究，提出了心电图导联选择规律并对心电图波形进行了命名。1905 年心电图技术正式被应用于临床。心电图记录在临床的应用为临床心脏病诊断学的发展注入了巨大的活力。爱因托文因此获得了 1924 年的诺贝尔生理学或医学奖。

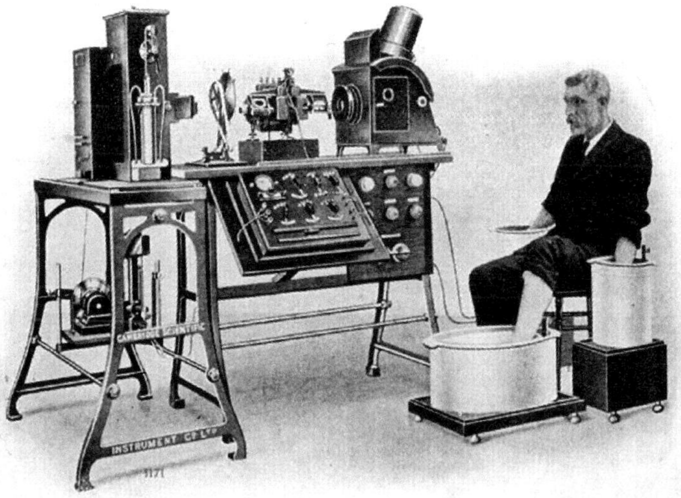

图 7-5　爱因托文与他设计的第一台心电图机

在 19 世纪，已经有人提出了硬式内镜的设想。1932 年德国医生辛德勒（R. Schindler，1888—1968 年）研制出半屈曲式胃镜，它是由近端的硬性部和远端的软管部组成，含有 26 块短棱镜。由于镜身大部分可弯曲，从而使胃黏膜可视面积大为增加。1957 年，世界上第一台纤维胃、十二指肠镜在美国被发明。从此内镜开始进入纤维光学内镜发展阶段。此后，内镜技术不断改进，应用范围也不断拓宽，由原来单纯的诊断发展到今天的腔镜外科，成为集诊断与治疗为一体的医疗技术。

在 20 世纪之前就有许多研究者开始探索对心脏各室压力进行插管测量的方法。1929 年，德国医生福斯曼（W. Forssman，1904—1979 年）在一名护士的配合下首先在自己身上尝试了导管插入试验，并拍下了第一张人类心脏导管的 X 线照片。过了 10 年，美国人库尔南（A. Caurnand，1895—1988 年）和理查兹（D. Richards，1895—1973 年）针对福斯曼的尝试进行了一系列的实验研究，他们的工作为心脏导管术在临床心脏病诊断上的应用开辟了道路。

二、化学疗法的创立

20 世纪上半叶出现了化学疗法，人们发明了抗生素，这是 20 世纪药物学和治疗学上的重大突破。德国医药化学家欧利希（P. Ehrlich，1854—1915 年）在经过长期的实验研究之后，终于在 1909 年合成了对治疗梅毒有特效的“606”（一种砷制剂）。1912 年，欧立希又合成了与“606”有同样疗效的“914”。欧立希的药物合成在 20 世纪的医药化学史上具有开拓性的意义，因为这些药物合成直接奠定了现代医药化学的基础。

磺胺类药物也在迅速兴起之中。1935年，德国医药化学家多马克（C. Domogk，1895—1964年）首次合成了对治疗葡萄球菌和链球菌传染病有特效的磺胺。磺胺实际上是磺胺类药的母体，仅在1938—1943年，以磺胺为母体的磺胺类药物即达1000多种，其中一些主要的磺胺药立即在当时被投入临床使用，成为与抗生素具有同等地位的另一类新药。由于抗生素和磺胺药这两类新药的兴起和发展，一些严重威胁人类的疾病相继被征服，人类的平均寿命因之大大延长。因此，抗生素和磺胺药兴起的20世纪初期，可谓医药化学史上变革最为深刻的年代。

英国细菌学家弗莱明（A. Fleming，1881—1955年）（图7-6）在1929年最先发现了青霉菌对于葡萄球菌等细菌的抑制作用。1941年，英籍奥地利医药化学家弗洛雷（H. Florey，1896—1968年）研制出了最初的青霉素制品，并在临床实验中取得成功。1943年，美籍俄国细菌学家瓦克斯曼（S. Waksmann，1888—1973年）又发现并研制出了对结核病有疗效的链霉素。自此之后，抗生素便成为20世纪中期最活跃的合成医药领域。

【小资料】

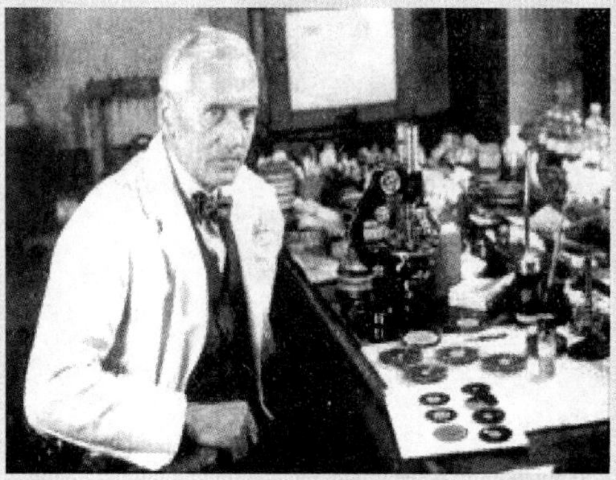

图7-6　弗莱明

弗莱明的实验

1928年，在伦敦圣·玛丽医院一间实验室，弗莱明在做葡萄球菌培养，由于霉菌污染，导致实验失败。

弗莱明发现在培养皿霉菌生长的地方都有一圈透明带，经研究发现将这种霉菌的培养液稀释1000倍，仍有很强的杀菌作用。

三、外科疗法的突破性进展

20世纪以后，外科技术在许多领域突破了以往的传统禁区，扩大了临床治疗的应用范围。其成就主要表现在以下方面：

（一）血型的发现与输血技术的进步

在血型发现之前，18世纪已有人考虑过通过输血来治疗疾病，当时是把动物的血输入人体，后来有人试图进行人体之间的血液输入，虽然偶尔成功，但更多的是造成受血者危害甚至死亡。因此，后来有立法禁止输血。直到20世纪初，人类才解决了输血的问题。前已述及1901年美籍奥地利人兰德茨坦纳发现了血型，这一发现使输血成为一件安全的事情。

输血技术的应用无疑促进了外科的发展。从19世纪中叶麻醉法和消毒法的发明，到20世纪初输血法的应用，为20世纪以后的外科学扫清了障碍，铺平了前进的道路（图7-7）。

（二）麻醉技术的改进与更新

在麻醉术的实施中，安全性是现代麻醉学首先要解决的问题。1900年，美国外科医生库欣（H. Cushing，1869—1939年）和克赖尔（G. Crile，1864—1943年）首先使用了外科手术全程监测血压的方法，以保证麻醉患者的安全。除采用监测手段外，麻醉器具亦有多方面的改

【小资料】

血型的发现

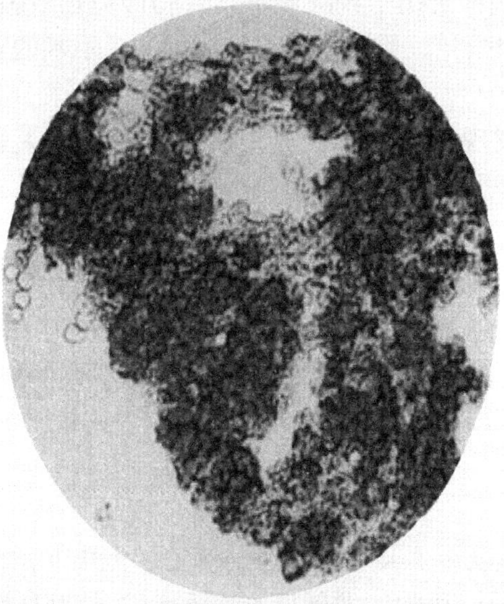
图 7-7　血液凝集

1900 年，奥地利科学家兰德斯坦纳在实验中发现，一个人的红细胞在遇到某些人的血浆时，这些红细胞会黏结在一起，也就是发生凝集；遇到另一些人的血浆时，却不会发生凝集。为什么会有这样的不同呢？经过进一步的研究，他将人的血液分为 A 型、B 型、AB 型和 O 型四种类型，这就是 ABO 血型。

进和发展。早期的吸入全身麻醉采用的是毛巾滴入法吸入，十分原始。20 世纪初，在德国的爱尔福特市立医院工作的绍尔布鲁赫（F. Sauebruch）开始对胸外科手术问题感兴趣。几年以后，他到波兰的布雷斯劳市，在米库利奇（V. Mikulicz）手下工作，并设计了用于胸外科手术的负压箱。1904 年，同在布雷斯劳市的布劳尔（L. Brauer）设计并制造了第一台用于开胸手术的正压麻醉仪，用这种仪器进行麻醉手术被称为正压法（positive-pressure method）。以上两种方法由于设备复杂、笨重且十分昂贵，因此难于推广。1908 年，蒂格尔（M. Tiegel）改进了布劳尔的仪器，他首先在开口处设计了一个面罩，并使仪器体积大大缩小。1910 年，迈尔（W. Meyer）报告了一例行食管部分切除而死亡的病例，并发现死亡原因是血中二氧化碳的积聚。此后，人们逐渐意识到，上述现象的出现是由于麻醉时气压不同导致肺频繁萎陷而换气不足所致。1923 年，瓦特斯（R. Waters）设计了复式二氧化碳吸收装置，初步解决了二氧化碳的排出问题。1928 年，格德尔（A. Guedel）和瓦斯特发表论文介绍了气管插管行支气管内麻醉的方法。1934 年，佛伦克纳（P. Frenckner）又设计了一系列气管和支气管插管、气动式通气机以及呼吸压力测量仪等。1944 年，英国科学家平松（Pinson）设计了由活塞泵调节的自动呼吸机。这些麻醉装置、设备的发明与应用极大地提高了麻醉的安全性及麻醉的质量，使开胸一类的大手术得以发展。

麻醉剂在 20 世纪也有很大发展。在 30 年代，出现了静脉内全身麻醉法。1934 年，伦迪（Lundy）使用硫喷妥纳静脉麻醉首获成功。此后，又发现了若干可用于静脉麻醉的药物，丰富了临床应用的选择。局部麻醉发明于 19 世纪，但当时使用的药物可卡因毒性过剧，注射应用很不安全。20 世纪以后。陆续研制出一些毒性小、效果好的局麻药，如 1905 年，艾因伯尔（Einbore）合成奴佛卡因，以后又有普鲁卡因、利多卡因等相继被合成，局麻药的不断丰富以及方法学上的进步进一步扩大了其临床应用的范围。在 20 世纪，有一个问题一直困扰着麻醉学领域，那就是：在外科手术中，深麻醉会对人体的中枢神经产生不良影响，甚至引起死亡，可浅麻醉又会使人体的肌肉极度紧张，干扰外科手术的进行。有一种物质可以使肌肉松弛的药物，即美洲箭毒，但这种物质成分复杂，毒性很大，剂量难以掌握。一位意大利药理学家博维特（D. Bovet，1907—1992 年）于 20 世纪 40 年代在弄清箭毒的化学成分的基础上，人工合成了约 400 种可引起不同程度箭毒效应的化合物，最终筛选出一种类箭毒化合物即琥珀酰胆碱，这种理想的肌肉松弛剂可使浅麻醉下的手术患者肌肉松弛，且不良反应少，提高了手术的安全性，使过去难以进行的外科手术得以实现。

低温麻醉是 20 世纪麻醉学领域的另一个重要发现。1940 年，史密斯（Smith）等人最早将低温麻醉应用于临床，他们用低温方法对恶性肿瘤患者行截肢手术获得成功，但他们的报告并没有引起人们的重视。1950 年，美国研究人员比奇洛（W. Bigelow）对数百例动物进行了低温生理变化的实验研究，提供了动物在低温麻醉下的一系列试验数据，从而为低温麻醉领域的发展铺下了基石。1952 年，美国明尼苏达大学医学院刘易斯（F. Lewis）为首的一个手术小组经过充分准备，成功地为一例 5 岁儿童在低温停止循环的情况下施行了心内直视房间隔缺损修补术。低温麻醉的成功为心脏外科的发展打开了大门，此后的发展为这一技术更广泛的应用开辟了道路。

（三）心脏外科的重大革新

心脏外科是一个较年轻的领域。由于心脏是人体既重要又非常脆弱的器官，传统上，人们一直认为在跳动的心脏上做手术是不可思议的。然而，科学的发展反复告诉人们，“禁区”往往就是科学探索者的乐园。1896 年，德国法兰克福的一位外科学教授雷恩（L. Rehn，1849—1930 年）接诊了一位 22 岁的遇刺伤员，被刺的伤口伤及心脏。为了挽救患者的生命，雷恩施行了心脏缝合手术，并获成功。此后，类似的手术越来越多。到 1920 年，有报道的成功手术有 700 余例。1913 年，雷恩又成功地为一位缩窄性心包炎患者做了心包剥离术。20 世纪 30 年代以后，毕业于哈佛大学医学院的美国外科医生格罗斯（R. Gross，1905—1988 年）开创了手术治疗先天性心脏病的先河，他于 1938 年成功地为一例动脉导管未闭的患者做了结扎手术。在 20 世纪 40 年代，另一个成就大大推动了心脏外科的发展。1944 年，美国霍普金斯医学院外科学教授布莱洛克（A. Blalock，1899—1964 年）与小儿心脏病学家陶西格（H. Taussing，1898—1986 年）合作治疗法洛四联症，创造了著名的体 - 肺动脉吻合术。然而，现代心脏外科的真正发展则始于 50 年代后，由于低温麻醉和体外循环技术的创立，以及心脏停搏液的研制和发展，使外科医生征服心脏“禁区”的梦想真正变为现实（有关心脏和肺移植的内容将在后面阐述）。1961 年，美国俄勒冈州波特兰市的斯塔尔（A. Starr）和艾德华兹（M. Edwards）设计和制造了最初的人工心脏瓣膜，并成功地为一名患有瓣膜病的患者做了二尖瓣置换术。以此为开端，斯塔尔等人后来又研制了一系列各种类型的人造瓣膜。法国科学家卡尔庞捷（A. Carpentier）等人几乎在同一时期创用戊二醛法以保存生物瓣膜，这些进展大大促进了人造心脏瓣膜在外科手术中的应用。

（四）移植外科的技术突破

移植外科现代器官移植的早期研究工作以法国生理学家兼外科医生卡雷尔的血管缝合术最为著名。血管吻合技术的研究初步解决了器官移植的血液循环重建问题。卡雷尔先后发表了《血管的缝合与移植》《静脉血管与器官移植》等论文，他也因在这方面的研究而荣获 1912 年度诺贝尔生理学或医学奖。卡雷尔曾经应用自己的方法进行了狗与狗之间的心脏移植，可惜狗只活了 2 小时左右。此后人们又进行了许多实验，但器官移植的最大问题——异体排斥始终没有解决，致使移植的器官无法在受体上长期存活。

20 世纪 50 年代以后，由于免疫学和分子生物学的进展，外科学界在总结以往经验教训的基础上，酝酿着新的突破。1967 年 12 月，南非开普敦大学医学院附属医院进行了第一例人体同种心脏移植手术，手术的主持人是该院外科教授巴纳德（C. Barnard，1922—2002 年）。移植心脏取自于一位因车祸而死亡的年轻姑娘（图 7-8），手术获得成功，患者恢复得很快。为了预防排斥反应，术后患者开始接受免疫抑制治疗，但由于对免疫抑制的副作用——术后感染估计不足，患者只存活了 18 天就死于肺炎。然而，令人鼓舞的是直到患者临终，移植的心脏始终工作正常。一年以后，全世界接受心脏移植的患者就超过了 100 人。到 1997 年，全球心脏移植已超过 5 万例。1978 年，上海第二医科大学附属瑞金医院张世泽教授等成功完成了国内第一例原位心脏移植，患者存活 109 天。哈尔滨医科大学第二临床医学院于 1992 年完成的一例心脏移植患者已存活了近 11 年，是目前我国存活最长的一例心脏移植患者（图 7-8）。

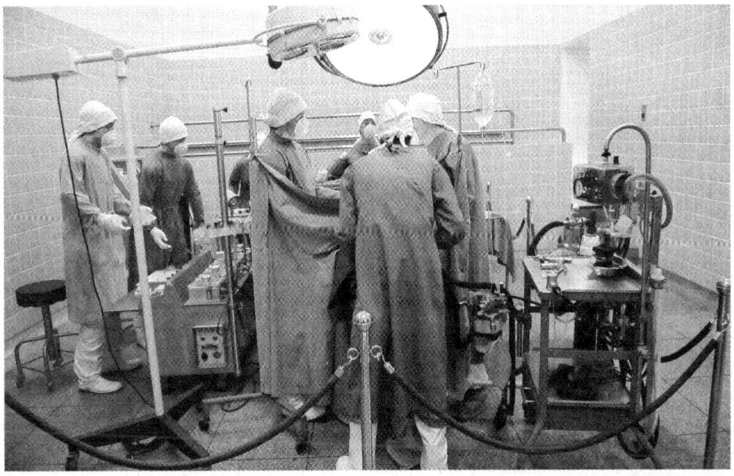

图 7-8　心脏移植手术，此图片拍摄于第一例手术现场，图中人物为均按手术时人物的实际位置复原的蜡像

纵观 20 世纪的器官移植，只是进入 80 年代后才有了较大发展。到 20 世纪末，全世界已有 40 余万患者由于器官移植而得到重生，其中肾移植的 5 年存活率达 75%，肝移植为 70%。最长存活的肾移植患者已达 31 年，骨髓移植 20 年，肝移植 24 年，心脏移植 23 年，胰移植 13 年，单肺移植 8 年，双肺移植 8 年。器官移植作为挽救患者生命的一种有效治疗方法已得到广泛应用。

（五）显微外科的技术突破

由于光学放大系统的引入，外科手术在 20 世纪 20 年代开始进入微观世界，又由于手术的精确性，使这一领域的发展不断得到提高，外科手术的适用范围明显扩大，尤其在小血管的吻合方面几近完美。

1921 年，瑞典医生尼伦（Nylen）和霍尔姆格伦（Holmgren）在世界上首次使用双目手术显微镜为患耳硬化症患者行内耳开窗手术。这次手术的意义远远超过了耳鼻喉科领域，因为在手术显微镜下，医生们发现正常组织和病变组织分辨清晰，手术中对正常组织的创伤大大减少，病变组织得以彻底切除，手术的精细、疗效的显著，充分显示了显微外科的优越性。1950 年，佩里特（Peritt）在手术显微镜下进行了角膜缝合，使缝合操作达到微观水平，并促进了缝合材料向显微化发展。1960 年，美国医生雅格布森（Jacobson）首先用动物做实验，缝合直径 2.6 ~ 3.2mm 的小血管，为了使在显微镜下的精细操作更得心应手，他亲自设计了各种细小的手术器械，利用这些设备和器械吻合小血管效果很好。1962 年，蔡斯（Chase）在显微镜下吻合直径在 1.2 ~ 1.7mm 的小血管又获成功。这些突破性进展为显微外科的蓬勃发展，进而形成独立的科学体系奠定了基础。

然而，显微外科真正的迅速发展则是断肢再植的成功。1963 年，中国的陈中伟等人接活完全断离的右前臂，成为世界上首次报道的成功进行断肢再植的病例（图 7-9）。1965 年，日本学者增厚建二在显微镜下以精湛的缝合技术进行了首例拇指完全断离后的再植手术，并获成功。1966 年，中国的杨东岳等研究了拇指再造技术，首次应用显微外科技术，在人体完成了第二趾游离移植再造的技术，这一成功开拓了显微外科的再造领域。进入 70 年代以后，显微外科又向植皮、植骨等新领域发展，1973 年，美国的丹尼尔（Daniel）首次在显微镜下将髂腹部皮瓣游离，并移植于小腿后内侧创面获得成功。同年，中国的杨东岳等进行游离皮瓣移植也获成功。1975 年，美国的泰勒（Taylor）应用手术显微镜，将长 22mm 带血管蒂的腓骨进行了移植，治疗对侧胫骨巨大缺损的患者获得成功。这些显微外科领域的重大进展为创伤整复外科提供了重要手段。

现代外科的发展是 20 世纪医学发展史中最激动人心的篇章之一，取得的成就也多得惊人，作为一门既古老又年轻的学科，其发展前途无可限量。

【小资料】

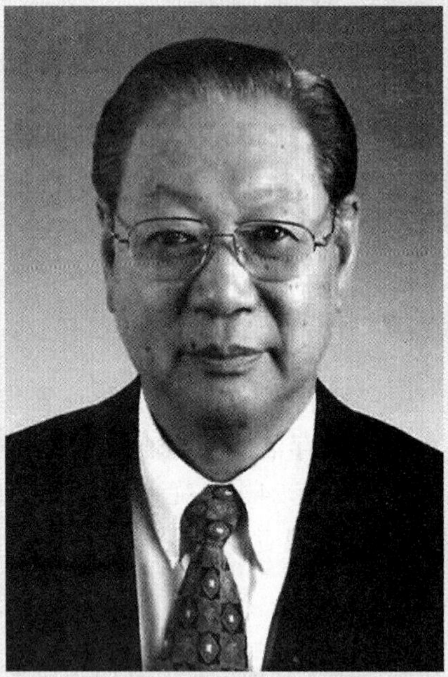

图 7-9 陈中伟

“断肢再植之父”——陈中伟

陈中伟（1929—2004 年）于 1963 年成功实施了世界首例断手再植术。1973 年成功进行了世界上首例大块肌肉移植手术。1978 年在国际手外科联合会上，陈中伟被称为“断肢再植之父”。1980 年当选为中国科学院院士（学部委员）。1984 年调入上海医科大学（现复旦大学医学院）附属中山医院任骨科主任。1996 年其国家自然科学基金资助项目——手臂残端再造指控制的电子假手研究通过国家鉴定，也为国际首创。

四、介入疗法与人工心脏

随着科学技术的进步，内科学领域的各种物理、机械的治疗技术也获得了很大的发展，如电疗、磁疗、放射疗法、介入疗法等，一些传统依靠化学治疗的疾病有了新的治疗方法。美国放射学家多特（C. Dotter）最初在实验动物身上尝试将导管介入技术用于治疗，并取得了成功。此后又经许多学者进行了改进。1974 年，毕业于德国海德堡大学医学院的格林齐希（A. Grüentzig）医生在瑞士苏黎世大学医院研制出了一种圆柱形可膨胀的双球囊导管，他应用这种导管扩张外周动脉狭窄、肾动脉狭窄，都取得了满意效果。1977 年，他又将此法用于治疗冠状动脉狭窄获得了极大的成功。后经逐步改进，经皮冠状动脉内成形术目前已被广泛应用于临床。近 10 年来，导管心内消融术发展很快，激光、冷冻、化学、射频消融治疗心律失常已经比较普及。

另一个内科领域的重大发明就是人工心脏起搏器。1932 年，美国胸科医生海曼（A. Hyman，1893—1972 年）在纽约的一家医院自制了一台电脉冲发生器，并用家兔进行了心脏复苏试验获得成功，海曼将此项技术命名为“人工心脏起搏器”。1950 年，加拿大医生使用体外起搏器联结电极导管，经狗的颈静脉刺激窦房结区，使实验狗恢复了有效的心跳节律。这一系列的试验为人工心脏起搏器用于人体奠定了基础。1952 年，美国哈佛大学医学院的祖尔（P. Zoll，1911—1999 年）医生采用体外经胸壁起搏的方法，用人工起搏器挽救了一位濒于死亡的房室传导阻滞患者，这一成功开创了人工心脏起搏器临床应用的先河（图 7-10）。

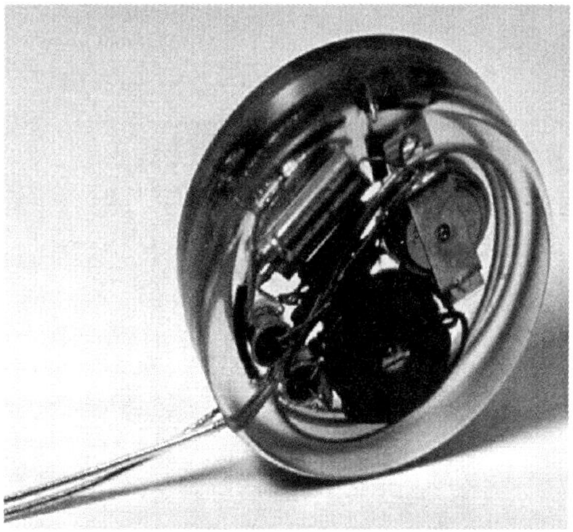

图 7-10　西门子公司开发的人工心脏起搏器

五、人工生殖技术的发展

20 世纪，通过人工授精、体外受精以及无性繁殖等技术的发展，使生殖医学发生了一场革命。

早在 1890 年，美国人杜莱姆森（Dulemson）首先将人工授精技术试用于临床，当时引起轩然大波。到 20 世纪 30 年代，人工授精技术已经有了一定的突破。1953 年，美国阿肯色大学医学中心的谢尔曼（Sherman）和伯奇（Burge）发表《人工冷冻精子的生育功能》论文，报告了冷冻人类精子用于人工授精获得成功，开辟了冷冻精子在人工授精方面的广阔应用前景。1978 年 7 月 25 日，在英国爱德华兹（RG. Edwards，1925 年）的主持下，世界上第一例试管婴儿在英国诞生，从此体外授精技术进入临床应用阶段（图 7-11）。1992 年卵浆内单精子注射（introcytoplasmic sperm injection，ICSI）技术首次在人体成功应用，使试管婴儿技术的成功率得到很大的提高。国内医学界将 ICSI 称为第二代试管婴儿技术。ICSI 不仅提高了成功率，而且使试管婴儿技术适应证更为扩大，适用于不孕、不育症。第二代试管婴儿技术发明后，世界各地诞生的试管婴儿数量迅速增长，每年美国出生的试管婴儿有 5 万名。随着分子生物学的发展，近年来，在人工助孕与显微操作的基础上，胚胎着床前遗传病诊断开始发展并被用于临床，使不孕不育夫妇不仅能喜得贵子，而且能优生优育。

中国的生殖技术研究开始于 20 世纪 80 年代。1981 年我国第一个人类精子库在湖南医科大学建立。1988 年，在北京大学第三医院诞生了我国第一例试管婴儿，同年，湖南医科大学建立了我国第一个人类胚胎库。

六、预防免疫技术的进步

20 世纪的预防医学由于各种相关技术的发展和观念的不断更新，取得了巨大的进步，特别是免疫疫苗的研制和应用，使 20 世纪初曾经严重威胁人类健康的许多传染病得到了有效预防，因而成为预防医学领域最重要的进步之一。

20 世纪以前，牛痘的成功接种，以及人体免疫机制的逐步揭示，为 20 世纪以后免疫疫苗的发展以及应用上的普及奠定了基础。19 世纪末，美国细菌学家沙门（D. Salman，1850—1914 年）和史密斯（T. Smith，1859—1934 年）经过实验证明，灭活的疫苗不仅与活疫苗一样有效，而且便于标准化批量生产，既能降低生产成本，又能较长期保存。沙门等人的工作为

【小资料】

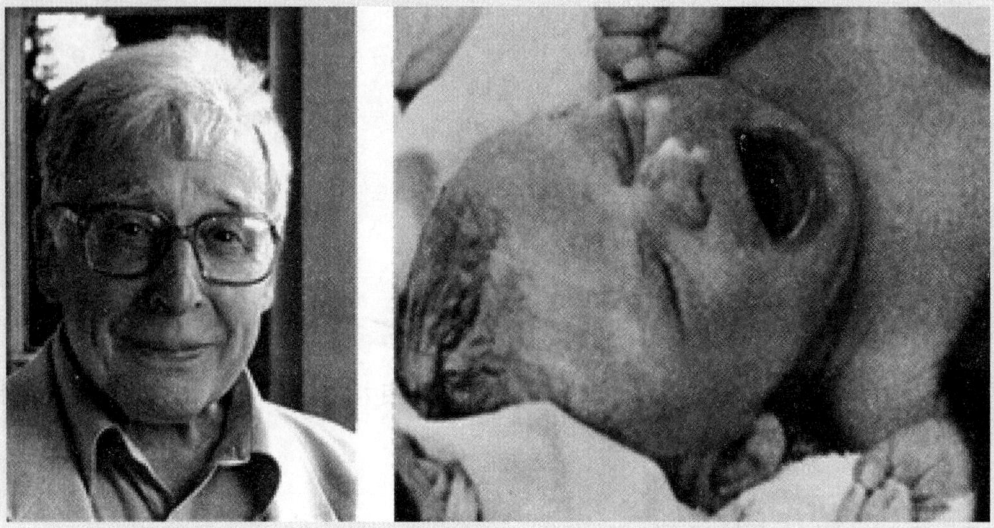

图 7-11 爱德华兹和试管婴儿

英国生理学家爱德华兹被称为“试管婴儿之父”。1978 年，在他的主持下，世界上第一个试管婴儿路易丝·布朗出生，其成就可谓惊世骇俗。随着路易斯·布朗的健康成长，并为人妻、为人母，人们看到了体外受精技术的巨大贡献。

20 世纪各种人工减毒疫苗的普及接种创造了条件。

20 世纪上半叶，牛痘疫苗接种在世界各地不断推广，天花的发病率显著下降，但当时使用的疫苗均为液态疫苗。这种疫苗稳定性较差，效果并不十分理想，接种失败时有发生。直到 50 年代初，科利尔（L. Collier）研制出用冷冻干燥法（freeze-dried）生产的固态疫苗，使大规模有效的预防接种才成为可能。从 50 年代末到 60 年代中期，经过数年的努力，许多国家先后通过预防接种消灭了天花或使其感染率下降到很低水平。1966 年，WHO 提出了一个彻底消灭天花的 2 400 000 美元的预算计划。该计划得到了许多国家的支持，经过世界各国十几年的合作和努力，1979 年 12 月 9 日，世界卫生组织 155 个会员国的代表正式确认，人类终于在与疾病斗争的历史上第一次彻底消灭了天花这一长期威胁人类健康的传染病。

结核病在 20 世纪初曾经是危害性最大的传染病之一。从巴斯德和科赫时代起，人们就在不断地寻找预防手段。特别是科赫曾做过著名的“豚鼠实验”，最早观察到被接种了结核分枝杆菌纯培养物后所发生的一系列反应，他所发现的这种免疫反应被称为“科赫现象”（Koch phenomenon）。1900 年前后，法国里尔（Lille）巴斯德研究所的所长卡尔迈特（A. Calmette，1863—1933 年）和他的助手介兰（C. Guerin，1872—1961 年）开始研究培养减毒结核菌疫苗。他们最初使用了一种牛结核分枝杆菌进行培养。在实验中，由于在培养基中加入适量的牛胆汁，而使结核分枝杆菌的毒力减弱，他们用这种减毒的结核菌株对豚鼠、兔、猪等动物进行了一系列的接种实验。1913 年，他们制造的牛结核减毒疫苗准备进行批量接种试验。尽管 1914 年第一次世界大战爆发，但德国人的占领并没有使他们的实验停止。到 1919 年战争结束后，他们用牛进行的实验取得了巨大的成功，所有进行预防接种后再行人工感染结核分枝杆菌的牛都没有患病。1921 年，他们确信减毒菌株对人体也是无害的，经过认真的准备，1922 年，首次在巴黎慈善医院为新生儿进行了接种，人体实验的成功使疫苗很快在法国推广，这种新的疫苗后来被称为卡介苗（Bacilli Calmatte-Guerin，BCG）。卡介苗诞生后，其效果曾引发了长期的争论。20 世纪 40 年代后，日本、苏联、加拿大、中国等开始大规模接种卡介苗，经过长期犹豫后，美国与英国也开始推广卡介苗。从此，卡介苗成为一种预防结核病的有效方法。

19 世纪末，德国科学家曾发现接种含有人血清的疫苗可以引发肝炎的流行。第二次世界大战时，美军曾使用血清黄热病疫苗在部队进行大规模接种，结果引发了 28 000 余人的大规模病毒性肝炎流行。由于病毒性肝炎的传染性和流行性极强，如何预防成为二战后医学研究的一项前沿课题，为此 WHO 每年要在日内瓦召开数次专题研讨会。

1963 年，美国费城癌症研究所的布卢姆伯格（S. Blumberg，1925 年—）博士在澳大利亚土著血友病患者的血清中发现了乙型肝炎病毒表面抗原，布卢姆伯格将其命名为澳大利亚抗原（简称“澳抗”），这是对病毒性肝炎研究的一项突破性进展。为此，布卢姆伯格荣获 1976 年度诺贝尔生理学或医学奖。

1970 年，英国病理学家戴恩（D. Dane）采用免疫电镜技术，对乙肝抗原阳性血清样品进行详细研究，发现了直径为 42nm 的大颗粒。戴恩的研究很快被其他学者证实。此后的研究进一步证实“戴恩颗粒”（Dane particle）就是完整的乙肝病毒颗粒。

与此同时，美国默克治疗研究所（Merck Institute for Therapeutic Research）以希勒曼（M. Hilleman）教授为首的科研小组开始研究从血浆中提取乙肝疫苗。他们从 1968 年开始解决疫苗研制中的两个关键问题，一是从人血浆中提纯抗原，二是检测血浆携带抗原的量，以确定是否可以制成有效疫苗。1971 年，美国威洛布鲁克州立学院的克鲁格曼（S. Krugman）医生等人进一步研究显示，经煮沸处理的乙肝抗原携带者的血浆仍具有预防感染的能力。1975 年，他们研制的疫苗开始进行临床试验，以检验其安全性和有效性。1981 年，由血浆提取法制备的乙肝疫苗获得美国政府发放的生产许可证。1982 年，大量乙肝疫苗被投入市场，并广泛应用于预防接种。

1989 年，美国科学家首先利用现代分子生物学技术，开发出新一代 rDNA 乙肝疫苗，这种疫苗很快在日本、英国、以色列等国的多家公司陆续投入生产。新一代疫苗克服了传统技术带来的生产数量少、价格昂贵，且安全性差的缺点，使乙肝疫苗的应用得到进一步推广。在研究乙肝疫苗的同时，自 1969 年始，默克公司的希勒曼教授领导的实验室对甲肝病毒和疫苗也开展了研究。1973 年，甲肝病毒被阐明。1975 年，从被感染的猴的肝中提纯病毒。1978 年制成灭活病毒疫苗的样品。1979 年通过细胞培养，制成人类的活疫苗，此后又制成减毒疫苗。1986 年，希勒曼实验室的普罗沃斯特（P. Provost）等以细胞培养法成功制备灭活疫苗，并在猴子的接种试验中获得成功。1991 年，在人类的接种试验中获得成功。

20 世纪人类在与传染病的斗争中，立志要彻底消灭的第二个传染病是脊髓灰质炎。1988 年，WHO 宣布了这一计划，并得到各国政府的支持。这一计划的提出和实施也应归功于疫苗的成功研制。早在 1909 年，美籍奥地利学者兰德斯坦纳（K. Landsteiner，1868—1943 年）通过实验分离出了脊髓灰质炎病毒。自那时起，寻找有效预防该病的手段的研究一直也没有停止过。1952 年，美国病毒学家索尔克（J. Salk，1914—1995 年）终于研制出安全有效的注射疫苗，两年后开始在人体进行预防接种。由于接种的对象是儿童，这种注射疫苗使用起来不是很方便。为了解决这一问题，美国微生物学家萨宾（A. Sabin，1906—1993 年）等经过数年研究，又发明了口服糖丸疫苗。20 世纪 60 年代这种疫苗开始普遍服用，从此对肆虐全球的脊髓灰质炎有了安全、有效且易行的预防手段。

从 1988 年实施 WHO 提出的 12 年内全球消灭脊髓灰质炎计划以来，1991 年美洲大陆成为第一个消灭脊髓灰质炎的大陆。1997 年，西太平洋地区也连续 3 年无病例发生。到 2000 年，中国已持续 6 年无本土感染的病例发生。全世界离彻底消灭该病的日子也为期不远了，这一切都要归功于疫苗的研制和使用。

20世纪对疫苗的研制经历了几个阶段，最初是活疫苗的制备，此后又培养出减毒疫苗，80年代以前主要是通过血浆提取法制备疫苗。80年代末90年代初开始利用现代分子生物学技术生产疫苗，使疫苗更安全、更有效、更便宜，从而为传染病的预防提供了技术上的保证。

第二节 现代科学技术在医学上的广泛应用

一、现代生物技术的应用

生物技术是人类发展最早的技术门类之一。20世纪以来，科学技术的发展建立起现代意义上的生物技术，如发酵技术、细胞工程、生物酶技术、医疗生物技术以及遗传育种技术等。分子生物学的建立则使现代生物技术取得了突破性的进展。自50年代始，从DNA双螺旋结构的确立到人类基因组计划的实施，其间产生的一系列重大技术成果使生物技术发生了一场真正的革命。

早在1956年，奥乔亚（S. Ochoa，1905—1993年）和科恩伯格（A. Kornberg，1918—2007年）就分别发现了能催化合成DNA和RNA的工具酶，并采用人工方法成功合成了DNA和RNA，使人类首次掌握了遗传物质基础的制造技术。

20世纪60年代瑞士学者阿尔伯（W. Arber，1929年—）等发现了DNA限制性内切酶。1970年，美国科学家史密斯（H. Smith，1931年—）纯化了限制性内切酶，确定了其识别和切割DNA的特性，此后几年发现了数百种内切酶，导致重组DNA技术的创立和遗传工程的迅速发展。

1983年，PCR在美国学者穆里斯（K. Mullis，1945年—）等人的努力下建立起来，并在80年代得到不断完善。该技术由于能在很短时间内精确复制上百万的同一DNA片段，极大地扩展了遗传物质鉴定和操作的可能性，因此在不到10年的时间里，PCR成为世界各国分子生物学实验室里的常规技术，并在医学及其他领域获得广泛应用。

1996年，克隆（clone）技术取得了突破性进展，英国的罗斯林研究所的威尔穆特博士（I. Wilmut，1944年—）领导一个由12名科学家组成的研究小组首次成功用体细胞无性繁殖了绵羊多莉（Dolly，图7-12）。实际上，自1952年美国的布里格斯（R. Briggs）和托马斯·金（T. King）成功克隆青蛙以来，克隆技术的发展已使人类从分子、细胞、组织到器官和哺乳动物整体都可以进行有选择的克隆繁殖，因此它的发展潜力是巨大的。

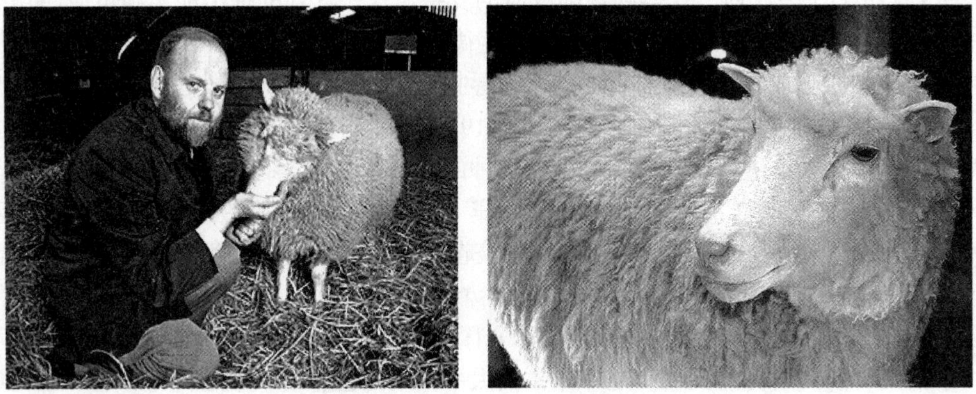

图7-12 威尔穆特和克隆羊“多莉”

20 世纪 90 年代以来，由于美国率先提出并开始实施人类基因组计划，进一步促进了一系列相关技术的发展。生命科学领域不断涌现的这些高新技术，以及这些技术所表现出来的巨大应用潜力，对于医学来说无疑具有重大和深远的意义。

20 世纪下半叶，新生物技术在医学各个领域得到越来越广泛的应用，除在科研领域一些相关技术成为各类实验室的工具和手段之外，其应用主要集中在两个方面，即基因治疗和开发基因工程类新药。

基因治疗（gene therapy）是利用基因转移技术将正常的外源基因导入靶细胞内，以纠正或补偿基因缺陷，达到治疗疾病的一种技术。1980 年，美国学者克莱因（M. Cline）等给 2 名患地中海贫血的患者首次进行了基因治疗，但以失败告终。1983 年，曼（R. Mann）等构建了包装细胞系，使基因治疗又见曙光。1986 年，科恩（D. Kohn）等把载有腺苷脱氨酶（adenosine deaminase，ADA）基因的逆转录病毒载体导入灵长目动物，获得了持续表达。1990 年，美国国家卫生研究院（National Institutes of Health，NIH）下属的 DNA 重组委员会批准了第一例人体基因治疗（ADA 缺乏症）并获得成功。1991 年，我国复旦大学薛京伦等在国家有关部门的批准下开展了 2 例血友病 B 基因治疗临床一期试验。90 年代初的一系列进展似乎为基因治疗展示了一幅美好前景。然而，基因治疗还远没有达到通过基因补缺、置换等手段根治遗传病的境界，事实上，基因治疗无论从技术上还是社会伦理上都还存在许多问题。

首先，基因治疗的危险性是显而易见的。目前用于人体试验的载体分为病毒类和非病毒类，由于病毒类可通过口服、喷雾或静脉滴注等简易方法导入体内，因而应用较多。然而病毒载体实现持续表达则需反复应用，其结果很容易导致机体产生严重的免疫反应。此外，目前学术界对人体基因组复杂的组织结构和功能行为尚缺乏了解，对大多数遗传病的机制也所知甚微，尤其是对导入的外源性基因在体内执行功能时，受机体内外环境变化的影响一无所知，凡此种种说明基因治疗的基础性研究还很不够。但是，由于潜在经济利益的驱使，以及片面强调临床应用价值，世界各国批准的基因治疗方案逐年增加。据美国《人类基因治疗》杂志（*Human Gene Therapy*）统计，1993 年全世界共有 26 项基因治疗方案、113 人受试，1995 年共 106 项、567 人受试，到 1997 年则达到 212 项，受试者超过 2000 人。

其次，基因治疗还伴随着诸多的伦理、道德和社会问题，如生殖细胞的基因治疗，理论上既可治疗遗传病，又可使后代不再患病，是比体细胞治疗更有效、更彻底的方法。但由于接受转基因的受体在垂直传播给下一代时，可能产生不可预知的远期副作用，如可能使后代容易患些疾病，甚至产生非人类的某些特性或性状，这样情况的出现在伦理学上是得不到辩护的，社会也无法接受，又如理论上将额外的生长激素基因插入生殖细胞，可使身材矮小的人后代身材变得高大，但是这样做的结果在伦理上会产生一些难以预料的问题，如将上一代人的价值观强加于下一代是否合理，被增强性状的人群是否会对未被增强的人群进行歧视等。

利用基因工程开发新药是现代生物技术在医学领域的另一类应用，其核心技术就是在基因水平上对生物体进行操作，以达到物种之间遗传信息的转移，从而培育出新的生物品种。

1974 年，美国生化学家科恩（S. Cohen）等将外来基因插入活的有机体的成功实验，揭开了转基因技术应用的序幕。1977 年，美国科学家首先应用遗传工程从大肠埃希菌中生产激素获得成功。1979 年，美国南旧金山基因技术公司用细菌生产出人的生长激素，所用方法就是将人的相关基因导入到细菌体内。1982 年，美国推出的新型胰岛素也是将人类的基因插入动物体内获得的，此后又有转基因猪、转基因鼠以及转基因羊等，基因动物为生产新药或生物制品提供了便利。1992 年荷兰培育出世界上第一头转基因牛，该牛植入了人促红细胞生成素基因，其蛋白质能刺激红细胞生成，是治疗贫血的良药。然而，新技术和新产品在给人类医疗保健带来好处的同时，也产生了一系列问题甚至危害。人们最担心的是巨大的商业利益会导致轻率地利用生物技术，将人类基因不断地用于生产商品以及物种之间的基因不断地被人为转换，最终会导致生态系统不可逆转的破坏。在使用生物工程技术生产药品时，过去的数年中也发现了原来没有预料的危险，如20世纪80年代末欧洲学者在对服用生长激素的人群的调研中发现，该药可诱发白血病，这使人们不得不考虑大量地生产和使用基因工程类药物的安全性问题。

总之，20世纪生物技术的发展以及在医药领域的应用，为我们展示了一幅美好的前景，它可能在未来有助于解决许多当代没有解决的医学难题。但科学技术也是一把双刃剑，在其为人类创造福利的同时，如果应用不当，也会带来问题和麻烦，这是需要格外重视的一个问题。

二、电子计算机的发明与应用

电子计算机是现代科学技术取得的最显著成果之一。20世纪初，当人们发现三级热电子真空的栅极控制电流开闭的速度比继电器快10 000倍时，人类想要制造出一台计算机的梦想和尝试已经持续了两三百年了。20世纪30年代后，一些目光敏锐的科学家开始尝试电子计算机的研制，但都由于需要巨额资金和大量人力的条件限制而夭折，第一个真正贯彻到底而获得成功的通用电子计算机方案，是美国的莫希利（J. Mauchly，1907—1980年）提出的。他得到了美国军方的支持，于1943年6月开始试制第一台电子计算机。1945年12月世界上第一台电子计算机研制成功，该机最初专门用于弹道计算，后来经过多次改进而成为能进行各种科学计算的通用计算机。

自电子计算机问世以来，在近半个世纪的时间里，其应用获得了迅速的发展。在医学上，其应用范围已渗透到了医疗、科研、教学、医学情报检索、医院行政业务管理等各个领域。

电子计算机在医学上的应用开始于1953年，当时美国密歇根州的医院首先把计算机用于医院的病历管理，由于这种实验性应用十分成功，不久就在美国迅速发展起来。1963年美国伊利诺伊州一所医院把计算机用于财务管理。1966年，美国波士顿儿童医院用一台计算机控制16个护理区的终端，这是最早将计算机网络用于监护的病房管理。从60年代开始，美国、英国、原西德、日本等国先后出现了一批早期的计算机化的医院（图7-13）。

计算机在医学上应用的另一个方面是诊断仪器的计算机化尝试。20世纪50年代中期，美

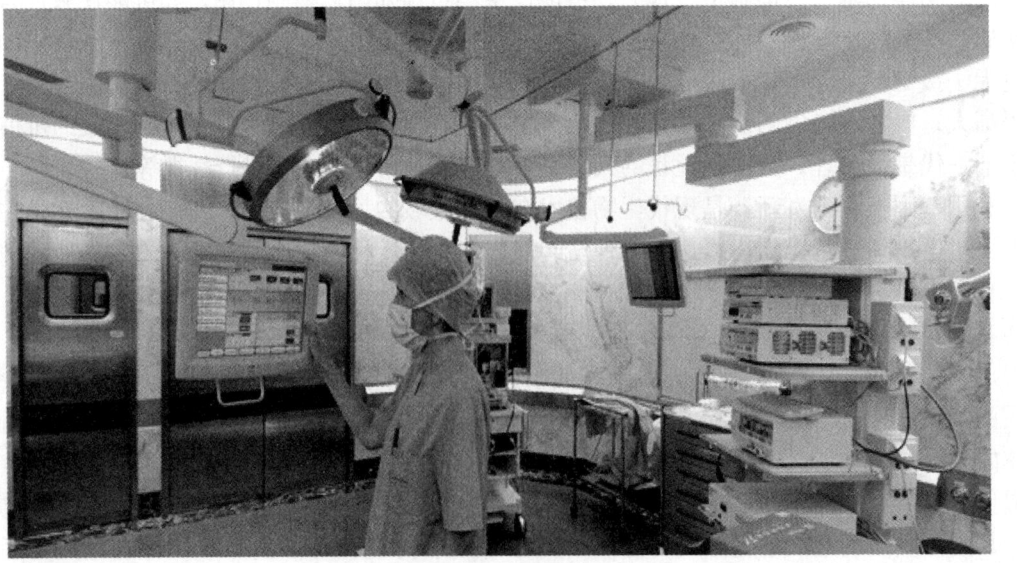

图7-13 智能化手术室、数字病房

国首先开始研究计算机处理心电图。1959年在华盛顿举行的一次关于心电图数据加工方法的会议上，曾鉴定了一个模拟转换器和心电图分析的计算机程序。1960年，皮费格尔（H. Pipberger）等提出了第一个专用心电图波形自动识别计算机程序。此后，在1961年，美国又试制成功一台叫做“Cellscan”的血细胞自动分析装置。1969年，莱德利（R. Ledley，1926—2012年）等人报道了一种胸部X线摄片自动识别仪。特别是1964年麦森（E. Mason）和巴格林（W. Bulgren）出版的《电子计算机在医学中的应用》一书影响巨大。1956美国理论物理学家科马克（A. Cormack，1924年—）开始研究不同物质以及人体的不同组织对X线的吸收量，并在1963—1964年将其数学表达式发表。经过十几年的努力，他终于解决了计算机断层扫描技术的理论问题。与此同时，一位从事计算机设计的英国工程师豪斯菲尔德从50年代后期研究与计算机应用有关的X线新技术。1971年，豪斯菲尔德成功地研制了第一台可用于临床的CT扫描仪。最初研制的CT扫描仪只能用于人脑，检查时间为1～4分钟，计算机从处理数据到显示图像所需时间约为几十分钟。后经豪斯菲尔德等人的不断努力，CT扫描仪可以广泛地应用于胸、腹部疾病的诊断，所需检查时间和显现图像的时间也分别减少到2～5秒和几十秒。CT扫描仪的发明无疑是诊断仪器计算机化的最成功的例子，它的临床价值很快得到全世界的公认。据此瑞典卡罗琳医学院决定将1979年度的诺贝尔生理学或医学奖授予相关的两位学者。自CT发明之后，计算机在医用仪器方面的应用不断扩大，超声、同位素以及临床检验等方面都开始了计算机化。

美国是现代电子计算机的发祥地，它拥有雄厚的技术力量和专门人才，在医用电子计算机领域，在许多方面美国人起步最早，如在医学教育方面，美国的伊利诺伊大学首先在1963年使用交互式打字机终端和计算机控制的电影机进行教学；在医学情报检索方面，美国的国立医学图书馆从1961年开始，研制一个叫Medlars的医学文献储存、分析、检索系统，1964年正式使用，1970年开始联机检索服务，是目前世界上最大、最全的医学检索系统之一。1964年，加利福尼亚州的旧金山和奥克兰首次建立了大型自动化多项健康检查实验室。此外，美国在数据处理、医学图像识别和处理、自动监护系统等方面也多有建树。

20世纪60年代以来，自美国之后，欧洲、日本、加拿大、澳大利亚等一些发达国家也都在努力把计算机引入到医学领域。进入70年代后，由于大规模集成电路的应用，使计算机的体积大大缩小，而运算速度和可靠性等都有显著的提高，这就为电子计算机在医学上的应用开辟了更加广阔的道路，同时，这一时期世界各国出版了多种计算机医学应用的专门性学术刊物，进一步促进了学术发展和经验交流。

80年代后，超级巨型计算机和个人计算机（personal computer，PC）都有了长足发展。特别是1981年IBM推出第一台PC机以来，个人电脑的发展迅速地改变着这个世界，一个真正的信息时代即将到来。1993年，美国政府公布了“国家信息基础设施计划”，即所谓的“信息高速公路计划”（Information Superhighway Project，ISP）。自那时以来，信息技术在医学上的应用进入一个新的阶段，比如虚拟现实技术、数字人、智能化医院等都由预言逐渐成为现实。这一切都是电子计算机这一信息领域的核心技术飞速发展的结果。20世纪末，由于互联网的发展，使远程医疗成为可能（图7-14）。1999年9月7日法国医生马雷斯科（J. Marescaux）带领一个医疗小组在纽约完成了第一例远程手术。68岁的女患者躺在法国斯特拉斯堡一家医院的病床上，马雷斯科则在一洋之隔的美国看着电视屏幕操纵机械手，远程遥控法国手术室中的“宙斯”机器人完成了这次跨洋手术。

总之，电子计算机和信息技术的发展，已经使现代医学的面貌发生了翻天覆地的变化，展望未来，它对医学科学以及整个人类社会必将产生更加巨大和深远的影响。

【小资料】

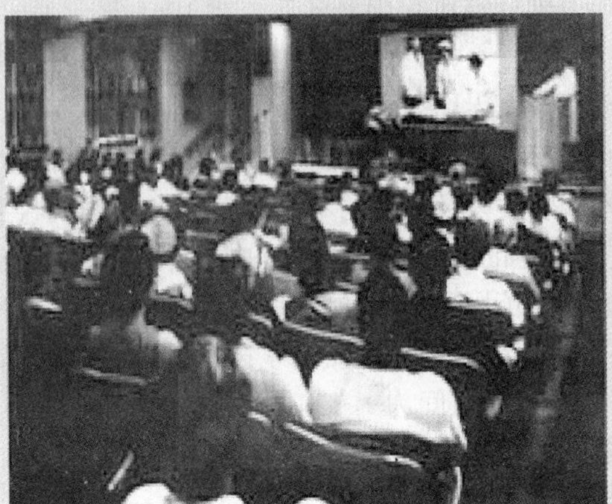

图 7-14 1956 年的远程演讲投送

远程医疗

20 世纪 50 年代末，美国学者威特桑（C. Wittson）首先将双向电视系统用于医疗。此后，美国不断有人利用通讯和电子技术进行医学活动，并出现了“telemedicine”这一词汇，现在国内专家统一将其译为“远程医疗”。图为 1956 年，尼布拉斯卡大学应用闭路电视网与尼布拉斯卡精神病研究院做远程演讲投送。

三、电子显微技术的发明与应用

光学显微镜技术到 19 世纪末几乎达到了尽善尽美的地步，无论是放大倍数还是分辨率，几乎已经到了极限。但是，人类想要看到更加细致的微观世界的尝试却一刻也没有停止过。20 世纪以后，由于电子光学理论的发展，使电子显微镜的诞生成为可能。这项发明是从两位德国科学家的工作开始的。1932 年，诺尔（H. Knoll，1897—1969 年）和卢斯卡（E. Ruska，1906 年—）发表了关于电子显微镜的最初实验和理论研究报告，并在实验室成功试制了世界上第一台电子显微镜（图 7-15）。然而，当时这台电子显微镜的放大图像只有 20 倍，还远远赶不上光学显微镜的功能。但是，电子光学理论实际应用的成功，使科学家相信它将有着巨大的潜力。于是，为了获得更大的放大能力，科学家们开始研究制造短焦距电磁透镜。1934 年，卢斯卡和比利时学者马尔顿（L. Marton，1901—1979 年）分别制成了新型的复式电磁式电子显微镜，使放大倍数增加到 1 万倍。同年马尔顿在布鲁塞尔第一次用自制的电子显微镜观察了毛苔的叶子，遗憾的是，被观察的叶子最后几乎被电子束全部烧焦，因此效果很不理想。尽管如此，电子显微镜总算诞生了，并且放大倍数已经远远超过了光学显微镜。

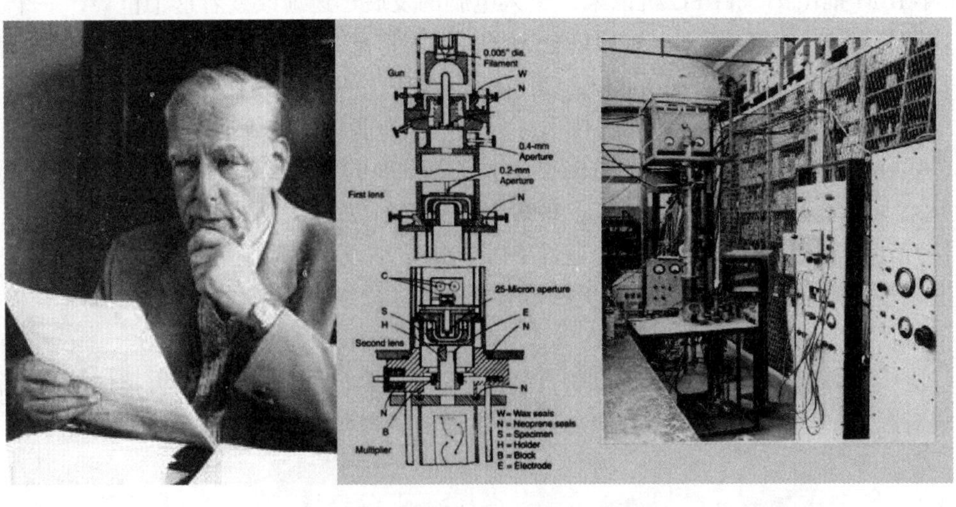

图 7-15 卢斯卡和第一台电子显微镜

1936 年，马尔顿将自己的电子显微镜经过多次改进之后，对细菌进行了首次观察，并成功地拍摄下观察到的细菌的照片。尽管马尔顿使用的电子显微镜的分辨率刚刚勉强达到光学水平，但这是世界上最早的利用电子显微镜观察和拍摄成功的细菌照片，也是电子显微镜在生物医学方面应用的开始。1937 年，经柏林工业大学的克劳塞和穆勒的努力，电子显微镜的性能全面超过了光学显微镜，他们也对细菌和胶体进行了成功的观察和拍摄。1938 年，科学家首次利用分辨率超过光学显微镜 10 倍、放大倍数达到 2 万倍的电子显微镜观察到了病毒。从以上过程我们可以看到，早期的电子显微镜在生物医学上的应用主要是在微生物学方面，这是因为观察细菌、病毒在标本制备技术上困难较少的缘故。

然而，电子显微镜真正在医学研究上成为有力的工具，还是在发明超薄切片技术之后。1948 年，发明了现代切片机。1950 年，发明了玻璃刀制作法。在切片机不断改进的同时，对包埋切片标本的材料也进行了更新性研究。1950 年，科学家又研制成一种新的包埋材料——甲基丙烯酸酯，这种材料成功地代替了传统包埋材料石蜡与火棉胶。接着，人们开始了制备适合于在电子显微镜下观察的超薄切片材料，经过不断努力，终于在 1954 年，由瑞典学者肖斯特兰德（FS. Sjöstrand，1912 2011 年）制成了 10nm 以下超薄切片标本。电子显微镜和超薄切片技术的不断完善使其医学应用领域不断扩大。

在电子显微镜的发展史中，特别应该强调的是近二三十年发展速度更快，如扫描电子显微镜和高分辨透射电子显微镜的制成，以及彩色电子显微镜的研制等。70 年代以后，由于一些更先进的技术的引入和匹配，如电子计算机、电视、X 线微区分析及电子衍射仪等，使电子显微镜的功能向着更加完备、更加多样化的方向发展。

四、放射性同位素的发现与应用

原子物理学的发展首先要追溯到伦琴于 1895 年对 X 线的发现，X 线的发现直接导致了放射性物质的发现。1896 年，法国物理学家贝克勒尔（H. Becquerel，1852—1908 年）在 X 线被发现的实验材料的启发下，通过对铀盐的研究，发现了放射现象。此后，居里夫妇（P. Curie，1859—1906 年；M. Curie，1867—1934 年）于 1898 年先后发现了钋和镭，进一步证实了放射性和放射性元素的存在。1899 年，物理学家卢瑟福（E. Rutherfoud，1871—1937 年）在一系列实验中发现元素钍的放射性由强变弱，又由弱变强的现象，后经研究于 1902 年提出放射性元素的嬗变理论：即放射性原子是不稳定的，它们自发地放射出射线和能量，衰变成另一种放射性原子，直至成为一种稳定的原子为止。1910 年，英国化学家索迪（F. Soddy，1877—1956 年）提出“同位素”概念，他认为一种化学元素可以有几种不同的原子量和放射性，但它们的化学性质完全相同，因此在元素周期表上处于同一位置。1919 年，英国物理学家阿斯顿（F. Aston，1877—1945 年）发明了一种精密仪器——质谱仪，这种仪器可利用电场和磁场的作用，把不同原子量的同位素分离开来，并分别测定它们的原子量及其丰度（相对含量）。原子核物理学的这一系列成果的获得为核技术和医学的结合创造了条件。

早期的同位素应用是把同位素作为示踪剂来使用。这种应用的原理是由匈牙利化学家赫韦希（G. Hevesy，1885—1966 年）于 1919 年建立的。当时他把同位素用于化学反应过程研究的标记元素，他用镭的同位素作为铅的示踪剂，研究植物的铅代谢，从而开辟了用同位素做示踪剂的研究方法。

1927 年，美国人布卢姆加特最先把同位素示踪法用于人体。他用镭的同位素做示踪剂，在体外测定了腕－腕时间，从而确立了放射性同位素在医学研究上应用的基本原理。此后，用同位素标记生命物质，并追踪其在体内的变化途径，成为人体物质代谢研究的重要手段。德国出生的生化学家舍恩海默（R. Schoenheimer，1894—1941 年）是第一位在这方面做出突出成绩的科学家。1933 年，他在美国哥伦比亚大学利用该校的化学家尤里（H. Urey，1893—

1981 年）发现的氘来标记脂肪酸，研究脂肪酸的代谢。他和尤里的合作十分有效。1937 年，尤里又发现了 N15，舍恩海默很快就用来标记氨基酸中的氮，以进行蛋白质代谢的研究。他在 1939—1941 年间发表了一系列实验报告，证明动物组织的蛋白质经常分解为氨基酸，同从食物进入体内的氨基酸相混合，或重新组成组织蛋白，或变成废物排出体外，处于一种经常变动的状态。他还用 N15 证实了尿素合成的鸟氨酸循环。1942 年舍恩海默出版了《身体成分的动态》，引进了“代谢池”和“有机物在体内流动”的概念。这些工作对生物化学特别是对新陈代谢的研究影响十分巨大，并开辟了广泛应用示踪剂的道路。由于示踪元素的应用，为研究时刻变化着的生命物质及其运动创造了条件，使生物化学的研究有可能从离体实验（利用器官灌注、组织薄片或组织提取液等方法）进入整体实验，从比较静止的状态进入经常变动的状态，因而所得到的结果更符合生物体内的实际。20 世纪 50 年代以来，同位素示踪法被广泛应用，对阐明各种糖类、脂肪酸、氨基酸以及嘌呤、嘧啶等重要生命物质在生物体内的分解和合成途径起了极为重要的作用。

伴随着放射性同位素在医学上的应用范围的不断扩大，提供廉价的大量人工放射性同位素则成为一个亟待解决的问题。1931 年，美国的物理学家劳伦斯（E. Lawtence，1901—1958 年）设计建造了第一台回旋加速器。1937 年日本人仁科等建造了世界上第二台回旋加速器。回旋加速器的制成为医学提供了大量的人工放射性同位素，这就为同位素进一步在疾病治疗等方面的应用创造了条件，如 ^{131}I、^{24}Na、^{32}P、^{128}I 等先后用于疾病治疗。1946 年，在曼哈顿计划下建立的原子反应堆公之于世，从此开始提供大量廉价 ^{131}I，^{131}I 随后被称为“万能核素”。1951 年，由卡森（B. Cassen，1902—1972 年）等人设计出第一台同位素扫描仪。1956 年，安格（H. Anger，1920—2005 年）又利用同位素制成 γ 线照相机。这些发明为放射性同位素在医学上的应用拓宽了领域。到 50 年代末和 60 年代初，^{99m}Tc 开始代替 ^{131}I 成为“万能核素”。进入 70 年代后，由于 γ 线照相机和 ^{99m}Tc 的普及，以及电子计算机的匹配使用，使其成为外伤治疗和定量诊断方面不可缺少的手段。

在核医学发展的历史上，放射免疫测定技术的发明也占有极重要的地位，该项技术是美国的物理学雅洛（R. Yalow，1921—2011 年）和医学博士所罗门·伯桑（S. Berson，1918—1972 年）发明的。1950 年，她和伯桑开始了这项研究，这项技术是在测定胰岛素抗体过程中形成的。为了直接计数胰岛素抗体，他们除用放射性碘标记胰岛素外，还用免疫学方法在豚鼠或家兔中制取对抗牛胰岛素的抗体。标记胰岛素与胰岛素抗体结合之后，他们设法去除未曾结合的标记胰岛素，然后用放射性计数器直接从结合的标记胰岛素中来计数出胰岛素抗体。进而，他们发现在一定数量的胰岛素抗体全部与标记胰岛素结合之后，再加入无标记胰岛素，过一定时间之后，将其中游离的胰岛素分离，再用放射性计数器测量，结果发现一部分结合的标记胰岛素被未标记胰岛素置换。这说明标记胰岛素与无标记胰岛素彼此争着与胰岛素抗体结合，抗体与其中一种胰岛素结合后，就会抑制它与另一种胰岛素结合，即所谓的“竞争性抑制”。他们还精确地测算出，当抗体浓度固定时，标记胰岛素与其抗体的结合，跟后加的无标记胰岛素之间有一定的函数关系，并可以利用这一关系来测定后加的胰岛素数量。这样，他们从实践到理论为放射免疫分析法奠定了基础。1959 年，他们第一次精确地测定了人体血浆的胰岛素浓度，证实了成年糖尿病患者血浆中胰岛素并不缺少，只因与胰岛素抗体结合而丧失了降血糖的效能。由于放射免疫分析法灵敏度极高，可以对人体内极微量物质定量测量，所以很快就成为美国内分泌学实验室中的重要工具。1977 年，雅洛由于此项技术的发明而荣获诺贝尔生理学或医学奖。而伯桑则早于 1972 年病逝，无法再和她分享这一殊荣了。

五、激光技术的发明与应用

激光器的诞生史大致可以分为四个阶段。第一个阶段是理论基础的奠定阶段，主要是爱因斯坦在探讨辐射理论时提出的受激辐射的新概念。当初爱因斯坦提出受激辐射只是为了从理论上彻底解决黑体辐射问题而提出的一个假设。然而，几十年后，这却成了打开激光宝库的一把钥匙。第二个阶段是微波波谱学的发展，为激光器的发明从理论、技术和人才等各方面创造了条件，因为激光领域的开拓者几乎全是微波波谱学专家。第三个阶段是微波激射器的问世。1954 年，美国物理学家汤斯（C. Townes，1915 年—）和他的两个助手戈登（J. Gordon）和蔡格（H. Zeiger）一起试制成第一台利用受激辐射原理工作的新型微波振荡器——氨分子微波激射器。微波激射器的研制成功在激光发展史上占有重要地位，因为它终于利用受激辐射现象这把钥匙打开了相干放大波长为微米级或更短电磁波的大门，为激光器的问世全面准备了条件。第四个阶段是激光器诞生阶段。从 50 年代开始，世界上许多实验室都卷入了一场激烈的竞赛，看谁能成功制造并运转第一台激光器。结果，美国物理学家梅曼（T. Maimen，1927—2007 年）制成了世界上第一台红宝石激光器（图 7-16）。1960 年，英国的《自然》杂志（*Nature*）于 8 月正式报道了这一成果。

第一台激光器诞生后，激光很快就被应用于工业、农业、医学、军事、通讯等各个方面。目前激光器已发展到数百种之多。

【小资料】

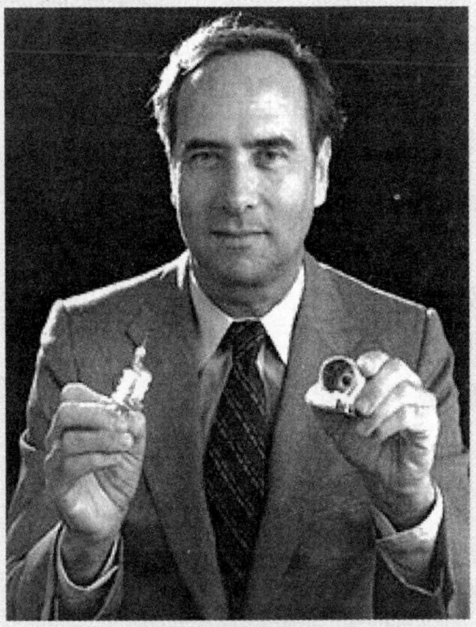

1960 年，美国物理学家梅曼发明了世界上第一台红宝石激光器。梅曼以普通光射进一根特别的人工合成的红宝石棒，创造出了激光束。1960 年 7 月 7 日《纽约时报》首先报道。梅曼的发明震惊了世界。

图 7-16　梅曼和第一台红宝石激光器

激光技术在医学上的应用是很早的。在激光器发明的第二年，即 1961 年，有人就在眼科手术中开始应用激光器作手术刀。此后，激光器在外科手术中的应用范围不断扩大，如用在烧伤治疗中的植皮术、清创术、胸外科手术、矫形外科手术、肿瘤切除术等。使用的激光种类也不断增多。1972 年，美国和原西德将二氧化碳激光器用作手术刀，效果很好。

1961 年，美国科学家利思（E. Leith）和乌帕特尼克（J. Upatnieks）利用激光拍摄成功第一张实用的离轴全息图。在医学研究上，利用这种装置可以处理电子显微镜拍摄的丝状噬菌体的双螺旋结构照片，可使图像分辨率从 0.5nm 提高到 0.25nm。

1964 年，美国的罗宾斯（J. Robiens）提出两步选择光电离分离同位素的方法，系统论证了激光分离同位素的问题。1970 年，美国的迈耶（S. Mayer）利用选择性光化学反应，采用波长为 2.7μm 的激光进行浓缩氘的实验获得成功。激光分离同位素具有分离系数高、工艺简单、成本低的特点，因此，可为医用同位素提供更廉价的同位素。

激光技术使细胞生物学、分子生物学研究提高到一个新的水平，如激光筛选细胞装置根据细胞的物理性质进行分类和分离，每秒钟可分类几千个细胞，可用于细胞生物学研究和临床医学中的细胞分类检查等。激光微束照射技术对细胞和生物分子进行微小的破坏“手术”，利用显微镜可观察这种损坏细胞的功能及遗传效果。激光光谱分析还可对人体组织进行微量元素的偏量测定，特别是微秒激光脉冲技术的出现使生物系统中速率高达 10^{-10} 秒的快速反应和作用过程得以研究。此外，还可以用于如血红蛋白、视紫红质以及 DNA 研究等。总之，随着激光器件、技术和理论的发展，激光技术会在更广泛的医学领域得到应用。

六、超声技术的出现与应用

早在 19 世纪，有关声音振荡频率和声调对声源运动速度的依赖关系的研究就已经取得了许多成果。1842 年，奥地利物理学家约翰 · 多普勒（C. Doppler，1803—1853 年）在他的论文中首次描述了一种物理学效应。他在观察来自星球的光色变化时，发现当星球和地球迎向运动时，光波频率升高，并向光谱的紫色端移动；当星球与地球背向运动时，光波频率降低，产生了所谓光谱的红色端移动，即所谓红移现象。这种因光波和接收器之间的相对运动而引起光波频率变化的效应，被称为多普勒效应。天文学中，多普勒效应已被广泛地用于追踪天体的运行。在多普勒的论文发表后不久，贝斯巴勒（Baysballo）又进行了声学研究，发现多普勒效应同样适用于声波。关于声音振荡的理论研究 19 世纪的物理学家已取得了明显的成果。1907 年，阿利特别尔格在实验中获得了频率为 340 000Hz 的超声振荡。此后，超声技术首先被用于军事上，作为一种探测物体的手段，特别是对水下物体的探测被海军所采纳。超声波技术的这些早期研究和应用为后来在医学上的应用打下了良好的基础。

超声技术在医学上的应用主要有两大方面。

（一）治疗

早在 20 世纪 20 年代，即有超声生物学效应的论文发表，并开始了超声治病的试验。1928 年，有人报道了用超声波治疗耳聋。1939 年，德国物理学家波尔曼（R. Pohlman）首次报道用超声波治疗神经痛，并取得效果。此后，超声疗法在欧洲开展起来。1953 年，伊斯莱和费德希茨报道用超声波照射法治疗梅尼埃病（Meniere’s disease）。20 世纪 50 年代以后，有关超声治疗的报道范围日益扩大。70 年代以后在应用剂量上进行了各种实验研究，并在大剂量即损伤性剂量的治疗方面取得了突破性进展。超声加热治疗癌症可达深层的特定部位，被认为是一种最佳的治疗癌症的方法。此外，经过聚焦，超声波还可以作为一种无感染、无血手术刀进行手术。80 年代以来，超声波作为一种体外碎石器在治疗肾结石、胆结石等结石症方面疗效显著。超声在治疗学上的应用范围正在日益扩大。

（二）诊断

1．超声示波诊断法　1942 年，奥地利学者杜西克（K. Dussik）首先使用连续式 A 型超声诊断仪诊断脑肿瘤。但当时由于技术不成熟，取得的进展不大，未能将其应用到临床。1945 年，费尔斯通公布了研制的脉冲式超声检测仪。1950 年，美国的怀尔德（J. Wild）等开始应用脉冲反射式 A 型超声诊断仪分析组织构造，探测脑标本并获得了脑肿瘤的反射波，这为脉冲反射法超声诊断的开端。1952 年，又有人报告用 A 型超声仪诊断脑肿瘤、脑出血成功。1956 年，瑞典人莱克塞尔（L. Leksell）报告用双探头从头颅两侧探出脑中线波，并明确了脑中线波的诊断价值，首次使用了“脑回声图”一词，为颅脑占位性病变的诊断提供了重要依据。此后，这种诊断仪的实用范围不断扩大，成为主要的超声诊断手段。

2．超声显像诊断法　1952 年，美国人豪雷（D. Howry）等人开始研究超声显像法，所研制的仪器称为 B 型超声诊断仪。他们用这种仪器对肝标本进行了显像试验，其后又开展了颈部和四肢的复合扫描法。1952 年，怀尔德首次成功地获得乳腺超声声像图，称为二维回声显示。60年代中期，开始研究机械或电子的快速成像法。1971年，鲍姆（N.Bom）报告用20个晶片的电子线阵方形扫查法进行心脏、胎儿的实时成像。1973年机械扇形扫查和电子相控阵扇形扫查均成功地被应用于临床。70年代中期以来随着应用灰阶以及帧频的增多，图像质量大为提高，其普及应用也加快。

3．超声频移诊断法　继日本人里村茂夫等提出从超声频移的信号中可以判断心脏瓣膜病之后，美国西雅图华盛顿大学的一位学者在50年代后期也建立了一个颇具实力的生物医学工程小组，从事超声多普勒的研究工作。他们设计成功通导时间血流计，推出了最早的连续式多普勒超声仪，并进行了动物实验。1961年，他们介绍了用超声后散射的多普勒频移对血流进行检测的新方法。1967年，报告了正常血流与异常血流在超声多普勒频谱图上波形的特征及其差异。在日本和美国科学家进行的开创性研究的基础上，又经过70年代各国学者的努力，多普勒超声显像系统的技术日益成熟起来，特别是1982年彩色多普勒血流成像研究获得巨大成功。自此，实时二维彩色多普勒血流成像技术受到临床医师的高度评价，并在临床得以广泛应用。

20世纪90年代后，由于彩色多普勒超声心动图技术以及各种超声诊断仪的进一步数字化，其功能更加强大，特别是第五代数字化诊断仪的推出，为各类疾病的诊断提供了更加丰富的诊断指标和强大的技术支持。新一代超声诊断仪中的嵌入式电子计算机的处理速度已经超过140亿次/秒。展望未来，伴随着方兴未艾的信息技术革命，21世纪将会有更加强大的计算机支持的超声诊断仪出现，对各类疾病的诊断将会提供更精确、更可靠的技术手段。

（李志平）

第八章 医学的目的和现代医学发展趋势

第一节 现代医学发展的特点和趋势

21世纪是生命科学主导的世纪，现代医学作为生命科学最重要的组成部分，如何面对新世纪的挑战，在新世纪里如何走向？随着科学技术、经济社会的迅速发展和医学模式的转变，现代医学在科技领域多学科知识与技术的推动下，已呈现出许多新的特点和趋势。把握医学发展的脉络，瞄准医学发展的前沿，对研究制定正确的医学发展战略与规划，促进医学迅速发展有重要意义。

一、医学研究的深入分析与整体综合

当代生物医学在新技术和新知识的影响下，正在向深入分析和整体综合相结合的方向发展，这既是科学思想和方法的转变，也是基因组学和神经科学等前沿领域研究的客观要求，是现在医学发展的一个重要趋势。

20世纪中叶以来，分子生物学和以基因工程为核心的生物技术迅速发展，其科学思想、科学方法及知识与技术广泛渗透到医学领域，使医学研究从细胞深入到了亚细胞、分子水平及至量子水平，从微观层次阐明了各种生命现象和疾病的病因及发病机制，为新的疾病检测技术和临床防治策略提供了理论依据。当代医学向微观深入分析研究表现在以下方面：

1．医学研究深入到分子水平　随着细胞生物学，遗传学、免疫学、分子生物学和神经生物学的发展，多种细胞因子、受体、细胞内信息传递和细胞间通讯被发现，生物大分子的结构和功能，特别是基因研究取得了重大突破，现代生物医学已深入到分子水平，对细胞活动、基因、发育和脑功能进行了深入探索，从而使解剖、组织、生理、病理、病理生理、生化和药理等基础学科向分子水平迅速发展。随着基础医学学科向分子水平深入，临床医学和预防医学也正在进入分子水平，如在对艾滋病的研究中，医学家已经研制出能抑制其中两种酶的有效抑制剂，这些药物能很快地从根本上降低患者的病毒水平，使艾滋病患者死亡率迅速降低。有关艾滋病的分子水平上的研究成果也提供了对付其他疾病很好的策略与方法，从理论上讲，只要我们在分子水平上认识了疾病的基本过程，就可以鉴别出导致疾病的基因和它们的蛋白质产物，然后将目标集中在这些蛋白质分子上，用新的药物、新的疫苗或其他方法来治疗或控制疾病。

2．后基因组时代来临，医学基因组学成为医学发展的前沿　以认识人类自身为目标的人类基因组计划是科学史上一项伟大的科学工程。该计划于1990年正式启动，继2000年6月26日人类基因组序列工作草图绘制完成后，参与人类基因组计划的六国（美、日、法、德、英、中）科学家于2001年2月12日正式公布了人类基因组图谱及初步分析结果。这是生命科学史上的一次伟大飞跃，标志着后基因组时代的来临。在后基因组时代，结构（序列）基因组学研究将向以揭示基因组的功能及调控机制为目标的功能基因组学转移，其中心任务是揭示基因组所包含的全部基因的功能。人类基因组计划的直接动因是要解决包括肿瘤在内的人类疾病的分子遗传学问题，它与人类健康密切相关，因此在后基因组时代，医学基因组学将成为医学研究的前沿。疾病基因的定位、克隆和鉴定是医学基因组学研究与竞争的核心内容。多基因

病、从生物大分子相互作用和网络调控的结构模式来研究和分析疾病基因的作用、基因组信息与环境的相互作用等，是医学基因组学研究的重点。

3．纳米生物学的兴起 纳米生物学是纳米技术与分子生物学相结合的产物。纳米生物学的研究内容主要有两个方面，第一是利用纳米科技解决生物学问题，如在纳米尺度上认识生物大分子的结构和功能，纳米技术的重要工具是扫描隧道显微镜和原子力显微镜。第一张DNA分子的扫描隧道显微图像已于1989年问世，它对阐明基因调控和表达的机制将起重要作用；第二是创造具有特定功能的生物大分子，如利用DNA和某些特殊蛋白质的特殊性质，模仿和制造类似生物大分子的分子器件。目前研究的热点有分子马达、硅-神经细胞体系和DNA相关的纳米体系与器件等。

4．细胞凋亡成为基础研究的热点 细胞凋亡亦称程序性细胞死亡，它是指细胞像秋天的树叶凋谢一样，在一定的生理或病理条件下，遵循自身的程序，自己结束其生命的过程，是一种复杂的、受严格控制的细胞毁灭的主动过程。20世纪80年代以来，调控细胞死亡的新的基因不断地被发现，目前已了解到有十几个基因参与了细胞凋亡，有的基因促进细胞凋亡，有的基因抑制细胞凋亡。细胞凋亡对维持组织自身的稳定有重要意义，它与造血、免疫、肿瘤、衰老的发生密切相关。目前，细胞凋亡概念已发展到生物化学和分子生物学水平，成为基础研究的热点之一。

5．深入分析研究的前沿领域 21世纪被认为是生命科学的世纪，为了迎接生命科学世纪的排战，必须高度重视医学深入研究的前沿领域和重点发展方向，把握好当代医学发展的脉络。根据中国科学院学科发展战略研究报告，以分析研究为主的医学前沿领域主要有：①重大疾病（肿瘤、心脑血管病等）发生发展及其干预措施的分子与细胞机制，包括重要功能基因与重大疾病相关基因结构、功能与表达调控的研究；重大疾病相关的蛋白质组学和蛋白质结构与功能研究；干细胞的建系及分化研究；②免疫系统的细胞和分子基础，包括新型免疫调节分子的发现及功能研究；新的功能性免疫分子及其受体（包括分化抗原、黏附分子、细胞因子、拮抗因子等）的研究；自身免疫病的发病机制及防治基础研究等；③自然与社会因素对健康的影响及其致病机制，包括重要感染性疾病病原体致病机制相关的基因组学与蛋白质组学研究；新病原体致病机制研究与干预措施研究；外源性化学物的致病机制及监测、防治与诊治技术的研究等；④药物在分子细胞与整体调节水平的作用机制，包括药物基因组与蛋白质组学研究；多糖、类脂和核酸等生物大分子与药物相互作用研究；新的内源性活性物质的药理学研究等。这四个领域基本上是以分析研究为主的分子、细胞水平上的前沿领域，体现了深入分析的发展趋势。

6．医学研究出现了整体综合的趋势 当代复杂理论和非线性科学的发展正在促进生物医学思想和方法论的转变。人们逐渐认识到，要了解人体这个复杂系统，不仅需要深入分析研究，而且需要整体综合，在方法论上坚持还原论与整体论的结合、宏观生命运动与微观分子活动的统一。

神经、内分泌和免疫系统相互关系的研究是当代医学整体综合研究趋势的重要表现。20世纪90年代以来，神经科学得到了蓬勃发展。在分析研究方面，神经免疫学和神经内分泌学研究使神经-内分泌-免疫网络系统研究深入到了分子水平。许多肽类激素的基因可以在神经细胞和免疫细胞中表达；免疫细胞可以合成激素（如促肾上腺皮质激素）和神经递质（如内啡肽）；免疫细胞有神经递质和激素受体；神经细胞也有免疫因子受体（如白细胞介素、干扰素）。免疫、神经、内分泌通过各自释放的介质和细胞受体进行信息交流和功能调节，维持内环境的稳定。

神经-内分泌-免疫网络理论的建立既深化了对稳态机制的认识，也为利用微分子的活动研究机体整体功能提供了模式。神经系统，特别是人脑，是自然界最复杂的系统，它在调控机体活动中占有特殊重要地位。神经系统结构和功能的阐明对人类社会将产生不可估量的影响。神经科学发展的主要趋势是充分运用各种先进技术手段，在细胞与分子水平探索神经系统正常活动与异常表现的机制，重建立体结构，为阐明神经细胞活动的本质打下基础。在当代生物医学中，从分子、细胞和整体水平对脑和神经系统进行多层次综合研究的神经生物学正在成为新世纪的一个科学高峰。

综合研究的前沿领域主要有神经、免疫、内分泌调节系统在健康状态维持与疾病发生发展中的作用及在分子、细胞和整体水平对脑功能和疾病的综合研究等，包括神经损伤与功能紊乱的病理机制及干预措施的研究；重要免疫细胞发育分化及其在免疫耐受与免疫应答调节中的作用的研究；神经 - 内分泌 - 免疫调节网络失调与疾病的关系；视觉、痛觉、神经信息传递、加工、整合及调控的研究；神经退行性疾病病因学与诊断、治疗技术研究等。现在，人们已认识到，从健康状态到疾病过程往往是多因素、多阶段、多层次的综合事件。作为学科发展的前沿的研究领域，应从分子、细胞、整体调节和机体与环境相互作用的水平上展开，以实现分析与综合的结合，宏观与微观的统一。

二、学科的分化与综合

20 世纪 50 年代以来，现代科学飞速发展，伴随着科学研究的纵深化，现代医学学科也发生了不断的分化；而科学知识的整体化又使学科之间互相交叉渗透发生新的综合。学科的分化与新的综合已成为现代医学发展的又一明显趋势。学科的分化是指原有的一门相对独立而统一的学科发展成两门或两门以上新的分支学科；学科的综合一般指两门或两门以上分支学科由于其相互之间的联系交叉渗透而形成新的学科。

1．原有学科的分化　医学学科的分化和分科发展曾经是近代医学取得巨大进步的表现。古代医学由于其整体观察的方法，没有细节上的说明，医学知识与哲学知识基本上是以统一的形式存在着。近代医学借助于近代科学技术，采用分析解剖的研究方法，进行分门别类的研究，形成了新的研究对象、新的概念范畴和方法，逐渐分化出了解剖学、组织学、比较生理学、实验生理学、病理解剖学、细胞病理学等学科。这种分类研究、分科发展，使近代医学认识不断深化。现代医学在近代医学分科发展的基础上，随着分析研究的进一步深入，专业化程度越来越高，学科分化更精细。据估计，目前医学领域比较公认的新兴学科和边缘学科已逾 200 多个，这种情况明显地反映了学科分化发展的趋势。

学科分化的特点一是纵向分化，即随着原有学科对象研究层次的深入，形成新的层次上的分支学科，例如，病理学分化为细胞病理学、超微病理学、分子病理学等。二是横向分化，即随着原有学科领域各个部分、各个方面研究的发展，逐渐单独形成了新的分支学科，例如，微生物学分化出了细菌学、真菌学、病毒学、免疫学等，内科学分化出了消化内科、呼吸内科、心血管内科、神经内科、血液内科等，呼吸内科又进一步分化出睡眠呼吸疾病、间质性肺病、哮喘病等亚专科。这些都是医学深入分析研究纵深发展的必然结果，是人类对健康和疾病认识不断深化的表现。

2．新的学科之间的交叉渗透与综合　在学科不断分化的同时，又出现了新的学科之间的相互交叉、渗透与综合，这是现代医学发展的又一个特点。这个特点在生物医学前沿更为明显，如在遗传学中分化出了基因组学，在基因组学中又分化出了功能基因组学，而功能基因组学同药物遗传学、分子药理学、医学基因组学互相交叉、渗透与综合，形成了药物基因组学新领域，它备受医学界和医药工业界的关注，成为前沿学科和热点领域。

学科综合的主要方式为：一是分支学科之间的相互交叉渗透而综合。医学发展的进程表明，随着科学认识的深化和科学知识的积累，会产生新的研究对象和任务。围绕新的研究对象的新任务和新问题的解决，学科的边缘在理论与方法上互相交叉渗透，便会形成新的研究领域，产生新的综合性学科，例如，为了研究免疫现象的遗传基础，促进了免疫学和遗传学的交叉与综合，形成了免疫遗传学；用遗传学方法研究环境因素对遗传物质的损害及其机制，便产生了遗传毒理学。二是自然科学学科与医学学科之间彼此交叉渗透而综合。这是最普遍的一种方式，如数学、物理学、微电子学、原子物理学、化学、细胞生物学、分子生物学等几乎渗透到了医学的各个领域，形成了一大批交叉学科、边缘学科或新兴学科，例如，物理学同医学的结合产生了医学物理学、医学电子学、医学影像学、核医学、超声医学等。这些学科的形成及其大批成果的出现有力地推动了现代医学的发展。三是人文社会科学与医学的交叉渗透而综合，如医学伦理学、医学人类学、医学社会学、叙事医学等。这表明医学的人文社会属性已得到了人们的重视，有利于促进医学模式和健康模式的转变。

在现代医学的发展中，医学学科的分化与综合不是孤立地进行的，而是彼此联系、紧密结合的；是在综合的基础上分化，在分化的条件下产生新的综合，学科的分化与综合是统一的发展趋势。

三、高新科学技术在医学领域更广泛的应用

医学的发展与科学技术的进步密切相关。400 多年前，显微镜的发明促成了细胞的发现和细胞病理学的建立。目前计算机技术的广泛应用不仅极大地提高了临床医学的诊疗水平，而且也深刻地改变着医疗卫生领域的从信息处理到宏观管理的方方面面。科学技术作为医学发现和进步的手段与方法，是一定时期医学认识能力和发展水平的一个重要标志。在医学发展史上，每当新科学技术在医学上应用，都曾对医学认识和学科的发展产生过重大的作用，对医学科学思想与方法产生过重大影响。现代高新技术在医学领域的广泛应用大大地改变了医学的面貌，使人类的健康水平和生活质量有了很大的提高。

由于人类基因组计划的顺利实施和生物信息学的发展，药物遗传学显示出独特的魅力，个体化医学的概念也在此背景下逐步发展起来。目前，人们将个体化医学分为：疾病风险预测和个体化治疗。所谓疾病风险预测是指根据每个人的疾病基因组信息预测疾病的发生风险，而个体化治疗则是指根据每个人的疾病基因组信息对已发生的疾病进行治疗。传统的治疗是对于患相同疾病的不同患者采用同样的治疗原则和用药，而在个体化医学中，由于可以预测不同患者的药物效应，即使是治疗同一种疾病，也可能根据患者的遗传背景来选择合理的药物和最合理的剂量。不过，在临床上要实现个体化医疗还面临着不少挑战。利用人类基因组来发展药物是一条漫长的道路，许多基因和基因产物蛋白在疾病发生和发展过程中的作用尚不为人们所知。有科学家认为，也许仅有 10% 的人类基因可以作为设计药物时考虑的靶物，但怎样寻找这些靶基因并非易事，仅靠基因组学的研究并不能解决这个问题。近来兴起的蛋白质组学的研究目标是确定所有的机体内蛋白质及蛋白质间的相互关系，可望对个体化医学的发展做出重大贡献。

第二节　现代医学面临的困境

一、疾病谱的变化

疾病谱，就是疾病类型的分布，即不同种类的疾病发生的频率。相应的，死亡谱是指各种死亡原因占总死亡原因的百分比由高到低的排列顺序。由于国家民族、生活习惯、社会经济条件以及个人行为的差异和变动，疾病在不同时期不同人群中的发病率、死亡率会发生较大变

化，这种变化称为疾病谱变化。

20世纪50年代以来，疾病谱和死亡谱发生了很大的改变。在现代工业化社会中，传染病、寄生虫病、营养缺乏病已经得到了相对一定的控制，取而代之的是心血管病、脑血管病、恶性肿瘤。据美国德弗（Dever）统计，对美国前四位死亡原因的平均致病因素进行分析，社会因素和生活方式约占51%，生物因素约占21%，环境因素占18%，保健服务约占10%。

在20世纪，由于抗生素及生物免疫制剂等的发明和应用，杀虫灭菌等措施的不断加强，一些严重危害人类健康和生命的急、慢性传染病的发病率和死亡率明显下降。同时，随着社会经济的发展，人口老龄化进程的加快，以及不良生活方式的影响，各类慢性非传染性疾病的发病率和死亡率明显上升。影响人类健康的主要疾病和死亡原因已由过去的以急、慢性传染病为主，逐步转变为以慢性非传染性疾病为主。全球的疾病和死因结构发生了根本的改变。世界各国都出现了以心脑血管病、恶性肿瘤占据疾病谱和死亡谱的主要位置的趋势。

有关学者对2010年全球疾病负担、伤害及危险因素研究中我国的数据进行分析后发现，城市化、收入增加和老龄化导致中国非传染性疾病快速增加；卒中、缺血性心脏病和慢性阻塞性肺病是2010年国人死亡的主要原因。高血压、心脑血管疾病、肿瘤、糖尿病、慢性阻塞性肺病等已成为威胁人们健康的主要杀手。心血管病和慢性阻塞性肺病导致的死亡已分别列居我国城市和农村居民死因的第一位，恶性肿瘤居第二位。过去20年内，中国疾病谱发生了快速转变，儿童早死率下降了80%；传染性疾病、妊娠期疾病、新生儿疾病和营养相关疾病在各年龄段均明显减少。我国现有高血压患者1亿人以上，糖尿病和慢性阻塞性肺病各有2000多万人，每年新发肿瘤160万人、脑卒中150万人、冠状动脉粥样硬化性心脏病75万人。可见，我国非传染性疾病和慢性伤残的原因由儿童传染性疾病转变为成年人非传染性疾病。

慢性非传染性疾病由于受社会、心理等多种因素的影响，大多数为心身疾病。慢性非传染性疾病有着自身的、不同于传染病的特点。

首先，急、慢性传染病的发病率和死亡率相对下降，慢性非传染性疾病的发病率直线升高。20世纪以来，人类在传染病防治工作上取得了辉煌成就，危害严重的传染病的发病率和死亡率明显下降。与此同时，生活水平的不断提高，人们生活方式、行为习惯的改变，社会竞争的日趋激烈等因素使得高血压、心脑血管疾病、肿瘤、慢性阻塞性肺病等慢性非传染性疾病的发病率大大增加。

其次，慢性非传染性疾病较急、慢性传染病的控制难度大。急、慢性传染病病因及防治等环节相对单纯，且对其的研究已经比较完善，即使是急性传染性疾病，通过群防群治、隔离观察等方法，疾病也可以得到有效控制。然而，慢性非传染性疾病由于发病原因及防治过程较为复杂，很难得到快速控制，目前为止的医学方法仍不能使其从根本上得到治疗，只能针对某些症状进行缓解和控制，在预防方面也受到各种难以控制的因素的影响，如不良的生活方式、性格内向、抑郁、环境污染等，特别是患者个人的心理因素对疾病产生了至关重要的作用。大量事实证明，心理、社会因素对健康和疾病起着极其重要的作用，而且这些因素的作用会因不同的疾病、不同的患者或同一疾病的不同阶段而各不相同。社会的现代化、社会化程度越高，人们对社会的依赖性也越强，从而受社会的影响也就越大。日渐密切的人与社会、人与人的关系必然影响到个体的心理状况，甚至是生理健康。个人行为方式和生活习惯导致的疾病负担逐步增加，最常见的不良生活习惯包括水果摄入量低、高盐和低谷物饮食、吸烟、饮酒和缺乏运动。此外，老龄化导致我国慢性残疾率升高，使老年人精神障碍、肌肉骨骼疾病、神经系统疾病以及视力和听力丧失导致的负担日益严重。该疾病负担分析将为我国公共卫生政策的制定提供有用的框架。纠正不良饮食习惯、减少烟草暴露以及控制高血压、胆固醇和空腹血糖水平是我国公共政策需要优先考虑的事情，当然还包括控制大气污染和室内空气污染。

《中国慢性病防治工作规划（2012—2015 年）》指出，我国现有确诊慢性病患者 2.6 亿人，慢性病导致的死亡已经占到我国总死亡的 85%，所导致的疾病负担已占总疾病负担的 70%，若不及时有效控制，将带来严重的社会经济问题。由于这类疾病通常是终身性的，病痛、伤残和昂贵的医疗费用不仅严重影响患者的生活质量，而且带来不堪重负的社会和经济负担。慢性非传染性疾病的高额治疗费用的增加直接促使了我国卫生总费用的迅速攀升，其上升速度已经超过了国民经济和居民收入的增长。

疾病谱与死亡谱的改变说明仅仅从生物学方面来解释健康与疾病，并据以防治疾病显然是不够的，必须把人作为包括自然环境和社会环境在内的生态系统的组成部分，深刻地认识生物 - 心理 - 社会医学模式的重要性，从生物、心理、社会三个层次综合考察人类的健康和疾病，用新的医学观念来指导卫生保健工作，并采取综合措施来防治疾病，增进人类的健康。

二、新形势下传染病的流行特点

（一）重新出现的传染病

现代医学和医疗卫生事业的发展使一些传染病在逐渐减少或得到控制，1978 年肆虐全球几千年的天花被消灭，麻疹、白喉、百日咳、脊髓灰质炎等传染病的发病率明显下降。20 世纪 60 年代后期，人们普遍认为传染病已经基本被消灭，剩下的传染病也可通过免疫和抗生素得到控制，以预防传染病为重点的第一次卫生革命已基本完成，今后人类与疾病斗争应转向以心脑血管疾病、恶性肿瘤以及退行性病变为重点的第二次卫生革命。受这一观点影响，各国政府及其卫生部门曾经一度将疾病防治工作重心转向了慢性非传染性疾病，减少了对传染病威胁的关注，削弱了传染病防治队伍的基础设施和能力的建设。

20 世纪末，人们惊讶地发现，传染病再度成为人类健康的主要危害，人类与传染病的斗争远未结束。传染性疾病仍然是发病率高、危险性大的疾病，不仅在威胁我国和发展中国家，也在威胁一些发达国家，只不过传染病谱有所不同。在世界卫生组织发表的危害人群健康最严重的 48 种疾病中，传染病和寄生虫病占 40 种，发病人数占病人总数的 85%。1996 年世界人口死因分析表明，全年世界上有 1700 万人死于传染病和寄生虫疾病，占总死亡人数的 32.7%，其中儿童数量也较多，而有的疾病是可以通过疫苗预防的。

据第九届世界公共卫生联盟国际大会报告，近年来重新出现了 7 种传染性疾病。重新出现的传染性疾病是指那些我们已知熟知的并且已经不再成为公共卫生问题但又重新流行的疾病。这些传染病是：霍乱、登革热、白喉、流行性脑膜炎、裂谷热、黄热病、结核。这些古老传染病的复苏对人类的健康带来了极大的危害。1991—1994 年，霍乱在南美流行，患者在 100 万以上。1994 年肺鼠疫又在印度出现。1993 年 WHO 发出警告，结核在世界上处于紧急状态，1995 年全球死于结核的人数达 300 万。据 2002 年我国法定报告传染病发病及死亡情况，我国肺结核发病率为 44/10 万，病死率为 0.17%，这些患者多为青壮年，是社会主要劳动力。1980 年以来，在我国早已杜绝的淋病、梅毒等性病死灰复燃且蔓延很快。计划免疫控制的传染病虽明显下降，但传入的脊髓灰质炎野毒株病例、大年龄麻疹病例的出现以及白喉、破伤风等免疫状况都说明，对传染性疾病的预防和控制还任重道远。

（二）新出现的传染病

20 世纪 60 年代以来，新的传染病不断出现。新发现的传染病和病原体有 30 多种，其中一部分出现世界范围的流行，如艾滋病（图 8-1）、O139 型霍乱、致病性大肠埃希菌引起的出血性肠炎等。60 年代出现库鲁病，70 年代出现军团病，80 年代出现艾滋病。在 90 年代出现了许多传染性疾病的严重暴发，一连串的大规模流行病在公共卫生不发达的国家肆虐：如西非 1992 年出现沙拉热，1995 年西非出现脑膜炎和黄热病的流行，1994 年印度发生鼠疫流行，1995 年扎伊尔发生埃博拉出血热暴发流行，1992—1994 年俄罗斯白喉流行等。发达国家或地区也同样遭殃，1993 年和 1996 年大肠埃希菌分别污染了美国和日本的食品；1995 年拉丁美洲霍乱和黄热病肆虐；1996 年 2 月英国的“疯牛病”搅得嗜吃牛排的英国人人心惶惶；1997 年香港的“禽流感”使最喜欢吃鸡肉的香港人忧心忡忡。这些疾病对人类的健康带来了极大的危害。2003 年 SARS 在短短几个月内蔓延至我国大部分省，在世界上有 30 多个国家和地区发现疫情，再次向全世界敲响了要高度重视传染病的警钟。SARS 的暴发使公共卫生工作者再次清醒地认识到，人类同传染病的斗争远没有结束，传染病依然是危害人类健康的严重疾病，任何忽视传染病控制的观点都是十分有害的。

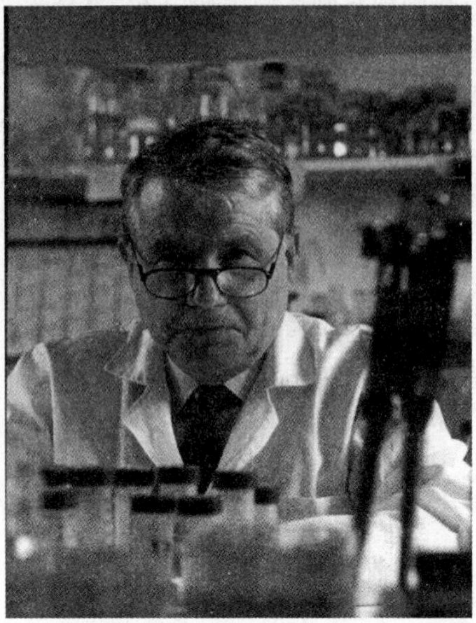

图 8-1 艾滋病毒发现者之一——法国巴斯德研究所微生物学家蒙塔格尼

从 20 世纪 70 年代开始，疯牛病、艾滋病的出现及扩散，使科学家们警觉到不断加速的全球化必然带来疾病的全球化。造成新传染病出现或重新出现的原因主要与以下因素有关：世界人口增长速度和不停地迁徙；大宗国际食品贸易，大量食品分发和不洁食品加工和操作；人类对自然界原有的媒介生物和病原体宿主接触增加；环境和气候的改变对虫媒和动物宿主的组成、数量的直接影响。同时，全球化趋势、自然生态系统的破坏、滥用抗生素等使得这种局面的出现成为必然，也使得传染病的预防和控制工作越发得复杂。

（三）生物恐怖

生物恐怖是指使用生物制剂诱导人类、动物及植物患病或导致其死亡。生物制剂包括微生物，以及微生物和动植物所产生的毒素。公认的可用于生物恐怖主义袭击的主要制剂有 6 种：炭疽杆菌、鼠疫耶尔森菌、天花病毒、出血热病毒和土拉热杆菌（为土拉菌病的传染源）及肉毒杆菌毒素。

20 世纪 90 年代，前苏联生物武器研制项目内幕的曝光，以及发现至少有 10 个国家具有生产生物武器的能力，使人们开始关注生物武器的威胁。美国“9.11”事件后炭疽事件的发生使越来越多的人意识到，生物恐怖的威胁离我们并不遥远。而更大的问题在于，我们根本没有应对这种局面的准备。所以，我们必须从现在开始，立即着手制定应对措施。这包括提高监测和信息传递能力，建立菌种库和必要的疫苗和抗体储备，并且提高应急生产能力，总结一套应急程序和措施，培养一支具备理论和实战能力的专业队伍，其中包括临床、流行病学、管理、实验室的专业人员。

三、生命伦理学的兴起及其难题

生命伦理学是 20 世纪六七十年代兴起的一门学科。生命主要指人类生命，但也涉及与之有关的动、植物生命。医学科学技术发展引发的问题不再只局限于医学领域，不仅仅关乎具体的医生与患者。生命维持技术、生命与死亡标准判断、堕胎与生殖干预技术、胚胎干细胞与基因技术等许多问题逐步拓展到整个社会之中，成为人们广泛关注的热点问题。对于此类问题的回应需要对医学进行人文化的反思与批判。由于生命科学既包括生物学和医疗卫生保健，也包括人类学和社会学，是研究生命过程和人类对疾病的防治及维护健康的科学，因此，生命伦理学是一门多种学科交叉的边缘学科。

【小资料】

“上帝委员会”

1962 年 11 月 9 日出版的《生命》杂志刊载了一篇文章“他们决定谁生谁死”。文章讲述了西雅图的一个委员会的故事，他们的责任是遴选加入持续性血液透析项目的患者，这个委员会也被戏称为“上帝委员会”(God Committee)。依靠思科利纳（B. Scribner）博士在 1961 年发明的动静脉分流与插管装置，持续性血液透析成为可能。很快，持续性血液透析的供给就满足不了患者的需求了。解决的方法是邀请一个小组，成员大多由非医生组成，由他们来查看所有备选人的档案，并决定谁能接受这一维持生命的技术。这样，委员会面临着一个不令人羡慕的任务，即依据非医学标准来选择合适的人选。选择的标准是人格、经济、社会接受程度、以往或预期的贡献、家庭的依赖和支撑。尽管委员会是匿名的，但其存在的消息还是被纽约时报披露了出来。这一事件在当时引起了广泛的关注与讨论。无疑，当涉及卫生资源分配的问题时，已经不能简单地由医生来决定，更多的应该交由社会进行价值选择与判断。

（一）生命伦理学兴起的背景

生命伦理学是生物医学伦理学的扩展，是将伦理学应用于解决生命科学技术引起的难题和挑战中兴起的。生命伦理学的兴起和发展反映了人类对新的生命科学技术的应用进行社会化控制的要求。20 世纪 50 年代后，安乐死问题、试管婴儿的血缘认定问题、堕胎的人道问题、器官移植的合法性问题等相继产生，这些问题涉及生命伦理学的诸多方面，并对传统的伦理观念提出了挑战。辅助生殖中的人工授精、胚胎移植以及代孕母亲等都产生了形形色色的伦理道德难题。特别是 70 年代后，随着 DNA 重组或基因工程技术、单克隆抗体技术、PCR 技术等生物技术的发展和应用，生命科学得到了突飞猛进的发展。随着生命科学特别是生物操作技术的发展，传统伦理学在操作层面上发生了危机。1978 年世界上第一个试管婴儿乔法·布朗的诞生，1997 年克隆羊“多莉”的出现等，引起了伦理学界和社会各界的普遍关注。人类基因组学研究、辅助生殖和“克隆”技术和胚胎干细胞研究等已日益成为人们关注的道德问题，遗传基因的研究及其在辅助生殖技术的运用，不仅涉及个人、家庭基因的隐私和权利，还关涉到民族的生存和安全问题，都需要做出道德的思考和伦理的判断，这些都是生命伦理学兴起的根本原因。

在生命伦理学研究方面，1969 年在美国纽约建立了一个社会、伦理学和生命科学研究所，现称为哈斯廷斯中心（The Hastings Center）。1971 年美国华盛顿乔治城大学建立了肯尼迪伦理学研究所，1975 年该所出版了《医学与哲学》杂志，1978 年组织编写出版了四卷本《生命伦理学百科全书》，促进了生命伦理学学科的发展。此后，在北美、西欧和亚洲一些国家的大学里也建立了生命伦理学研究中心，召开了诸多学术会议并发表了大量学术论文和出版了不少学术著作。

生命科学技术对传统道德观念和伦理学的挑战也引起了国际社会的普遍关注。1990年英国设立了人类授精与胚胎研究的法律及机构，1992年成立了国际生命伦理学学会，1995年成立了亚洲生命伦理学学会。世界其他一些国家和地区也相继成立了生命伦理学学会，使生命伦理学研究得到了迅速发展。1996年3月21日，国际人类基因组组织批准了《关于遗传研究正当行为的声明》，1997年11月该组织的伦理委员会通过了《关于DNA取样：控制和获得的声明》，1999年3月该伦理委员会批准了《关于克隆的声明》，逐步形成了一些有关生命伦理学研究的规范、措施和对策。

（二）生命伦理学的研究内容

当代生命伦理学作为一门新兴边缘学科，它迅速兴起的直接原因就是为了对生命科学技术发展所带来的伦理难题做出反应。生命伦理学所要做的事情是试图把生物科学的本质和有关生物世界的实际知识，与为了使世界变得更加美好而制定的政策和法规联系起来。

生命伦理学最显著地体现在医学与生命科技的发展中，“生命伦理学”一词也很自然地与医学和生物学结下不解之缘。狭义来说，“生命伦理”是因当代科学及科技发达而兴起的学科，它特别强调研讨生命科学带来的种种伦理问题。但从广义来说，它是一门边缘学科，与法律、公共政策、哲学、宗教、文学、生物、医学、药物、经济、环保等相关，具有广阔的文化视野。它正视生命科学带来的种种伦理挑战，它亦评估科学与人类种种价值的关系以及科学对人类价值的改变，它使人们强烈地注意到人类生活与道德伦理之间的互动作用。它涉及的对象下至医护人员，上至制定有关法律条文的政治家；它的信息不仅对一般大众有切实的作用，而且对以思考人的本性、社会的运作为己任的哲学家、社会学家、宗教家亦同样有启发作用。

传统意义上的医学伦理学是义务论的（deontological），而生命伦理学则是价值论的（axiological），即基于更自觉的价值理论。生命伦理学的兴起就是由于原来作为绝对要求的道德本身出现了问题，这样就要求系统地批判、审查传统和现今的道德观念，树立正确的、符合现代生物科学技术发展的价值理念。目前，生命伦理学主要存在理论生命伦理学、临床伦理学、政策和法制生命伦理学、文化生命伦理学等探究领域。

面对生命伦理学中的难题，在研究对策的问题上，人们可以从科学技术、伦理道德和立法等方面想办法。对在高新科学技术研究和应用中可能出现的负面影响，在科学技术规范上采取有效的措施，往往是能够达到趋利避害的目的的；伦理道德上的对策包括科学家要讲科学研究道德，公众要提高或转变相应的科学伦理道德观念，这是保证科学技术研究和应用有利于造福人类的前提；采取制定相关的政策法规，规范科学家和公众的科学伦理道德行为，是保证科学研究健康发展和正确应用的强制性手段。这些都应是生命伦理学研究和讨论的内容。

（三）人类基因组学研究的伦理学问题

人类基因组计划从开始设计时，就发现与许多价值问题相关，并意识到对伦理、法律和社会将产生重大影响，因而在人类基因组计划中安排了一个“伦理、法律和社会影响”（Ethical，Legal，and Social Implications，ELSI）的计划，把总经费的3%～5%用于研究该计划带来的伦理、法律和社会问题及其对策。ELSI的目标是预测和考虑人类基因组计划对个人和社会的含义及考察人类基因组计划绘图和排序对人类社会的影响。1990—1996年，ELSI研究计划拿出3259万美元资助美国和加拿大的机构从事这方面的研究，主要集中在四个领域：遗传信息的使用和解释中如何保护隐私和达到客观公正的问题，新的基因技术整合到临床时如何处理知情同意的问题，对参与基因研究的受试者如何做到知情同意、保护个人隐私的问题，对公众和卫生从业人员的教育问题。

1995年，联合国教科文组织（United Nations Educational Scientific and Culture Organization，UNESCO）也成立了“国际生物伦理委员会”。由该委员会起草、UNESCO发表的《关于人类基因组与人类权利的国际宣言》，成为人类基因组计划的世界宣言。该宣言的宗旨是保护人类基因组，其基本原则有四条，即人类的尊严与平等、科学家的研究自由、人类和谐和国际合作。该宣言充分反映了人类基因组计划可能对科学、经济、伦理、法律和社会产生的影响。人类基因组学研究涉及的伦理和法律问题突出地表现在以下三个方面：在基因研究和基因知识应用中必须坚持知情同意或知情选择原则；基因组研究成果的应用要防止遗传歧视；保护个人和家庭的遗传信息的隐私权。

（四）干细胞基因研究与治疗中的伦理学问题

干细胞生物学和干细胞工程的迅速发展显示了巨大的应用潜力。但我们的时代是一个道德支配的时代，一个全新的科学领域的开拓总免不了会受到伦理道德等社会因素的影响。1998年，当美国科学家在《科学》杂志上发表了他们成功地利用人类胚胎组织分离培养出具有很强分化潜力的胚胎干细胞的研究成果时，再一次引起了世界范围的伦理道德和法律的激烈争议。胚胎干细胞对治疗疾病有着广泛的应用前景，但必须在伦理道德上得到社会的认可。目前，人类胚胎干细胞大约来源于四种途径：一是人工流产后的人类胚儿组织；二是通过体外授精产生的、治疗不孕不育症的夫妇不再需要的人类胚胎；三是用捐赠者的配子通过体外授精创造的人类胚胎；四是通过体细胞核转移技术以无性生殖方法产生的人类胚胎。其中第四种来源被认为不合伦理，因而遭到了更强烈的反对。反对者认为，人的胚胎也是一种生命形式，从人的胚胎中收集胚胎干细胞是不道德的。支持者认为，胚胎干细胞并不是受精卵，因为没有胚外组织，不能发育成胚胎，在用小鼠所做的实验研究中已经得到了证实。

干细胞基因治疗是一种新的治疗方式，为多种人类疾病的治疗带来了希望，它比通常所说的“基因治疗”具有更多的优点。一是干细胞具有自我扩增和分化功能，因此导入的“外源基因”可以有效地得以扩散；二是干细胞可以在体外进行操作，对基因的改造和修饰可以在体外完成并经筛选后再导入体内，避免了基因插入而导致的细胞失常；三是干细胞是人体细胞，作为载体其毒性最小，而且作为生命的最小单元，是导入组织的最佳形式。但干细胞基因治疗也带来了一些伦理上的问题，一是对改变人体基因的组成存在异议，二是担心对生殖细胞遗传性状的改变会导致基因载体通过生殖传给后代。随着干细胞基因治疗技术的进一步发展，相信这些问题会得到很好的解决。

此外，人们还提出了其他一些有关干细胞研究的伦理问题，如将人胚胎干细胞嵌入家畜胚胎中制造嵌合体来获得移植用人体器官是否道德等。有关干细胞研究的伦理道德争论还在继续中。

（五）人类胚胎的克隆性研究中的伦理学问题

2001年11月，美国先进细胞技术公司宣布他们首次用克隆技术培育出人体胚胎细胞，这一件事立即引起全球反对克隆人的呼声和立法要求。根据是否用于医疗的目的和有利、尊重等伦理原则，人类胚胎的克隆性研究已被初步划分为两种类型：一类是“生殖性克隆”，即遭到全球反对的克隆人的研究；另一类是“治疗性克隆”，即从克隆胚胎中提取干细胞，然后使之培养成适合治疗疾病需要的各种人体器官。有关专家指出，不要把干细胞研究同克隆人搅在一起，干细胞研究与克隆人无关，并指出“治疗性克隆”这个词不好，它容易同“生殖性克隆”相混淆，应该称为核移植干细胞治疗技术。

生殖性克隆（克隆人）从伦理学上讲，明显违背了自主原则，在技术上又不可能解决安全问题，因而得不到伦理上的辩护。因为人具有一系列不同于其他物种的生物形态、生理、心理和社会方面的特征，具有在特定环境下形成的特定人格。克隆技术只能克隆基因，无法克隆环境，特定的人格是克隆不出来的。所以禁止克隆人已成为世界范围内的普遍共识。联合国教科文组织 1997 年就通过了关于禁止进行克隆人类实验的世界宣言。

治疗性克隆是为了克隆出组织器官以有效地治疗疾病，如果坚持知情同意原则，在伦理上可以得到辩护。2001 年，英国第一个将克隆研究合法化，允许科学家培养克隆胚胎以进行干细胞研究，并将这一研究定性为“治疗性克隆”。科学家可以破坏生育诊所剩的胚胎用于干细胞和其他研究，也可以通过试管授精培养研究用胚胎。现在，新的法律允许研究人员通过克隆制造干细胞，但研究中使用过的所有胚胎必须在 14 天后销毁。

第三节 医学模式的多元化建构

医学模式（medical model）是一个重要的理论概念，是指人们在观察和处理人类的健康和疾病问题时的思想和行为方式，是一定时期医学对疾病和健康总的特点和本质的概括，它反映了一定时期医学研究的领域、方法和目标。在医学发展史上，医学研究虽然都是围绕人体疾病和健康进行的，但在医学发展的不同时期，其研究范围、重点和方法是不一样的，对疾病发生发展规律的认识和保持健康的能力，也是随着经济、社会和医学科技的发展而变化的。这些变化的不同情况使医学在其发展的不同时期具有不同的特点，对这些特点的集中概括就形成了不同的医学模式。

一、历史上的几种医学模式

1．神灵主义医学模式　人类对生命现象的观察、对健康和疾病本质的思考自古代起就经开始了。但由于当时生产力水平低下，科学技术水平落后，人们对于疾病、死亡、梦等生理现象无法做出科学的解释，只能诉诸超自然的理解，即思维和感觉是独立于身体之中的灵魂的活动，梦是灵魂活动的反映，死亡是灵魂离开肉体，而疾病是鬼魔幽灵、逝者游魂的侵入，因此，健康是神灵的恩赐，而疾病则是天谴神罚、鬼神作怪，由此形成了早期的健康观和疾病观，产生了神灵主义医学模式。在这种模式的影响下，人们对健康的保护和对疾病的治疗主要是依靠对神灵的祈求和对邪魔的驱除，即采取“巫”的方式。这一时期人们开始使用自然界中有治疗作用的植物和矿物，医学上出现了药物的萌芽，但其主导思想仍然是神灵主义的驱除瘟神疫鬼，我们在现今非洲的巫医中仍然可见其影子。神灵主义医学严格来讲不能算作科学，它的基础是原始宗教，所表达的是早期人类对自然力的恐惧和屈服。

2．自然哲学医学模式　宗教是对人类对自然力的屈服并将其神秘化，而医学则是人类对自然力的征服并将其明朗化。在公元前 6 世纪前后，古希腊的智者进行了关于“本原”或“始基”（arche）问题的探讨，开始了一个自然哲学的时代。在这个时代，自然科学并未从哲学中分离出来，或者说自然科学是作为形而上学的一部分而存在的。那时的哲学思想与当时医学对人之本体和疾病本源的认识是一致的，于是哲学思想与医疗实践相联系，产生了自然哲学医学模式。

西方医学的鼻祖——希波克拉底提出了“四体液学说”，即人的健康、疾病和性格是四种体液——黏液、血液、黑胆汁、黄胆汁混合比例变化的结果。与此同时，在古代中国也建立了阴阳五行病理学说及外因（风、寒、暑、湿、燥、火）、内因（喜、怒、忧、思、悲、恐、惊）等病因学说，认为疾病是阴阳平衡失调所致。自然哲学医学模式结束了长期“巫”“医”不分的状态，驱逐了神灵主义医学中的鬼神成分，以哲学思想为基础，以理性为特征，将远古以来积累的医药经验升华到理论高度，将零散的医药知识条理化，从而建立了比较完整的古代医学的理论体系，使医学走上了科学化的道路。但无论是以“四体液”说为基础的希波克拉底医学学说，还是以阴阳五行病理学说为基础的中医学，都是一个初级的综合体系，未能摆脱笼统性和模糊性的特点，在方法上也主要以思辨、猜测和推理为主，以感官和直接观察为手段，属于经验医学的产物。

3．机械论医学模式　欧洲的文艺复兴运动为西方国家带来了工业革命，推动了科学技术的进步，从而产生了当时最成熟的学科——力学，这时，自然科学和近代医学开始获得了自己独特的方法而从自然哲学中分化出来。在这样的条件下，机械论医学模式开始形成。

英国实验科学始祖——培根是机械唯物主义自然观的倡导者。在他的影响下，实验科学开始兴起，他主张用实验方法观察事物，用物理和化学方法研究医学，研究人体的结构和功能，强调正确地记录病史，系统地记录临床病程，小心地观察药物是如何缓解疼痛，还鼓励进行病理学、解剖学的检查。他认为医生的主要任务是卫生保健、治疗疾病和延年益寿。受其影响，法国的百科全书派学者笛卡尔将培根的思想发挥得淋漓尽致，撰有代表性著作《动物是机器》，认为“生物只不过是精密的机器零件”。与他同时代的法国学者拉美特利，更是在该书的基础上撰写了《人是机器》一书，认为人体是一部自己发动自己的机器，而疾病是机器的某个部分出了故障或失灵，治疗则是对之修补完善，人与动物的不同仅在于人“多了几个弹簧和齿轮”，并把思维活动也看作一种机械运动。

机械论医学模式促进了解剖学、生理学及临床医学的发展，奠定了近代实验医学的基础，但因为其固有的机械论立场，在思维方法上必然陷入还原论，将一切知识都还原为某种对所有现象都适用的原则，如器官病理学认为每种疾病都有与它相应的一定器官损害，细胞病理学认为每种疾病都有与它相应的细胞损害等。虽然这种医学观有其进步的一面，即认为每一种疾病都是由于某种细菌或是病毒起作用，从而在一定意义上推动了病原学的进步，但它忽视了人体的社会性和生物现象的复杂性，因此机械论医学模式是一定历史时代的产物，可以看成是近代生物医学模式的初级阶段。

二、生物医学模式

生物医学模式（biomedical model）是立足于生物医学发展基础上的一种医学模式。生物医学模式的基本理论观点有两个，其一是心身二元论，认为躯体和精神存在着彼此的分工，疾病的产生必然或最终可以在躯体上找到病理变化；其二是还原论，认为每一种疾病完全可以用偏离正常的可测量的生物学变量来说明，可以在器官、细胞或生物大分子上找到形态结构和生化代谢的特定变化，完全可以确定出生物或物理、化学的特定原因，也都能找到特异性的治疗手段或方法。

生物医学模式对健康和疾病的认识是建立在疾病与病因的单因单果的模式上的，即健康是宿主、环境和病因三者之间的动态平衡，当环境变化、致病因子的致病能力增强、人群抵抗力下降、易感者增多时，使这种平衡破坏，疾病由此产生。生物医学模式从生物学的角度分析和研究疾病与健康现象，只考虑病因中的生物学因素、环境中的自然环境以及宿主的生理和病理过程，适用于揭示急、慢性传染病的流行规律。在生物医学模式的指导下，人类在疾病控制活动中，通过采取杀菌灭虫、预防接种和使用抗菌药物等措施，有效地控制了急、慢性传染病和寄生虫病的危害，取得了人类第一次卫生革命的胜利。

1．生物医学模式的形成和发展　生物医学模式的发展是同还原论的重大影响和生物医学的巨大进展相联系的。在心身二元论和还原论的影响下，当时盛行用机械论和力学观点解释人体的生理活动过程。这种思想的科学认识背景是分析性的力学原理在解释自然现象时的巨大成功。还原论被引入医学，使医学一开始就用分析的方法集中于躯体的生物学过程，成为生物医学发展的必要的思维方式。从16世纪开始的近代实验医学经过400多年的发展，成为一个庞大的医学体系，它是牢固地建立在生物科学基础之上的。在对疾病的认识上，这个阶段的医学经历了从把疾病定位于器官、细胞到分子的阶段。对病因的认识和确定治疗手段同样都是依据上述的思维方式。

生物医学自19世纪以来取得了一系列巨大进展，从细胞病理学与细菌学的建立到维生素和激素的相继发现，从遗传性疾病的发现到化学药物和抗生素的应用，都证明了生物科学对于医学的决定性意义。同生物医学的巨大进展相联系的是生物医学模式，这种模式的产生和发展既是历史的必然，也是历史的进步。由于它以实验为基础，故形成了一整套诊断治疗疾病的行之有效的方法；又由于它以分析为主，因而对人体形态、结构和病理的细节了解比较深入；也由于它以生物、理化的改变为根据，进而对生物和理化致病因素的研究比较深刻。生物医学模式在当前和未来的医学发展中仍然起着重要的作用。

2．生物医学模式的历史作用及其局限性　生物医学模式把物理、化学和工程技术引入医学，也促进了现代医学技术迅速发展。生物医学模式在防病治病、保持人类健康中取得了巨大的成功。历史上，由细菌、病毒等微小生物引起的鼠疫、霍乱、天花和结核等传染病曾无情地吞噬了上千万人的生命。20世纪上半叶，由于发明了预防接种、杀菌灭虫和抗菌药物三个主要技术手段，生物医学战胜了严重危害人类健康的多种急、慢性传染病。

生物医学模式虽然在人类疾病的控制和医学发展上有过重大历史作用，但随着经济社会的发展和科学技术的进步，已明显地暴露了其局限性。人类对疾病的认识已由单因单果发展为多因多果，人们越来越认识到疾病的发生和对健康的维护不仅仅是生物学因素的影响，社会因素和心理因素对疾病的发生、发展和转归具有重要作用，传统的生物医学模式已难以适应医学的发展和人类健康观念的转变。

医学是一门关于人的学科。而人不仅具有生物属性，还具有社会属性。这里一个重要的问题是：作为一个患者，他/她不单是一种生物学状态，而且是一种社会状态。决定谁是患者、谁不是患者不仅要考虑到这个人的生物学变量，而且要考虑到他/她的心理社会变量。因为人总是生活在一定的社会环境当中，各种社会因素、心理因素对机体的健康和疾病有不可忽视的影响。众多研究结果表明，社会因素能使自然因素的作用增加或减少，社会因素还可使人产生不同的心理状态，影响机体的内稳态，例如，原发性高血压、心血管疾病、脑血管疾病、胃溃疡、癌症、支气管哮喘、不孕症、公害病等疾病的发病原因及治疗结果都和社会心理因素有密切的关系。在居丧等负性生活事件后，高血压的发病率增高几倍到十几倍，这远远不是用胆固醇过高、血钠过高等生物医学因素所能解释的。生物医学模式离开了人的完整性，把人同社会属性和心理因素分离开来，单从生物属性上考察人类的健康与疾病，因此，生物医学模式的局限在于：一是在疾病认识上的片面性，“这种模型认为疾病完全可以用偏离正常的可测量的生物学（躯体）变量来说明。在它的框架内没有给疾病的社会、心理和行为方面留下余地”；二是在疾病治疗上的片面性。生物医学模式由于忽视了疾病心理社会因素，因而在治疗上只重视手术和药物治疗，导致了医学上长期重治轻防；三是在认识方法上的片面性，因而难以解释现代医学中所出现的各种新问题。

三、生物-心理-社会医学模式

生物-心理-社会医学模式是一种既从生物学方面，又从心理和社会方面看待人类健康和疾病的医学模式。这一模式的核心观念是世界卫生组织提出的积极健康观，即健康不仅仅是没有疾病和虚弱，而且是身体、心理和社会适应的完好状态。

（一）生物-心理-社会医学模式的产生及其特征

人类社会的进步改变了疾病谱，也带来了人们健康需求的变化。20世纪70年代，美国罗彻斯特大学的恩格尔（GL. Engel）针对这种变化及生物医学模式的局限性，提出了生物-心理-社会医学模式（biopsychosocial medical model）。他指出，“为了理解疾病的决定因素以及到达合理的治疗和卫生保健模式，医学模型必须也考虑到患者，患者在其中生活的环境以及由社会设计来对付疾病的破坏作用的补充系统，即医生的作用和卫生保健制度，这就要求一种生物 - 心理 - 社会模型。”

生物 - 心理 - 社会医学模式认为，疾病是人的心理、生理和环境系统中所有相关因素互相作用的结果。1948 年，WHO 宣布：“健康”是一种身体上、精神上和社会活动上的完满状态，而不只是没有疾病和虚弱现象。生物 - 心理 - 社会医学模式最基本的特征是把人体的健康和疾病不仅看成是某种生物学变量的结果，而且也看成是生理、心理、社会之间的正常关系或这种关系遭到破坏的结果。在这种医学模式看来，人体内部各器官、组织和细胞等层次是统一的，人的生理、心理活动是统一的，人的生理、心理和社会之间的关系也是统一的，这种统一关系一旦被破坏，就可能出现疾病。生物 - 心理 - 社会医学模式对生物医学模式并不是简单地加以否定，而是超越了生物医学模式，将生物医学作为一个重要部分与心理和社会因素结合，因而能够更加全面地理解人类的健康和疾病。

生物 - 心理 - 社会医学模式的基本理论观点可以概括为以下五个方面：一是人不但是自然的人也是社会的人，必须重视社会因素对健康和疾病的作用；二是健康不能仅从生物学上下定义，而要强调心理健康和社会功能健康，个人对自己的健康负有责任；三是医学既包含有自然科学也包含有社会科学；四是医生既要懂得生物医学，同时也应懂得心理学和社会学；五是卫生服务不仅仅是治疗疾病，也包括心理健康服务、疾病预防和社会环境的改善。

（二）生物 - 心理 - 社会医学模式产生的历史必然性

生物 - 心理 - 社会医学模式为什么必然会产生？主要有以下三个方面的原因。

第一，它是医学自身发展的必然结果。生物医学在几百年的发展中，通过分析研究获得了大量的成果，同时也暴露出了生命过程中许多内在联系和共同本质，为把人作为一个完整的、受心理因素和社会因素影响的人，从更广泛的联系上来研究健康和疾病问题提供了前提。20 世纪 30 年代，继巴甫洛夫高级神经活动学说建立以后，塞里学派揭示了内分泌系统对机体调节的整体联系。坎农（Cannon）的稳态概念也揭示出机体内某一功能系统在各种调节和控制机制作用下所保持的功能和结构上的动态平衡，这是生命系统的根本特征之一。20 世纪 50 年代以后，分子生物学和分子病理学揭示了宏观现象的微观原因，使人们认识到高层次与低层次之间的联系。免疫学的发展也揭示出机体在识别“自己”与“非已”的过程中，存在着一套完整复杂、相互联系的免疫系统。现在控制论和系统论的理论方法为自然科学、社会科学与医学的整体化发展架起了桥梁，产生了心身医学、医学心理学、行为医学、社会医学、医学社会学等一系列边缘学科，使生物医学同心理学和社会学形成了有机的结合。现代医学在自身发展过程中出现的这种从更广泛的联系上来研究健康与疾病的趋势突破了传统的生物医学模式，把医学认识推向了一个更广阔的包括生物学、心理学和社会学在内的背景，这必然会引起医学模式的转变。

第二，它是由疾病谱和死因谱的变化引起的。如前所述，20 世纪 50 年代以来，疾病谱和死亡谱发生了根本性的变化。传染病不再是人类健康的主要威胁，慢性非传染性疾病对人类的威胁日益加大，如心脏病、恶性肿瘤和脑血管病。许多研究表明，这些疾病除了与理化和生物因素有关外，心理紧张、环境污染、行为习惯等心理、社会因素也起着相当重要的作用。工业化带来的社会结构、工作环境和生活方式的变化是人们精神紧张的根源。精神紧张引起的心理变化可以通过神经 - 内分泌机制直接或间接引起一系列生理、病理变化。为了战胜这类疾病，必然要加强心理、社会方面的研究和防治，这样就导致了生物 - 心理 - 社会医学模式的出现。

第三，从根本上说，生物 - 心理 - 社会医学模式的产生是生物医学模式的内在缺陷造成的。生物医学模式一开始就把重点放在躯体的生物学过程上，单从生物属性上考察人类的健康与疾病，在它的框架内没有给疾病的社会、心理和行为方面留下余地。生物医学模式与还原论和分析法结合在一起，用物理、化学语言解释生物学现象，忽视了人的整体性。随着医学的发展，生物医学模式的局限性越来越明显，在实践中遇到的困难也越来越多，这就必然导致超越生物医学模式的生物 - 心理 - 社会医学模式的产生。

（三）生物医学模式向生物 - 心理 - 社会医学模式转变的意义

生物 - 心理 - 社会医学模式是在生物医学模式的基础上进一步发展完善起来的，这种模式的转变不只是理论或概念上的转换，在对医学科学的发展、医药卫生事业的完善、医学教育改革等方面都具有实际意义。

第一，医学模式的转变要求把健康与疾病放在一个广阔的背景下，从更高的认识水平上进行考察，这必将引起医学研究思维方式上的变革。传统生物医学模式的思维方式是以还原论为基础的，其目标是探求生命过程的理化的变化根据。人的社会属性使人的生命过程同时受到社会因素的影响，它不可能仅作为一个生物过程而孤立地存在，提出生物 - 心理 - 社会医学模式将促使人们在认识健康与疾病中占主导地位的还原论的思维方式向综合的思维方式转变。

第二，思维方式的变化往往使科学进入新的领域，出现一个飞跃性的发展。生物 - 心理 - 社会医学模式的产生也是现代医学进入一个新时期的先声，它突出展现了社会因素是怎样通过生理、心理过程引起疾病，以及在治疗过程中生物特性和社会因素的相互关系。这将使现代医学不仅引入自然科学的新成果，同时，也将引入社会科学的成果；反过来，又将促进社会医学、行为医学、康复医学等新的分支学科的发展。人们在对健康与疾病的认识上、防治疾病保障健康的手段上将获得更大的进展。

第三，医学模式的转变有助于医药卫生事业的完善。生物 - 心理 - 社会医学模式将促进我们研究社会主义基本经济规律和科学发展规律在医药卫生事业中的作用；研究社会、心理、自然因素对人民健康和疾病中的综合作用；研究如何制定和强化卫生立法；研究卫生经济问题，提出合理的卫生投资及卫生事业各项投资的正确比例并评价投资效益；研究有效的社会预防措施、调整性及心理性康复措施；研究药物的生产和使用等。这种系统的研究将使医药卫生事业更加完善。

第四，医学模式的转变对医学教育改革产生了深远的影响。生物 - 心理 - 社会医学模式逐步取代生物医学模式，成为医学发展的方向，必将给医学科学带来全方位的影响，对医学教育改革提出许多新课题。以课程设置为例，随着对社会致病和社会防治问题的深入研究，要求在高等医学教育中，并且逐步在中、初等医学教育中，增加有关心理学、社会学、人文科学课程，使新一代医药卫生专门人才的知识结构更加切合生物 - 心理 - 社会医学模式的要求，同时，还要利用多种形式改造原有的医药卫生工作者的知识结构。

第四节 医学的未来

现代医学的发展迅速有力，承载着人们极高的期望。有人说，“这是一个最好的时代，也是一个最坏的时代”。在医学史上，人类从来没有能获得如此多的医疗科技，但也从来没有如此多的人担忧他们的健康。要想预言医学的未来并非易事，只能是基于现有研究的外延或推测。

一、医学技术

（一）生物（医学或健康）信息技术

生物信息学是在生命科学、计算机科学和数学的基础上逐步发展而形成的一门新兴交叉学科，是为理解各种数据的生物学意义，运用数学与计算机科学手段进行生物信息的收集、加工、存储、传播、分析与解析的科学。生物信息学的产生最早可以上溯到 1956 年在美国田纳西州的盖特林堡召开的首次“生物学中的信息理论讨论会”，会议初步产生了生物信息学的概念。1987 年，美籍学者林华安（HA. Lim）为这一领域正式提出了“bioinformatics”这个称谓。美国在最初提出人类基因组计划时就成立了一个由 42 位专家组成的生物信息研究小组。人类基因组计划的实施、生物学的快速发展，以及数学、物理、计算机科学、信息科学的深入应用，使生物信息学逐渐发展成为一门独立的学科并成为生物科学发展的前沿领域。

人类基因组计划完成后，随着研究的深入进行，生物信息学发展到了后基因组时代（post-genome era），即蛋白质组信息学。1994 年，澳大利亚麦考瑞（Macquarie）大学的威尔金斯（Wilkins）和威廉姆斯（Williams）首先提出了蛋白质组的概念。如果把前一阶段的人类基因组研究称为结构基因组，那么下一个阶段则属于功能基因组研究。开展功能基因组研究之后，大量来自 DNA 芯片和蛋白质组技术的信息将有可能使我们了解生命网络是如何发挥作用的。

单纯的基因组学研究难以准确地反映基因的最终产物——蛋白质的质与量，因而不能提供认识各种生命活动直接的分子基础。然而，蛋白质组学相关技术也存在一定的局限性，如不能在遗传水平上研究机体的生命活动规律，所以，需要将两种组学技术联合使用，从基因和蛋白质水平上更好地阐明机体在各种生理或病理条件下的反应机制。2004 年，哈佛大学的杰菲（Jaffe）等学者提出了蛋白质基因组学一词。蛋白质基因组学与传统蛋白质组学的主要不同在于结合了原始的 DNA 和 RNA 序列更为完整的信息，利用蛋白质组学数据来进行基因组注释。2011 年，国际人类蛋白质研究组织启动了人类蛋白质组计划，是继国际人类基因组计划之后又一项大规模的国际性科技工程。该项目以蛋白质组学数据为基础，整合基因组学、转录组学数据进行注释，以加深人们对蛋白质（基因）功能的理解，为实现蛋白水平的临床诊断和治疗打下基础，这将是蛋白质基因组学一个重要的尝试和应用。

随着测序技术的不断发展，人类基因组图谱的成功绘制，疾病的研究模式也发生了重大转变，遗传因素和基因多态性已被认为是造成药物毒性和疗效差异的重要原因。“基因医学”应运而生，基因预测、基因预防、基因诊断、基因治疗将使整个医学改观。随着测序技术的发展，绘制个人全基因组图谱的费用将越来越低，个体化医疗时代也将随之来临。拥有个人基因组图谱后，医生可根据患者不同的遗传背景为患者制定个体化的给药方案，从而在保证药效显著的同时将不良反应降到最低。个人基因组图谱的意义不仅在于疾病治疗，更重要的是通过基因组图谱中变异信息的解读，实现在发病前对疾病风险的预测，从而尽早地采取有效的预防措施。

随着信息技术的飞速发展，医院信息系统（hospital information system，HIS）在医院的应用越来越广泛。HIS 数据库存储了大量完整的包括患者诊断治疗、检验数据等在内的电子医疗档案信息，其数据采集、检索功能可实现数据集合重组，完成信息的重现。为了进一步促进与人类健康和疾病相关的基因变异的研究，2007 年美国人类基因组研究所建立了“电子医疗档案和基因组学网（electronic medical records and genomics network，eMERGE）”，其目的是探索在大规模基因组学研究中，如何将 DNA 信息库与电子病历系统联系起来。生物信息学的发展将加速实现基础医学研究到临床医疗实践的知识转化，并最终改善医疗保健系统中的预防、早期诊断以及有针对性的疾病治疗等。

信息技术的发展也将使医疗服务模式产生重大变革，医疗机构可以不受地域的限制，通过信息网络上的虚拟医院、远程医疗、远程会诊、远程教育、移动医疗等方式将各种服务扩展到世界各地，组成全球医疗卫生服务网络。在预防医学方面，信息技术使全球预防监测系统的建立成为可能。各国医院和实验室都可以通过互联网交换和分析信息，对出现在不同地点或时间的暴发或散发病例进行远距离实时监测与分析。全球预防监测系统在发现新病原、确定暴发流行及其范围、寻找传染源和传播途径、确定不同事件之间的相互关系、对疾病进行预防控制，甚至在预警预报生物恐怖等方面都将具有重要的价值。移动医疗不仅节省时间和医疗资源，而且能够更高效、更准确地处理病患。目前全球的移动医疗应用覆盖了基础护理、公共卫生研究、急救护理、慢性疾病管理、自助医疗服务，及医疗卫生系统整体效率提升等多个领域。未来移动医疗将利用新一代信息通信技术方案促进医疗行业模式的创新和转变，促进建立健全的移动医疗网络和服务体系，提升医疗水平和服务能力。

总之，信息技术在生物医学中的广泛应用可以实现全人类的资源信息共享，将加速我们深入认识疾病发生、发展规律的进程，从而为疾病预防、临床诊断及治疗提供全新而有效的途径。

（二）干细胞技术

科学家们认为，干细胞研究有着不可估量的医学价值。干细胞研究正在向现代生命科学和医学的各个领域交叉渗透，从一种实验室概念逐渐转变成能够看得见的现实。从理论上说，干细胞可以用来治疗各种人类疾病。科学家发现，干细胞可用于培育不同的人体细胞、组织或器官，这有望成为移植器官的新来源，以解决供体不足的难题。组织器官移植有望成为人类攻克某些重大疾病（如心脑血管疾病、癌症、老年性疾病等）的根本措施。干细胞及其衍生组织器官的临床广泛应用将导致新的医疗技术革命。

今天，医学领域中许多难题的解决都寄希望于再生医学。1992 年，凯泽（L. Kaiser）提出了再生医学的概念。他预测再生医学将改变许多慢性疾病的发展进程，甚至可以再生衰老的或失去功能的器官。再生医学的兴起激发了人们对各种干细胞、组织工程支架和细胞生长因子的研究热潮，选用合适的干细胞作为种子细胞的来源已经成为研究的焦点。由于胚胎干细胞可以被诱导分化为机体几乎所有的细胞类型，所以成为研究热点。但胚胎干细胞虽然具有广泛的应用前景，却存在两个难以解决的限制：一是关于其来源的伦理和法律问题；二是异体细胞移植带来的免疫排斥问题。除胚胎组织外，在成体组织也可分离出一种多能干细胞，由于其不存在上述两个限制，其研究和应用越来越引起科学家们的兴趣。目前，除人们早已发现并应用的骨髓造血干细胞外，在短短几年的时间内先后发现了骨髓间充质干细胞、神经干细胞、皮肤干细胞、脂肪干细胞、胰岛干细胞、肝干细胞和肌肉干细胞等。深入研究其增殖和分化潜能必将促进组织工程的发展与进步。而且，科学家们已经在动物实验中发现一个新的基因，在它的控制下一些体细胞可以逆转为胚胎状态的细胞，这意味着从理论上可以不破坏胚胎而获得胚胎干细胞。在不久的将来，由生物学家、生物工程师和临床医生进行的多学科合作将有助于干细胞的研究及应用。

在干细胞的临床应用中，利用 3D 打印机完成身体器官的打印，将有可能改变人类医疗的历史。3D 生物打印需要“生物墨水”，而最有可能成为墨水的便是干细胞。研究者从人体组织中提取干细胞，使它们分化成不同类型的细胞。一旦“墨水”被打印出来并放到合适的地方，具有保护作用的生物凝胶将保持组织所需的结构。形成器官雏形后，还需要进一步的培养，在各类细胞生长因子的刺激下，最终发展成软骨或其他类型的活性组织，实现符合人体移植的要求。通过 3D 打印技术制造器官，不但可解除移植器官资源紧缺的难题，也将对药物开发产生深远的影响。传统的药物研究大多需要各种级别的动物实验和人体试验。通过 3D 打印的器官模型来检测药物试验效果不但有利于缩短临床药物研发周期，还将可能避免潜在的人体试验损害。当科学家能够更清晰地阐释人体内脏器官工作机制，并组建起生物组织模拟系统时，生物打印时代真的来了。

肿瘤的治疗一直是医学研究的热点。近些年来，越来越多的证据表明干细胞和肿瘤细胞有很多共同的特点，它们之间有着十分密切的关系。肿瘤组织中也存在一小部分具有干细胞性质的细胞群体——肿瘤干细胞。目前临床治疗的主要目标是消除可见的肿瘤组织，但也难以将肿瘤细胞完全杀灭，而且副作用大。自从肿瘤干细胞的概念被提出来以后，研究方向得以调整。

如果肿瘤干细胞可以预先被识别和分离，那么将发现更多新的、有效的诊断标志以及这些细胞表达的治疗性靶点。设法通过改变微环境，诱导或“操纵”肿瘤细胞向正常细胞分化，可能成为肿瘤治疗的希望所在。如果能认清肿瘤细胞的逆转机制，也许不久的将来人们就会因为肿瘤干细胞而对肿瘤的发生、发展及治疗有一个全新的认识。

尽管干细胞研究在未来的医学中拥有美好的前景，但目前仍存在如何安全地诱导分化和应用等问题，从理论到实践还有很长的研究道路要走。

（三）纳米生物医学

1990 年 7 月，在美国巴尔的摩召开了第一届国际纳米科技会议。这次会议的召开标志着纳米科技（Nano science and technology）的正式诞生。纳米材料是指在三维空间中至少有一维处于纳米尺度范围（1 ～ 100nm）或由它们作为基本单元构成的材料。当微粒长度小于 100nm 时，物质的很多性能发生质变，从而呈现不同于宏观物质的奇异现象，比如：低熔点、高反应活性、高强度、高韧性、强吸波性等。纳米技术与生物医学相结合将促进临床医疗诊断技术及治疗水平的大幅度改革。“纳米”不仅意味着空间尺度，而且提供了一种对生物医学工程的全新认识方法和实践方法，并已在医学领域显示出广阔的应用前景。

1．在诊断方面的应用　基于纳米材料的生物传感器具有高灵敏度、高选择性等多种重要的特性，为现代的检测手段提供了新的机遇。将纳米传感器（Nano senser）插入单个活细胞内可以获取活细胞内多种生化反应的动态信息、电化学信息和反映整体的功能状态，以便深化对机体生理及病理过程的理解。将它植入并定位于体内不同的部位或随血液在体内运行，可将各种生物信息反馈于体外记录装置而达到不同的诊断和检测目的。核酸、酶、抗体、受体和细胞等多种生物分子都可用于开发生物传感器，用于诸如癌症、代谢紊乱、遗传紊乱等疾病诊断和新药开发中。随着纳米技术和生物技术的不断发展，未来可以利用纳米生物传感器进行个性化用药，也可用于常规体检或危险物引起的健康问题检查中。

纳米技术也为生物医学成像研究提供了一个新的平台。扫描探针显微镜的针尖能随样品的高低起伏作上下运动，沿样品表面逐点扫描，用光学方法测量针尖的运动，就可以得到分子的图像，目前已经用于人体多种正常组织和细胞的超微形态学观察，而且可以在纳米水平上揭示肿瘤细胞的形态特点。采用功能纳米微球作为高性能体内显影剂，造影后对比效果明显增强，有利于疾病的早期诊断和鉴别诊断。

用纳米微粒可进行细胞分离，了解生物大分子的精细结构及其与功能的关系，获取生命信息，特别是细胞内的各种信息。纳米细胞分离技术在医疗临床诊断上有广阔的应用前景，比如可以在早期发现血液中的癌细胞，可以将骨髓中的癌细胞分离出来等。纳米探测术可以准确地获取单个分子，具有极高超的灵敏性。科学家们希望通过它检测人体的唾液、血液、粪便和呼出的气体，及时发现各种病原体或带病游离分子。

2．在治疗方面的应用　纳米生物医学技术的初期应用主要集中在机体外，但随着技术的发展，在机体内也逐步显现出极大的应用价值。

纳米药物载体和基因载体是目前纳米生物技术的重要研究领域。药物纳米载体和纳米颗粒基因转移技术是以纳米颗粒作为药物和基因转移载体，将药物、DNA 或 RNA 等基因治疗分子包裹在纳米颗粒之中或吸附在其表面，并在颗粒表面耦联特异性的靶向分子，如特异性配体、单克隆抗体等，通过靶向分子与细胞表面特异性受体结合，在细胞摄取作用下进入细胞内，实现安全有效的靶向性药物和基因治疗。纳米药物载体主要应用于抗肿瘤等药物的靶向或局部给药制剂，而纳米基因载体将推进基因治疗的临床应用进展。

因为纳米材料与细胞具有较好的生物兼容性和大小兼容性，纳米结构表面可以促进细胞黏附、延伸、轴突生长。与传统材料相比，修复后不会在体内留下植入物，可以作为良好的人工组织材料。纳米生物材料可应用于制造各类组织的支架（如血管、气管、输尿管、韧带与肌腱)、组织工程用支架材料、内固定件、骨组织缺损修复材料。采用支架宏观塑形和生物大分子组装方式结合，获得具有诱导分化和再生功能的活性组装体将成为组织工程和再生医学材料的重要发展方向。具有更好的生物相容性和高抗血栓形成作用的纳米生物材料可用来制备人工肾、人工骨、人工血管、人工心瓣膜、人工关节等人工器官，为器官移植的发展带来了新的希望。

纳米尺度上的生物器件的发展对医疗设备的现代化具有重要意义，它将会开创一个医疗器械的新时代。纳米机器人是几百个原子、分子组成的颗粒，尺寸只有几十个纳米，表面活性很大，可进入血管中。科学家设想将这些机器人放在血液、尿液和细胞介质中工作，按医生编制好的程序实施健康检查、疏通血栓、清除心血管壁上的有害物质、吞噬细菌、杀死癌细胞、监视体内病变等。

总之，纳米生物技术在可预见的将来应用会非常广泛，其发展不仅会带动基础医学的研究，也会给临床医学带来很多契机。但是纳米技术在生物医学中的应用研究尚处于初期阶段，广泛应用于临床还有很多问题有待解决。除了技术的可靠性研究外，针对其安全性的研究也将是一个重要问题，比如是否会对动、植物及环境造成污染，进而危及人类健康，这将是未来一个长久的研究命题。

二、全球化与卫生治理

全球化突破了疆域、时间和认知的界限，卫生的全球化也不例外。具体而言，从健康和健康的决定因素的角度来看，健康的决定因素已经跨越国界，表现为环境污染的控制、传染病的传播很难被控制在国境线内，不健康的生活方式所决定的慢性病在世界范围内的发病率普遍升高；不同国家和地区面临相同或相似的卫生问题，随着城市化的推进，城市和农村、发达国家和发展中国家在疾病谱和卫生负担方面的差距日益缩小，均面临着相似的卫生问题。卫生问题的解决不再是一国之力可以完成的，如对艾滋病的研究需要各国间的合作，对 SARS、禽流感等传染病和食源性疾病的控制更是需要各国间的合作。

（一）从协商会议和公约到区域合作

在国际组织的发展史上，以欧洲协调为标志的会议制度在推进国际组织发展的过程中尤为重要。在相当长的时间内，卫生外交主要是隔离检疫制度的建立与实施，最早可以追溯到 14 世纪为阻止黑死病传播而采取的隔离检疫制度。19 世纪以后，随着国际间货物、劳务和人员的流动加快，传统的国家隔离检疫制度已难以起到控制传染病流行的作用，于是，欧洲一些国家的政府不得不通过国际合作来解决传染病问题。1851 年，欧洲首次召开国际卫生大会，讨论应对黑死病、黄热病以及霍乱的国际合作与协商。这种以国际卫生大会、签署公约以及后来成立地区性国际卫生组织来完成国际卫生治理的活动持续了近 100 年（表 8-1，8-2，图 8-2）。在这一阶段的卫生合作、协商活动中，一个显著特点是以国家作为行动者的单位，但卫生问题基本上处于外交政策制定者的边缘和无足轻重的位置，因为卫生问题很少涉及国际关系的核心利益，特别是没有关涉维护国家安全、经济实力的任务。

表8-1 1892—1951年有关传染病控制的部分卫生条约

年份	条约
1892	国际卫生公约
1893	国际卫生公约
1894	国际卫生公约
1897	国际卫生公约

续表

1903	国际卫生公约，取代 1892、1893、1894 和 1897 年签署的国际卫生公约
1905	美洲卫生公约
1912	国际卫生公约，取代 1903 年签署的国际卫生公约
1924	泛美卫生法案
1926	关于商船船员性病治疗设施的协定
1927	国际卫生公约，修订 1912 年国际卫生公约
1927	泛美卫生公约的补充议案
1928	泛美航空卫生公约
1930	关于抗白喉血清的公约
1930	关于控制登革热的协定
1930	国际航空卫生公约
1934	关于共同预防登革热的国际公约
1938	国际卫生公约，修订 1926 年国际卫生公约
1944	国际卫生公约，修订 1926 年国际卫生公约
1944	国际航空卫生公约，修订 1933 年的国际航空卫生公约
1946	关于延长 1944 年国际卫生公约的议案
1951	国际卫生法规

表 8-2　1851—1913 年卫生会议

1851	第一次卫生大会，巴黎
1859	第二次卫生大会，巴黎
1866	第三次卫生大会，伊斯坦布尔
1874	第四次卫生大会，维也纳
1881	第五次卫生大会，华盛顿
1885	第六次卫生大会，罗马
1887	北海酒精贸易，地点不详
1892	第七次卫生大会，威尼斯
1893	第八次卫生大会，德累斯顿
1894	第九次卫生大会，巴黎
1897	第十次卫生大会，威尼斯
1899	非洲酒精贸易，布鲁塞尔
1903	第十一次卫生大会，巴黎
1906	非洲酒精贸易，布鲁塞尔
1909	禁毒大会，上海
1911	第十二次卫生大会，巴黎
1911	禁毒大会，海牙
1913	禁毒大会，海牙

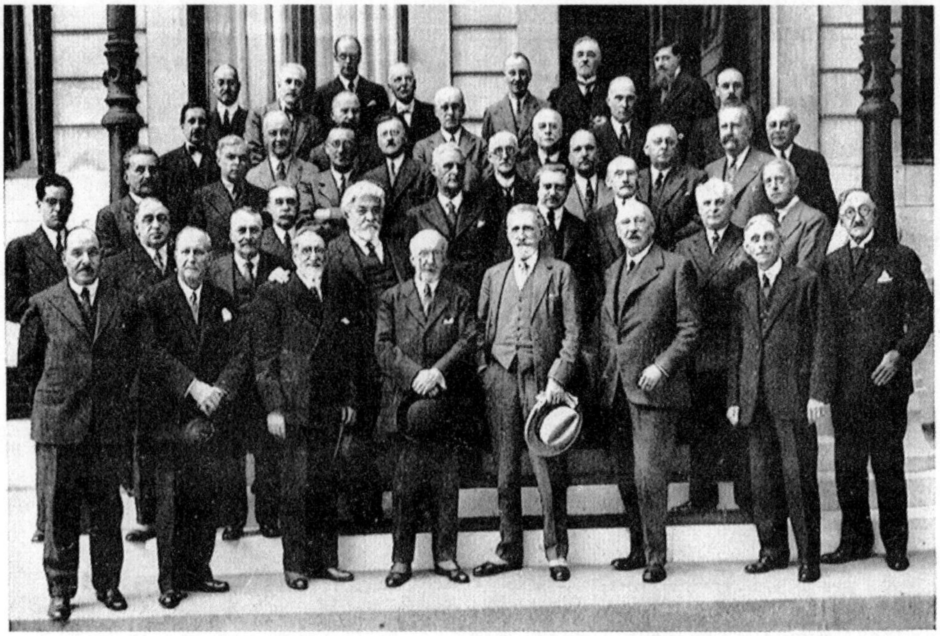

图 8-2 1933 年巴黎国际公共卫生组织委员会会议合影

19 世纪末，在埃及的亚历山大里亚、土耳其的康斯坦丁堡、摩洛哥的丹吉尔和波斯的德黑兰建立了四个政府间卫生委员会负责处理地区性国际卫生问题，其中 1831 年成立于亚历山大里亚的埃及隔离检疫委员会后来成为 WHO 东地中海地区办公室。1902 年，在美国华盛顿成立的国际卫生署被认为是第一个常设国际卫生机构，其先后更名为泛美卫生署和泛美卫生组织，成员国包括美国、智利、古巴、墨西哥、哥斯达黎加。当时美国极力扩大海外贸易，拉丁美洲拥有丰富的原材料，同时又是制成品潜在的巨大市场。由于繁复的隔离检疫、检查和危险品标准阻碍了商品的流动，对商业贸易的发展带来了诸多限制。于是，美洲国家联盟呼吁成立卫生署来起草统一的卫生法案和规定。泛美卫生委员会成立之初主要是定期召集成员国代表召开国际卫生会议沟通交流。1924 年，颁布了第一部统一的卫生编码，并在 1936 年开始在各个美洲国家推行。在 WHO 成立后，泛美卫生署与之达成协议，成为 WHO 的美洲地区办事处，并由 WHO 提供进一步发展卫生事务的资金，改称泛美卫生组织。如今，泛美卫生组织的工作内容已远非制定隔离检疫制度这么简单，还负责推行 WHO 的很多卫生、环境、营养和社会发展项目。

（二）从国际卫生外交到全球卫生外交

20 世纪以后，随着国际政治和经济的互动增强，以传染病控制为核心的国际卫生问题也日显突出。为了监测疫情、协调防疫、合作控制，西方国家开始组建规模更大的国际卫生机构。1907 年，在法国巴黎建立了国际公共卫生局，这是第一个突破某一个区域或地区限制的常设国际卫生组织，该组织设有一个常设秘书处和一个由来自各成员国的高级公共卫生官员组成的委员会。最初有 12 个签约国，分别是比利时、英国、埃及、法国、巴西、意大利、荷兰、葡萄牙、俄国、西班牙、瑞士、美国，后来逐渐发展为近 60 个成员国，其中包括英属印度和其他非主权国家。其常设委员会自 1908 年第一次召开碰面会后，每隔两年召开一次大会，但在第一次世界大战期间暂停了 5 年。国际卫生局负责筹备了 1911—1912 年的国际卫生大会，并在 1926 年负责修订了 1912 年的国际卫生公约。WHO 成立以后，其主要职能逐渐被 WHO 所取代。

第一次世界大战后，国际组织有了新的发展，全球性的国际组织建立进一步推动了国际组织的发展。国际联盟卫生组织是在第一次世界大战后国际联盟建立的常设卫生机构。其经费由国际联盟提供，主要职能包括流行病学调查、技术研究（包括国际标准化）和技术支持（各成员国可派遣专业人员进行技术培训，或由国际联盟卫生组织直接派遣专家对成员国的卫生问题提供咨询和访问）。中国近代公共卫生体系的建立曾获得过国际联盟卫生组的积极帮助。第二次世界大战之后，由于国际政治版图的重构，国际联盟卫生组织已经形同虚设。

第二次世界大战期间，在英国首相丘吉尔和美国总统罗斯福的倡议下，于 1943 年成立了联合国善后救济总署，为战后国家提供物资支持，包括食物、衣物、医药等。1945 年 6 月，联合国善后救济总署派遣了 450 个医疗队到遭受战争破坏的国家，包括 380 名医生和 435 名护士，并应用一些新的工具进行流行病的预防和控制，特别是在控制斑疹伤寒和霍乱方面取得了显著的成效。

第二次世界大战结束后，当各国外交官们举行会议成立联合国时，他们讨论的事情之一就是建立一个全球性卫生组织。1945 年，在美国旧金山召开的联合国会议一致同意建立一个全新的、自治的国际性卫生组织。中国学者施思明撰写了建立世界卫生组织的草案与文件，为世界卫生组织的创建做出了重要贡献。1946 年 7 月，在纽约召开的国际卫生大会批准了《世界卫生组织组织法》。1948 年 4 月 7 日，《世界卫生组织组织法》生效，同年世界卫生组织（WHO）在日内瓦正式成立。世界卫生大会是 WHO 的最高决策机构，一般于每年 5 月在日内瓦举行会议，由会员国派代表团参加，其主要职能是决定本组织的政策。卫生大会任命总干事，监督本组织的财政政策，以及审查和批准规划预算方案。它同样审议执行委员会的报告，就可能需要进一步行动、研究、调查报告的事项并对其做出指示。世界卫生组织的职能可以概括为三个方面：①标准化，包括国际公约和协议、规定以及不具有法律约束力的标准和建议；②指导和协调，包括人人享有健康以及基本医疗活动和针对某些疾病的防治项目；③研究和技术合作，包括疾病的消除等。

冷战结束后，伴随全球化的浪潮，很多新的公共卫生威胁凸现出来。这些新出现的全球卫生问题并非仅仅依靠科学技术或者卫生防疫所能解决的，很大程度上更取决于政治、经济和文化的影响因素，因此单纯依靠卫生部门的努力已经远远不够。卫生政策制定者势必要打破传统的行为模式，并且与政治、外交发生关联。公共卫生领域需要接触更多的非卫生部门，诸如贸易、投资和国家安全等，而外交部门也需要对公共卫生问题有更多的了解和参与。全球化迫使全球各国从以国家为中心的卫生治理走向更为复杂的、多中心的国际或全球卫生治理。与此同时，以 WHO 为代表的国际组织也开始重视不同层面的合作和联盟机制，比如与政府、多边机构、非政府组织、私有部门（包括制药公司）、私有基金会（如洛克菲勒基金会、比尔和梅琳达・盖茨基金会）等开展合作。这类多边合作已经不同于第二次世界大战后 WHO 建立以来的国家间卫生合作，卫生政策的制定需要协调多重势力，以达到协同努力的效果。

人类健康所面临的挑战不仅来自生物、心理、行为因素，也直接或间接地来源于政治、经济和社会因素，而后者又与国家的外交政策和国际政治、经济活动相关联。卫生外交问题由此成为全球卫生治理的一个重要方面，卫生治理问题开始越来越多地直接或间接地影响着国家的外交政策。

此外，全球化打破了国家和国际卫生活动原有的界限，卫生政策定制定者认识到在越来越多的公共卫生问题上都有必要与他国政府或非政府部门开展合作，如，国际卫生协议（如烟草控制框架公约、国际卫生条例和对流感病毒的共享以用于疫苗的制备）的协商，非卫生协议中对卫生问题的关注，都意味着公共卫生正在由国际卫生治理转向全球卫生治理。多边组织有联合国、欧洲委员会和全球卫生伙伴以及非洲发展银行。联合国儿童基金会、联合国人口基金、联合国艾滋病规划署、WHO 这四个联合国下属的、主要与卫生有关的机构以及四个融资机构——世界银行、比尔和梅琳达・盖茨基金会、全球基金、全球疫苗免疫联盟，目前掌握着全球卫生政策制定和实施的绝大部分资源。随着非政府的行动者参与到卫生政策的制定过程，

“全球卫生外交”这样的术语开始出现，是否涉及国家政府以外的参与者，包括个人基金会、国际组织、研究机构、企业、个人等行动者是区别全球卫生和国际卫生的一个根本标志。

三、我国卫生事业的发展方向

我国未来的卫生事业仍然要坚持以维护人民健康为中心，坚持卫生事业的公益性，深化医疗体制改革。坚持预防为主、以农村和基层为重点、中西医并重，依靠科技与人才，按照保基本、强基层、建机制的要求，重点推进医疗保障、医疗服务、公共卫生、药品供应、监管体制综合改革，完善国民健康政策，为群众提供安全有效、方便价廉的公共卫生和基本医疗服务。同时，要提高出生人口素质，逐步完善政策，促进人口长期均衡发展。

我国正处于工业化、城市化快速发展时期，人口老龄化进程加快，面临的健康问题日趋复杂。一方面，重大传染病流行形势依然严峻，慢性非传染性疾病和精神疾病对人民群众的健康威胁日益加大，新发传染病以及传统烈性传染病的潜在威胁不容忽视。另一方面，生态环境、生产生活方式变化以及食品药品安全、职业伤害、饮用水安全和环境问题等对人民群众健康的影响更加突出。不断发生的自然灾害、事故灾害及社会安全事件也对医疗卫生保障提出了更高的要求。未来要解决医疗卫生服务供给与需求之间的矛盾，构建和谐的医患关系。

在未来，我国仍需加强公共卫生服务体系建设，完善疾病防控体系建设，开展重点疾病监测，加强传染病网络直报系统建设和管理，完善疾病监测系统和信息管理制度；继续开展重大传染病、寄生虫病、地方病的防治，全面实施慢性病综合防控策略，加强慢性病高危人群发现和预防性干预工作；完善突发公共卫生事件应急和重大疾病防控机制；通过多种措施增强医院公共卫生服务能力，提高公共卫生机构的医疗技术水平；建立分工明确、信息互通、资源共享、协调互动的公共卫生服务体系，促进城乡居民享有均等化的基本公共卫生服务。

要采取切实有效的措施优化配置医疗资源，提高基本医疗服务的可及性，健全农村三级卫生服务网络和社区卫生服务机构建设，建立起基层卫生机构与大医院、专业公共卫生服务机构上下联动、分工明确、协作密切的医疗卫生服务体系；患者可以合理就医，就近获得高质量的医疗服务；使地区间卫生资源配置和人群间健康状况差异不断缩小，实现全民病有所医，人均预期寿命提高。

为了避免因病致贫的现象，要加快健全全民医保体系，建立重大特大疾病保障和救助机制，稳步提高保障水平；加快建立和完善覆盖城乡居民的多层次医疗保障体系；缩小城乡、地区间保障的水平差距，发挥基本医保、大病保险、医疗救助、多种形式补充保险和公益慈善的协同互补作用，统筹协调基本医保、大病保险和商业健康保险政策，有效提高保障水平，完善城乡医疗救助制度，加强各类保障制度间的衔接；统一规划，推进基本医疗保险标准化和信息系统建设，实现全国医保信息共享，为流动人口享受卫生服务提供保障，也方便群众按照需要异地就医。

食品、药品包括疫苗的安全问题需要特别重视，要改革和完善安全监管体制机制，进一步规范药品器械供应保障体系，确保基本药物安全有效、公平可及、合理使用。加强药学与制药研究，满足国内需要，逐步走向国际市场。中医药学是我们的祖国医学，是中国的一个最大的优势。中草药的现代化、标准化、国际化是发展中国医药学的重要途径。在相当长的一段时期内，需要继续加强中西医合作，应用现代科学方法和传统方法，继承和发展中医药学。

我国在临床医学及常见疾病的防治研究上虽取得了一定成绩，但在主要医药科技领域与世界先进水平还有相当大的差距，在基础医学方面差距更大，在诊疗和科学实验手段上也相当落后。所以要探索建立以国家需求与任务为导向、联合开放与资源集成的新型国家医学科技创新体系；大力开展重大慢性病防治和重大公共卫生问题防控的技术创新、转化医学研究与技术推广应用，促进健康和生物医药产业发展；建立健全面向基层的适宜卫生技术推广机制，完善卫生技术评估和伦理审查制度，积极开展医学科普工作；加强实验室生物安全能力建设，以大力开展应用研究和开发研究并有效地发展适宜技术，促进科技成果的转化和开发，努力促进新技术产业及其基地的形成。我国是一个生物信息资源最为丰富的国家之一，这为我们的生物产业奠定了发展的基础。我们应当结合自己的资源条件，建设自有的数据库，在平等的基础上与国外共享生物信息资源，不断加强基础性研究。

要加强医药卫生信息平台建设，推动医疗卫生信息资源共享，逐步实现医疗服务、公共卫生、医疗保障、药品供应保障和综合管理等应用系统信息互联互通；推进基层医疗卫生信息化建设，建设三级医院与县级医院远程医疗系统，加强公立医院信息化建设，规范医疗服务行为，提高资源使用效率；发展面向农村及边远地区的远程诊疗系统，提高基层尤其是边远地区的医疗卫生服务水平和公平性。提高城乡居民规范化电子健康档案的建档率，向群众提供连续的预防、保健、医疗、康复等系列服务，方便居民参与个人健康管理。

要实现卫生事业的上述目标，最基本的条件是需要有足够的医学人才，所以要建立和健全多层次、结构合理的医学教育体系，全面提高卫生工作者的素质、培养出适合社会需求、德才兼备的医务人员。要加快实施人才强卫战略，大力推进医药卫生人才制度完善和机制创新，如加强以全科医生为重点的基层医疗卫生队伍建设，建立以临床培养基地和基层实践基地为主体、以规范与提升临床诊疗能力和公共卫生服务能力为重点的培训网络；加强高层次医药卫生人才队伍建设，分类制订医药卫生杰出骨干人才推进计划；建立卫生管理人员职业化制度，全面提升卫生管理专业化和职业化水平；创新医药卫生人才培养、使用评价、流动配置和激励保障机制，大力改善医药卫生人才发展政策环境。

未来是全球社会、经济与科学技术飞速发展的时代，生命科学与医疗保健是人类社会普遍关注的问题，我国的卫生事业面临着极大的机遇与挑战。如何担负起“健康所系，性命相托”的责任，发展我国的医疗卫生事业，在世界医学科学技术领域做出自己的贡献，将是青年一代学子的神圣使命。

（冯显威　张大庆　万　旭　陈　琦　苏静静）

附　录

附录一　中外医学比较年表

年代	世界医学史	中国医学史
远古—3000BC	巴比伦已有医生（公元前3500年） 埃及人制作干尸（公元前3400年）	约50万年前，“北京猿人”钻木取火，熨法与灸法萌芽 龙山文化，酿酒（公元前4000年）
—2000BC	埃及医神伊姆霍特普（公元前2700年） 巴比伦肝脏占卜（公元前2400年）	伏羲制九针、神农尝百草（公元前5000—1700年）
—1000BC	康氏纸草文医书（公元前1850年） 史密斯纸草文医书（公元前1800年） 埃伯斯纸草文医书（公元前1500年） 印度吠陀医学（公元前1550年）	“伊尹制汤液”传说（公元前1700年） 甲骨文记载医药知识（公元前1330年）
—500BC	巴比伦王国图书描述癫痫（公元前650年） 印度《寿命吠陀》（公元前605年）	儒、道、阴阳、杂家产生时代 《山海经》载有多种药物 《周礼》有食、疾、疡、兽医 医和提出“六气致病说”（公元前541年） 扁鹊生活时代
—公元纪元	雅典瘟疫开始（至公元前427年） 柏拉图诞生（公元前428年） 希波克拉底（公元前420年） 苏格拉底逝世（公元前399年） 罗马法中禁止城市葬人（公元前450年） 亚里士多德诞生（公元前384年） 罗马建下水道（公元前331年） 亚历山大博物馆和图书馆建立	《五十二病方》 《黄帝内经》 淳于意始用“诊籍” 张骞出使西域（公元前138—前119年） 佛教传入
— 500年	盖仑（130—200年） 安东尼“瘟疫”开始（165—169年） 拜占庭医学继续发扬希腊医学	蔡伦改进造纸术（89—105年） 道教产生 华佗（112—207年） 张机著《伤寒杂病论》（219年） 王叔和著《脉经》（280年） 皇甫谧著《针灸甲乙经》 葛洪著《肘后备急方》（347年） 雷敩（402 ~ 479年）著《雷公炮炙论》 陶弘景著《神农本草经集注》
—1000年	炼金术盛行，药物学进步（600—700年） 欧洲始建医院（约9世纪） 阿维森纳（980—1087年）	巢元方著《诸病源候论》（610年） 唐代太医署设医校（624年） 孙思邈著《千金要方》（651年）和《千金翼方》（682年） 苏敬等编成《新修本草》（659年）

续表

年代	世界医学史	中国医学史
		王焘《外台秘要》(752 年) 鉴真去日本讲授医学（753 年） 火药使用（9—10 世纪年） 《开宝重定本草》(974 年) 王怀隐编《太平圣惠方》(982 年)
— 1500 年	第一次十字军东征（1096 年） 巴多瓦大学创建（1272 年） 马可・波罗东游中国（1275—1295 年） 欧洲流行鼠疫（1348—1350 年） 布鲁塞尔记录了最早的接产妇规则（1424 年） 东罗马帝国灭亡（1453 年） 哥伦布发现美洲（1492 年） 文艺复兴（14—16 世纪） 达・芬奇（1453—1519 年） 巴拉塞尔苏斯（1493—1541 年）	王惟一著《铜人俞穴针灸图经》(1026 年)，次年造针灸铜人 活字印刷（1041—1048 年） 设校正医书局（1057 年） 唐慎微著《经史证类备急本草》(1082 年) 钱乙著《小儿药证直诀》(1114 年) 《圣济总录》(1117 年) 《太平惠民和剂局方》(1151 年) 刘完素（1110—1200 年） 张从正（1150—1228 年） 李杲（1180—1251 年） 朱丹溪（1281—1358 年） 陈自明著《妇人大全良方》(1237 年) 宋慈著《洗冤录》(1247 年) 郑和下西洋（1403—1433 年）
— 1600 年	哥白尼著《天体运行论》(1543 年) 维萨里著《人体之构造》(1543 年) 巴累改良创伤处置法（1545 年） 柯伦波描述肺循环（1559 年）	李濂著《医史》(1513 年) 人痘接种法（1567—1572 年） 李时珍著《本草纲目》金陵版（1578 年） 利玛窦来华（1581 年）
—1700 年	培根提倡实验科学（1561—1629 年） 哈维发现血液循环（1628 年） 英国资产阶级革命（1640—1688 年） 雷文虎克制成显微镜（1671 年） 牛顿发表《自然哲学的数学原理》(1687 年) 拉马兹尼著职业病专书（1700 年）	吴勉学著《医统正脉全书》(1601 年) 王肯堂著《证治准绳》(1602—1607 年) 陈实功著《外科正宗》(1623 年) 张介宾著《景岳全书》(1624 年) 吴又可著《瘟疫论》(1642 年) 邓玉函著《人身说概》(1643 年)
— 1800 年	道格拉斯著比较解剖学（1707 年） 莫尔干尼著《由解剖观察疾病的位置与原因》(1761 年) 奥恩布鲁格发明叩诊法（1761 年） 拉瓦锡发现氧（1771 年） 瓦特改良蒸汽机（1784 年） 贞纳发明牛痘疫苗（1796 年）	《古今图书集成》(1726 年) 《医宗金鉴》(1742 年) 赵学敏著《本草纲目拾遗》(1765 年) 《四库全书》(1772—1781 年) 吴鞠通著《温病条辨》(1799 年)
— 1900 年	雷奈克发明听诊器（1809 年） 路易应用统计学（1831 年） 穆勒著《人体生理学》(1831 年) 施旺发现动物细胞（1839 年） 塞麦尔维斯发现产褥热病因（1847 年） 巴斯德证明乳酸发酵是微生物所致（1857 年） 微尔啸《细胞病理学》出版（1858 年） 巴斯德发明“巴氏消毒法”(1859 年) 国际红十字会成立（1864 年） 李斯特应用石炭酸消毒法（1868 年）	牛痘接种法传入中国（1805 年） 郭雷枢（英年）来华（1827 年） 王清任著《医林改错》(1830 年) 伯驾到广州开“博济医局”(1834 年) 第一次鸦片战争（1840—1482 年） 帝国主义以教会名义相继在澳门、厦门、宁波、上海、福州等地设医院（1844—1848 年） 太平天国（1851—1864 年） 中西汇通派 唐容川（1862— 1918 年）

续表

年代	世界医学史	中国医学史
	科赫发现结核分枝杆菌（1882 年） 伦琴发现 X 线（1895 年） 发现 α、β 射线（1899 年） 巴甫洛夫研究条件反射（1900 年） 弗洛伊德出版《梦的解析》（1900 年）	恽铁樵（1875—1935 年） 张锡纯（1860— 1933 年） 《博医会报》出版（1887 年）
—2000 年	诺贝尔基金会首次分员发诺贝尔奖（1901 年） 欧利希发明“606”（1909 年） 摩尔根提出染色体 - 基因理论（1913 年） 弗莱明发现青霉素（1928 年） 第一台电子显微镜问世（1931 年） 发现人工放射性（1934 年） 杜马克发明磺胺制剂（1935 年） 世界卫生组织成立（1948 年） 发明 A 型超声（1950 年代） 瓦克斯曼发现并制成链霉素（1952 年） 克里克和沃森提出 DNA 双螺旋结构模型（1953 年） 斯塔尔应用人造球型心脏瓣膜成功（1960 年） 发明 M 超激光器问世（1960 年代） 霍利等人解释遗传密码，阐明蛋白质合成成功（1962 年） 电镜观察原子成功（1964 年） 胃镜问世（1968 年） 克里克提出遗传学中心法则（1971 年） 发明 B 超、CT 机（1970 年代） 布卢姆伯格发现乙肝病毒（1976 年） 南非首例人体心脏移植（1976 年） 首位“试管婴儿”在英国出生（1978 年） 阿拉木图会议召开，推行初级卫生保健，并提出 2000 年人人享有卫生保健的目标（1978 年） 第 33 届世界卫生大会宣布全球范围内消灭天花（1980 年） 美国 CDC 首次发现艾滋病（1981 年） 第一台电子摄像内镜产生 英国科学家首次用绵羊体细胞克隆羊成功（1997 年） 肝细胞治疗问世（1998 年） 人类基因组草图完成（2000 年） SARS 流行（2003 年） 美国奥巴马医改法案获得通过（2010 年） 日本利用干细胞制出人类肝（2012 年）	天津设北洋军医学堂（1902 年） 北京协和医学堂开办（1906 年） 辛亥革命（1911 年） 北京医学专门学校成立（1912 年） 国民政府通过“废止旧医”提案（1929 年） “七七”事变（1937 年） 抗日战争胜利（1945 年） 中华人民共和国成立（1949 年） 中央人民政府卫生部成立（1949 年），后于 1954 年改名为中华人民共和国卫生部 第一届全国卫生工作会议提出“三大卫生方针”（1950 年） 第二届全国卫生工作会议提出“四大卫生方针”（1952 年） 高等学校设中医课（1954 年） 中医研究院成立（1955 年） 沙眼衣原体分离成功（1957 年） 断肢再植成功（1963 年） 牛胰岛素合成（1965 年） 文化大革命（1966—1976 年） 中药麻醉用于临床手术成功（1974 年） 改革开放（1978 年以后） 中国恢复在世界卫生组织的合法席位（1979 年） 肝移植成功（1979 年） 中华全国中医学会在北京成立（1979 年） 人工合成核糖核酸成功（1982 年） 确定新的卫生工作方针（1997 年） 国家食品药品监督局从卫生部药政管理局中独立（1998 年） 中国疾病预防控制中心成立（2003 年） 中国出台医疗改革新方案，被称为“新医改”（2009 年） 卫生部与人口计生委合并为卫生和计划生育委员会（2013 年）

附录二　诺贝尔生理学或医学奖年表

年度	获奖者	国籍	获奖原因
1901	贝林（EA. Behring，von 1854.3.15—1917.3.31）	德	白喉的血清疗法
1902	罗斯（R. Ross，1857.5.13—1932.9.16）	英	疟蚊，疟原虫的发育环节
1903	芬森（NR. Finsen，1860.12.15—1904.9.24）	丹麦	用紫外线照射治疗狼疮等疾病
1904	巴甫洛夫（IP. Pavlov，1849.9.27—1936.2.27）	俄	消化生理学上的贡献
1905	科赫（R. Koch，1843.12.11—1910.5.17）	德	发现结核病病原体
1906	高尔基（C. Golgi，1843.7.9—1926.1.21） 卡哈尔（SR. Cajal，1852.5.1—1934.10.18）	意 西	对神经系统的构造的研究
1907	拉佛朗（CLA. Laveran，1845.6.18—1922.5.18）	法	原生动物在疾病发生中的作用
1908	艾利希（P. Ehrlich，1854.3.14—1915.8.20） 梅契尼科夫（E. Metchnikoff，1845.5.15—1916.7.16）	德 俄	免疫研究上的贡献
1909	科歇尔（ET. Kocher，1841.8.25—1917.7.27）	瑞士	甲状腺生理学、病理学和甲状腺外科手术
1910	科塞尔（A. Kossel，1853.9.16—1927.7.5）	德	核酸的性能和结构等细胞化学的研究
1911	盖尔斯特朗（A. Gullstrand，1862.6.5—1930.7.28）	瑞典	眼的屈光学
1912	卡雷尔（A. Carrel，1873.6.18—1944.11.5）	美	血管缝合、血管与器官的移植
1913	里歇（CR. Richet，1850.8.26—1935.12.4）	法	过敏反应
1914	巴拉尼（R. Barany，1876.4.22—1936.4.8）	奥地利	内耳前庭器官的生理学和病理学
1915—1918 未授奖			
1919	鲍台（J. Bordet，1870.6.13—1961.4.6）	比	补体结合反应，溶血现象的发现
1920	克罗格（SAS. Krogh，1874.11.15—1949.9.13）	丹麦	毛细血管的活动及其调节
1921 未授奖			
1922	希尔（AV. Hill，1886.9.26—1977.6.3） 迈耶霍夫（O. Meyerhof，1884.4.12—1951.10.6）	英 德	肌肉产热的研究，肌肉中耗氧量和乳酸产生之间的关系
1923	班丁（FG. Banting，1891.11.14—1941.2.21） 麦克劳德（J. MacLeod，1876.9.6—1935.3.16）	加 加	发现胰岛素
1924	爱因托汶（W. Einthoven，1860.5.21—1927.9.28）	荷	心电图描记
1925 未授奖			
1926	菲比格（JAG. Fibiger，1867.4.23—1928.1.30）	丹麦	癌症研究（发现了一种线虫，当时误认为是癌的病原体）
1927	贾雷格（JW. Jauregg，1857.3.7—1940.9.27）	奥地利	用接种疟原虫的发热疗法治疗麻痹性痴呆
1928	尼科尔（CJH. Nicolle，1866.9.21—1936.2.28）	法	斑疹伤寒的研究
1929	霍普金斯（FG. Hopkins，1861.6.20—1947.5.16） 爱克曼（C. Eijkman，1858.8.11—1930.11.5）	英 荷	发现了多种维生素 发现脚气病是维生素 B1 缺乏所致
1930	兰德茨坦纳（K. Landsteiner，1868.6.14—1943.6.26）	美	发现人的血型
1931	瓦尔堡（OH. Warburg，1883.10.8—1970.8.1）	德	呼吸酶方面的贡献
1932	谢灵顿（CS. Sherrington，1857.11.27—1952.3.4）	英	关于神经元功能的研究

续表

	阿德里安（ED. Adrian，1889.11.31—1977.8.4）	英	
1933	摩尔根（TH. Morgan，1866.9.25—1945.12.4）	美	发现了染色体在遗传中的作用
1934	惠普尔（GH. Whipple，1878.8.28—1976.2.1）	美	用肝脏治疗贫血
	曼诺特（GR. Minot，1885.12.2—1950.2.25）	美	
	墨菲（WP. Murphy，1892.2.6—1987.10.9）	美	
1935	斯佩曼（H. Spemann，1869.6.27—1941.9.12）	德	胚胎发育中的诱导作用的发现
1936	代尔（HH. Dale，1875.6.9—1968.7.23）	英	神经冲动的化学传递
	洛伊（O. Loewi，1873.6.3—1961.12.25）	奥地利	
1937	圣乔其（A. Szent-Gyorgyi，1893.9.16—1986.10.22）	匈牙利	生物氧化，特别是维生素 C 和延胡索酸作用的研究
1938	海门斯（CJF. Heymans，1892.3.18—1968.7.18）	比	颈动脉窦和主动脉弓在呼吸调节中的作用
1939	杜马克（G, Domagk，1895.10.30—1964.4.24）	德	发现磺胺药百浪多息的抗菌作用
1940—1942 未授奖			
1943	多伊西（EA. Doisy，1893.11.13—1986.10.23）	美	发现维生素 K
	达姆（CPH. Dam，1895.2.21—1976.4.18）	丹麦	
1944	厄兰格（J. Erlanger，1874.1.15—1965.12.5）	美	单根神经纤维功能的研究
	伽塞尔（HS. Gasser，1888.7.5—1963.5.12）	美	
1945	弗莱明（A. Fleming，1881.8.6—1955.3.11）	英	青霉素的发现、制取和应用
	弗洛里（HW. Florey，1898.9.24—1968.2.21）	英	
	钱恩（EB. Chain，1906.6.19—1979.10.25）	英	
1946	缪勒（HJ. Muller，1890.12.21—1967.4.5）	美	发现 X 线照射引起基因突变
1947	胡赛（BA. Honssay，1887.4.10—1971.9.21）	阿根廷	发现垂体激素对糖代谢的作用
	柯里（CF. Cori，1896.12.5—1984.10.20）	美	糖原酵解作用
	柯里夫人（GTR. Cori，1896.8.15—1957.10.26）	美	
1948	米勒（PH. Muller，1899.1.12—1965.10.12）	瑞士	DDT 的杀虫作用
1949	赫斯（WR. Hess，1881.3.17—1973.8.12）	瑞士	发现间脑的功能，特别是对内脏活动的调节
	莫尼兹（AE. Moniz，1874.11.29—1955.12.13）	葡	前额叶切除治疗精神病
1950	亨奇（PS. Hench，1896.2.28—1965.3.30）	美	发现了肾上腺皮质激素的结构和生物作用
	肯达尔（EC. Kendall，1886.3.8—1972.5.4）	美	
	赖西施坦因（T. Reichstein，1897.7.20—1996.8.1）	瑞士	
1951	蒂勒（M. Theiler，1899.1.30—1972.8.11）	南非	预防黄热病的疫苗
1952	瓦克斯曼（SA. Waksman，1888.7.22—1973.8.16）	美	发现链霉素，这是第一个有效对抗结核病的抗生素
1953	克雷布斯（HA. Krebs，1900.8.25—1981.10.22）	英	三羧酸循环的研究
	李普曼（FA. Lipmann，1899.6.12—1986.7.24）	美	发现辅酶 A 及其在中间代谢中的作用
1954	恩得斯（JF. Enders，1897.2.10—1985.9.8）	美	脊髓灰质炎病毒的组织培养
	韦勒尔（TH. Weller，1915.6.15—2008.8.23）	美	

续表

	罗宾斯（FC. Robbins，1916.8.25—2003.8.4）	美	
1955	西奥雷尔（AH. Theorell，1903.7.6—1982.8.15）	瑞典	氧化酶的本质和作用
	理查兹（DW. Richards，1895.10.30—1973.2.23）	美	
1956	库南德（AF. Cournand，1895.9.24—1988.2.19）	美	在心导管术上的贡献
	福斯曼（WTO. Forssmann，1904.8.29—1979.6.1）	德	
1957	博韦（D. Bovet，1907.3.12—1992.4.8）	意	在抗组胺药物和肌肉松弛剂研究上的贡献
	比德尔（GW. Beadle，1903.10.22—1989.6.9）	美	
1958	塔特姆（EL. Tatum，1909.10.14—1975.11.5）	美	在微生物进行的生化遗传学研究
	莱德伯格（J. Lederberg，1925.5.23—2008.2.2）	美	
1959	科恩伯格（A. Kornbeg，1918.3.3—2007.10.26）	美	DNA 的生物合成
	奥乔亚（S. Ochoa，1905.9.23—1993.11.1）	美	RNA 的生物合成
1960	伯内特（FM. Burnet，1899.9.3—1985.8.31）	澳大利亚	获得性免疫耐受性的研究
	梅达沃（PB. Medawar，1915.2.28—1987.10.2）	英	
1961	贝克西（Bekesy Gvon，1899.6.3—1972.6.13）	美	内耳耳蜗听觉生理的研究成果
	沃森（JD. Watson，1928.4.6—）	美	
1962	克里克（FH. Crick，1916.6.8—2004.7.28）	英	核酸分子结构及其在遗传信息传递中的作用
	威尔金斯（MHF. Wilkins，1916.12.15—2004.10.5）	英	
	艾克尔斯（JC. Eccles，1903.1.27—1997.5.2）	澳大利亚	
1963	霍奇金（AL. Hodgkin，1914.2.5—1998.12.20）	英	神经元兴奋与抑制的离子机制
	赫胥黎（AF. Huxley，1917.11.22—2012.5.30）	英	
1964	吕南（F. Lynen，1911.4.6—1979.8.6）	德	胆固醇和脂肪酸的生物合成及其调节
	布洛赫（KE. Bloch，1912.1.21—2000.10.5）	美	
	雅各布（F. Jacob，1920.6.17—）	法	
1965	莫诺（JL. Monod，1910.2.9—1976.5.31）	法	酶与病毒遗传基因合成的控制
	尔沃夫（AM. Lwoff，1902.5.8—1994.9.30）	法	
1966	劳斯（FP. Rous，1879.10.5—1970.2.16）	美	致癌病毒的发现
	哈金斯（CB. Huggins，1901.9.22—1997.1.12）	美	用雌激素治疗前列腺癌
	格兰尼特（R. Granit，1900.10.30—1991.3.12）	瑞典	
1967	哈特林（HK. Hartline，1903.12.22—1983.3.17）	美	视觉的生理学和生物化学
	沃尔德（G. Wald，1906.11.8—）	美	
	霍利（RW. Holley，1922.1.28—1993.2.11）	美	
1968	考拉那（HG. Khorana，1922.1.9—2011.11.9）	美	遗传密码及其在蛋白质合成中的作用
	尼伦伯格（MW. Nirenberg，1927.4.10—2010.1.15）	美	
	德尔布吕克（M. Delbruck，1906.9.4—1981.3.9）	美	
1969	赫尔希（A. Hershey，1908.12.4—1997.5.22）	美	病毒的增殖机制和遗传基因结构
	卢里亚（SE. Luria，1912.8.13—1991.2.6）	美	

续表

1970	卡兹（B. Katz，1911.3.26—2003.4.20） 欧拉（Euler USvon，1905.2.7—1983.3.9） 阿克塞尔罗德（J. Axelrod，1912.5.30—2004.12.29）	英 瑞典 美	神经末梢化学递质的发现及递质的储藏、释放、失活等机制的研究
1971	萨瑟兰（EW. Sutherland，1915.11.19—1974.3.9）	美	发现激素的作用机制
1972	埃德尔曼（GM. Edelman，1929.7.1—） 波特（RR. Porter，1917.10.8—1985.9.6）	美 英	在抗体的化学结构上的贡献
1973	弗里希（Frisch Kvon，1886.11.20—1982.6.12） 丁伯根（N. Tinbergen，1907.4.15—1988.12.21） 罗伦兹（K. Lorenz，1903.11.7—1989.2.27）	奥地利 荷兰 奥地利	发现个体与社会性行为模式的组织和引发
1974	克劳德（A. Claude，1898.8.24—1983.5.22） 帕拉德（GE. Palade，1912.11.19—） 代维（Duve CRde，1917.10.2—）	美 美 比	细胞的结构和功能组织方面的发现
1975	杜尔贝科（R. Dulbecc，1914.2.22—2012.2.19） 特明（HM. Temin，1934.12.10—1994.2.9） 巴尔蒂摩（D. Baltimore，1938.3.7—）	美 美 美	病毒在肿瘤生长中的作用的研究
1976	伽杜塞克（DC. Gajdusek，1923.9.9—2008.12.12）	美	发现库鲁病的病毒
	布卢姆伯格（BS. Blumberg，1925.7.28—2011.4.5）	美	发现乙型肝炎病毒
1977	吉尔曼（R. Guillemin，1924.1.11—） 沙利（AV. Schally，1926.11.30—）	美 美	下丘脑促垂体激素的研究
	耶洛（RS. Yalow，1921.7.19—2011.5.30）	美	发展放射免疫分析法
1978	阿尔伯（W. Arber，1929.6.3—） 内萨恩斯（D. Nathans，1928.10.30—1999.11.16） 史密斯（HO. Smith，1931.8.23—）	瑞士 美 美	限制性核酸内切酶的发现及其在分子遗传学中的应用
1979	科马克（AM. Cormak，1924.2.23—1998.5.7） 亨斯菲尔德（GN. Hounsfield，1919.8.28—2004.8.12）	美 英	CT 的发明
1980	贝纳塞拉夫（B. Benacerraf，192010.29—2011.8.2） 多塞（J. Dausset，1916.10.19—2009.6.6） 斯内尔（GD. Snell，1903.12.29—1996.6.6）	美 法 美	发现调节免疫反应的细胞表面受体的遗传结构
1981	斯佩里（RW. Sperry，1913.8.20—1994.4.17）	美	关于大脑两半球功能特异性的研究
	休贝尔（DH. Hubel，1926.2.27—2013.9.22） 威塞尔（TN. Wiesel，1924.6.3—）	美 瑞典	关于视觉系统信息过程的研究
1982	贝格斯特隆（SK. Bergström，1916.1.10—2004.8.15） 萨米埃尔松（BI. Samuelsson，1934.5.21—） 万恩（JR. Vane，1927.3.29—2004.11.19）	瑞典 瑞典 英	关于前列腺素和有关活性物质的发现
1983	麦克林托克（B. McClintock，1902.6.16—1992.9.2）	美	能自发转移的遗传基因“转座因子”的发现
1984	杰尼（NK. Jerne，1911.12.23—1994.10.7）	丹麦	抗原选择抗体学说
	科勒（GJF. Köhler，1946.4.17—1995.3.1） 米尔斯坦（C. Milstein，1927.10.8—2002.3.24）	德 英	单克隆抗体技术

续表

1985	布朗（MS. Brown，1941.4.13—）	美	阐明胆固醇代谢规律及动脉粥样硬化的原因
	戈尔茨坦（JL. Goldstein，1942.4.18—）	美	
1986	科恩（S. Cohen，1922.11.17—）	美	发现调节、控制细胞代谢的生长因子
	蒙塔尔奇尼（RL. Montalcini，1909.4.22—）	美	
1987	利根川进（S. Tonegawa，1939.9.6—）	日	发现产生抗体多样性的遗传原理
1988	布莱克（JW. Black，1924.6.14—2010.3.21）	英	研制出 H_2 受体阻滞剂和 H_2 受体拮抗剂
	伊莱昂（GB. Elion，1918.1.23—1999.2.21）	美	研制出治疗癌症、痛风、疟疾、疱疹等的药物
	希钦斯（GH. Hitchings，1905.4.18—1998.2.27）	美	
1989	毕晓普（JM. Bishop，1936.2.22—）	美	分离出引起动物肿瘤的致癌基因
	瓦尔姆斯（HE. Varmus，1939.12.18—）	美	
1990	默里（JE. Murray，1919.4.1—）	美	在器官移植和骨髓移植方面创造性的贡献
	托马斯（ED. Thomas，1920.3.15—2012.10.20）	美	
1991	内尔（E. Neher，1944.3.20—）	德	发明小片膜电压钳技术，研究证明离子通道的存在和作用机制
	塞克曼（B. Sakmann，1942.6.12—）	德	
1992	费希尔（EH. Fischer，1920.4.6—）	美	研究阐明蛋白激活酶在可逆的蛋白质磷酸化过程中的作用机制
	克雷布斯（EG. Krebs，1918.6.6—2009.12.21）	美	
1993	罗伯茨（RJ. Roberts，1943.9.6—）	英	发现断裂基因
	夏普（PA. Sharp，1944.6.6—）	美	
1994	吉尔曼（AG. Gilman，1941.7.1—）	美	发现 G 蛋白及其在细胞中传导与调节信息的作用
	罗德贝尔（M. Rodbell，1925.12.1—1998.12.7）	美	
1995	刘易斯（EB. Lewis，1918.5.20—2004.7.21）	美	揭示生物早期胚胎发育的遗传控制的一些重要原理
	福尔哈德（CN. Volhard，1942.10.20—）	德	
	威斯乔斯（EF. Wieschaus，1947.6.8—）	美	
1996	多尔蒂（PC. Doherty，1940.10.15—）	澳	发现机体免疫系统识别被病毒感染的细胞及其清除这些细胞的机制
	辛克纳吉（RM. Zinkernagel，1944.1.6—）	瑞士	
1997	普鲁西纳（SB. Priusiner，1942.5.28—）	美	在朊病毒研究方面的开拓性贡献
1998	弗奇格特（RF. Furchgott，1916.6.4—2009.5.19）	美	发现一氧化氮是心血管系统中的重要使者
	伊格纳罗（LJ. Ignarro，1941.5.31—）	美	
	穆拉德（F. Murad，1936.9.14—）	美	
1999	布洛贝尔（G. Blobel，1936.5.21—）	美	发现蛋白质具有信号序列的特性决定了蛋白质在细胞内的转运和定位信息
2000	卡尔松（A. Carlsson，1923.1.25—）	瑞典	神经系统的信号传导
	格林加德（P. Greengard，1925.12.11—）	美	
	坎德尔（ER. Kandel，1929.11.7—）	美	
2001	哈特韦尔（LH. Hartwell，1939.10.30—）	美	发现了控制细胞周期的关键物质
	亨特（T. Hunt，1943.2.19—）	英	
	纳斯（PM. Nurse，1949.1.25—）	英	

续表

2002	布雷内（S. Brenner，1927.1.13—）	英	发现了器官发育和细胞程序性死亡的遗传调节机制
	霍维茨（HR. Horvitz，1947.5.8—）	美	
	苏尔斯顿（J. Sulston，1942.3.27—）	英	
2003	劳特布尔（PC. Lauterbur，1929.5.6—2007.3.27）	美	使用磁共振发现潜伏疾病，代表医学诊断和研究领域的一个重要突破
	曼斯菲尔德（P. Mansfield，1933.10.9—）	英	
2004	阿克塞尔（R. Axel，1946.7.2—）	美	发现嗅觉受体和嗅觉系统的组织方式
	巴克（LB. Buck，1947.1.29—）	美	
2005	马歇尔（BJ. Marshall，1951.9.30—）	澳大利亚	发现幽门螺杆菌及其在胃肠道疾病中的作用
	沃伦（JR. Warren，1937.6.11—）	澳大利亚	
2006	法尔（AZ. Fire，1959.4.27—）	美	发现 RNA 干扰机制—双链 RNA 引起基因沉默
	梅洛（CC. Mello，1960.10.19—）	美	
2007	卡佩基（MR. Capecchi，1937.10.6—）	美	基因靶向技术方面的突出贡献
	埃文斯（MJ. Evans，1941.1.1—）	英	
	史密斯（O. Smithies，1925.6.23—）	美	
2008	豪森（H. Hausen，1936.3.11—）	德	发现人乳头瘤病毒引发子宫颈癌
	西诺西（FB. Sinoussi，1947.7.30—）	法	发现人类免疫缺陷病毒
	蒙塔尼（L. Montagnier，1932.8.18—）	法	
2009	布莱克本（E. Blackburn，1948.11.26—）	美	发现端粒和端粒酶是如何保护染色体的
	格雷德（C. Greider，1961.4.15—）	美	
	绍斯塔克（JW. Szostak，1952.11.9—）	美	
2010	爱德华兹（RG. Edwards，1925.9.27— 2013.4.10）	英	创立体外授精技术
2011	巴特勒（BA. Beutler，1957.12.29—）	美	对于先天免疫激活方面的发现
	霍夫曼（JA. Hoffmann，1941.8.2—）	法	
	斯坦曼（RM. Steinman，1943.1.14—2011.9.30）	加	发现树突状细胞及其在适应性免疫中的作用
2012	格登（J B. Gurdon，1933.10.2— ）	英	发现成熟细胞可以被重新编程为多功能的干细胞
	山中伸弥（S. Yamanaka，1962.9.4—）	日	
2013	罗斯曼（JE. Rothman，1950.11.3—）	美	发现细胞的囊泡运输调控机制
	谢克曼（RW. Schekman，1948.12.30—）	美	
	苏德霍夫（TC. Südhof，1955.12.22—）	德	

附录三 医学史常用资源

图书馆

（下述图书馆均提供在线检索、展览和图片浏览。）
BibliotecaApostolicaVaticana，Vatican City
BibliothèqueNationale，Paris
British Library，London
Clendening History of Medicine Library，University of Kansas
National Library of Canada，Ottawa
National Library of Medicine，Historical Collections，Bethesda
New York Academy of Medicine
Osler Library，McGill University
Welch Medical Library，Historical Collection，Johns Hopkins University
Cushing-Whitney Historical Library，Yale University
Countway Library，Harvard University
Wellcome Library，London
College of Physicians of Philadelphia

医学史学会、研究中心和博物馆

American Academy of the History of Dentistry
American Association for the History of Medicine
American Association for the History of Nursing
American Institute of the History of Pharmacy
American Osler Society
American Veterinary Medical History Society
Associated Medical Services，Toronto
Association of Archivists and Librarians in History of the Health Sciences
Australian and New Zealand Society of the History of Medicine
Australian Veterinary History Society
Barbara Bates Center for the Study of the History of Nursing，Philadelphia
Boerhaave Museum，Leiden
British Society for the History of Medicine
Canadian Association for the History of Nursing
Canadian Medical Hall of Fame，London Ont.
Canadian Society for the History of Medicine
Dittrick Medical History Museum，Cleveland
Great Canadian Scientists
History of Anesthesia Society
History of Science Society
Hunterian Museums，Glasgow and London
Institutd istoire de la médecineet de la santé，Geneva
Institute for the History of Medicine，Johns Hopkins University

International Society for the History of Medicine
International Society for the History of the Neurosciences
La Specola Museum，Florence
Literature，Arts，and Medicine Database，New York University
Medical Humanities Directory，New York University
Medical Museums Association
Musée de l istoire de la médecine，Paris
Musée de l ôpital Notre Dame，Montréal
The Museum of Health Care at Kingston has over 30，000 artefacts and a searchable online catalogue.
Museum of the Royal Pharmaceutical Society of Great Britain
Mutter Museum，Philadelphia
Nobel Foundation
Sociétéfrançaised istoire de la médecine
Society for the History of Technology
Society for the Social History of Medicine
Thackray Museum，Leeds
Veterinary History Society
Wellcome Trust Centre for the History of Medicine，London

主要参考书目

1．保罗·萨加德著．刘学礼译．病因何在——科学家如何解释疾病．上海：上海科技教育出版社，2001.

2．程之范．中外医学史．第2版．北京：北京医科大学出版社，2000.

3．陈邦贤．中国医学史．北京：商务图书馆，1998.

4．杜菲著．张大庆译．从体液论到医学科学．青岛：青岛出版社，2000.

5．邓铁涛，程之范．中国医学通史·近代卷．北京：人民卫生出版社，1999.

6．冯显威．医学科学技术哲学．北京：人民卫生出版社，2002.

7．龚幼龙．社会医学．北京：人民卫生出版社，2000.

8．何裕民．中医学导论．上海：上海中医学院出版社，1987.

9．卡斯蒂廖尼．医学史．程之范主译．桂林：广西师范大学出版社，2003.

10．洛伊斯·N·玛格纳著．李难，崔极谦，王水平译．生命科学史．上海：上海人民出版社，2012.

11．罗伊·波特．张大庆等译．剑桥插图医学史．济南：山东画报出版社，2007.

12．李经纬，林昭庚．中国医学通史．北京：人民卫生出版社，2000.

13．李志平等．中西医学史．北京：人民卫生出版社，1999.

14．李经纬，程之范．中国医学百科全书·医学史．上海：上海科学技术出版社，1987.

15．马伯英．中国医学文化史．上海：上海人民出版社，2010.

16．皮克斯通著．陈朝勇译．认识方式：一种新的科学、技术和医学史．上海：上海科技教育出版社，2008.

17．姒元翼．医史学．武汉：湖北科学技术出版社，1988.

18．文历阳．医学导论．北京：人民卫生出版社，2005.

19．约翰·伯纳姆著．颜宜葳译．什么是医学史．北京：北京大学出版社，2010.

20．张大庆．医学史十五讲．北京：北京大学出版社，2007.

21．张大庆．中国近代疾病社会史（1912－1937）．济南：山东教育出版社，2006.

22．中国科学院自然科学史研究所．二十世纪科学技术简史．第2版．北京：科学出版社，2000.

23．Canrad LI．The western medical tradition．Cambridge：Cambridge University Press，1995．

24．Yang G，Wang Y，Zeng Y，Gao GF. Rapid health transition in China，1990-2010：findings from the Global Burden of Disease Study 2010．Lancet，2013，Jun 8；381（9882）：1987-2015.

25．Garrison FH．An introduction to history of medicine．4th ed．Philadelphia：W.B．Saunders Company，1929．

26．Porter R．The Cambridge illustrated history of medicine．Cambridge：Cambridge University Press，1996．

27．Hellman H．Great Feuds in medicine．New York：John Wiley & Sons，2001．

28．Magner LN．A history of medicine．New York：Marcel Dekker，Inc.，1992．

29．Rothman DJ．Medicine and western civilization．New Jersey：Rutgers University Press，1995．

专业词汇索引

K

L

M

X

Y